Manual Prático de
ECOCARDIOGRAFIA
FETAL

Autores

Françoise Boussion, praticien hospitalier, échographiste de référence du centre de diagnostic prénatal d'Angers, pôle femme-mère-enfant, CHU d'Angers.

Philippe Pézard, praticien hospitalier, cardiopédiatre, pôle femme-mère-enfant, CHU d'Angers.

Colaboradores:

Jean-Philippe Bault, gynécologue-obstétricien, centre de gynécologie-obstétrique et d'échographie, Les Mureaux (Chapitre 3.3).

Estelle Colin, praticien hospitalo-universitaire, service de génétique, pôle de biologie, CHU d'Angers (Chapitre 12).

Agnès Guichet, praticien hospitalier, service de génétique, pôle de biologie, CHU d'Angers (Chapitre 12).

Jean-Marc Levaillant, gynécologue-obstétricien, échographiste référent des centres de diagnostics anténataux de Créteil et de Bicêtre (Chapitre 3.3).

Nota: A medicina é uma ciência em constante evolução. À medida que novas pesquisas e experiências ampliam os nossos conhecimentos, são necessárias mudanças no tratamento clínico e medicamento-so. Os autores e o editor fizeram verificações junto a fontes que se acredita sejam confiáveis, em seus esforços para proporcionar informações acuradas e, em geral, de acordo com os padrões aceitos no momento da publicação. No entanto, em vista da possibilidade de erro humano ou mudanças nas ciências médicas, nem os autores e o editor nem qualquer outra parte envolvida na preparação ou publicação deste livro garantem que as instruções aqui contidas são, em todos os aspectos, precisas ou completas, e rejeitam toda a responsabilidade por qualquer erro ou omissão ou pelos resultados obtidos com o uso das prescrições aqui expressas. Incentivamos os leitores a confirmar as nossas indicações com outras fontes. Por exemplo e em particular, recomendamos que verifiquem as bulas em cada medicamento que planejam administrar para terem a certeza de que as informações contidas nesta obra são precisas e de que não tenham sido feitas mudanças na dose recomendada ou nas con-traindicações à administração. Esta recomendação é de particular importância em conjunto com medicações novas ou usadas com pouca frequência.

Manual Prático de ECOCARDIOGRAFIA FETAL

Françoise Boussion
Philippe Pézard

Colaboradores
J.-M. Levaillant, J.-P. Bault, A. Guichet e E. Colin

Prefácio de
Laurent Fermont

REVINTER

Manual Prático de Ecocardiografia Fetal
Copyright © 2016 by Livraria e Editora Revinter Ltda.

ISBN 978-85-372-0673-7

Todos os direitos reservados.
É expressamente proibida a reprodução
deste livro, no seu todo ou em parte,
por quaisquer meios, sem o consentimento,
por escrito, da Editora.

Tradução:
CAROLINA HUANG
Tradutora Especializada na Área de Saúde, RS

Desenhos:
CAROLE FUMAT

Revisão Técnica:
PATRÍCIA EL BEITUNE
Professora-Associada do Departamento de Ginecologia e Obstetrícia (DGO) da
Universidade Federal de Ciências da Saúde de Porto Alegre (UFCSPA)
Mestrado e Doutorado em Tocoginecologia pela Faculdade de Medicina de Ribeirão Preto (USP)
Pós-Doutorado em Epidemiologia pela London School of Hygienne and Tropical Medicine
Especialista em Medicina Fetal e Ultrassonografia em Ginecologia e Obstetrícia pela Federação Brasileira das
Associações de Ginecologia e Obstetrícia (FEBRASGO) e Colégio Brasileiro de Radiologia e Diagnóstico por Imagem (CBR)
Pesquisadora do Conselho Nacional de Desenvolvimento Científico e Tecnológico (CNPq)
Diretora de Atividades Regionais da Associação de Obstetrícia e Ginecologia do Rio Grande do Sul (SOGIRGS) (2008-2010)
Chefe do DGO da UFCSPA (2011-2012)
Professora do Programa de Pós-Graduação em Ciências da Saúde e Patologia da UFCSPA
Regente da Disciplina de Obstetrícia do DGO da UFCSPA desde setembro de 2008
Membro do Conselho Editorial do Diabetes Care/USA (2012-2014)
Membro do Conselho Editorial da Revista Fêmina (desde 2007)
Membro do Conselho Editoria da Revista Brasileira de Ginecologia e Obstetrícia – RBGO (desde 2015)
Supervisora do Programa de Residência Médica em Medicina Fetal, nível R4, do DGO da UFCSPA no
Complexo Hospitalar Santa Casa de Porto Alegre

MIRELA FORESTI JIMÉNEZ
Professora Adjunta IV do Departamento de Ginecologia e Obstetrícia da UFCSPA
Mestrado e Doutorado pelo Programa de Pos-Graduação em Ciências Médicas da UFRGS
Especialista em Ginecologia e Obstetrícia (TEGO) pela Federação Brasileira das Associações de Ginecologia e Obstetrícia (FEBRASGO)
Presidente da SOGIRGS (2014-2016)
Diretora Científica da SOGIRGS (2011-2013)
Chefe do DGO da UFCSPA (2013-2014)
Residência Médica em Ginecologia e Obstetrícia pelo HCPA na Faculdade de Medicina da UFRGS
Preceptora do Programa de Residência Médica em Ginecologia e Obstetrícia da UFCSPA no
Complexo Hospitalar Santa Casa de Porto Alegre e do Hospital Fêmina (Grupo Hospitalar Conceição)

CIP-BRASIL. CATALOGAÇÃO NA PUBLICAÇÃO
SINDICATO NACIONAL DOS EDITORES DE LIVROS, RJ

B779e

    Boussion, Françoise
    Manual prático de ecocardiografia fetal/Françoise Boussion, Philippe Pézard; tradução Carolina Huang. –
1. ed. – Rio de Janeiro: Revinter, 2016.
    il.

    Tradução de: Échocardiographie Fœtale
    Inclui bibliografia e índice
    ISBN 978-85-372-0673-7

    1. Evolução humana. 2. Corpo humano. 3. Ecocardiograma. I. Pézard, Philippe. II. Título.

16-29760
                   CDD: 617.12
                   CDU: 617.12

Esta edição da obra MANUAL PRÁTICO DE ECOCARDIOGRAFIA FETAL,
1ª Edição por Francoise Boussion e Philippe Pézard,
foi publicada conforme acordo com a Elsevier Masson SAS,
uma associada da Elsevier Inc.

This edition of ÉCHOCARDIOGRAPHIE FŒTALE,
1st edition by Francoise Boussion and Philippe Pézard,
is published by arrangement with Elsevier Masson SAS,
an affiliate Elsevier Inc.

Título original:
Échocardiographie Fœtale
Copyright © 2013 by Elsevier Masson SAS.
ISBN 978-2-294-72878-5

Livraria e Editora REVINTER Ltda.
Rua do Matoso, 170 – Tijuca
20270-135 – Rio de Janeiro – RJ
Tel.: (21) 2563-9700 – Fax: (21) 2563-9701
livraria@revinter.com.br – www.revinter.com.br

Dedicatórias

Ao Sr. Prof. A. Tadéi

À Sra. Dra. C Bouderlique

À Sra. Dra. C. Lépinard

que nos fizeram descobrir e amar, uma de cada vez, a cardiologia, a cardiologia pediátrica e a cardiologia pré-natal.

Ao Sr. Prof. P. Descamps

que teve a iniciativa, original e, *a priori,* única, na França, de criar um posto de cardiologia pediátrica em seu serviço de ginecologia e obstetrícia para consolidar a equipe de diagnóstico pré-natal. Assim foram criadas as condições ideais da colaboração que levou a este livro. Que ele receba os nossos calorosos agradecimentos.

Prefácio

Por 150 anos, os obstetras dispuseram apenas da auscultação cardíaca para completar o exame clínico do feto. A mulher era a paciente principal, enquanto o feto representava, até pouco tempo atrás, apenas uma entidade que era, na verdade, definida de modo incompleto.

Foi preciso chegar ao final dos anos 1970 para que aparecessem as técnicas ultrassonográficas que transformaram a abordagem obstétrica em que o feto se tornou um paciente completo. O desenvolvimento e a difusão dessa revolução tecnológica levaram à mutação do "manejo do nascituro". A medicina fetal passou a integrar, então, o acompanhamento do bem-estar fetal e o rastreamento das principais malformações. A partir daí, cada vez mais malformações foram encontradas por um número cada vez maior de ecografistas. As malformações cardíacas não escaparam desta evolução.

A detecção pré-natal das cardiopatias congênitas faz parte das obrigações hoje reconhecidas em razão de sua frequência na população, particularidades das formas familiares, sua variedade, sua gravidade potencial e particularidades de seu manejo perinatal e a longo prazo.

Frequentemente graves no período neonatal, a adequação dos meios passou a ser notória para melhorar os resultados dos tratamentos, pelo menos para alguns grupos de alterações particularmente importantes, como a transposição dos grandes vasos e o conjunto das cardiopatias arteriais.

Quando a reviravolta da anatomia é tal que os meios, por mais eficazes que sejam, não podem levar diretamente ao manejo paliativo definitivo ou até à abstenção, quando a cardiopatia detectada é conhecida por ser potencialmente associada a malformações cromossômicas ou síndromes, tem-se ideia da importância de tal rastreamento pelo menos para informação das famílias e das equipes encarregadas, que participam das decisões e dos conselhos definidos nas reuniões dos centros pluridisciplinares de medicina fetal.

A extensão e a dificuldade dos diagnósticos, assim como as particularidades dos manejos, fizeram com que o estudo cardiológico pré-natal implicasse, conjuntamente, desde o início, os ecografistas – que são os primeiros a ver o coração fetal –, os obstetras – nos quais repousa, em última instância, a responsabilidade do resultado dos casos em discussão – e os cardiopediatras – que devem possuir a competência para confirmar um diagnóstico, completá-lo e determinar as eventualidades evolutivas e terapêuticas.

Pode-se afirmar – e isto é mundialmente reconhecido – que é uma honra da medicina fetal francesa ter estado na vanguarda do diagnóstico pré-natal das cardiopatias congênitas, agindo, acima de tudo, pelo exemplo de uma colaboração efetiva entre estes diferentes elementos de intervenção. Todos têm por objetivo diagnosticar as cardiopatias possíveis, e não se voltar – *a fortiori*, impor – para aumento das interrupções de gestação, consideradas, inicialmente, pela maioria dos pediatras, como o grande e inevitável risco do rastreamento pré-natal generalizado. Ecografistas, obstetras e cardiopediatras trabalham no mesmo sentido: mostrar que um rastreamento pré-natal pode melhorar o manejo médico-cirúrgico das principais cardiopatias congênitas de revelação neonatal, situações de urgências potenciais e, consequentemente, diminuir a mortalidade e, sobretudo, a morbidade dos desequilíbrios hemodinâmicos.

Após muitas controvérsias, todos os benefícios de um manejo agora são bem reconhecidos. Isto se deve, em grande parte, ao resultado de um trabalho metódico realizado por equipes francesas de *ecografistas-obstetras-cardiopediatras* rapidamente interligados por círculos cada vez maiores e que participaram desde o começo deste movimento que formou, definitivamente, por todo o nosso país, com o passar dos anos, uma verdadeira rede de cardiologia pré-natal. A equipe de Angers faz parte dela…

Isto não surpreende, já que, a partir do início dos anos 1980, a excelência de uma ecografia fetal precisa e confiável em torno de Angers se distinguiu na França, e não se pode deixar de citar aqui o nome da doutora Catherine Lépinard em Angers… A doutora Boussion assumiu o controle na companhia do doutor Pézard, cardiologista, e o grupo de Angers, que faz parte daqueles que iniciaram o rastreamento das cardiopatias congênitas na França, continua sendo um centro de referência e de excelência que está entre os primeiros na França a ter sabido diagnosticar rotineiramente cardiopatias tão raramente reconhecidas, tanto agora como antes, como as transposições simples dos grandes vasos. Foi também na região de Pays-de-Loire que foram diagnosticadas pela primeira vez, na França, cardiopatias tão específicas quanto os retornos venosos pulmonares anômalos totais (doutores Massias e Lépinard), essência e desafio do diagnóstico perinatal das cardiopatias congênitas e urgência cardiológica médico-cirúrgica "básica".

Portanto, não é de surpreender que este grupo tenha dado origem a esta obra e que os autores sejam, justamente, uma ecografista e um cardiopediatra que garantem, até hoje, a organização do manejo perinatal das crianças em que foi diagnosticada uma cardiopatia.

O livro segue o método baseado na colaboração entre ecografistas e cardiopediatras: a anatomia de cada cardiopatia é claramente explicada, e os sinais indicativos que levam ao rastreamento e aos fatores que determinam o prognóstico neonatal são, exaustivamente, expostos.

Daí decorre que todos os leitores, iniciantes ou experientes, poderão tirar grande proveito desta leitura: tanto os ecografistas, que são a fonte do diagnóstico pré-natal, quanto os obstetras, que garantem a gestão dos casos nos "centros de rastreamento pré-natal". O mesmo ocorre para todos aqueles que participam da cadeia de cuidados e exames complementares: os cardiopediatras, que confirmam o diagnóstico, avaliam o prognóstico e aconselham os pais, os neonatologistas, que recebem os récem-nascidos já na sala de parto, os geneticistas e fetopatologistas… que confirmam e completam as avaliações pré-natais.

Assim, desejamos enorme sucesso a esta obra e parabenizamos os autores por esta realização particularmente útil e que é… um grande alento à cardiologia pré-natal, esperando que os mais jovens utilizem este livro como um trampolim para muito mais iniciativas e progressos.

Dr. Laurent Fermont

Preâmbulo

O rastreamento das malformações cardíacas, considerado difícil, foi por muito tempo o primo pobre do diagnóstico pré-natal. Não é o que acontece hoje, pois a taxa de rastreamento alcança, atualmente, mais de 75% para as malformações significativas e se aproxima ou ultrapassa os 50% do conjunto das cardiopatias, mesmo menores. O desafio evoluiu: o objetivo da ecocardiografia pré-natal não é apenas reconhecer e determinar a malformação, por mais importante que seja, mas também visa tentar avaliar o seu prognóstico, tanto imediato, durante a gestação, como a longo prazo, após o nascimento. Este exercício, difícil em um feto em constante evolução, tornou-se indispensável para transmitir a melhor informação possível aos pais e, se a gestação for mantida, preparar melhor o manejo do recém-nascido.

Por outro lado, a ecocardiografia fetal não se limita mais apenas ao rastreamento das malformações cardíacas. Seu campo estendeu-se ao estudo da hemodinâmica fetal e, portanto, à apreciação da repercussão de muitas outras malformações (fístulas arteriovenosas, por exemplo), patologias (diabetes materna etc.) ou situações particulares (gestação de gêmeos etc.), que podem perturbar o "bem-estar" fetal.

Por fim, a ecocardiografia fetal dá acesso a um dos capítulos mais apaixonantes da medicina fetal: os distúrbios do ritmo ou da condução. Eles fazem parte das raras patologias fetais que têm expectativa de serem curadas (no caso dos primeiros) ou prevenidas (no caso dos segundos), graças a um tratamento administrado *in utero*.

Para abordar de forma pragmática estas diferentes facetas, um ecografista de referência e um cardiopediatra associaram suas competências respectivas. Na verdade, esta associação é o prolongamento natural de seu modo de trabalho na rotina diária e, com o passar dos anos, eles adquiriram a convicção, senão certeza, de que o exame do coração fetal deveria ser feito por uma dupla ecografista-cardiopediatra, trabalhando em estreita colaboração e, idealmente, durante uma única e mesma consulta. Cada um tem sua especificidade e é tão indispensável quanto o outro. De que serviria um diagnóstico, ainda que brilhante, de cardiopatia curável se, ao mesmo tempo, fossem ignorados diversos sinais reveladores de uma anomalia cromossômica? De que adiantaria o mesmo diagnóstico se o examinador mal pudesse responder à inevitável pergunta dos pais: "E depois do nascimento?"

O cardiopediatra jamais alcançará a destreza técnica do ecografista-obstetra nem seu conhecimento da sindromologia fetal, salvo se ele mesmo se tornar um deles; o ecografista sempre terá incertezas quanto ao pós-natal, salvo se ele mesmo se encarregar do manejo dos recém-nascidos. Uma consulta comum coloca em sinergia o melhor de dois mundos, abrindo o caminho a um diagnóstico e uma avaliação de qualidade e, por conseguinte, a explicações coerentes aos pais, tratando o feto como um todo, e não apenas de um órgão, por mais nobre que seja. Explicações as mais completas possíveis, feitas em um discurso único e sem atraso desnecessário, não seriam o melhor apoio que se pode oferecer aos pais quando "tudo está desmoronando" ao seu redor?

Adotamos um plano e um modo de redação que esperamos que torne este livro prático e fácil de consultar. Naturalmente, transgredimos a tradição, que preconiza que um bom primeiro terço da obra seja dedicado a capítulos "fundamentais", como anatomia, fisiologia, embriologia ou física dos ultrassons. Quantos leitores consultam estes capítulos antes de abordar o cerne da questão? Estas questões não são abandonadas, mas abordadas de modo mais específico, paralelamente à descrição das malformações, no momento em que podem ser úteis ao leitor. Além disto, sejamos sinceros: não somos físicos nem anatomistas, e os capítulos que poderíamos ter oferecido nestes campos seriam insignificantes perto dos vários escritos dos reais conhecedores que o leitor pode encontrar facilmente na internet ou em sua livraria preferida.

Quanto a isto, devemos nossos agradecimentos muito particularmente à sra. dra. Houyel, pelos vários empréstimos que fizemos junto a ela em nossos parágrafos dedicados à embriologia das malformações. Se, graças a eles, o leitor finalmente conseguir entender "o porquê das coisas", que saiba a quem o deve!

Para a maior parte das malformações, foi desenvolvido um parágrafo sobre os principais elementos prognósticos acessíveis durante o exame pré-natal e um parágrafo "Conselho aos pais", anglicismo que pressupõe muito mais uma vontade de informar e de acompanhar do que pretender aconselhar. Como a informação deve tratar sobre o futuro previsível e não apenas sobre o presente ecográfico, tentamos esclarecer tanto quanto possível o leitor sobre as possibilidades de manejo pós-natal e o que se pode esperar dele. Dentro do assunto, as revoluções tornaram-se raras, mas as evoluções são permanentes. Ninguém duvida que estes parágrafos serão considerados obsoletos mais ou menos rapidamente pelos cardiopediatras, mas será que é a eles que são dirigidos?

Por fim, como este livro está voltado a duas especialidades, tentamos abordar a descrição das malformações de forma homogênea e de acordo com um plano que respeitasse a lógica de uma consulta comum. O leitor encontrará neste livro as peças que faltam para o seu quebra-cabeça pessoal, que podem variar segundo sua especialização, seu nível de competência e seu comprometimento. Desejamos que ele também possa dispor de um suporte e linguagem comuns com o outro mundo, que lhe dê vontade de se associar a ele durante uma consulta comum. Este modo de consulta é um verdadeiro enriquecimento para cada um dos participantes e traz valor agregado efetivo aos pais.

Françoise Boussion e Philippe Pézard

Glossário para compreensão

Um glossário é uma compilação de termos estrangeiros ou raros associados a suas definições e concentrada em uma área cujos termos técnicos específicos estão detalhando, segundo a definição proposta na Wikipédia. Diante de suas preocupações, cada especialidade desenvolve um léxico que lhe é próprio e difícil de entender para qualquer interlocutor estranho ao meio. A primeira etapa de um livro que se pretende integrar duas especialidades é, pois, propor um glossário que lhes permitirá comunicar-se, entendendo os problemas que decidiram abordar em conjunto.

Assim, desejamos que os puristas fechem os olhos ao laconismo e ao caráter às vezes aproximado das explicações abordadas abaixo; de qualquer forma, estas breves explicações não são destinadas a eles!

Aos ginecologistas/obstetras

Denominação dos tempos do ciclo cardíaco
Tanto a sístole (período de ejeção ventricular) como a diástole (período de enchimento ventricular) podem ser divididas em três partes, que são denominadas *protossístole, mesossístole* e *telessístole* ou *diástole*. A título de exemplo, a insuficiência de uma valva atrioventricular pode ser responsável por uma regurgitação unicamente *protossistólica* ou *telessistólica* (rara no feto) quando for mínimo, ao passo que uma regurgitação importante geralmente é *holossistólica*, presente durante toda a sístole.

Da mesma forma, a fase de enchimento rápido passivo ocorre na *protodiástole*, enquanto que a fase de enchimento ativo ocorre durante a contração atrial na *telediástole*.

Períodos isovolumétricos

Os períodos de ejeção, durante a qual os ventrículos diminuem de volume, e os períodos de enchimento, em que os ventrículos aumentam de volume, são separados por duas fases de curta duração, em que somente mudam as pressões predominantes nas cavidades ventriculares, permanecendo seus volumes inalterados. São elas:

- a *fase de contração isovolumétrica* (CIVM), situada entre o fechamento das valvas atrioventriculares e a abertura das sigmoides arteriais, durante a qual a pressão intracavitária aumenta até alcançar o nível de pressão predominante no grande vaso situado a jusante. Durante esta fase, a cavidade ventricular é fechada; seu volume permanece, portanto, constante. Quando a pressão atingida posteriormente ultrapassa a pressão vascular, as valvas sigmoides se abrem e a fase de ejeção começa;

- a *fase de relaxamento isovolumétrico* (RIVM). Paralelamente, ao final da ejeção, as sigmoides se fecham, a pressão predominante na cavidade ventricular diminui rapidamente, mas a um volume constante, até descer ao nível da pressão dos átrios, permitindo a abertura das valvas atrioventriculares e o enchimento dos ventrículos.

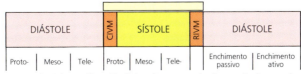

Fig. 1. Denominação dos tempos do ciclo cardíaco. Tradicionalmente, a sístole ventricular se sobrepõe ao período de ejeção. Alguns autores propõem, entretanto, incluir as fases de contração e relaxamento isovolumétricas (CIVM/RIVM), sendo que a sístole agrupa (retângulo amarelo) todos os eventos do ciclo cardíaco que necessitam de um consumo de energia pelo miocárdio ventricular.

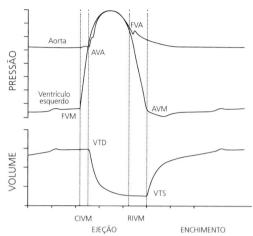

Fig. 2. Variações das curvas de pressão e volume ventricular esquerdo durante as fases do ciclo cardíaco. CIVM: contração isovolumétrica; RIVM: relaxamento isovolumétrico; VTD: volume telediastólico; VTS: volume telessistólico; FVM: fechamento da valva mitral; AVM: abertura da valva mitral; AVA: abertura da valva aórtica; FVA: fechamento da valva aórtica.

O estudo destas duas fases, com o auxílio da ecografia e do Doppler, traz informações sobre a qualidade da *contratilidade* e/ou do *relaxamento* miocárdico. *Pré-carga, pós-carga, contratilidade, relaxamento, distensibilidade, conformidade* etc.

De maneira esquemática, podemos qualificar como *pré-carga* a quantidade de sangue que chega no átrio e que o ventrículo deverá ejetar. A pré-carga é, assim, aumentada em caso de retenção hídrica (síndrome edematosa, hidropisia) ou de transfusão (gêmeo receptor de uma síndrome de transfusão feto-fetal).

Também esquematicamente, o termo *pós-carga* designa tudo o que tende a se opor à ejeção do sangue e que o ventrículo deverá, portanto, superar. A pós-carga depende da viscosidade sanguínea (que diminui em caso de anemia) e, principalmente, das resistências vasculares a jusante.

Assim, ela pode aumentar de maneira importante em caso de obstáculo valvar, de constrição do canal arterial ou de insuficiência placentária.

O termo *contratilidade* refere-se às propriedades contráteis intrínsecas do músculo ventricular. Sua aferição em absoluto é extremamente difícil, mesmo em condições experimentais. Todos os índices que podemos medir, sobretudo na ecografia, são, de fato, parasitados pelas condições de carga em que trabalha

o ventrículo. Concebe-se, por exemplo, que um ventrículo "cansado" possa ejetar tão rapidamente e tão bem em um vaso com resistências baixas quanto um ventrículo "vigoroso" perante resistências altas. A influência da pós-carga é, pois, muito importante quando se quer interpretar nossos índices ecográficos. Isto se complica quando a pós-carga não está situada a jusante do ventrículo, mas a montante, como ocorre na presença de uma regurgitação mitral ou tricúspide. Neste caso, não há mais, simplesmente, uma fase de CIVM, já que, a partir do momento em que o miocárdio se contrai, ele pode ejetar de maneira retrógrada no átrio.

Um ventrículo é muito mais complacente quando se enche bem e facilmente, com pressões de enchimento baixas. O contrário da *complacência* é a *rigidez* ventricular. Uma boa complacência pressupõe um bom *relaxamento* (fenômeno ativo de separação das pontes actino-miosina) e uma boa *distensibilidade* (que depende das propriedades elásticas das fibras miocárdicas). Ambas não são as qualidades principais do miocárdio fetal, e o enchimento ventricular é, no feto, muito dependente da presença e da qualidade da contração dos átrios.

Aos cardiologistas

Marcadores séricos maternos
MoM ou múltiplo da mediana: modo de expressão dos resultados das medições dos marcadores séricos. Quanto mais o valor se distancia de 1, mais anormal é.

PAPP-A ou pregnancy-associated plasma protein-A: enzima do grupo das metalopeptidases medida no início da gestação. Uma taxa anormalmente baixa, em média 0,45 MoM, observada entre 8 e 14 SA, é acompanhada de um risco ampliado de RCIU, trissomia 21, prematuridade e natimortos. É um marcador sérico do 1º trimestre da gestação (note-se que uma taxa elevada de PAPP-A é observada nas síndromes coronarianas agudas e refletiria a instabilidade da placa).

AFP ou alfa-fetoproteína: sintetizada pelo fígado fetal, a AFP é eliminada pela diurese no líquido amniótico, passando, em seguida, para o sangue materno. Uma taxa diminuída sugere risco aumentado de trissomia 21. Uma taxa elevada (≥ 2,5 MoM) pode ser observada em caso de malformação do tubo neural ou da parede abdominal (onfalocele, gastrosquise) ou quando há perda fetal durante uma gestação múltipla, que pode mascarar eventual risco de trissomia 21. É um marcador sérico do 2º trimestre de gestação.

hCG ou β-hCG ou gonadotrofina coriônica humana: a taxa sérica materna é aumentada em caso de trissomia 21 ou, em média, multiplicada por dois. Também é aumentada em caso de disfunção placentária, coriocarcinoma ou mola. A aferição pode ser falseada por tabagismo materno, o que aumenta sua taxa, ou, em caso de insuficiência renal crônica materna, que leva a acúmulo muito importante da hCG ou da β-hCG. É um marcador sérico do 1º e 2º trimestres da gestação.

Tabela 1. Principais marcadores biológicos medidos no sangue materno

Marcador biológico	Medição	Trissomia 21	Outra patologia
PAPP-A	1º trimestre	Diminuída	
AFP	1º trimestre 2º trimestre	Diminuída	Aumentada
β-hCG	1º trimestre 2º trimestre	Aumentada	Aumentada

Rastreamentos com o auxílio de marcadores séricos
Rastreamento combinado da trissomia 21 no 1º trimestre: deve ser feito entre 11 e 13,6 SA, enquanto o comprimento cabeça-nádega (CCN) do feto fica compreendido entre 45 e 84 mm. O cálculo associa: a idade materna, a medida da translucência nucal e o exame da PAPP-A e da β-hCG. Além do rastreamento da trissomia 21, valores muito baixos destes marcadores sugerem risco de trissomia 18, triploidia, morte fetal *in utero* (MFIU) ou pré-eclâmpsia.

Rastreamento sequencial integrado do 2º trimestre: é proposto quando os exames da PAPP-A e da β- hCG não puderam ser feitos entre 11 e 13 SA. Ele associa a avaliação da translucência nucal feita no 1º trimestre e o exame dos marcadores séricos do 2º trimestre (AFP e β-hCG). Ambos os rastreamentos, expressos em forma de uma razão 1/..., dão apenas uma noção *estatística* do risco, muito menor quando o denominador for elevado.

Córion, âmnio, zigoto, gestação de gêmeos
Zigoto:

- gestação múltipla monozigótica: os embriões originam-se do mesmo ovo (gêmeos verdadeiros); frequência: 3,5 a 5/1.000;
- gestação múltipla dizigótica: os embriões originam-se de dois ovos diferentes (gêmeos fraternos); frequência: 8/1.000.

Córion (nome grego da placenta): envoltório mais externo do ovo. Em caso de gestação múltipla, distingue-se:

- gestação de gêmeos monocoriônicos: apenas uma placenta é compartilhada pelos dois gêmeos;
- gestação de gêmeos dicoriônicos: cada gêmeo possui sua própria placenta.

Âmnio: membrana que delimita a cavidade amniótica contendo o líquido amniótico (LA) do embrião. O âmnio reveste a parede interna da placenta. Em caso de gestação múltipla, distingue-se:

- gestação de gêmeos monoamnióticos: os gêmeos estão no mesmo saco amniótico;
- gestação de gêmeos diamnióticos: cada gêmeo possui seu saco amniótico (as gestações dicoriônicas são sempre diamnióticas).

Existem, assim, três possibilidades de gestação de gêmeos monozigóticos:

- gestação dicoriônica diamniótica (30% das gestações monozigóticas);
- gestação monocoriônica diamniótica (99% das gestações monocoriônicas, 70% das gestações monozigóticas), expondo ao risco de síndrome de transfusão feto-fetal (STFF) e necessitando de acompanhamento ecográfico muito cuidadoso;
- gestação monocoriônica monoamniótica (< 1% das gestações monozigóticas).

Datação da gestação, idade gestacional e noção de prematuridade
Na espécie humana, a duração da gestação é de aproximadamente 39 SA entre a concepção e o momento do parto. Contudo, na maioria das vezes e por convenção, a idade gestacional é estimada não a partir da concepção, mas da data da última menstruação, que a antecede em cerca de 15 dias. Assim, expressa

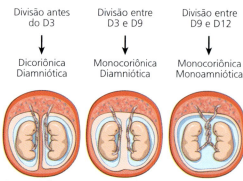

Fig. 3. – Diferentes tipos de gestação de gêmeos.

em semana de amenorreia (SA), a duração normal da gestação é de 41 SA, dividida em três trimestres.

Uma ambiguidade persiste em alguns artigos, em particular de língua inglesa, em que a contabilização é feita em SA de gestação, e não de amenorreia.

Quando existir uma dúvida sobre a data de início da gestação, um cálculo, com uma precisão de três dias, pode ser obtido pela avaliação do comprimento cabeça-nádegas do feto durante uma ecografia precoce, feita entre 7 e 12 SA.

Prematuridade: define-se como prematuro todo nascimento que se produz entre 22 e 37 SA. Antes desse termo, trata-se de um aborto espontâneo. A partir de 22 SA, a criança pode ter registro civil, mas, pelo menos na França, é somente a partir de 24-25 SA e um peso mínimo de 500 g que o recém-nascido terá, eventualmente, manejo ativo dos neonatologistas.

Distinguem-se três estágios de prematuridade conforme o termo:

- entre 22 e 27 SA, é uma *prematuridade de extremo baixo peso,* com risco muito elevado de sequelas que fazem hesitar um manejo neonatal ativo;
- entre 28 e 32 SA, é uma *prematuridade de muito baixo peso;*
- entre 33 e 37 SA, é uma *prematuridade* cujo prognóstico é, em geral, bom, exceto pela sua causa. Os partos prematuros "consentidos" pelos obstetras situam-se nesse período e é, por exemplo, a época gestacional em que se esforçarão para alcançar para extrair um feto que apresenta distúrbio do ritmo refratário a tratamento *in utero.*

Em contrapartida, em caso de malformação cardíaca orgânica, o baixo peso do feto nesse período e a imaturidade de alguns órgãos ou funções (renal, hepática, pulmonar, hemostase etc.) sugerem prolongar a gestação tanto quanto possível, sobretudo se uma conduta cirúrgica neonatal estiver sendo considerada.

---

[1] 1.500 g a 30 SA, aproximadamente 2.000 g a 34 SA (em caso de crescimento normal).

Léxico português/inglês

Português	Abreviação	Inglês	Abreviação
Acardia		Acardia	
Agenesia das valvas pulmonares		Tetrallogy of Fallot with absent pulmonary valve	
Arco aortico		Aortic arch	
Arco aórtico direito		Right aortic arch	RAA
Artéria subclávia direita aberrante	ASDA	Aberrant right subclavian artery	ARSA
Atresia pulmonar com septo aberto	APSA	Pulmonary atresia with VSD	PA/VSD
Atresia pulmonar com septo íntegro	APSI	Pulmonary atresia with intact ventricular septum	PA/IVS
Atresia tricúspide		Tricuspid atresia	TA
Canal arterial	CA	Ductus arteriosus	DA
Canal atrioventricular	CAV	Atrioventricular septal defect	AVSD
Cardiopatia congênita	CC	Congenital heart disease	CHD
Coarctação da aorta	CoA	Coarctation of the aorta	CoA
Artérias colaterais aortopulmonares	MAPCA	Major aortopulmonary collateral arteries	MAPCA
Comprimento cabeça-nádegas	CCN	Crown-rump lenth	CRL
Comunicação interatrial	CIA	Atrial septal defect	ASD
Comunicação interventricular	CIV	Ventricular septal defect	VSD
Coração triatrial		Cor triatriatum	
Dextroposição da aorta		Right-sided-aortic arch	
Dupla via de saída do ventrículo direito	DVSVD	Double-outlet right ventricle	DORV
Dupla via de saída do ventrículo esquerdo	DVSVE	Double-outlet left ventricle	DOLV
Duplo arco aórtico		Double aortic arch	
Estenose valvar aórtica		Aortic stenosis	AS
Estenose valvar pulmonar		Pulmonary stenosis	PS
Feto		Fetus, fœtus	
Gêmeos		Twins	
Gestação única (feto único)		Singleton pregnancy	
Hipoplasia do ventrículo esquerdo	HypoVG	Hipoplastic left heart syndrome	HLHS
Interrupção do arco aórtico	IAAo	Interrupted aortic arch	IAA
Malformação de Ebstein		Ebstein's anomaly	

(Continua)

Manual Prático de Ecocardiografia Fetal

Português	Abreviação	Inglês	Abreviação
Retorno venoso pulmonar anômalo total	RVPAT	*Total anomalous pulmonary venous return (or drainage)*	TAPVR
Síndrome de transfusão feto-fetal	STFF	*Twin-twin transfusion syndrome*	TTTS
Tetralogia de Fallot	TF ou T4F	*Tetralogy of Fallot*	TOF
Transposição corrigida dos grandes vasos	TGVc		
Transposição dos grandes vasos	TGV	*Transposition of the great arteries*	TGA
Tronco arterial comum	TAC	*Troncus arteriosus*	TA
		Common arterial trunk	CAT
Túnel aortoventricular		*Aortico-left ventricular tunnel*	ALVT
Veia cava superior esquerda	VCSE	*Left superior vena cava*	LSVC

Abreviaturas

% EF	porcentagem de encurtamento das fibras
ACM	artéria cerebral média
AD	átrio direito
AE	átrio esquerdo
APE	alça da artéria pulmonar esquerda
APSA	atresia pulmonar com septo aberto
APSI	atresia pulmonar com septo íntegro
ASDA	artéria subclávia direita aberrante
ASIA	aneurisma do septo interatrial
ASM	aneurisma do septo membranoso
AVA	abertura da valva aórtica
AVM	abertura da valva mitral
BAV	bloqueio atrioventricular
CA	canal atrial
CAV	canal atrioventricular
CHARGE	*Coloboma, Heart defect, Atresia choanae, Retarded growth and development, Genital hipoplasia, Ear anomalies/deafness*
CIA	comunicação interatrial
CIVM	contração isovolumétrica
CMD	cardiomiopatia dilatada
CMH	cardiomiopatia hipertrófica
CMR	cardiomiopatia restritiva
CPDPN	centro pluridisciplinar de diagnóstico pré-natal
CTE	*Comité Technique d'Écographie Fœtale*
DAVD	displasia arritmogênica do ventrículo direito
DTD	diâmetro telediastólico
DTS	diâmetro telessistólico
DV	ducto venoso
DVSVD	dupla via de saída do ventrículo direito
ECG	eletrocardiograma
ESA	extrassístole atrial
FE	fração de ejeção
FO	forame oval
FVA	fechamento da valva aórtica
FVM	fechamento da valva mitral
HTA	hipertensão arterial
IAAo	interrupção do arco aórtico
ILVAV	inserção linear das valvas atrioventriculares
IM	insuficiência mitral
IMG	interrupção médica da gestação
IPM	índice de *performance* miocárdica
IT	insuficiência tricúspide
ITV	integral tempo-velocidade

IVA	artéria interventricular anterior
IVD	insuficiência ventricular direita
LA	líquido amniótico
MAPCA	*main aorto-pulmonary collateral arteries*
MFIU	morte fetal *in utero*
NYHA	New York Heart Association
PAPP-A	*pregnancy-associated plasma protein-A*
PRF	*pulse repetition frequency* (frequência de recorrência)
R C/T	razão cardiotorácica
RCF	ritmo cardíaco fetal
RCIU	restrição de crescimento intrauterino
RI	relaxamento isovolumétrico
RIVM	relaxamento isovolumétrico
RVPA	retorno venoso pulmonar anômalo
SA	semana de amenorreia
SAG	*small age for gestation*
SC	seio coronário
SIA	septo atrioventricular
STFF	síndrome de transfusão feto-fetal
STIC	*spation-temporal imaging correlation*
TA	tempo de aceleração
TABC	tronco arterial braquiocefálico
TAPS	*twin anemia-polycythemia sequence*
TE	tempo de ejeção
TGVc	transposição corrigida dos grandes vasos
TM	tempo-movimento
TSC	esclerose tuberosa de Bourneville
TSV	taquicardia supraventricular
TUI	*tomographic ultrasound imaging*
TVI	tronco venoso inominado
VACTERL	*Vertebral anomalies, Anal atresia, Cardiovascular anomalies, TracheoEsophageal fistula, Esophageal atresia, Renal and/or Radial anomalies, Limbs defects*
VATER	*Vertebral defect, Anal atresia, TracheoEsophageal fistula, Esophageal atresia, Renal and/or Radial anomalies*
VCI	veia cava inferior
VCS	veia cava superior
VCSE	veia cava superior esquerda
VD	ventrículo direito
VE	ventrículo esquerdo
Vmax	velocidade máxima
VTD	volume telediastólico
VTS	volume telessistólico

Sumário

CAPÍTULO 1

Introdução e considerações gerais   1

1.1. Rastreamento das malformações cardíacas: aspectos gerais   1

Frequência e gravidade das malformações cardíacas (1), Frequência das anomalias associadas (2), Risco de recorrência (3), Aspectos gerais do exame ecográfico das malformações cardíacas (3), Risco do ultrassom durante a gravidez (4)

1.2. Noções básicas de fisiologia cardiovascular do feto   4

Especificidades da circulação fetal (4), Miocárdio fetal (6), Débito cardíaco do feto humano (7), Pressões no coração fetal (8)

CAPÍTULO 2

Análise do coração na ecocardiografia 2D   11

2.1. Exame ecocardiográfico em 2D: do normal ao patológico   11

Considerações gerais (11), Exame morfológico cardíaco (12)

2.2. Um coração normal em menos de 5 minutos cronometrados   31

2.3. Ecocardiografia fetal: indicações para um exame de referência   32

2.4. Valores normais   34

Forame oval (34), Seio coronário (35), Veias pulmonares (35), Valvas atrioventriculares (36), Ventrículos (38), Grandes vasos (39), Arco aórtico (41), Canal arterial (41), Z-escores (42), Perímetro do timo (42)

CAPÍTULO 3

Outras técnicas de exame ultrassonográfico   47

3.1. Exame em modo TM   47

Estudo da "função ventricular esquerda" (47), Estudo dos distúrbios do ritmo (48)

3.2. Exame em modo Doppler   49

Relações físicas e consequências práticas (49), Princípios gerais (52)

3.3. Ecografia volumétrica e coração   55

(J.-P. Bault, J.-M. Levaillant)

Lembretes (56), Aquisição de um volume (56), Exploração do volume adquirido (59), Conclusão (64)

CAPÍTULO 4

Hemodinâmica normal e patológica   67

4.1. Estudo da função ventricular   67

Diâmetros ventriculares (67), Estudo da função sistólica (67), Estudo da função diastólica (68), Índice de *performance* miocárdica ou índice de Tei (69)

4.2. Avaliação da função cardíaca fetal por eco-Doppler   70

Fluxo Doppler: aspectos normais e patológicos (70), Acompanhamento com Doppler de gestação de gêmeos (90)

4.3. Forame oval normal e patológico   94

Forame oval normal (95), Forame oval patológico, forame oval restritivo (97)

4.4. Insuficiência cardíaca fetal   100

Introdução (100), Fisiopatologia (100), Diagnóstico e balanço de uma insuficiência cardíaca fetal (101)

CAPÍTULO 5

Árvores decisionais   109

CAPÍTULO 6

Malformações cardíacas   113

6.1. Anomalias de posição ou orientação do coração   113

6.1.1. Anomalias do *situs*, anomalias de orientação, heterotaxias   113

Situs solitus e *situs inversus* (113), Anomalias de orientação do coração (113), Heterotaxias (115), Heterotaxias: marcadores ecográficos (116), Heterotaxias e anomalias cardíacas (116), Heterotaxias e síndromes (116), Genética (116), Informação aos pais (116)

6.1.2. Desvio do eixo cardíaco   118
6.1.3. Compressão-deslocamento   119
6.1.4. Ectopia cardíaca   120

Aspectos gerais (120), Formas anatômicas (120), Diagnóstico ecográfico (121), Prognóstico (122)

6.2. Anomalias atriais   122

6.2.1. Comunicações interatriais   122

Anatomia (122), CIA do tipo *ostium primum* (123), Outros tipos de CIA (125), Prognóstico (126), Risco de recorrência (126)

6.2.2. Aneurisma do septo interatrial   126
6.2.3. Dilatação idiopática do átrio direito, átrios hiperecogênicos, coração triatrial esquerdo ou direito   127

Dilatação idiopática do átrio direito (127), Átrios hiperecogênicos (128), Coração triatrial esquerdo (128), Coração triatrial direito (128)

Manual Prático de Ecocardiografia Fetal

6.3. Canal atrioventricular — 129
Aspectos gerais e terminologia (129), Embriologia (130), Diagnóstico ecográfico (131), Malformações associadas (134), Prognóstico (137), Risco de recorrência (137)

6.4. Anomalias da valva tricúspide e insuficiência tricúspide — 138
6.4.1. Insuficiência tricúspide — 138
Estimativa da importância de regurgitação tricúspide (138), Insuficiência tricúspide durante o exame de 12 SA (139), Insuficiência tricúspide fisiológica durante o exame de 22 SA (139)
6.4.2. Insuficiência tricúspide patológica e malformações da valva tricúspide — 140
Etiologias (140), Avaliação ecográfica (141), Prognóstico (142)
6.4.3. Malformação de Ebstein — 143
Aspectos gerais (143), Frequência e fatores favorecedores (143), Embriologia, anatomia e consequências (144), Malformações associadas (144), Diagnóstico ecográfico (145), Prognóstico (148), Risco de recorrência (148)
6.4.4. Atresia tricúspide — 149
Anatomia (149), Diagnóstico ecográfico (150), Avaliação de gravidade ecográfica (151), Anomalias associadas (151), Evolução (152), Risco de recorrência (152)

6.5. Anomalias das valvas pulmonares — 153
6.5.1. Insuficiência pulmonar — 153
Insuficiência pulmonar fisiológica (153)
Insuficiência pulmonar patológica (153)
6.5.2. Estenose pulmonar — 154
Aspectos gerais (154), Diagnóstico ecográfico (154), Diagnóstico diferencial (156), Lesões associadas (157), Risco de recorrência (158)
6.5.3. Atresia pulmonar com septo íntegro — 158
Aspectos gerais (158), Diagnóstico ecográfico (160), Diagnóstico diferencial (163), Prognóstico fetal e pós-natal (163)

6.6. Anomalias conotruncais — 164
6.6.1. Sinais de orientação diante de uma descontinuidade septoaórtica — 164
6.6.2. Tetralogia de Fallot — 165
Aspectos gerais (165), Embriologia e anatomia (165), Sinais ecográficos diagnósticos (166), Anomalias associadas (170), Informação aos pais (172), Risco de recorrência (172)
6.6.3. Atresia pulmonar com septo aberto — 173
Aspectos gerais (173), Embriologia (173), Anatomia (173), Diagnóstico ecográfico (174), Diagnóstico diferencial (176), Anomalias associadas (176), Prognóstico (176)
6.6.4. Tronco arterial comum — 178
Embriologia e anatomia (178), Diagnóstico ecocardiográfico (179), Diagnóstico diferencial (181), Malformações associadas (181), Prognóstico (182)
6.6.5. Interrupção do arco aórtico — 182
Aspectos gerais (182), Anatomia e embriologia (183), Ecocardiografia (183), Anomalias associadas (184), Informação aos pais, prognóstico e tratamento (186)
6.6.6. Agenesia das valvas pulmonares — 186
Aspectos gerais (186), Fisiopatologia (187), Diagnóstico ecográfico (187), Genética (189), Prognóstico (189)

6.6.7. Dupla via de saída de ventrículo direito — 190
Definição e frequência (190), Embriologia, anatomia e classificação (190), Diagnóstico ecográfico (192), Anomalias associadas (194), Prognóstico e informação aos pais (194)

6.7. Anomalias do coração esquerdo — 195
6.7.1. Conduta diante de um pequeno ventrículo esquerdo — 195
6.7.2. Hipoplasia do ventrículo esquerdo — 197
Aspectos gerais e frequência (197), Embriologia (197), Anatomia e fisiopatologia (197), Diagnóstico ecográfico (198), Anomalias associadas (202), Prognóstico (202), Risco de recorrência (203)
6.7.3. Anomalias da valva mitral — 203
Atresia mitral (203), Estenose mitral (204), Insuficiência mitral (205), *Straddling* da valva mitral (205)
6.7.4. Atresia aórtica, estenose valvar aórtica e insuficiência aórtica — 206
Atresia aórtica (206), Estenose valvar aórtica (207), Insuficiência aórtica (210)
6.7.5. Túnel aortoventricular — 211
Aspectos gerais (211), Diagnóstico ecográfico (211), Anomalias associadas (211), Prognóstico (212)
6.7.6. Coarctação da aorta — 212
Embriologia e gênese (212), Diagnóstico ecográfico (213), Lesões associadas (216), Anomalias genéticas (219), Prognóstico e conselho aos pais (219), Risco de recorrência (219)

6.8. Anomalias da septação ventricular — 220
6.8.1. Comunicações interventriculares — 220
Aspectos gerais (220), Embriologia e classificação (220), Diagnóstico ecográfico (220), Risco de recorrência (225)
6.8.2. Coração univentricular — 226
Definições e terminologia (226), Frequência (226), Embriologia e anatomia (226), Diagnóstico ecográfico (228), Anomalias associadas (231), Prognóstico e conselho aos pais (232), Risco de recorrência (232)

6.9. Más posições vasculares — 233
6.9.1. Transposição dos grandes vasos (discordância ventriculoarterial) — 233
Aspectos gerais e definição (233), Embriologia, anatomia e fisiopatologia (233), Fisiopatologia (235), Diagnóstico ecográfico (236), Gestão da gravidez (239), Manejo do recém-nascido (240), Risco de recorrência (240)
6.9.2. Transposição corrigida dos grandes vasos (dupla discordância) — 240
Embriologia e anatomia (241), Diagnóstico ecográfico (242), Elementos prognósticos (243), Conselho aos pais (244), Risco de recorrência (244)

6.10. Anomalias da aorta — 245
6.10.1. Anomalias dos arcos aórticos: aspectos gerais — 245
Embriologia (245), Exame ecográfico do arco aórtico (246), Vasos da base – Variantes fisiológicas (246), Anomalias dos arcos aórticos e anel vascular (246), Anomalias dos arcos aórticos e genética (248)
6.10.2. Anomalias do arco aórtico: arco aórtico à direita — 249
Frequência e aspectos gerais (249), Anatomia (249), Malformações associadas (251), Diagnóstico ecográfico (251)
6.10.3 Duplo arco aórtico — 252
Aspectos gerais (252), Genética (253), Malformações associadas (253), Duplo arco aórtico e anel vascular (*vascular ring*) (254), Diagnóstico ecográfico (254), Prognóstico (255)

6.10.4. Artéria subclávia direita aberrante 256
Embriologia e anatomia (256), Diagnóstico ecográfico (256), Anomalias associadas (257), Prognóstico (257)

6.11. Anomalias das veias sistêmicas 258
6.11.1. Aspectos gerais 258
Embriologia (258), Ducto venoso (ou canal de Arantius) (259), Classificação das anomalias venosas (259)
6.11.2. Veia cava superior esquerda 260
Frequência (260), Embriologia e anatomia (260), Sinais indicativos ecográficos (260), Diagnóstico de confirmação (261), Diagnóstico diferencial (262), Conduta (262)
6.11.3. Agenesia do ducto venoso 263
Aspectos gerais (263), Frequência (263), Formas anatomoclínicas (263), Diagnóstico ecográfico (264), Anomalias associadas e genética (264), Prognóstico e evolução (265), Conclusão (265)
6.11.4. Veia cava inferior ausente – Retorno venoso ázigo 265
Retornos venosos ázigos normais (265), Ausência da veia cava inferior e retorno venoso ázigo (266)
6.11.5. Persistência da veia umbilical direita 270
Frequência (270), Embriologia e anatomia (270), Diagnóstico ecográfico (272), Malformações associadas (273), Genética (273)
6.11.6. *Shunt* portossistêmico – Ausência de veia porta 273
Revisão anatômica (273), Sinais ecográficos (274), Sinais associados (275), Prognóstico (275)

6.12. Anomalias dos retornos venosos pulmonares 275
6.12.1. Retorno venoso pulmonar anômalo total 275
Frequência (275), Embriologia (275), Anatomia (276), Diagnóstico ecográfico (277), Malformações associadas e genética (279), Formas isoladas – Prognóstico e atitude prática (279)
6.12.2. Retorno venoso pulmonar anômalo parcial 280
Frequência (280), Anatomia (280), Diagnóstico ecográfico (280), Genética (280), Malformações associadas (280), Consequências funcionais (281)

6.13. Anomalias do canal arterial 281
6.13.1. Constrição do canal arterial 281
Ecografia (282), Sinais diagnósticos (282), Sinais prognósticos (282), Evolução e prognóstico (283)
6.13.2. Canal arterial atípico – Canal arterial ausente 284
Ausência de canal arterial (284), Diminuição do calibre (285), Canal sinuoso ou dolicocanal (285), Duplo canal arterial (285)
6.13.3. Aneurisma do canal arterial 286
Associações descritas (286), Possíveis complicações (286)

6.14. Malformações raras 287
6.14.1. Aneurisma e divertículo do ventrículo esquerdo 287
6.14.2. Divertículos cardíacos 287
Diagnóstico (287), Prognóstico (288)
6.14.3. Aneurismas do ventrículo esquerdo e do átrio direito 288
Aneurismas do ventrículo esquerdo (288), Aneurisma do átrio direito (289)
6.14.4. Aneurisma do septo interventricular muscular 289
6.14.5. Ventrículo direito de câmara dupla 289
6.14.6. Alça da artéria pulmonar esquerda 290
Aspectos gerais (290), Embriologia (290), Anatomia e lesões associadas (290), Diagnóstico (291), Genética (292), Manejo neonatal (293)

6.14.7. Comunicação entre a artéria pulmonar direita e o átrio esquerdo 293
6.14.8. Feto acárdico 294
Patogenia (294), Gêmeo acárdico (294), Gêmeo doador (ou gêmeo bombeador) (295), Prognóstico e conduta (295)
6.14.9. Aneurisma da veia de Galeno 296
Aspectos gerais (296), Embriologia (296), Classificações (297), Fisiopatologia (298), Diagnóstico ecográfico (299), Anomalias associadas (301), Prognóstico (301)

CAPÍTULO 7
Patologia cardíaca fetal sem malformação 323

7.1. Tumores cardíacos fetais 323
Frequência (323), Aspectos gerais (323), Diagnóstico diferencial (324), Rabdomiomas (324), Teratoma pericárdico (326), Fibroma (327), Tumores vasculares e hemangiomas (328), Mixoma (328)

7.2. Cardiomiopatias 328
Aspectos gerais e classificação (328), Critérios diagnósticos (329), Etiologias (330), Prognóstico (330)

7.3. Anomalia de Uhl e displasia arritmogênea do ventrículo direito 333
Anomalia de Uhl (333), Displasia arritmogênea do ventrículo direito (334)

7.4. Não compactação do miocárdio ventricular – Miocárdio esponjoso 334
Frequência (334), Embriologia (335), Genética (335), Anatomia (335), Diagnóstico ecográfico (335), Anomalias associadas (336), Prognóstico (336)

7.5. Calcificações cardíacas e arterite calcificante infantil 337
Aspectos gerais e definições (337), Diagnóstico ecográfico (338), Prognóstico (338)

7.6. Fibroelastose subendocárdica 339
Aspecto ecográfico (340)

CAPÍTULO 8
Derrame pericárdico 343
Derrame pericárdico do 1º trimestre (343), Derrame pericárdico dos 2º e 3º trimestres (343), Derrame pericárdico patológico (343)

CAPÍTULO 9
Distúrbios do ritmo cardíaco fetal 347

9.1. Ritmo cardíaco fetal normal 347
Métodos de exploração (347)

9.2. Arritmia fisiológica ou patológica? 350

9.3. Distúrbios do ritmo cardíaco fetal 352
Circunstâncias de descoberta (352), Distúrbios da excitabilidade cardíaca (extrassístoles e taquicardias) (352)

9.4. Bradicardias – Distúrbios condutivos atrioventriculares 361
Estudo de uma bradicardia por ecocardiografia (361), Possíveis mecanismos e suas causas (363)

Manual Prático de Ecocardiografia Fetal

Capítulo 10

Coração e patologia fetal geral   371

10.1. Anemia e artéria cerebral média   371

10.2. Retardo de crescimento intrauterino: acompanhamento por eco-Doppler   373

Definições e terminologia (373), Como reconhecer um RCIU (374), Acompanhamento e avaliação prognóstica de um RCIU: princípios gerais (374), Evolução terminal de RCIU (375), Decisão do momento ideal de interrupção gestacional: contribuição da ecografia Doppler (376)

10.3. Síndrome de Marfan   376

Sinais ecográficos (376), Prognóstico (377), Diagnóstico diferencial (377)

Capítulo 11

Coração e patologias maternas   381

11.1. Coração e diabetes   381

Patologia malformadora (381), Patologia adquirida: cardiomiopatia hipertrófica (381), Persistência do canal arterial (382)

11.2. Coração e lúpus   382

Aspectos gerais (382), Modalidades do acompanhamento sistemático (383), Bases do tratamento preventivo (385), Prognóstico (386)

Capítulo 12

Coração e anomalias cromossômicas   389
(Com a colaboração de A. Guichet e E. Colin)

12.1. Anomalias cardíacas e genética: aspectos gerais   389

Teoria poligênica (389), Papel do ecografista (389), Risco de recorrência (390), Principais associações observadas (390)

12.2. Coração e trissomia 21   392

Anomalias cardíacas maiores (392), Anomalias menores e particularidades anatômicas (393)

12.3. Coração e trissomia 18   396

12.4. Coração e microdeleção 22q11   397

Outras anomalias cardiovasculares associadas (397), Outros sinais ecográficos extracardíacos (398), Referências (400)

Capítulo 13

Armadilhas, artefatos e variantes da normalidade   403

No átrio direito (403), Átrio esquerdo (404), No ventrículo esquerdo (406), Origem da aorta ascendente (407)

Índice Remissivo   409

Manual Prático de ECOCARDIOGRAFIA FETAL

Introdução e considerações gerais

CAPÍTULO **1**

1.1. Rastreamento das malformações cardíacas: aspectos gerais

Frequência e gravidade das malformações cardíacas

A incidência[1] das malformações cardíacas geralmente é estimada em cerca de 8/1.000 nascidos vivos[2] [1]. Ela seria, na verdade, muito mais elevada, da ordem de 50/1.000, se fossem incluídas as anomalias menores e/ou silenciosas, como as comunicações interventriculares (CIV) pequenas do recém-nascido (5% dos nascimentos), a persistência da veia cava superior esquerda (5 a 10/1.000) ou a válvula aórtica bicúspide (10 a 20/1.000 nascimentos) [2]. Segundo os autores, entre 1/4 e a metade (2 a 5/1.000) dessas malformações podem ser consideradas "maiores", manifestando-se rapidamente após o nascimento, ou mesmo desde a vida fetal [2] (tabela 1.1).

As malformações congênitas representam a causa de 20% das mortes que ocorrem entre 20 semanas de amenorreia (SA) e o final do primeiro ano de vida [3]. Mesmo que seja difícil provar o benefício do diagnóstico pré-natal em termos de mortalidade, com exceção da transposição dos grandes vasos [4], os autores concordam a respeito da importância do diagnóstico pré-natal das cardiopatias ductodependentes, cuja sobrevida neonatal dependerá da manutenção de um canal arterial aberto para alimentar a via pulmonar (atresias pulmonares com ou sem CIV etc.) ou a circulação sistêmica (coarctação, interrupção do arco aórtico, hipoplasia do ventrículo esquerdo) [5].

Tabela 1.1. Incidência das principais malformações cardíacas (segundo [1])

Malformação	Incidência/ 1.000	Porcentagem do conjunto das cardiopatias
Cardiopatia grave	1,4	50
RVPAT	0,04-0,21	0,6 a 3,6
Hipoplasia do ventrículo esquerdo	0,21-0,22	3,3
Anomalia de Ebstein	0,04	0,6
Atresia tricúspide	0,07	1
TGV	0,32	
TAC	0,06	0,9
CAV	0,4	17,4
CoA	0,28 a 0,64	4,6
Estenose aórtica	0,49	7,6
Estenose pulmonar	0,34 a 1,28	
BAV	0,86	

BAV: bloqueio atrioventricular; CAV: canal atrioventricular; CoA: coarctação aórtica; RVPAT: retorno venoso pulmonar anômalo total; TAC: tronco arterial comum; TGV: transposição dos grandes vasos.

---

[1]Número de casos novos em um período de tempo e em uma população definidos.
[2]Ou seja, mais de um milhão de novos casos a cada ano no mundo.

Frequência das anomalias associadas

Nas séries de cardiopatias vistas após o nascimento, cerca de 20% estão associadas a outras anomalias extracardíacas, e 15% a anomalias genéticas. Essas associações são nitidamente mais frequentes nas séries pré-natais, da ordem de 37 e 28%, respectivamente.

Os órgãos mais associados são o aparelho urogenital e o sistema digestivo (12% para cada). Apenas 50 a 75% dessas malformações extracardíacas associadas são reconhecidas antes do nascimento, o que deve suscitar prudência no aconselhamento dos pais. Conside-

radas as suas próprias frequências, as malformações cardíacas que são acompanhadas com mais frequência de anomalias extracardíacas são as heterotaxias, o ventrículo único ou a atresia tricúspide, a hipoplasia do ventrículo esquerdo e a tetralogia de Fallot.

A tabela 1.2 mostra, para as principais malformações cardíacas, a frequência das anomalias associadas observadas pela equipe de Toronto [6].

Em contrapartida, algumas malformações extracardíacas frequentemente são acompanhadas de anomalia cardíaca, que será preciso cogitar investigação. É, em particular, o caso das hérnias de Bochdalek, em que a presença de uma anomalia cardíaca aumenta 3 vezes o risco de morte [8] (tabela 1.3).

Tabela 1.2. Frequência das anomalias *in utero* extracardíacas ou genéticas associadas às principais malformações cardíacas rastreadas (segundo [6])

Cardiopatia	Isolada (%)	+ Anomalias extracardíacas isoladas (%)	+ Anomalia genética isolada (%)	+ Anomalias extracardíacas e genéticas (%)
L–TGV	100	–	–	–
Janela aortopulmonar	100	–	–	–
RVPA	100	–	–	–
D–TGV	83	17	–	–
Estenose aórtica	83	8	–	8
Displasia tricúspide	71	18	6	6
Estenose pulmonar e APSI	70	13	10	7
Hipoplasia do ventrículo esquerdo	63	26	6	4
Ventrículo único	61	39	–	–
Atresia tricúspide	60	30	–	10
Heterotaxia	55	44	–	–
Coarctação aórtica	44	20	16	20
Tetralogia de Fallot	43	27	9	24
DVSVD	42	25	–	33
CAV	21	15	39	28
Tronco arterial comum	18	18	27	36

APSI: atresia pulmonar com septo íntegro; CAV: canal atrioventricular; D–TGV: transposição dos grandes vasos; L–TGV: dupla discordância; RVPA: retorno venoso pulmonar anômalo; DVSVD: dupla via de saída do ventrículo direito.

Capítulo 1. Introdução e considerações gerais

Tabela 1.3. Frequência de cardiopatias em presença de algumas malformações extracardíacas (segundo [7-11])

Malformações	Frequência das cardiopatias (%)	Cardiopatias mais observadas
Onfalocele	30-50	
Hérnia diafragmática	± 30	Malformação, má posição, compressão, anomalia da circulação pulmonar
Atresia duodenal	> 20	
Gastrosquise	15	
Fístula esofagotraqueal	15	Comunicação interventricular
Malformação do sistema nervoso central	5-15	
Malformação urogenital	8-71	Comunicação interventricular
		Canal atrioventricular
		Tetralogia de Fallot

As anomalias cromossômicas mais frequentes são a trissomia 21 (44%), as trissomias 18 (19%) e 13 (10%), a síndrome de Turner e a microdeleção 22q11 (7% para cada).

Risco de recorrência

Quando já houver malformação cardíaca na família, o risco de recorrência será, no geral, estimado em cerca de 3% [12]. Quando surge, trata-se da mesma cardiopatia em 1/3 dos casos ou de uma cardiopatia do mesmo grupo (obstrução esquerda, cardiopatia conotruncal etc.) em aproximadamente metade dos casos, sendo que a taxa de concordância pode ser nitidamente maior para certas malformações, como os defeitos dos canais atrioventriculares (80%) ou os defeitos de lateralidade (64%) [12]. A recorrência pode-se apresentar de modo mais grave que a cardiopatia inicial. O professor Kachaner também tinha costume de contar a triste história de uma família em que o primeiro filho era portador de uma coarctação da aorta, o segundo tinha estenose valvar aórtica e o terceiro possuía hipoplasia do ventrículo esquerdo. Esse risco de recorrência coloca, imediatamente, a gravidez entre as gestações de risco e estabelece a indicação de uma ecocardiografia de referência. Esta é lembrada com mais frequência quando a mãe ou a criança são acometidas e, com menos frequência, erroneamente, quando se trata do pai.

Aspectos gerais do exame ecográfico das malformações cardíacas

Apesar de sua frequência e da importância de reconhecê-las, as malformações cardíacas foram, por muito tempo, desprezadas pelo exame pré-natal. Entre 1990 e 1994, Queisser-Luft *et al.* [13] relataram uma taxa de rastreamento das cardiopatias de apenas 5%, enquanto que a taxa das malformações cerebrais já alcançava cerca de 80% e a das malformações digestivas, aproximadamente 60%. Desde então, os ecografistas fizeram muitos progressos, mas ainda há um bom caminho a percorrer: embora a descoberta pósnatal de uma hipoplasia do ventrículo esquerdo ou de um ventrículo único tenha-se tornado excepcional, a taxa de rastreamento das cardiopatias maiores, no todo, é da ordem de 75% nas melhores séries, e cerca da metade das cardiopatias, em geral, permanece passando despercebida [14]. Essa taxa de rastreamento varia muito de país para país, e a França se situa entre os pioneiros.

Também é preciso admitir que, durante os últimos 15 anos, as exigências aumentaram. Os progressos das ecografias, o avanço da semiologia do ultrassom, o uso recomendado de outras incidências, além do clássico "4 câmaras", mesmo no rastreamento em nível primário, tornam raras as malformações ainda inacessíveis ao diagnóstico pré-natal (tabela 1.4). No

Tabela 1.4. Porcentagem de cardiopatias detectadas em função do modo de avaliação ecográfica

Exame não sistematizado	≠ 5%
Incidência das 4 câmaras	40-50%
Incidências de CTE*	70-80%
Incidências de CTE e Doppler colorido	90%

*Estudo das cavidades cardíacas e da origem dos grandes vasos.

plano diagnóstico, embora ainda haja progressos a fazer, estes envolvem, essencialmente, a ecografia de triagem, em nível primário, e necessitam da implementação de programas específicos de formação para esse fim [14, 15].

Risco do ultrassom durante a gravidez

Um ecografista deve saber que, ainda que não esteja isento de críticas de todos os tipos, a maioria dos estudos realizados sobre este assunto chegou à conclusão sobre um efeito nefasto dos ultrassons sobre o feto [16]. Este efeito é mínimo e, aparentemente, não tem consequência real, mas deve fazer com que, de um lado, evite-se prolongar ou multiplicar os exames desnecessariamente e, de outro, seja usado com moderação o Doppler em cores, modo com o qual a energia liberada é o mais importante. A este respeito, o uso do Doppler pulsado e do Doppler em cores deve ser evitado na ecografia de 12 SA, exceto sob prescrição exata ligada à descoberta de uma anomalia fetal por meio de ecografia bidimensional.

1.2. Noções básicas de fisiologia cardiovascular do feto

Nossos conhecimentos sobre a fisiologia circulatória do feto baseiam-se nos trabalhos de dois pioneiros, Rudolph e Heymann [17], enriquecidos pelas observações sobre o coração normal e patológico que se tornaram possíveis *in vivo*, no feto humano, pela ecografia Doppler.

Especificidades da circulação fetal

A circulação fetal funciona como um circuito de circulação extracorporal em que a placenta seria o oxigenador, com uma circulação venosa mais rica em oxigênio do que a circulação arterial, e em que os dois corações (direito e esquerdo) funcionam em paralelo, e não em série, como ocorre após o nascimento.

O sangue oxigenado é venoso, vindo da placenta pela veia umbilical. Mais de 55% desse sangue se desvia da circulação hepática encontrando, diretamente, a veia cava inferior (VCI) pelo *ducto venoso* (DV) [18]. O ducto venoso não se comporta como uma passagem passiva na medida em que seu diâmetro é controlado por um esfíncter cujo tamanho pode variar. Experimentalmente, mostrou-se que, no estado basal, o ducto venoso está parcialmente contraído, mas pode-se dilatar em caso de hipóxia [19]. Ele de-

sempenha dois papéis essenciais na regulação da circulação fetal:

- adapta seu fluxo à diferença de pressão existente entre a veia umbilical e o coração [20];

- por meio de seu efeito de contração, ele acelera o fluxo sanguíneo oxigenado ao longo da parede lateral esquerda da veia cava inferior, tornando-se esta, assim, o polo de dois fluxos que se misturam pouco: um fluxo saturado energético, vindo do DV, e um fluxo mais lento de sangue dessaturado proveniente da parte subdiafragmática do organismo (figura 1.1).

No átrio *direito*, o fluxo mais saturado é dirigido, preferencialmente, pela valva de Eustáquio para o forame oval e as cavidades cardíacas esquerdas, seguindo para a aorta ascendente, as artérias coronárias e os vasos cefálicos.

O fluxo dessaturado, chegando ao átrio direito pela veias supra-hepáticas e a veia cava superior (VCS), é, por sua vez, dirigido, preferencialmente, para a tricúspide, o ventrículo direito e a veia pulmonar. Ele continua seu caminho pelo canal arterial e pela aorta descendente até as artérias umbilicais e a placenta, onde voltará a ser oxigenado. A parte subdiafragmáti-

Capítulo 1. Introdução e considerações gerais

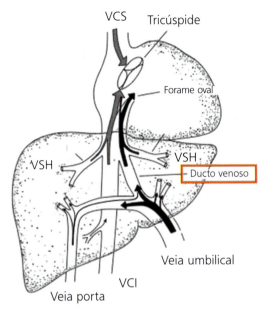

Figura 1.1. Ducto venoso.
VCS: veia cava superior; VSH: veias supra-hepáticas; VCI: veia cava inferior.
Segundo [18].

O aumento do diâmetro ventricular direito, com relação ao aumento de débito, não é acompanhado de aumento de sua espessura parietal, que permanece semelhante ao do ventrículo esquerdo. O estresse parietal do ventrículo direito é, portanto, mais importante que o do ventrículo esquerdo, e este ventrículo é mais rapidamente exposto a uma hipertrofia, uma dilatação e/ou uma disfunção em caso de elevação de sua pré-carga (retorno venoso) ou de sua pós-carga (pressões e resistências arteriais) [21].

Classicamente, descrevem-se dois *shunts no feto*: um situado na entrada do coração (o *forame oval* entre os dois átrios) e outro na saída do coração (o *canal arterial*), que ligam a veia pulmonar à aorta descendente e local de passagem da maior parte do sangue destinado à parte inferior do corpo e à placenta. São, aliás, duas comunicações que se espera desaparecerem ao nascimento, quando a circulação pulmonar pós-natal definitiva será estabelecida.

Em um plano funcional, entretanto, o canal arterial pode ser considerado o prolongamento natural da veia pulmonar e, portanto, parte integrante do coração direito. O verdadeiro *shunt* na saída do coração não é este canal, mas o *istmo aórtico*, situado entre o circuito esquerdo, que transporta sangue oxigenado, e o circuito direito, que veicula um sangue mais pobre em oxigênio (figura 1.2). Em caso de limitação do débito em um desses dois circuitos, ligado a um obstáculo valvar, por exemplo, certa redistribuição poderá ser operada pelo istmo aórtico em benefício do circuito subalimentado, ou no sentido anterógrado (do arco aórtico para a aorta descendente), ou no sentido retrógrado (do tronco pulmonar e canal para o arco aórtico e os vasos do pescoço) [22].

A *placenta*, ricamente vascularizada, recebe 50% do débito combinado do coração fetal (na ovelha). Inicialmente baixas, as resistências placentárias tendem, ainda, a diminuir no decorrer da gestação, pelo menos na ausência de patologia placentária. Uma elevação das resistências placentárias no decorrer de uma patologia da gravidez terá repercussões profundas na circulação fetal em geral, causando, em particular, aumento da pós-carga e, portanto, do trabalho ventricular (em especial, o direito), bem como diversas redistribuições dos fluxos.

ca do feto é, portanto, vascularizada por um sangue mais dessaturado que a extremidade cefálica.

Os ventrículos direito e esquerdo, ainda que funcionando em paralelo com uma entrada comum (veia cava inferior) e uma saída comum (aorta descendente), não assumem a mesma função nem o mesmo trabalho durante a vida fetal:

- no final da gestação, o ventrículo direito garante a si mesmo 60 a 70% do débito cardíaco total no feto de ovelha. A circulação pulmonar é reduzida em razão do nível elevado de resistências arteriais pulmonares. Também, por meio do canal arterial, da aorta descendente e depois das artérias umbilicais, a parte essencial do débito do ventrículo direito está destinada à perfusão da parte inferior do corpo e da placenta;
- o ventrículo esquerdo, por sua vez, recebe o sangue mais oxigenado e perfunde, essencialmente, os órgãos privilegiados: o coração (pelas artérias coronárias) e o cérebro. Uma pequena parte de seu débito se une ao do ventrículo direito por meio do istmo aórtico.

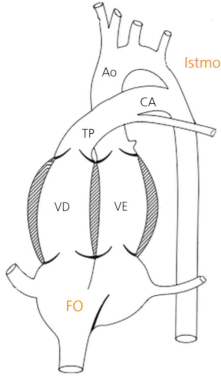

Figura 1.2. Os *shunts* fetais são o forame oval (FO) e o istmo aórtico, mais do que o canal arterial (CA), que só se torna realmente um *shunt* após o nascimento e o estabelecimento de uma circulação pulmonar.

Ao: aorta; TP: tronco pulmonar; VD: ventrículo direito; VE: ventrículo esquerdo.
Adaptada de [18].

menor complacência. Isso apresenta implicações importantes na hemodinâmica fetal e suas capacidades de adaptação.

No estado basal, distinguem-se duas fases principais do enchimento ventricular: uma fase inicial passiva, que se produz graças ao gradiente de pressão entre o átrio ("cheio") e o ventrículo ("vazio"), e uma fase terminal, ligada à contração atrial. Essas duas fases são responsáveis pelas ondas E e A observadas em Doppler nos fluxos transmitral ou tricúspide (figura 1.3).

Quando o miocárdio está maduro, até 80% do enchimento é garantido durante a fase inicial passiva, e a contração atrial desempenha apenas um papel pequeno; a onda E é predominante e a razão E/A é superior a 1. No feto, as proporções são inversas e o enchimento dos ventrículos é basicamente dependente da contração atrial, responsável por uma onda A predominante (razão E/A < 1). *In utero*, uma perda da contratilidade atrial, tal como pode ser observada durante alguns distúrbios do ritmo (*flutter* atrial), é acompanhada de uma forte diminuição do enchimento ventricular e, portanto, do débito cardíaco.

Uma rigidez miocárdica aumentada no feto também torna impossível o aumento significativo do seu volume de ejeção.

Ao contrário do adulto, o miocárdio fetal trabalha permanentemente no topo de sua curva de Starling, significando que toda elevação da pré-carga causa uma elevação das pressões de enchimento sem aumento do volume ejetado (figura 1.4).

Miocárdio fetal

O miocárdio do feto difere do adulto em vários pontos [23]. É nitidamente mais pobre em elementos contráteis (menos de 40% de sua massa em vez de 70%). Seus cardiomiócitos ainda são providos de uma propriedade de hiperplasia, isto é, de um potencial de divisão e multiplicação, enquanto que, na idade adulta, as células miocárdicas não podem mais se reproduzir, mas apenas se hipertrofiar. Por fim, o miocárdio fetal tira sua energia, essencialmente, do metabolismo dos lactatos, e não dos ácidos graxos.

Ainda em comparação ao miocárdio adulto, o miocárdio fetal apresenta um relaxamento lento e

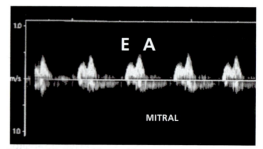

Figura 1.3. Fluxo de enchimento mitral em Doppler pulsado.
A onda E representa o enchimento ventricular inicial passivo e a onda A, o enchimento ativo ligado à contração atrial, nitidamente predominante no feto (razão E/A < 1).

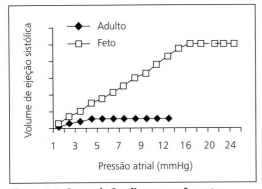

Figura 1.4. Curva de Starling ou razão entre pressão de enchimento e volume ejetado.
No feto, o volume ejetado não aumenta mais do que uma pressão de enchimento de 4-5 mmHg, enquanto que, no coração adulto, essa limitação se apresenta para pressões atriais que ultrapassam 16-18 mmHg.
Fonte: [22].

Capítulo 1. Introdução e considerações gerais

Sua distribuição está ilustrada na figura 1.5 e mostra diferenças notáveis com relação às noções clássicas estabelecidas no feto de ovelha (tabela 1.5). Essas diferenças aumentam com a idade gestacional, e o feto humano se caracteriza por débitos pulmonar e cerebral mais significativos e um débito menor com destino placentário. Assim, no feto humano, a diferença de débito entre o coração direito (56%) e o coração esquerdo (44%) é menor, o canal arterial garante 1/3 do débito, e o istmo aórtico apenas 10%, o que torna o desenvolvimento desse segmento muito sensível à menor diminuição crônica que seja do débito esquerdo. Um quarto do débito é destinado ao cérebro, 1/4 à circulação placentária, e 1/4 à circulação pulmonar. Tal débito pulmonar explica por que os retornos venosos pulmonares no átrio esquerdo podem ser visualizados na ecografia com mais facilidade do que achávamos.

Essa limitação se deve à baixa complacência com relação às propriedades intrínsecas do miocárdio fetal, mas, provavelmente, também, à compressão extrínseca do coração fetal secundária à pressão do líquido amniótico e à ausência de ar nos pulmões [21]. A partir do nascimento, o desaparecimento desses efeitos extracardíacos é acompanhado de uma duplicação brutal do volume de ejeção sistólica.

Em patologia, nas situações de sobrecarga atrial (gêmeo receptor, fístula arteriovenosa, valva de escape atrioventricular etc.), essa limitação é responsável por uma rápida elevação das pressões nos níveis atrial e venoso, responsável por edema e hidropisia.

Débito cardíaco do feto humano

O débito cardíaco combinado do feto humano normal se situa entre 425 e 550 mL/min/kg e permanece sensivelmente constante ao longo da gestação [23]. É importante observar que isso corresponderia a um débito considerável, de 25 a 33 L/min em um adulto de 60 kg, débito esse que apenas os esportistas de alto nível seriam capazes de alcançar. Desse ponto de vista, o feto é um atleta que realiza um esforço máximo o tempo todo!

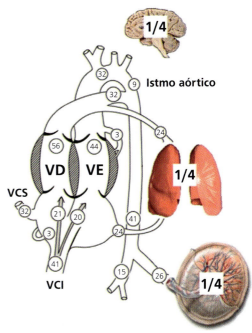

Figura 1.5. Distribuição dos débitos locais no feto humano (em %).
VCS: veia cava superior; VCI: veia cava inferior; VD: ventrículo direito; VE: ventrículo esquerdo.
Fonte: Adaptada de [18].

Tabela 1.5. Distribuição dos débitos locais no feto [18]

	Feto humano	Feto de ovelha
Débito cardíaco combinado	450 mL/kg/min	450-500 mL/kg/min
Débito direito-débito esquerdo	56-44%	66-33%
Forame oval	30-33%	30%
Canal arterial	30%	> 50%
Istmo aórtico	10%	10%
Débito cerebral	25%	4%
Circulação placentária	25%	40%
Circulação pulmonar	25%	8%

Pressões no coração fetal

Geralmente, as pressões intravasculares ou intracavitárias são expressas em referência a um zero correspondente à pressão atmosférica. No feto submetido permanentemente às pressões intra-abdominais e às suas variações (refeições, mudanças de posição, contrações uterinas), a referência é a pressão intra-amniótica.

A figura 1.6 ilustra as diferentes pressões como podem ser medidas no final da gestação da ovelha, cuja pressão intra-amniótica é da ordem de 8 a 10 mmHg. Elas não são estritamente idênticas às do feto humano. Da mesma forma, a pressão arterial passa de 25-30 mmHg no início da gestação para 55-60 mmHg no final, na ovelha, enquanto que as raras medições realizadas no feto humano mostram que as pressões atriais direita e esquerda permanecem idênticas e estáveis entre 14 e 28 SA; as pressões intraventriculares, igualmente idênticas à direita e à esquerda, aumentam progressivamente de 12 a 35 mmHg (figura 1.6) [24].

Referências

Rastreamento das malformações cardíacas: aspectos gerais

1. Bernier PL, Stefanescu A, Samoukovic G, Tchervenkov CI. The challenge of congenital heart disease worldwide: epidemiologic and demographic facts. Pediatr Card Surg Ann 2010;13:26–34.
2. Pierpont MA, Basson CT, Benson DW, et al. Genetic basis for congenital heart defects: current knowledge – a scientific statement from the American Heart Association Congenital Cardiac Defects. Circulation 2007;115: 3015–38.
3. Yagek S, Weissman A, Rotstein Z, et al. Congenital heart defects. Natural course and in utero development. Circulation 1997;96:550–5.
4. Bonnet D, Coltri A, Butera G, et al. Detection of transposition of the great arteries in fetuses reduces neonatal morbidity and mortality. Circulation 1999;99: 916–8.
5. Campbell S. Opinion. Isolated major congenital heart disease. Ultrasound Obstet Gynecol 2001;17:370–9.
6. Song MS, Hu A, Dyhamenahali U, et al. Extracardiac lesions and chromosomal abnormalities associated with major fetal heart defects: comparison of intrauterine, postnatal and postmortem diagnoses. Ultrasound Obstet Gynecol 2009;33:552–9.
7. Copel JA, Pilu G, Kleinmann C. Congenital heart disease and extracardiac anomalies; associations and indications for fetal echocardiography. Am J Obstet Gynecol 1986; 154:1121–32.
8. Greenwood RD, Rosenthal A, Nadas AS. Cardiovascular abnormalities associated with congenital diaphragmatic hernia. Pediatrics 1976;57:92–7.
9. Greenwood RD, Rosenthal A. Cardiovascular malformations associated with tracheoesophageal fistula and esophageal atresia. Pediatrics 1976;57:87–91.
10. Greenwood RD, Rosenthal A, Nadas AS. Cardiovascular anomalies associated with congenital anomalies of the urinary system. Clin Pediatr 1974;15:1101–14.

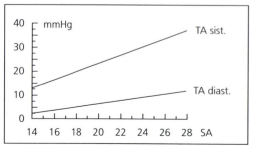

Figura 1.6. Pressão arterial no feto humano.
Fonte: Reprodução de [23].

Capítulo 1. Introdução e considerações gerais

11. Gibbin C, Touch S, Broth RE, Berghella V. Abdominal wall defects and congenital heart disease. Ultrasound Obstet Gynecol 2003;21:334–7.
12. Gill HK, Splitt M, Sharland GK, Simpson JM. Patterns of recurrence of congenital heart disease: an analysis of 6,640 consecutive pregnancies evaluated by detailed fetal echocardiography. J Am Coll Cardiol 2003;42:923–9.
13. Queisser-Luft A, Stopfkuchen H, Stolz G, *et al.* Prenatal diagnosis of major malformations: quality control of routine ultrasound examinations based on a five-year study of 20,248 newborn fetuses and infants. Prenat Diagn 1998;18:567–76.
14. Pezard P, Bonnemains L, Boussion F, *et al.* Influence of ultrasonographers training on prenatal diagnosis of congenital heart diseases: a 12-year population-based study. Prenat Diagn 2008;28:1016–22.
15. McBrien A, Sands A, Craig B, *et al.* Impact of a regional training program in fetal echocardiography for sonographers on the antenatal detection of major congenital heart disease. Ultrasound Obstet Gynecol 2010;36:279–84.
16. Chaimay B, Woradet S. Does prenatal ultrasound exposure influence the development of children? Asia Pac J Public Health 2008;20(Suppl.):31–8.

Noções básicas de fisiologia cardiovascular do feto

17. Rudolph AM, Heymann MA. The circulation of the fetus in utero. Circ Res 1967;21:163–84.
18. Rudolph A. *Congenital diseases of the heart: clinical-physiological considerations.* 3rd ed (chapitre 1). Chichester: Wiley-Blackwell; 2009.
19. Jensen A, Roman C, Rudolph AM. Effects of reducing uterine blood flow on fetal blood flow distribution and oxygen delivery. J Dev Physiol 1991;15:309–23.
20. Hofstaetter C, Plath H, Hansmann M. Prenatal diagnosis of abnormalities of the fetal venous system. Ultrasound Obstet Gynecol 2000;15:231–41.
21. Grant DA. Ventricular constraint in the fetus and newborn. Can J Cardiol 1999;15:95–104.
22. Fouron JC. Flux dans l'isthme aortique fœtal. Nouveau concept physiologique aux potentiels cliniques inexploités. Médecine/Sciences 2007;23:950–6.
23. Rychik J. Fetal cardiovascular physiology. Pediatr Cardiol 2004;25:201–9.
24. Johnson P, Maxwell DJ, Tynan MJ, Allan LD. Intracardiac pressures in the human fetus. Heart 2000; 84:59–63.

Análise do coração na ecocardiografia 2D

Capítulo 2

2.1. Exame ecocardiográfico em 2D: do normal ao patológico

Considerações gerais

A partir da 3ª ou 4ª semana, o embrião apresenta uma atividade cardíaca pulsátil que pode ser observada em ecografias de datação. Ela possui uma frequência aproximada entre 170 e 190 batimentos/min.

Na ecografia de 12 semanas de amenorreia (SA), o coração não mede mais do que 6 × 5 mm e um estudo detalhado de sua arquitetura necessita da conjunção de boas condições de exame, de uma aparelhagem eficiente equipada com uma sonda de alta definição e, muitas vezes, de uma varredura por via endocavitária. Contudo, geralmente é possível, a partir desse período, confirmar a presença de quatro cavidades e de duas valvas atrioventriculares, bem como visualizar o cruzamento dos grandes vasos da base e o arco aórtico.

Nesse estágio, a descoberta, durante o exame Doppler, de uma insuficiência tricúspide ou de um fluxo anormal no ducto venoso (figura 2.1) leva, muito particularmente, à investigação de uma anomalia cromossômica ou uma malformação cardíaca (Capítulo 4.2), sobretudo se alteração da medida da translucência nucal estiver associada a ela.

O exame detalhado do coração é feito, classicamente, à 22ª SA, durante a ecografia morfológica. Pode ser realizado antes (a partir de 16 SA), quando sinais indicativos ou antecedentes particulares requerem a pes-

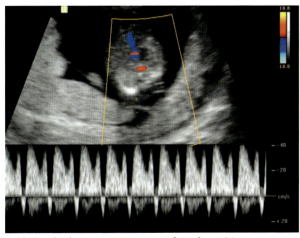

Figura 2.1. Registro patológico do ducto venoso em um feto de 12 SA.

quisa (ou eliminação) o mais precocemente possível de uma malformação.

Nesse estágio e salvo raras exceções, como uma anomalia congênita das artérias coronárias, todas as malformações cardíacas podem ser rastreadas, o que não significa que apenas este exame permitirá estimar, imediatamente, o prognóstico. Além das malformações importantes, como a hipoplasia do ventrículo esquerdo (a verdadeira, *ver* Capítulo 6.7.2), pedimos para que qualquer decisão definitiva, exceto a de propor uma amniocentese, não seja tomada antes de um segundo controle em um intervalo de aproximadamente 15 dias, mesmo que o primeiro exame tenha sido feito por um ecografista de referência assistido por cardiopediatra. Este controle é ainda mais imperativo quando o exame inicial não foi de qualidade ideal. É preciso saber reavaliar qualquer julgamento, principalmente quando pode acarretar consequências graves.

O exame de 32 SA tem como principal objetivo acompanhar o crescimento do feto, avaliar seu bem-estar e, sobretudo, examinar as estruturas evolutivas no decorrer da gravidez, como o cérebro. Entretanto, é a oportunidade de descobrir uma anomalia que passou despercebida à 22 SA e, principalmente, uma patologia cardíaca de revelação tardia (tabela 2.1). A este respeito, ele justifica um estudo cardíaco morfológico comparável ao que foi feito com 22 SA.

Tabela 2.1. Patologias cardíacas de revelação tardia

Tumores cardíacos (rabdomiomas)
Cardiomiopatia hipertrófica
Cardiomiopatia dilatada
Estenose valvar de constituição tardia
Arritmias

Exame morfológico cardíaco [1]

Princípios gerais

1. Em primeiro lugar, determinar a posição fetal e a lateralização

O estudo do coração, assim como o de todos os órgãos ímpares, obriga a definir onde estão os lados direito e esquerdo do feto.

A análise da apresentação fetal é feita a partir de um corte sagital global do feto. A partir desse corte, uma rotação de 90° da sonda permite obter um plano axial. Depois de determinada a posição da cabeça do feto, uma varredura transversal desse feto, da extremidade cefálica até o polo caudal, permite identificar rapidamente o tórax e o coração no corte das 4 câmaras. Aí é importante ter certeza de que o coração e o estômago estão do mesmo lado e que este corresponde ao lado esquerdo do feto. A lateralização do feto será estabelecida em função de sua posição no útero. Segundo esta, a esquerda do feto pode ser anterior (próxima da sonda) ou posterior (distante da sonda). Por exemplo, se o feto estiver em apresentação cefálica, com as costas à esquerda do útero, sua esquerda será distal com relação à sonda e embaixo na tela (figura 2.2).

2. As estruturas cardíacas (cavidades e vasos) não devem ser identificadas apenas conforme sua posição, mas em função de suas características morfológicas próprias e de suas relações

Conhecer a lateralização do feto é insuficiente para afirmar que as estruturas cardíacas situadas à esquerda pertencem ao coração esquerdo e que as estruturas contralaterais são, obrigatoriamente, do coração direito. *Cada estrutura deve ser identificada em função de seus critérios anatômicos intrínsecos, e não apenas sobre a sua posição.* Em matéria de má posição e malformação cardíaca, é possível ver de tudo.

3. Adotar um raciocínio de "encanador", portanto, fazer um estudo segmentar

O sistema cardiovascular é feito de tubulações, reservatórios e bombas munidas de valvas. Quando o ecografista o examina, ele deve, portanto, raciocinar como um encanador... deve verificar as entradas (veias), as saídas (artérias) e as estruturas interpostas entre ambas: átrios, ventrículos e valvas cardíacas. Entre esses dois setores, a presença de comunicações (ou *shunts*) situadas na entrada do coração, o forame oval, ou na sua saída, o istmo aórtico (Capítulo 1.1), permite que sejam estabelecidos diversos circuitos substitutos em caso de malformação ou disfunção das estruturas intracardíacas.

O exame de um coração consistirá em verificar que todas as estruturas estão no lugar certo e funcionando corretamente; o exame de um coração malformado exigirá, além da descrição da própria malformação, um exercício para entender qual foi o circuito substituto tomado de empréstimo para mitigar as

Capítulo 2. Análise do coração na ecocardiografia 2D

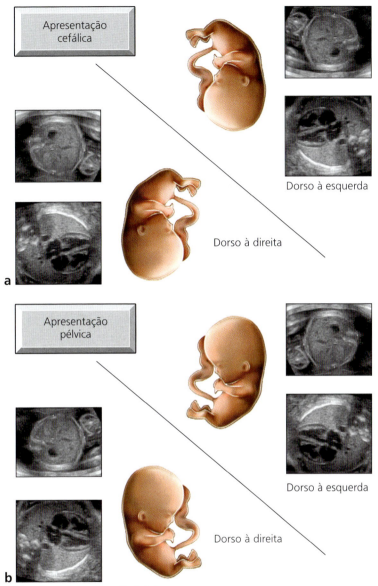

Figura 2.2. Identificação da lateralização fetal.

consequências da malformação. Se o feto estiver vivo, esse circuito deve permitir que receba oxigênio de sua mãe (setor venoso) e que seu cérebro e seus rins estejam corretamente vascularizados (setores arteriais situados acima e abaixo do canal arterial).

4. É preciso medir tudo?
Normalmente, as diferentes estruturas (átrios, anéis das valvas atrioventriculares ou sigmoides, ventrículos e grandes vasos) possuem dimensões sensivelmente equivalentes à direita e à esquerda, com um calibre homogêneo dos grandes vasos, exceto por uma hipoplasia relativa e fisiológica do istmo aórtico. A medida sistemática das diferentes estruturas não é obrigatória, contanto que essa simetria apareça visualmente presente e que a contração dos ventrículos se situe "nos limites da normalidade".

Em contrapartida, medições relatadas na idade gestacional ou expressas em Z-escore com relação a

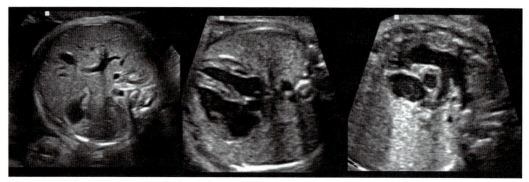

Figura 2.3. Três cortes recomendados pelo CTE para estudo cardíaco durante o exame de rastreamento.

um elemento de referência própria ao feto (diâmetro biparietal ou comprimento do fêmur, por exemplo) adquirem toda a sua importância em caso de assimetria para determinar qual é a estrutura hipoplásica ou, ao contrário, dilatada. Quando uma malformação é identificada, medições repetidas no decorrer dos exames posteriores permitem precisar sua evolução e constituem um dado prognóstico importante. Medições de função ventricular (na ecografia tri ou bidimensional) são igualmente úteis para precisar o grau de uma hipocinesia "visual" e seguir sua evolução (Capítulo 3.1).

As medições são feitas na diástole, para os anéis atrioventriculares e os ventrículos (em sua porção mediana para estes últimos), na sístole, para os átrios e os grandes vasos. A expressão de uma razão ventrículo esquerdo/ventrículo direito ou aorta/TP (tronco pulmonar) frequentemente é muito mais reveladora do que seus valores absolutos (*ver* anexos).

Exame de rastreamento: estudo do coração segundo os cortes recomendados pelo Comitê Técnico de Ecografia (Comité Technique d'Écographie CTE)

Três planos de corte úteis à exploração do coração fetal, dos quais dois específicos, devem figurar no relatório para que este esteja de acordo com as recomendações do *Comité Technique d'Écographie* ou CTE (figura 2.3):

- o corte que passa pelo abdome usado para a medida do perímetro abdominal;
- o corte das "4 câmaras" cardíacas;
- o corte de eixo curto que passa pela raiz da aorta e mostra o enrolamento do ventrículo direito e da veia pulmonar em torno da origem da aorta.

Corte axial do abdome
(figura 2.4)

Técnica

Trata-se do corte horizontal transversal usado para medir o perímetro abdominal, que deve passar pelo estômago, veia umbilical e pelas duas suprarrenais situadas nos polos superiores dos rins.

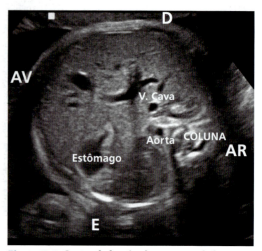

Figura 2.4. Corte abdominal transversal alto.

O que ele mostra

- o estômago, normalmente situado no meio da metade esquerda do abdome;
- a aorta, à frente e à esquerda da coluna vertebral;
- a veia cava inferior, situada à direita da aorta, à frente e ligeiramente à direita da coluna. Esses dois vasos possuem um diâmetro comparável, mas podem ser diferenciados pela pulsatilidade da aorta.

Para que serve?

Permite:

- definir o *situs* abdominal, normalmente em *situs solitus*;
- confirmar a presença de uma veia cava inferior suprarrenal (Capítulo 6.11.4).

Corte das 4 câmaras

Técnica

Também é um corte transversal obtido a partir do corte anterior pela simples translação para cima.

Esse movimento de exploração normalmente permite mostrar, de um lado, a continuidade entre a veia cava inferior (VCI) e o átrio direito (AD); de outro, que a ponta do coração é homolateral ao estômago.

O ideal é que esse corte das 4 câmaras passe na frente, pelo ápice dos dois ventrículos, e por trás, pelo orifício das duas veias pulmonares inferiores no átrio esquerdo. O corte deve ser realmente transversal, com um tórax bem circular e visualização de uma costela. Esse corte deve passar pelo meio das quatro cavidades e ter como objetivo, claramente, o funcionamento das duas valvas atrioventriculares, mitral e tricúspide. Se for baixo demais, passará pelo seio coronário e pela parte inferior do anel mitral, mascarando a própria valva mitral; se for muito acima, omitirá a origem da aorta entre essas duas valvas, com uma perda progressiva da valva tricúspide.

O que mostra

Em primeiro lugar, um corte das 4 câmaras pouco ampliado, isto é, incluindo na imagem a parede torácica e visualizando uma costela completa, permite verificar a orientação e a posição geral do coração no tórax, medir a razão cardiotorácica e verificar o eixo cardíaco:

- a razão cardiotorácica é avaliada como a razão circunferência cardíaca/circunferência do tórax (figura 2.5) ou das superfícies, cardíaca e torácica;

A razão cardiotorácica normal pouco varia durante a vida fetal: medida em circunferência, passa de 0,45 a 17 SA até 0,50 a termo; medida na superfície, compreende entre 0,2 e 0,35 [2, 3].

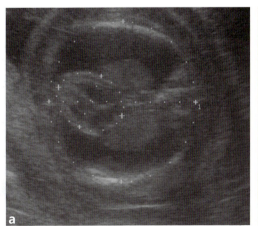 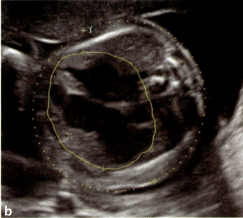

Figura 2.5. a. Razão cardiotorácica diminuída em razão de uma compressão por um hidrotórax volumoso. **b.** Razão cardiotorácica aumentada em 0,67 por dilatação, das cavidades direitas, secundária a uma insuficiência tricúspide maior.

Manual Prático de Ecocardiografia Fetal

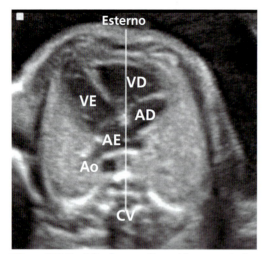

Figura 2.6. Posição do coração no tórax, ponto à frente e à esquerda, os dois terços da superfície cardíaca no hemitórax esquerdo.

O coração normal é orientado para a frente e à esquerda, com 1/3 da massa cardíaca situada à direita da coluna e 2/3 à sua esquerda (figura 2.6).

- o eixo do coração é avaliado como o ângulo formado entre o eixo do septo interventricular e o eixo sagital do tórax traçado entre o esterno e a coluna vertebral (figura 2.7);

Valores normais do eixo do coração
O eixo cardíaco normalmente faz um ângulo de 43 ± 7° com o eixo torácico mediano [4].

- este eixo é ligeiramente mais desviado para esquerda (48 ± 6°) no feto de 12 SA [5]. Um desvio do eixo é um indicativo importante de uma malformação cardíaca (Capítulo 6.1.2), ao passo que uma má posição sugere ou uma anomalia do *situs*, ou um desvio, ou, por fim, uma compressão extrínseca (Capítulo 6.1.3).

Em segundo lugar, este corte, ampliado e centrado no coração, permite detalhar diversas estruturas intracardíacas. Uma análise minuciosa deste corte rastreia até 60% das malformações cardíacas [6].
- *A ecografia bidimensional, da frente para trás, permite mostrar:*
  - os *dois ventrículos* (figura 2.8). Nessa incidência, eles são distinguidos um do outro essen-

cialmente pela morfologia interna do ventrículo direito (VD), do qual o terço apical é barrado por uma estrutura ecogênica, a banda moderadora, e cuja ponta aparece mais ou menos coberta por trabeculações. Quando o coração se desenvolve normalmente, é o ápice do ventrículo esquerdo (VE) que "faz" a ponta do coração. As paredes ventriculares direita e esquerda possuem, sensivelmente, a mesma espessura. A constatação de uma hipertrofia de um dos ventrículos leva, em pri-

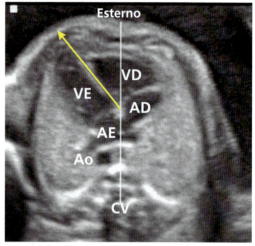

Figura 2.7. Método de determinação do eixo cardíaco.

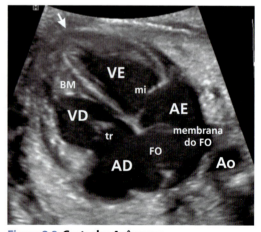

Figura 2.8. Corte das 4 câmaras.
BM: banda moderadora; tr: tricúspide; mi: mitral.
Seta: a ponta do ventrículo esquerdo define a ponta do coração.

meiro lugar, a investigar um obstáculo na frente, em sua via de ejeção, um acometimento muscular autônomo em forma de uma cardiomiopatia hipertrófica ou dilatada, certamente possível, porém mais rara (Capítulo 7.2). Em oposição à do ventrículo direito, a parede ventricular esquerda geralmente aparece lisa e homogênea. Entretanto, a presença de falsos tendões, estruturas fibrosas mais ou menos espessas e tensas por toda a cavidade, é relativamente frequente e não patológica em si se as paredes conservarem uma espessura normal (Capítulo 13). Muito rara, mas sempre patológica, seria a constatação de fissuras profundas no miocárdio, sobretudo apical, com um aspecto hachurado da parede. Seria preciso preocupar-se com uma não compactação ventricular, anomalia grave que pode estar presente nos dois ventrículos, porém mais rara e de diagnóstico mais difícil à direita (Capítulo 7.4). As cavidades ventriculares são sensivelmente semelhantes, mas seus diâmetros evoluem de modo diferente no decorrer da gestação, com um ventrículo esquerdo mais desenvolvido no início da gravidez, e um ventrículo direito predominante ao final, sendo que o cruzamento de suas curvas de crescimento ocorre, aproximadamente, entre a 26 e a 28 SA *(ver anexos)*. Uma assimetria observada mais precocemente, durante o exame de 22 SA, por exemplo, ou mais marcada que o normal leva a investigar uma patologia obstrutiva do coração esquerdo (Capítulo 6.7.1);

- o *septo interventricular*, separando os dois ventrículos. Essa incidência passa por dois de seus quatro constituintes: o septo muscular ou trabeculado, na frente (em direção ao ápice), e o septo de entrada, atrás (perto das valvas), mais fino e menos ecogênico. O septo normalmente possui uma espessura comparável à das paredes livres direita e esquerda. Um aspecto hipertrófico pode ser observado em três circunstâncias principais:
  - a presença de um falso tendão correndo na borda esquerda (mais frequente) ou direita do septo e aumentando "visualmente" a espessura deste (Capítulo 13). Trata-se de uma armadilha, já que a medida da espessura septal deve ser feita excluindo-se essa estrutura,
  - a hipertrofia de um dos ventrículos, geralmente acompanhada por uma hipertrofia da parede que os separa,
  - uma hipertrofia septal autônoma, compondo um quadro de cardiomiopatia hipertrófica assimétrica que pode ser primitiva (e, muitas vezes, genética) ou secundária (e potencialmente regressiva após o nascimento) durante uma gestação de mãe diabética mal equilibrada (Capítulo 11.1);

- as *duas valvas atrioventriculares*, mitral e tricúspide. As valvas mitral e tricúspide apresentam características anatômicas muito diferentes (*ver os anexos 2.3 e 2.4*), mas, na prática, podem ser distinguidas uma da outra por dois critérios ecográficos simples: (*i*) a presença de uma diferença fisiológica de suas inserções e (*ii*) uma inserção diferente dos aparelhos subvalvares (cordões e músculos papilares):
  - os anéis mitral e tricúspide estão próximos um do outro (e próximos do anel aórtico a que estão unidos pelo trígono fibroso direito), mas não estão situados exatamente no mesmo plano. No coração normal, existe uma diferença fisio-

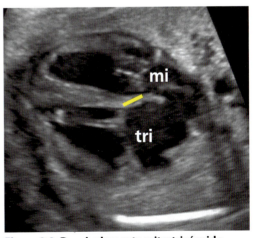

Figura 2.9. Desnivelamento mitrotricúspide.
Traço amarelo: desnivelamento entre o anel mitral e o anel tricúspide, mais próximo do ápice.

lógica, com um anel tricúspide em situação mais apical que o anel mitral (figura 2.9). Essa diferença, que não pode ser medida na ecografia de 12 SA, aumenta regularmente ao longo da gestação, com os seguintes valores médios [7, 8]: 2,8 ± 0,9 mm no 2º trimestre (extremos: 1,2-5 mm); 4,6 ± 1,1 mm no 3º trimestre (extremos: 2-7 mm). Diminuição ou desaparecimento dessa diferença (inserção linear das valvas atrioventriculares) são observados no espectro das malformações do canal atrioventricular [9] (Capítulos 6.3 e 12.2). O aumento dessa diferença deve levantar a suspeita de uma malformação de Ebstein da valva tricúspide [8] (Capítulo 6.4.3),

Fato importante: "as valvas atrioventriculares estão conectadas ao seu ventrículo". Em outras palavras, é sempre o ventrículo esquerdo que se segue à valva mitral, e o ventrículo direito à valva tricúspide. Identificar exatamente cada valva permite, portanto, identificar também o ventrículo subjacente.

- o aparelho submitral se insere por dois músculos papilares nas paredes laterais do VG, enquanto o aparelho subtricuspidiano, desprovido de músculo papilar, se insere por meio de longos cordões no ápice do VD (figura 2.10).
- o átrio direito, que não recebe nenhum vaso no corte de 4 câmaras, o que lhe dá uma forma arredondada (anatomicamente, é ela que

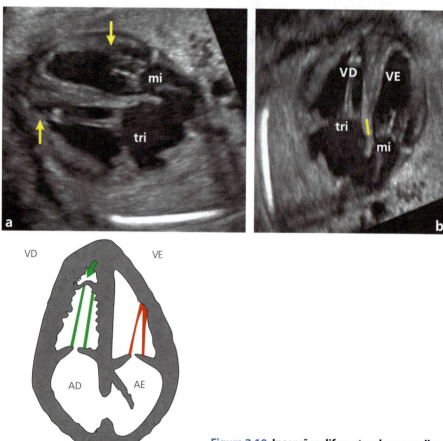

Figura 2.10. Inserções diferentes dos aparelhos subvalvares mitral e tricúspide (*setas*).

sempre recebe a VCI ou, pelo menos, as veias supra-hepáticas em caso de interrupção da VCI);
- *a parede ou septo interatrial* (SIA), constituído por três partes (figura 2.11):
  - o *septum primum*, adjacente aos anéis atrioventriculares (figura 2.12). Esse terço anterior da parede normalmente é espesso e muito ecogênico, facilmente identificado na ecografia. A integridade do *septum primum* deve ser pesquisada sistematicamente, pois um defeito nesse nível traduz anomalia do canal atrioventricular (Capítulo 6.3) e constitui um indicativo importante à pesquisa de anomalia cromossômica (trissomia 21),
  - em comparação, o terço posterior do SIA aparece nitidamente mais fino e pouco ecogênico; ele pode ser mais difícil de distinguir e não se deve concluir, precipitadamente, sobre a presença de uma comunicação interatrial posterior (Capítulo 6.2.1),
  - entre os dois, o terço mediano da parede é ocupado pelo forame oval (FO), parcialmente obstruído por sua membrana, estrutura fina que ondula conforme os batimentos cardíacos. Normalmente, essa membrana bombeia mais ou menos livremente no átrio esquerdo (AE), mas nunca no átrio direito (AD) (Capítulo 4.3);
- o átrio esquerdo, cujo teto posterior deve estar no prolongamento daquele do AD, recebe as veias pulmonares, normalmente em número de quatro, salvo exceções. Nessa incidência, serão visualizadas apenas as veias inferiores direita e esquerda. Um átrio esquerdo globalmente hipoplásico leva à investigação de uma atresia ou uma hipoplasia severa da valva mitral, eventualmente, em um contexto de hipoplasia do ventrículo esquerdo (Capítulo 6.7.2), ao passo que a amputação de sua parte posterior é um dos elementos diagnósticos de retorno venoso pulmonar anômalo total (Capítulo 6.12). Atrás, o espaço situado entre o átrio esquerdo e a coluna também merece atenção [10]. Normalmente, ele é ocupado por dois vasos: a aorta, situada à esquerda da coluna, e, nos lados, um vaso menor, a veia ázigos. O esôfago, às vezes, também está visível em corte atrás da AE e não deverá ser confundido com uma estrutura vascular, sobretudo quando está em repleção. A presença de uma estrutura vascular de diâmetro maior, situada ao lado da aorta, pode corresponder a uma dilação do sistema ázigos em caso de interrupção da VCI (Capítulo 6.11.4), ou à presença de um coletor venoso pulmonar anormal (Capítulo 6.12). Uma posição anormal da aorta com relação à coluna e/ou à ponta do coração deve levantar a suspeita de uma heterotaxia (Capítulo 6.1.1).

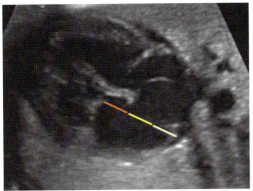

Figura 2.11. A divisão interatrial pode ser subdividida em três terços: o *septum primum*, o forame oval e um terço posterior.
O *septum primum* é sua porção mais ecogênica.

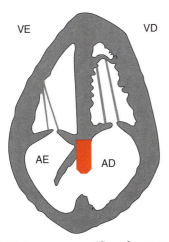

Figura 2.12. Sempre se certificar da presença e da integridade do *septum primum* (em vermelho).

Normalmente, o átrio esquerdo e a aorta estão muito próximos, até mesmo adjacentes. Um aumento da distância entre essas duas estruturas é anormal e deve suscitar a preocupação de uma anomalia do retorno venoso pulmonar, principalmente se o AE parecer menor do que o esperado e como amputado de sua parte posterior (Capítulo 6.12).

- *O uso do modo Doppler em cores permite mostrar:*
  - o orifício de, pelo menos, uma veia pulmonar no AE. Para tanto, a escala de cor deve ser configurada nas baixas velocidades, 17 cm/s ("diminui-se a PRF"). Em caso de dúvida, o recurso ao Doppler pulsado permite verificar a morfologia característica de um fluxo venoso pulmonar (figuras 2.13 e 2.14);
  - a presença de um *shunt* direito-esquerdo predominante no nível do forame oval;
  - a presença de um fluxo de enchimento através das duas valvas atrioventriculares. Esses fluxos, de baixa velocidade, devem ser sensivelmente simétricos e isolados, sem fluxo de regurgitação, de sentido inverso, durante a sístole;
  - a ausência de *shunt* através do septo interventricular (Capítulo 6.8.1).

Para que serve?

A normalidade de um corte das 4 câmaras benfeito permite eliminar cerca de 60% das malformações car-

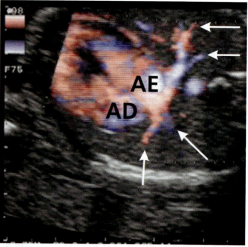

Figura 2.13. Verificação da presença das veias pulmonares e de seu orifício no átrio esquerdo em Doppler colorido.

díacas, mas ela ignora as anomalias dos grandes vasos da base.

Armadilhas do corte das 4 câmaras

São observados, essencialmente, quando o plano de corte não é perfeitamente respeitado:

- um plano demasiadamente inferior faz com que apareça o seio coronário, estrutura fisiológica

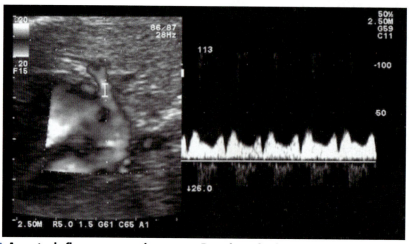

Figura 2.14. Aspecto do fluxo venoso pulmonar em Doppler pulsado.

que se une ao AD barrando o AE com relação ao anel mitral. Um seio coronário dilatado dará a ilusão de um defeito no *septum primum* (Capítulo 6.11.2). Pode-se reconhecer esse corte das 4 câmaras como baixo demais quando não se visualizam, corretamente, os movimentos de abertura-fechamento das duas valvas atrioventriculares, mas passa ao nível do anel mitral, imóvel (figura 2.15);
- um plano situado alto demais deixa aparecer a origem da aorta no lugar do arco aórtico, borrando a valva tricúspide;
- um plano ainda mais superior pode fazer com que apareça uma estrutura longitudinal suplementar que desliza entre o AE e a aorta: o brônquio principal esquerdo. A armadilha se complica quando essa estrutura é codificada em Doppler colorido conforme movimentos respiratórios do feto (figura 2.16).

Corte das cavidades direitas (figura 2.17)
Técnica
Também é um corte transversal que é obtido pela simples transferência para cima, a partir da anterior.

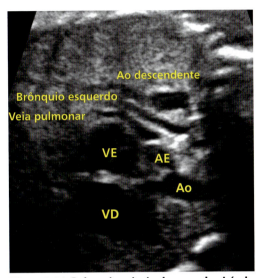

Figura 2.16. Brônquio principal esquerdo visível entre a aorta descendente e a parede posterior do átrio esquerdo.

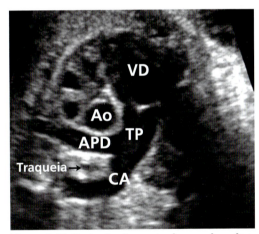

Figura 2.17. Corte do eixo curto desenvolvendo a via pulmonar. CA: canal arterial.

O que ele mostra

Este corte mostra, sucessivamente, o OD, a valva tricúspide, o ventrículo direito e o infundíbulo pulmonar, as valvas pulmonares, o tronco pulmonar e sua bifurcação em dois ramos, direito e esquerdo. Todas essas estruturas se enrolam em torno da origem da aorta, vista em seu eixo curto no centro do corte. Nesta abordagem recomendada pelo CTE, é o corte que permite explorar os grandes vasos da base, mostrando, em particular:

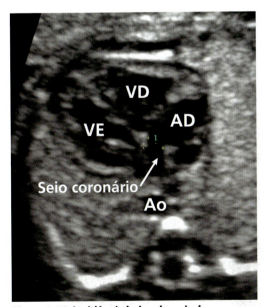

Figura 2.15. Incidência baixa demais das 4 câmaras passando pelo seio coronário.

Manual Prático de Ecocardiografia Fetal

- valvas pulmonares finas, não displásicas e se apagando totalmente contra a parede do tronco na sístole. Elas estão situadas no alto e na frente com relação ao início da aorta;
- vasos de diâmetro comparável, mesmo que o tronco pulmonar seja fisiologicamente um pouco mais desenvolvido que a aorta, em especial no 3º trimestre;
- cruzamento fisiológico dos grandes vasos em sua origem. Esse cruzamento impede que sejam vistos, simultaneamente, os grandes vasos em um mesmo plano, longitudinal ou transversal.

Esse corte permite, também, confirmar a permeabilidade da valva tricúspide e o bom funcionamento do VD, do qual ele mostra a câmara de enchimento, depois a câmara de ejeção.

> **Importante lembrar**
> "Quando a aorta está em redondo, a artéria pulmonar está em comprimento, e vice-versa".

Em Doppler em cores (e, eventualmente, Doppler pulsado), verifica-se, essencialmente, a permeabilidade e a ausência de estenose grave das valvas pulmonares, do tronco e da origem dos ramos pulmonares. Com uma escala das velocidades configurada nas altas velocidades, o fluxo de cor deve ser uniforme, sem *aliasing*, cíclico e unicamente anterógrado, indo do VD para a periferia.

Para que serve?

Sozinho, este corte não permite caracterizar, precisamente, uma malformação que implique os grandes vasos, mas tem o mérito de levantar uma suspeita quando:

- um dos vasos está ausente;
- um dos vasos está nitidamente menos desenvolvido que o outro;
- o cruzamento está faltando.

Conclusão

No total, corretamente feitos e analisados, estes três cortes certamente constituem o "mínimo legal", mas trazem um máximo de informações, permitindo eliminar, graças a sinais diretos ou indiretos, pelo menos

80% das malformações cardíacas. O objetivo de uma ecografia de rastreamento é bem alcançado: confirmar a integridade e a normalidade das estruturas cardíacas em 990 fetos sobre 1.000 e, para os 10 restantes, levantar a suspeita para a indicação da realização de uma ecografia de referência.

Exame de referência (figura 2.18)

É evidente que a fronteira entre exames de rastreamento e de referência é móvel, conforme a experiência acumulada pelo operador e suas tendências à exploração das cardiopatias. Um ecografista de primeiro nível tem o direito de estudar mais que o mínimo descrito acima; um ecografista de referência começará seu exame reproduzindo e analisando esse mínimo. O objetivo do exame de referência é triplo:

- confirmar ou não a presença de malformação e descrever, o melhor possível, a anatomia completa do coração e dos grandes vasos;
- investigar outras malformações, cardíacas ou extracardíacas, realizando, eventualmente, uma patologia sindrômica;
- se esse exame for feito em conjunto por um ecografista e um cardiopediatra, colocar uma "etiqueta exata" na malformação e tentar avaliar seu prognóstico, *in utero* ou no pós-natal.

Para tanto, o ecografista dispõe de inúmeros outros planos de corte.

Plano bicaval (figura 2.19)

Técnica

Trata-se de um corte sagital ligeiramente orientado para a direita do comprimento do feto.

O que mostra

Este corte passa pela veia cava inferior, o átrio direito e a veia cava superior (VCS), normalmente única e situada à direita da coluna. As duas veias cavas têm um diâmetro sensivelmente equivalente.

Para que serve?

Este corte permite identificar, "formalmente", o átrio direito e verificar o caráter normal ou não dos retornos venosos sistêmicos.

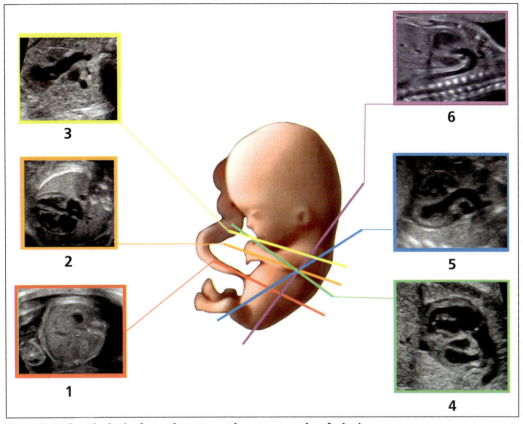

Figura 2.18. Os principais planos de corte usados no exame de referência.

Quando a VCI está ausente, apenas o orifício das veias supra-hepáticas estará visível na parte inferior do AD (Capítulo 6.11.4).

Em certas formas (raras) de persistência da veia cava superior esquerda (Capítulo 6.11.2), a veia cava superior direita pode estar ausente.

Corte sagital (ou eixo longo) das cavidades direitas (figura 2.20)

Esse plano de corte é estudado com mais frequência na ecografia pós-natal; entretanto, ele é obtido com facilidade no feto a partir do plano bicaval e pode ser muito útil.

Técnica

A partir do plano bicaval e conservando o mesmo eixo sagital, basta girar ligeiramente o sensor para a frente do feto para desenrolar o conjunto das cavidades direitas.

O que mostra

O átrio direito com a parte terminal da veia cava inferior, a valva tricúspide e as três partes do ventrículo direito: (*i*) câmara de entrada; (*ii*) câmara de enchimento que forma o ápice do VD; e (*iii*) câmara de ejeção ou infundíbulo pulmonar. Por cima deste, vemos o anel pulmonar, o tronco pulmonar e sua bifurcação e, depois, o arco do canal arterial. A parte inicial da

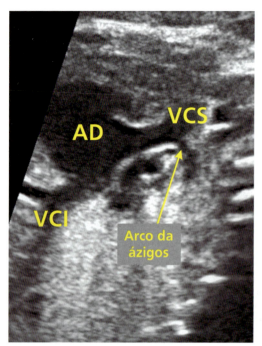

Figura 2.19. Corte passando pelo plano das duas veias cavas.

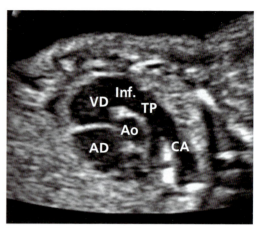

Figura 2.20. Corte sagital das cavidades direitas.

aorta aparece na concavidade do V formado pelas estruturas do coração direito. Atrás da aorta, podemos, frequentemente, visualizar a veia cava superior e, portanto, "alinhar" os três vasos da base do coração.

Para que serve?
Este corte permite:
- precisar a morfologia triangular do ventrículo direito (por comparação a ela, elipsoide, do ventrículo esquerdo);
- confirmar que o ventrículo direito está bem completo e formado por três partes. Em algumas patologias, como a atresia pulmonar com septo íntegro (Capítulo 6.5.3) ou a atresia tricúspide (Capítulo 6.4.4), o ventrículo aparece mais ou menos amputado, com consequências sobre as possibilidades de reparação cirúrgica e, portanto, o prognóstico;
- analisar o infundíbulo pulmonar e descobrir uma estenose infundibular secundária no desvio do septo conal, especialmente em caso de tetralogia de Fallot (Capítulo 6.6.2);

- analisar a via de ejeção pulmonar: fineza e mobilidade das valvas pulmonares, diâmetro do anel valvar pulmonar e do tronco pulmonar, posteriormente, até mesmo estenose na origem dos ramos pulmonares, principalmente direito.

No caso particular da hipoplasia do ventrículo esquerdo, é nesta incidência que se tem mais chance de evidenciar a fina fita que comprova a presença de uma aorta ascendente hipoplásica, estudando a zona situada entre a veia cava superior e o tronco pulmonar dilatado.

Corte de 5 câmaras ou eixo longo do VE (figura 2.21)

Técnica
Ela é obtida por uma rotação de 45° do sensor a partir do corte das 4 câmaras.

O que mostra
Sua denominação foi usurpada, pois mostra, na verdade, apenas quatro estruturas: o átrio e o ventrículo esquerdos, a origem da aorta e o ventrículo direito com uma parte de seu infundíbulo.

Para que serve?
Este corte é importante para estudar o septo muscular e, sobretudo, a porção conal do septo interventricular situada sob a aorta. Normalmente, essa porção do

septo está alinhada à borda anterior da aorta e observa-se uma continuidade entre o septo e a aorta (*continuidade septoaórtica*) (figuras 2.22 e 2.23). A perda dessa continuidade (*descontinuidade septoaórtica*), secundária a uma falha de desenvolvimento ou má posição do septo conal, é responsável por uma comunicação interventricular subaórtica, acompanhada ou não de um grau variável de deslocamento para a direita da borda anterior da aorta (sobreposição aórtica ou "aorta cavalgada sobre o septo"). É o sinal para a pesquisa da maioria das malformações conotruncais (Capítulo 6.6) (figura 2.24).

Este corte também autoriza a medida do diâmetro inicial da aorta (no nível do anel valvar), frequentemente aumentado nas cardiopatias conotruncais. Essa dilatação evolui de maneira sensivelmente paralela ao grau de sobreposição da aorta e de hipoplasia da via pulmonar.

Ela permite verificar que a involução do *conus* subaórtico se produziu bem, mostrando que os anéis aórtico e mitral estão perfeitamente contíguos. Quando o anel aórtico se situa longe do anel mitral, fala-se em *descontinuidade mitroaórtica*, isso comprova a persistência de um *conus* subaórtico que pode ser encon-

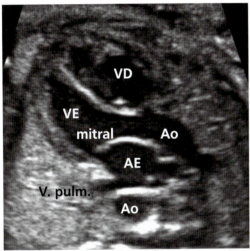

Figura 2.21. Corte das 5 câmaras.

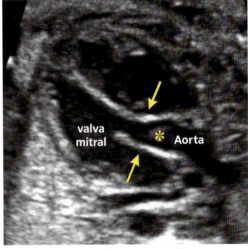

Figura 2.22. Continuidades septoaórtica e mitroaórtica (*setas*).

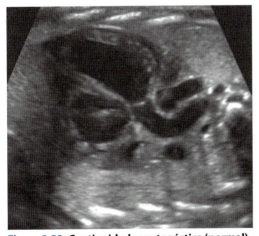

Figura 2.23. Continuidade septoaórtica (normal).

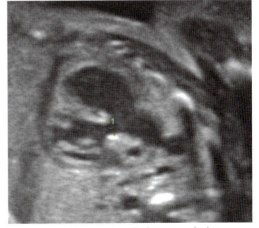

Figura 2.24. Descontinuidade septoaórtica (tetralogia de Fallot).

trado na dupla via de saída do ventrículo direito (Capítulo 6.6.7).

Além disso, permite estudar o aparelho valvar aórtico, apreciando a fineza e a mobilidade das valvas aórticas que se aplicam totalmente sobre as paredes da aorta, na sístole, e não formam prolapso na diástole. No eco-Doppler pulsado ou no eco-Doppler colorido, ela torna possível o controle da ausência de aceleração e de *aliasing* do fluxo no nível do anel na sístole, e a ausência de regurgitação na diástole. Uma regurgitação aórtica sempre é patológica.

Por fim, como a incidência das 4 câmaras, ela permite estudar o funcionamento da valva mitral e mostrar a ausência de estenose ou de regurgitação (também sempre patológica) em seu nível.

Corte do eixo curto dos ventrículos

Técnica

É um plano de corte ortogonal com relação ao da incidência das 4 câmaras (figura 2.25a). Pode ser obtido a partir do corte do eixo curto dos grandes vasos por meio de simples movimento de translação ao longo do eixo do coração.

O que mostra

Conforme seu nível, permite visualizar as valvas atrioventriculares e seus movimentos de abertura e fechamento (quando está próximo da base) ou seus aparelhos subvalvares (mais próximos do ápice) e, em particular, confirmar a presença de dois músculos papilares mitrais (figura 2.25b).

Para que serve?

Este corte é útil na exploração de certas malformações, em especial o coração univentricular (Capítulo 6.8.2) ou o canal atrioventricular (Capítulo 6.3), seja para certificar-se da ausência de parede interventricular interposta entre as duas valvas atrioventriculares (figura 2.25c), seja para confirmar a presença de uma valva única que se abre nos dois ventrículos.

Ela também ajuda a estudar o aparelho subvalvar (número e posição dos músculos papilares) caso haja suspeita de malformação estenosante da valva

mitral (valva em paraquedas). Por fim, permite suspeitar a presença de uma fenda mitral durante avaliação de comunicação interatrial do tipo *ostium primum* (Capítulo 6.2.1).

Corte dos 3 vasos

É a incidência transversal do tórax mais alta do exame. Permite visualizar em corte os três vasos da base do coração.

Técnica

Este corte é obtido a partir do corte das 4 câmaras por uma translação do sensor para cima.

O que mostra

Permite visualizar, respectivamente e da esquerda para a direita, o tronco pulmonar (ou o canal arterial, conforme o nível do corte), a aorta ascendente e a veia cava superior direita (figura 2.26). Em caso de dúvida, a natureza vascular dessas estruturas e seu caráter venoso ou arterial poderão ser definidos com a ajuda do Doppler em cores.

Ele também permite certificar-se da presença de um timo e, caso necessário, medi-lo.

Para que serve?

Esta incidência especifica, antes de mais nada, os três elementos seguintes [11]:

- o arco aórtico passa bem na frente e à esquerda da traqueia;
- a aorta e a artéria pulmonar não estão invertidas;
- há apenas três vasos, duas artérias e uma veia. A presença de uma 4ª luz vascular, de tipo venoso, situada à esquerda da artéria pulmonar, assinalaria a persistência de uma veia cava superior esquerda (Capítulo 6.11.2).

Ele também permite avaliar o tamanho e a posição relativa desses vasos uns com relação aos outros, pois vários elementos podem variar em função das patologias [12].

Capítulo 2. Análise do coração na ecocardiografia 2D

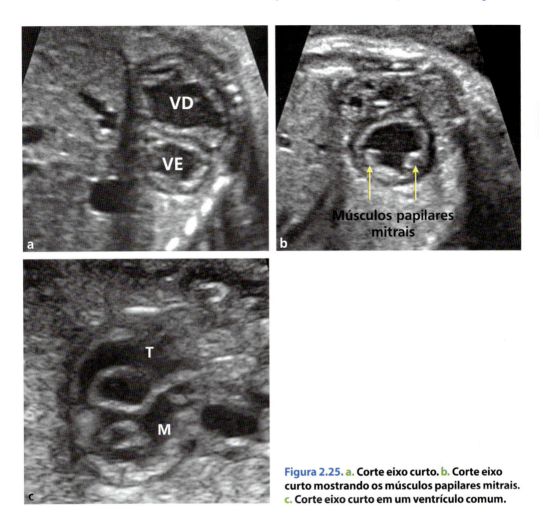

Figura 2.25. a. Corte eixo curto. b. Corte eixo curto mostrando os músculos papilares mitrais. c. Corte eixo curto em um ventrículo comum.

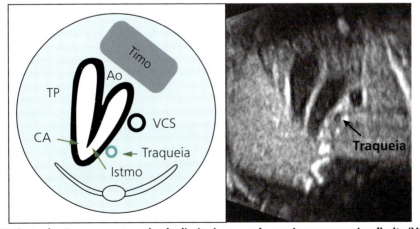

Figura 2.26. Corte dos 3 vasos mostrando, da direita à esquerda, a veia cava superior direita (VCS), a aorta e o tronco pulmonar.

Manual Prático de Ecocardiografia Fetal

Assim, as anomalias observadas podem-se tratar (tabela 2.2; figura 2.27):

- do número de vasos: seja diminuído (tronco arterial comum, atresia pulmonar com septo íntegro), seja aumentado (veia cava superior esquerda);

- da disposição dos vasos: aorta anterior ao tronco pulmonar na D-TGV (transposição simples dos grandes vasos) ou à esquerda do tronco pulmonar na TGV corrigida;

- do diâmetro dos vasos: uma dilatação da veia cava superior deve fazer investigar retorno venoso ázigos ou retorno venoso pulmonar anômalo total (RVPAT) supracardíaco. Uma aorta ascendente menor que a aorta descendente ou a VCS orienta para um obstáculo esquerdo, mais raramente para um RVPAT. Um tronco pulmonar menor que o normal orienta para um obstáculo direito como uma atresia tricúspide ou pulmonar ou uma tetralogia de Fallot.

Tabela 2.2. Aspectos normais do corte de 3 vasos e patologias cardíacas correspondentes (segundo [13, 14])

Anomalia do número de vasos	
Dois vasos apenas (somente uma artéria)	Tronco arterial comum Atresia pulmonar com septo aberto e tronco pulmonar ausente
Quatro vasos (duas veias)	Persistência da veia cava superior esquerda
Anomalia da distribuição dos vasos	
Aorta anterodireita	D-Transposição dos grandes vasos
Aorta anteroesquerda	Transposição corrigida (L-transposição)
Veia cava superior à esquerda	Veia cava superior direita atrésica
Anomalia do alinhamento dos vasos	
Aorta deslocada para frente e pequeno tronco pulmonar	Tetralogia de Fallot DVSVD com estenose subpulmonar
Vasos lado a lado, do mesmo diâmetro	DVSVD Transposição dos grandes vasos (alguns)
Vasos lado a lado, com pequena aorta	DVSVD ou algumas TGV com estenose subaórtica
Anomalia do tamanho dos vasos	
Pequena aorta ascendente e tronco pulmonar dilatado	Atresia aórtica Coarctação da aorta Interrupção do arco aórtico Hipoplasia do ventrículo esquerdo
Pequeno tronco pulmonar e aorta ascendente dilatada	Tetralogia de Fallot Atresia pulmonar com septo aberto Atresia pulmonar com septo íntegro Atresia tricúspide (algumas) Malformação de Ebstein (algumas)
Tronco pulmonar dilatado	Estenose valvar pulmonar (algumas) Agenesia das valvas pulmonares Insuficiência pulmonar importante de outra causa
Aorta ascendente dilatada	Estenose valvar aórtica (algumas) Insuficiência aórtica importante
Veia cava dilatada	Retorno venoso ázigos (interrupção da VCI) Retorno venoso pulmonar anômalo total (algumas) Fístula arteriovenosa da extremidade superior Insuficiência cardíaca direita

TGV: transposição dos grandes vasos; VCI: veia cava inferior; DVSVD: dupla via de saída do ventrículo direito.

Capítulo 2. Análise do coração na ecocardiografia 2D

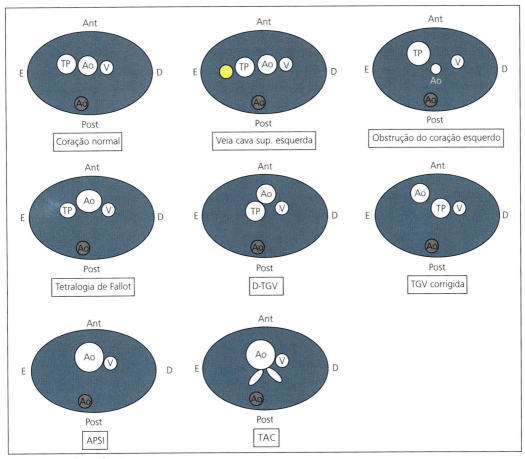

Figura 2.27. Corte dos 3 vasos.
Posição respectiva dos grandes vasos em função da patologia. APSI: atresia pulmonar com septo íntegro; TAC: tronco arterial comum; D-TGV: transposição simples dos grandes vasos; RVPAT: retorno venoso pulmonar anômalo total; VCSE: veia cava superior esquerda.
Segundo [13, 14].

Por fim, o exame com Doppler em cores pode trazer duas informações interessantes [12]:

- a presença de um fluxo retrógrado em uma das artérias comprova a presença de uma cardiopatia ducto-dependente, esquerda ou direita, conforme se trata da aorta ou da artéria pulmonar;
- a constatação de *aliasing* comprovando aceleração patológica de um fluxo arterial suscita a investigação de uma estenose valvar a montante. Quando esse fluxo turbulento se acumula no próprio canal arterial, pode indicar uma constrição deste (Capítulo 6.13.1).

Corte do arco aórtico

Técnica

Trata-se de um corte sagital esquerdo do feto obtido por rotação de 90° a partir do corte das 4 câmaras, estando a sonda posicionada tangencialmente com relação à coluna.

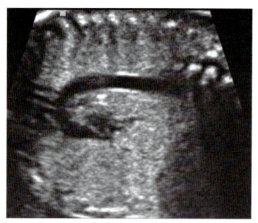

Figura 2.28. Corte do arco aórtico.

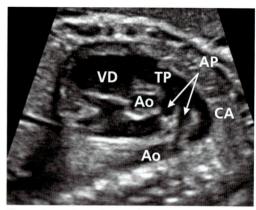

Figura 2.29. Corte do canal arterial (CA).

O que mostra

Este corte permite, teoricamente, desenrolar o conjunto da aorta torácia e esboçar nela o orifício do canal arterial. Esse arco normalmente descreve uma curvatura "romana" regular e dá origem aos vasos com destino braquial e cefálico, com variantes possíveis e não obrigatoriamente patológicas (Capítulo 6.10.1) (figura 2.28).

Para que serve?

Ele permite medir o calibre da aorta em seus diferentes segmentos, em especial no nível do istmo aórtico, zona fisiologicamente menos desenvolvida.

Essa incidência será particularmente útil em caso de suspeita de coarctação, trazendo argumentos diretos ou indiretos a favor do diagnóstico (Capítulo 6.7.6). Será também nesta incidência que poderemos explorar o fluxo através do istmo aórtico, principalmente para avaliar seu caráter retrógrado ou não nas malformações obstrutivas do coração esquerdo (Capítulo 6.7).

Corte do canal arterial

Técnica

Este plano de corte está muito próximo do anterior. No 3º trimestre, os movimentos respiratórios do feto são suficientes para passar de um a outro.

O que mostra

Este corte permite analisar a porção distal do canal arterial, em seu orifício na aorta descendente. Normalmente o arco do canal arterial se distingue do arco aórtico por dois sinais (figura 2.29):

- é desprovido de colateral;
- apresenta raio de curvatura mais aberto que o arco da aorta.

Para que serve?

Essencialmente, para estudar o caráter restritivo ou não do canal arterial, em especial no final da gestação. Também permite rastrear uma deformação do canal (**dolicocanal**) ou seu caráter ectópico, até mesmo atrésico (Capítulo 6.13).

Capítulo 2. Análise do coração na ecocardiografia 2D

2.2. Um coração normal em menos de 5 minutos cronometrados

Orientação geral do feto no útero Onde estão a direita e a esquerda do feto? – Feto com costas à direita: coração em profundidade – Feto com costas à esquerda: coração em primeiro plano – Feto transversal–cabeça à esquerda: coração em profundidade – Feto transversal–cabeça à direita: coração em primeiro plano	30″
Orientação visceral (corte transversal do abdome) – *Situs solitus* (normal): estômago à esquerda, fígado à direita – *Situs inversus*: disposição de imagem em espelho – Em Doppler colorido, há um ducto venoso (*aliasing*)	45″
Plano bicaval: entra-se no coração pelo átrio direito	15″
Incidência das 4 câmaras *Átrios* – Outro átrio está à esquerda e recebe, pelo menos, uma veia pulmonar (Doppler colorido de baixa velocidade) – Atrás e à esquerda, há apenas um vaso pulsátil: a aorta descendente – O diâmetro do FO forma um terço do comprimento do septo interatrial – A divisão do FO bate à esquerda – Existe um *septum primum* espesso e adjacente às valvas atrioventriculares **Valvas atrioventriculares** – Existem duas, ligeiramente afastadas (a tricúspide é mais apical) – Doppler colorido: são permeáveis, sem regurgitação ***Ventrículos*** – O que está sob a mitral é o ventrículo esquerdo, forma a ponta do coração – O que está sob a tricúspide é o ventrículo direito (com uma banda moderadora) – O septo interventricular parece (rudimentarmente) completo	30″ 15″ 30″
Incidência das 5 câmaras – Um vaso sai do ventrículo esquerdo com uma continuidade entre seu anel valvar e, de um lado, o da valva mitral e, de outro, o septo interventricular – Em Doppler colorido de alta velocidade, sua valva é permeável, sem *aliasing*	15″
Incidência de eixo curto do ventrículo direito – Um vaso sai do ventrículo direito e se bifurca: é a artéria pulmonar (portanto, o outro é a aorta) – Em Doppler colorido de alta velocidade, sua valva é permeável, sem *aliasing*, e enxerga-se a saída do canal arterial	15″

(Continua)

Exploração de um a outro	15″
– Esses vasos se cruzam: aorta em redondo, tronco pulmonar em comprimento, ou vice-versa, estão, portanto, bem colocados	
Incidência dos 3 vasos	30″
– Existem apenas três, respectivamente: veia cava superior, aorta e tronco pulmonar	
– A aorta passa à esquerda da traqueia	
– Discreta angulação para o alto do feto: há um timo	
Incidência longitudinal do tórax	30″
– O arco aórtico está completo. Ele dá origem aos vasos do pescoço	
– Em Doppler colorido de alta velocidade, é o ponto de fluxo anterógrado sem *aliasing* na sístole. Não há fluxo retrógrado no istmo	
– Ligeira angulação: passa-se pelo arco do canal, mais aberto e do qual não sai nenhum vaso	

2.3. Ecocardiografia fetal: indicações para um exame de referência

Mesmo que seja necessário lembrar que a maioria das cardiopatias será descoberta na população considerada de "baixo risco" e, portanto, insistir no papel essencial dos ecografistas de primeiro nível, convém reconhecer, precocemente, uma população de risco para a qual ecografia de referência deveria ser *sistematicamente* programada. A este respeito, podemos considerar que a evolução das práticas é feita de acordo com um salto qualitativo: o que era a indicação de um exame de rastreamento há 25 anos, constitui, hoje, uma indicação de ecocardiografia de referência. A essa população se acrescentam indicações "fetais", descobertas no início da gravidez, bem como aquilo que podemos qualificar como indicações "técnicas" (tabela 2.3).

De modo geral, não se pode hesitar em se controlar e em se fazer controlar quando as condições de exame não foram ideais (má ecogenicidade, má apresentação) ou quando o exame é feito muito precocemente com uma aparelhagem mal-adaptada. Com exceção da presença de um problema do ritmo cardíaco, *não há pressa alguma*, a não ser querer inflar seu ego a todo custo com um diagnóstico muito mais brilhante que o anatomopatologista terá dificuldade para afirmar ou invalidar. A corrida contra o

tempo, o interesse de um diagnóstico acompanhado da tomada de decisão ultra precoce não se justifica nos países onde a legislação sobre a interrupção médica da gravidez (IMG) é restritiva. Temos a chance, na França, de poder repetir nosso exame para confirmar e refinar o diagnóstico, obter avaliação evolutiva da malformação, dar tempo aos pais para entender o que se passa e amadurecer sua decisão. Muitas vezes, no pânico que se segue após o diagnóstico, os pais solicitam "que terminemos o exame o mais rápido possível". É preciso resistir a essa atitude que, aliás, alimenta as consultas dos psiquiatras do CPDPN por muito tempo após a IMG. Além disso, cerca de 40% das malformações cardíacas são acompanhadas por anomalias extracardíacas, sendo 1/4 de diagnóstico antenatal difícil [24]. Um exame complementar não será demais para tentar elaborar o catálogo exaustivo. Finalmente, tanto para os pais como para nós mesmos, um tempo de observação e um segundo exame, concordando, ou uma segunda opinião, concordante, são indispensáveis antes da tomada da decisão "menos pior". Todo feto tem direito a um julgamento em segunda instância e toda dúvida deve estar em seu benefício e levar, pelo menos, a um complemento de instrução.

Capítulo 2. Análise do coração na ecocardiografia 2D

Tabela 2.3. Indicações de uma ecocardiografia de referência [15-17]

Indicações familiares: antecedente(s) de cardiopatia	
Um antecedente de malformação menor não exclui uma recidiva na forma de cardiopatia maior. Uma concordância nas anomalias será encontrada em apenas 37% dos casos, essencialmente as CIV e os distúrbios de lateralização [18]	
Na mãe	Risco de 5 a 10%
No pai	Risco de cerca de 2%
Em irmão ou irmã	Risco de 2 a 3% no total, mais elevado se houver isomerismo, obstrução esquerda; variável se houver patologia sindrômica
Síndrome familiar de transmissão autossômica dominante ou recessiva	Esclerose tuberosa de Bourneville Síndrome de Noonan Síndrome velocardiofacial Etc.
Indicações maternas	
Diabetes materna	Risco de cerca de 5%
Fenilcetonúria materna	Embriofetopatia quase sistemática se não controlada (regime) no momento da concepção
Doença autoimune com anticorpos anti-Ro (SSA) e anti-La (SSB) circulantes	Risco de BAV: aproximadamente 1 a 2% Risco aumentado de 15 a 20% se uma criança já foi acometida
Exposição a um agente teratogênico	Ácido retinoico (tretinoína, isotretinoína) (não seria teratogênico em forma de gel) Paroxetina Fenitoína Carbamazepina Lítio Ácido valproico Etc.
Indicações maternofetais	
Rubéola	Risco de PCA
Parvovírus, coxsackie, adenovírus	Risco de miocardite
Gravidez obtida por reprodução médica assistida	Risco multiplicado por aproximadamente dois, pode variar conforme o tipo de reprodução medicamente assistida [19]
Gravidez monocoriônica (mono ou diamniótica)	Risco ≠ 9% (7% se diamniótico, 57% se monoamniótico – salvo STFF) [20]
Indicações fetais do 1º trimestre	
Translucência nucal aumentada	No geral, se o cariótipo for normal, há risco de 7 a 11% de cardiopatia e de 1% de retardo mental [21, 22]. Cerca da metade das malformações cardíacas e até 62% dos CAV teriam uma translucência nucal aumentada no primeiro trimestre [23] 3,5 a 4,4 mm: risco* de aproximadamente 3% 4,5 a 5,4 mm: risco* de aproximadamente 10% ≥ 5 mm: risco* de aproximadamente 20%
Fluxo patológico no ducto venoso	
Anomalia do cariótipo	

(Continua)

Manual Prático de Ecocardiografia Fetal

Tabela 2.3. Indicações de uma ecocardiografia de referência [15-17] *(Cont.)*

	Indicações fetais e/ou técnicas
Exame cardíaco incompleto	Uma ou várias estruturas não puderam ser corretamente visualizada(s)
Exame cardíaco incompreendido	Como este coração pode garantir uma circulação satisfatória?
Suspeita de cardiopatia	A partir da constatação de um eixo cardíaco anormal sobre o corte das 4 câmaras
Malformação extracardíaca	Em especial, onfalocele, atresia duodenal, espina bífida, síndrome VACTERL ou velocardiofacial, trissomias [16]
Hidropisia não imune ou simples derrame	Cardiopatia em 15 a 25% dos casos
Alteração do ritmo cardíaco fetal	Bradicardia, taquicardia, arritmia

*Risco de malformação cardíaca maior.
BAV: bloqueio atrioventricular; CAV: canal atrioventricular; CIV: comunicação interventricular; PCA: persistência do canal arterial (após o nascimento); STFF: síndrome de transfusão feto-fetal.

2.4. Valores normais

Forame oval (segundo Feit *et al.* [25])
(figuras 2.30 a 2.32)

Ecografia bidimensional

Razão FO/septo interatrial: 0,33 ± 0,04
Razão FO/raiz aórtica: 0,96 ± 0,16

Ecografia Doppler

Fluxo bidirecional de predominância direita-esquerda

Pico de velocidade esquerda-direita: 53 ± 8 cm/s

Pico de velocidade direita-esquerda: 80 ± 16 cm/s

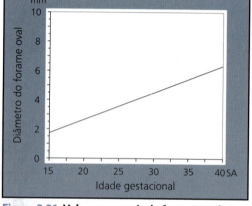

Figura 2.31. Valores normais do forame oval em função da idade gestacional.

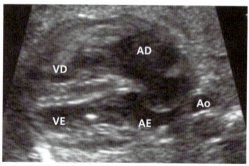

Figura 2.30. Forame oval em ecografia 2D.

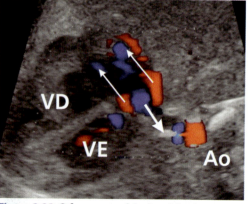

Figura 2.32. O forame oval é o local de *shunt* bidirecional.

Seio coronário
(segundo Rein *et al.* [26])
(figuras 2.33 e 2.34)

Normal: 1 a 3,2 mm (2 ± 0,13 mm)

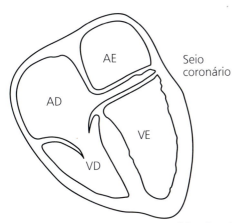

Figura 2.33. **Representação esquemática do seio coronário.**

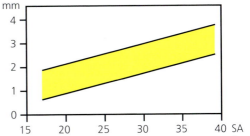

Figura 2.34. **Diâmetro do seio coronário normal em função da idade gestacional.**

Veias pulmonares
(segundo Paladini *et al.* [27]) (figuras 2.35 e 2.36)

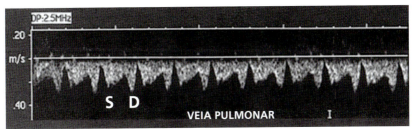

Figura 2.35. **Morfologia normal do fluxo venoso pulmonar com seus dois acidentes característicos, a onda S e a onda D.**

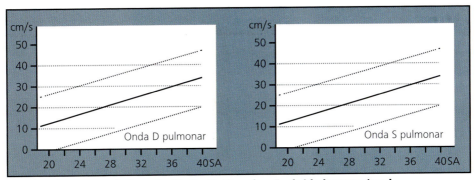

Figura 2.36. **Valores normais das velocidades S e D em função da idade gestacional.**

Valvas atrioventriculares
(segundo Sharland e Allan [28])
(figuras 2.37 a 2.44)

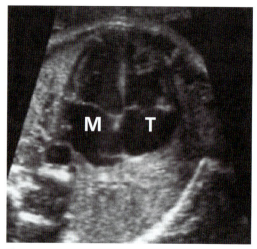

Figura 2.37. Aspecto normal do desnivelamento mitrotricúspide na ecografia 2D.

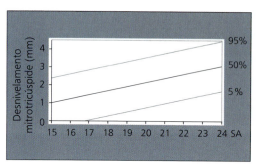

Figura 2.38. Valores normais do desnivelamento mitrotricúspide em função da idade gestacional.

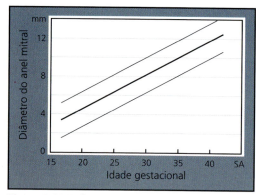

Figura 2.39. Valores normais do anel mitral em função da idade gestacional.

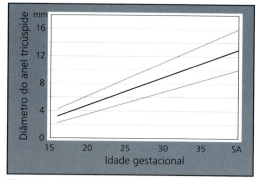

Figura 2.40. Valores normais do anel tricúspide em função da idade gestacional.

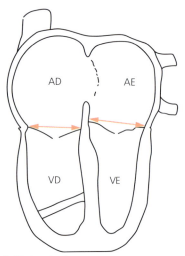

Figura 2.41. Modo de medição dos anéis mitral e tricúspide.

Capítulo 2. Análise do coração na ecocardiografia 2D

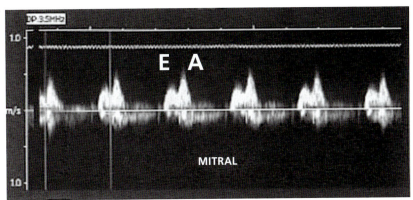

Figura 2.42. Aspecto normal do fluxo transmitral no feto (E: onda de enchimento protodiastólico; A: onda de enchimento telediastólico) durante a contração atrial.

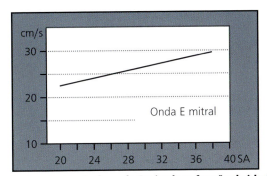

Figura 2.43. Valores normais da velocidade da onda E mitral em função da idade gestacional.

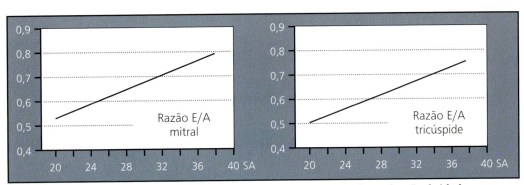

Figura 2.44. Valores normais das razões E/A nos fluxos mitral e tricúspide em função da idade gestacional.

Manual Prático de Ecocardiografia Fetal

Ventrículos
(segundo Sharland e Allan [28], Allan *et al.* [29] e Batisse [30]) (figuras 2.45 a 2.50)

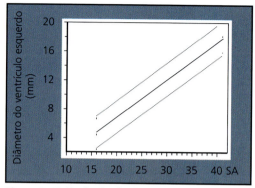

Figura 2.47. Evolução do diâmetro ventricular esquerdo em função da idade gestacional.

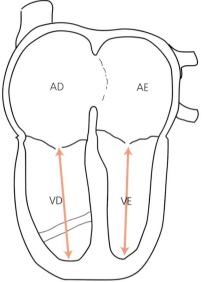

Figura 2.45. Modo de medida dos grandes eixos ventriculares esquerdo e direito (no fim da diástole).

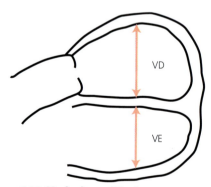

Figura 2.46. Modo de medida dos pequenos eixos ou diâmetros ventriculares esquerdo e direito (no fim da diástole).

Ventrículo esquerdo–Eixo longo	
20 SA	13,2 mm
25 SA	19 mm
30 SA	23,4 mm
35 SA	26,5 mm
Ventrículo direito–Eixo longo	
20 SA	11,5 mm
25 SA	16,3 mm
30 SA	20,3 mm
35 SA	23,5 mm
Ventrículo esquerdo–Eixo curto	
20 SA	7,7 mm
25 SA	10,6 mm
30 SA	12,8 mm
35 SA	14,5 mm
Ventrículo direito–Eixo curto	
20 SA	7,5 mm
25 SA	10,5 mm
30 SA	13 mm
35 SA	15 mm
Ventrículo esquerdo–Espessura da parede	
20 SA	1,8 mm
25 SA	2,4 mm
30 SA	2,9 mm
35 SA	3,2 mm
Ventrículo direito–Espessura da parede	
20 SA	1,8 mm
25 SA	2,4 mm
30 SA	2,9 mm
35 SA	3,2 mm

Capítulo 2. Análise do coração na ecocardiografia 2D

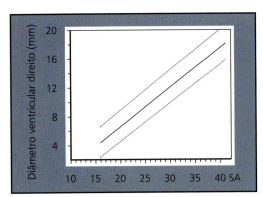

Figura 2.48. Evolução do diâmetro ventricular direito em função da idade gestacional.

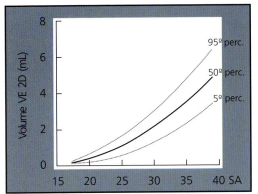

Figura 2.49. Evolução do volume ventricular esquerdo medido na ecografia 2D em função da idade gestacional.

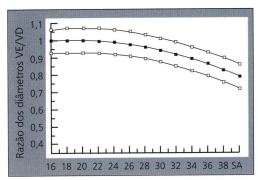

Figura 2.50. Evolução da razão dos diâmetros ventriculares equerdo e direito em função da idade gestacional.

Grandes vasos (segundo Sharland e Allan [28], Batisse [30] e Hornberger *et al.* [31]) (figuras 2.51 a 2.58)

Anel aórtico [28]	
20 SA	3,7 mm
25 SA	5 mm
30 SA	6,2 mm
35 SA	7,5 mm
Anel pulmonar [28]	
20 SA	4 mm
25 SA	5,4 mm
30 SA	6,8 mm
35 SA	8,2 mm

Veia pulmonar [29]	22 SA	32 SA
Tronco pulmonar	2,7 a 6 mm	5 a 10 mm
Artéria pulmonar direita	1,5 a 2,5 mm	3,2 a 4,2 mm
Artéria pulmonar esquerda	1,5 a 2,5 mm	3 a 4 mm

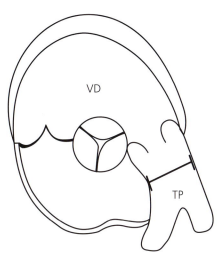

Figura 2.51. Método de medida do diâmetro do tronco pulmonar em ecografia 2D (corte do eixo curto).

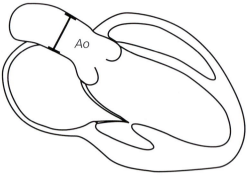

Figura 2.52. Método de medida do diâmetro da aorta em ecografia 2D (corte de eixo longo chamado incidência das 5 câmaras).

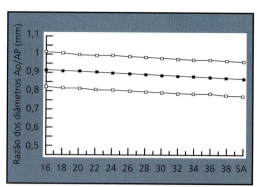

Figura 2.55. Evolução da razão entre aorta e tronco pulmonar em função da idade gestacional.

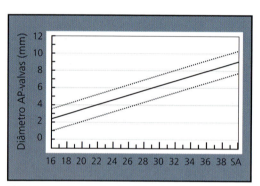

Figura 2.53. Evolução do diâmetro do anel pulmonar em função da idade gestacional.

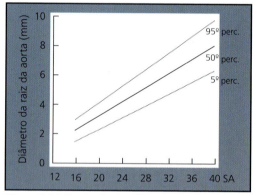

Figura 2.56. Evolução do diâmetro da raiz aórtica em função da idade gestacional.

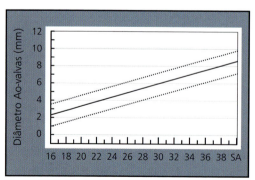

Figura 2.54. Evolução do diâmetro do anel aórtico em função da idade gestacional.

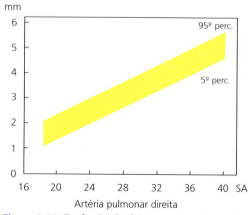

Figura 2.57. Evolução do diâmetro da origem da artéria pulmonar esquerda em função da idade gestacional.

Capítulo 2. Análise do coração na ecocardiografia 2D

Canal arterial (figura 2.59)

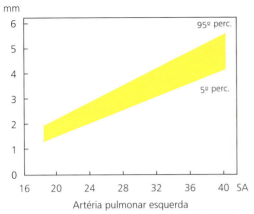

Figura 2.58. Evolução do diâmetro da origem da artéria pulmonar direita em função da idade gestacional.

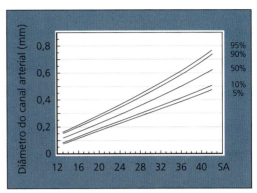

Figura 2.59. Evolução do diâmetro do canal arterial em função da idade gestacional.

Arco aórtico
(segundo Achiron *et al.* [32])
(figura 2.60)

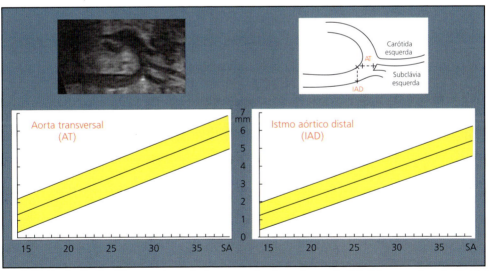

Figura 2.60. Evolução do diâmetro da aorta transversal e da aorta no nível do istmo em função da idade gestacional.

Z-escores (figura 2.61)

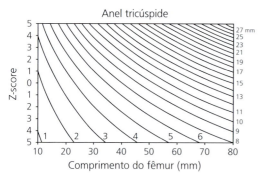

Figura 2.61. Exemplo de Z-escore.

Permitem normalizar a medida do aparelho estudado em função de um índice de crescimento independente (diâmetro biparietal, comprimento do fêmur ou idade gestacional) [33].

Devore [34] propõe uma planilha de cálculo em formato Excel que permite estabelecer um Z-escore para todas as estruturas cardíacas em função do diâmetro biparietal, do comprimento do fêmur ou da idade gestacional. Essa planilha "jws-uog.2605.fig1.xls" pode ser baixada no *site* do editor na página: http://onlinelibrary.wiley.com/doi/10.1002/uog.2605/suppinfo.

Perímetro do timo (figura 2.62)

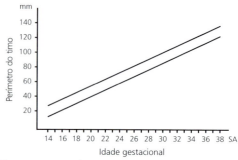

Figura 2.62. Medição do perímetro do timo em função da idade gestacional.

Anexo 21

Estudo segmentar do coração fetal

Verificar:
- o *situs*;
- o eixo do coração;
- eventual presença de um derrame pericárdico.

Identificar:
- os retornos venosos sistêmicos (veias cavas superior e inferior) e sua relação com os átrios;
- o retorno venoso pulmonar (visualizando o orifício no átrio esquerdo de, no mínimo, uma veia pulmonar);
- a presença e as dimensões dos dois átrios;
- a presença de uma parede interatrial e, em particular, do *septum primum*;
- a presença e o diâmetro do forame oval;
- a membrana do forame oval e a cavidade em que bombeia;
- a presença e a morfologia das duas valvas atrioventriculares;
- a presença e a morfologia dos dois ventrículos;
- a presença e a situação dos grandes vasos da base (aorta e tronco pulmonar);
- a presença e o diâmetro das artérias pulmonares direita e esquerda;
- a presença e o diâmetro do canal arterial;
- a integridade, a posição e o diâmetro do arco aórtico.

Deduzir e verificar:
- graças à ecografia 2D:
  - se a concordância atrioventricular está sendo respeitada,
  - se a concordância ventriculoarterial está sendo respeitada,
  - se a simetria relativa das cavidades direitas e esquerdas está sendo respeitada,
  - se a função sistólica (contração) dos ventrículos esquerdo e direito está normal (se ela aparecer perturbada na eco 2D, pode ser útil quantificá-la com o auxílio da eco-TM),
  - se a simetria relativa entre as vias de ejeção arteriais está sendo respeitada,

- se o ritmo cardíaco fetal se insere dentro dos limites da normalidade (regularidade e frequência) (senão, a natureza do problema do ritmo será analisada com o auxílio da eco-TM ou do Doppler pulsado);
- graças ao eco-Doppler colorido:
  - se as valvas atrioventriculares estão permeáveis e não fugazes,
  - se as valvas sigmoides estão permeáveis e não fugazes,
  - se o fluxo está bidirecional à nítida predominância direita-esquerda através do FO,
- se o fluxo está bem anterógrado no conjunto da aorta, inclusive na região do istmo e da porção horizontal do arco,
- se o fluxo está bem anterógrado no tronco pulmonar e a porção visível dos dois ramos (em caso de dúvida ou na presença de um *aliasing*, especificar o sentido e a velocidade do fluxo com a ajuda do Doppler pulsado ou contínuo, se disponível).

Anexo 2.2
Representação esquemática dos cortes recomendados pela CTE e que devem aparecer nos relatórios

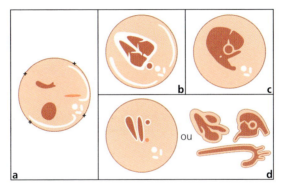

a. Corte abdominal transversal. **b.** Corte das 4 câmaras. **c.** Corte de eixo curto das cavidades direitas. **d.** Corte dos 3 vasos OU 3 cortes mostrando a relação entre o VE e a aorta, o VD e a via pulmonar e desenrolando o arco aórtico.

Fonte: reproduzida e adaptada a partir do relatório do Comité National Technique de l'Écographie de Dépistage Prénatal, março de 2010, http://www.cngof.asso.fr/D_TELE/100513_rapport_echo.pdf).

Anexo 2.3
Aparelho valvar mitral

No coração normal, esta valva separa o átrio e o ventrículo esquerdos. Fato importante, em caso de malformação ou de anomalia do *situs* cardíaco, ela pode-se seguir tanto ao átrio direito quanto à esquerda, mas *sempre se abre na cavidade ventricular esquerda* ("a valva atrioventricular está ligada ao seu ventrículo").

O aparelho mitral é composto por duas valvas: a valva anterior, ou grande valva, e a valva posterior, ou pequena

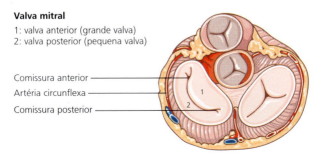

Valva mitral
1: valva anterior (grande valva)
2: valva posterior (pequena valva)

Comissura anterior
Artéria circunflexa
Comissura posterior

valva, separadas por duas comissuras, uma anterior (ou externa) próxima do átrio esquerdo, e a outra interna (ou posterior) próxima do anel tricúspide. A valva anterior se implanta sobre 1/3 do anel e se abre para o septo. A valva posterior ocupa os 2/3 restantes do anel e se abre para a parede posterior. Esta valva é maior, porém menos alta que a valva anterior, ainda que suas superfícies sejam sensivelmente iguais.

O *anel mitral* tem forma ovalar, achatada em sua zona justa-aórtica que é rígida e não participa de uma eventual dilatação do orifício em caso de insuficiência cardíaca.

Dois diâmetros podem, portanto, ser medidos:

- o diâmetro mínimo, no corte paraesternal longo;
- o diâmetro máximo, no corte eixo curto.

Anel mitral: valores normais na incidência eixo curto dados na figura 2.39.

O *aparelho subvalvar mitral* compreende dois músculos papilares bem individualizados de onde partem cordões que sustentam as duas valvas. Cada um desses músculos papilares está implantado com relação a uma comissura e dá origem a cordões para as duas metades homolaterais dos dois folhetos valvares:

- o músculo papilar anterolateral nasce na junção 1/3 apical-1/3 médio da parede anterolateral do ventrículo esquerdo;
- o músculo papilar posteromedial se implanta um pouco mais próximo do ápice na borda posteroinferior do ventrículo esquerdo.

O músculo papilar posteromedial geralmente é bem visível em incidência paraesternal longo ou no corte das 4 cavidades. Somente o corte eixo curto permite visualizar os dois músculos papilares simultaneamente.

Anexo 2.4

Valva tricúspide [35]

No coração normal, esta valva separa o átrio e o ventrículo direitos. Como a valva mitral, ela pode, em caso de malformação cardíaca, substituir tanto o átrio esquerdo como o átrio direito, mas *sempre se abre na cavidade ventricular direita*.

Como seu nome sugere, ela é composta de *três folhetos*:

- o folheto anterior, mais desenvolvido, vem se abrir na face anterior do ventrículo direito (que também é a parede anterior do coração normal);
- o folheto posterior, que vem se abrir contra a parede inferior ou diafragmática do coração;
- o folheto septal, vertical e paralelo ao septo interventricular.

Na verdade, existiria, em mais da metade dos casos, um quarto folheto, mais ou menos bem individualizado, em posição anterolateral, entre os folhetos anterior e posterior.

A ecocardiografia permite visualizar, essencialmente, dois desses três folhetos: a valva anterior e a valva septal.

O *anel tricúspide* possui uma circunferência um pouco maior que o anel mitral. O diâmetro máximo desse anel ovoide se situa entre a comissura valva anterior-valva septal e a comissura valva anterior-valva posterior, visíveis somente em incidência de eixo curto subcostal.

A medida do anel geralmente é feita na incidência das 4 câmaras. Ela tende a subestimar (moderadamente) esse diâmetro.

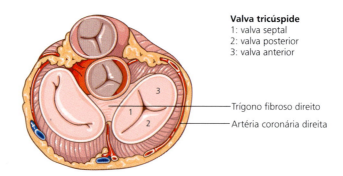

Valva tricúspide
1: valva septal
2: valva posterior
3: valva anterior

Trígono fibroso direito
Artéria coronária direita

Capítulo 2. Análise do coração na ecocardiografia 2D

O *aparelho subvalvar tricúspide* é relativamente complexo e apoia-se em:

- um músculo papilar oriundo da parede anterior que dá a maioria dos cordões destinados à valva anterior e alguns destinados à valva posterior;
- um ou dois músculos papilares oriundos da parede inferior que dá cordões para a valva inferior e a parte baixa da valva septal;
- cordões oriundos diretamente do septo, destinados ao resto da valva septal.

Valores normais do diâmetro do anel tricúspide medido na diástole (valvas abertas) e incidência das 4 câmaras [36]: ver figura 2.40.

Referências

Exame ecocardiográfico em 2 D: do normal ao patológico

1. Allan L. Technique of fetal echocardiography. Pediatr Cardiol 2004;25:223–33.
2. Paladini D, Chita SK, Allan LD. Prenatal measurement of cardiothoracic ratio in evaluation of heart disease. Arch Dis Child 1990;65:20–3.
3. Huhta JC. Guidelines for the evaluation of heart failure in the fetus with or without hydrops. Pediatr Cardiol 2004;25:274–86.
4. Shipp TD, Bromley B, Hornberger LK, *et al.* Levorotation of the fetal cardiac axis: a clue for the presence of congenital heart disease. Obstet Gynecol 1995;85:97–102.
5. Sinkovskaya E, Horton S, Berkley EM, *et al.* Defining the fetal cardiac axis between 11+0 and 14+6 weeks of gestation: experience with 100 consecutive pregnancies. Ultrasound Obstet Gynecol 2010;36:676–81.
6. Allan LD, Crawford DC, Chita SK, Tynan MJ. Prenatal creening for congenital heart disease. Br Med J 1986;292:1717–9.
7. Vettraino IM, Huang R, Comstock CH. The normal offset of the tricuspid septal leaflet in the fœtus. J Ultrasound Med 2002;10:1099-104.
8. Gussenhoven EJ, Stewart PA, Becker AE, *et al.* "Offsetting" of the septal tricuspid leaflet in normal hearts and in hearts with Ebstein's anomaly. Anatomic and echographiccorrelation. Am J Cardiol 1984;54:172–6.
9. Bolnick AD, Zelop CM, Milewski B, *et al.* Use of the mitral valve-tricuspid valve distance as a marker of fetal endocardial cushion defects. Am J Obstet Gynecol 2004;191:1483–5.
10. Berg C, Georgiadis M, Geipel A, Gembruch U. The area behind the heart in the four-chamber view and the quest for congenital heart defects. Ultrasound Obstet Gynecol 2007;30:721–7.

11. Yoo SJ, Lee YH, Cho KS. Abnormal three-vessel view on sonography: a clue to the diagnosis of congenital heart disease in the fetus. Am J Radiol 1999;172:825–30.
12. Wong SE, Ward C, Lee-Tannock A, *et al.* Pulmonary artery/aorta ratio in simple screening for fetal outflow tract abnormalities during the second trimester. Ultrasound Obstet Gynecol 2007;30:275–80.
13. Vinals F, Heredia F, Giuliano A. The role of the three vessels and trachea view (3VT) in the diagnosis of congenital heart defects. Ultrasound Obstet Gynecol 2003;22:358–67.
14. Yoo SJ, Lee YH, Kim ES, *et al.* Three-vessel view of the fetal upper mediastinum: an easy means of detecting abnormalities of the ventricular outflow tracts and great arteries during obstetric screening. Ultrasound Obstet Gynecol 1997;9:173–82.

Écocardiográfia fetal: indicações para um exame de referência

15. Jouannic JM, Rosenblatt J. Conduite à tenir devant une cardiopathie. In: Benachi A, editor. Conduites pratiques en médecine fœtale. Issy-les-Moulineaux: Masson; 2010. p. 71.
16. Small M, Copel JA. Indications for fetal echocardiography. Pediatr Cardiol 2004;25:210–22.
17. Lee W, Allan L, Carvalho JS, *et al.* ISUOG consensus statement: what constitutes a fetal echocardiogram? Ultrasound Obstet Gynecol 2008;32:239–42.
18. Gill HK, Splitt M, Sharland GK, Simpson JM. Patterns of recurrence of congenital heart disease: an analysis of 6640 consecutive pregnancies evaluated by detailed fetal echocardiography. J Am Coll Cardiol 2003;42:923–9.
19. Tararbit K, Houyel L, Bonnet D, *et al.* Risk of congenital heart defects associated with assisted reproductive technologies: a population-based evaluation. Eur Heart J 2011;32:500–8.
20. Manning N, Archer N. A study to determine the incidence of congenital heart disease in monochorionic twins. Prenat Diagn 2006;26:1062–4.
21. Axt-Fliedner R, Hatge D, Chiriac A, *et al.* Long-term outcome for children born after a first-trimester measurement of increased nuchal translucency with a normal karyotype: a retrospective analysis. Ultraschall Med 2009;30:558–63.
22. MacAuliffe FM, Hornberger LK, Winsor S, *et al.* Fetal cardiac defects and increased nuchal translucency thickness: a prospective study. Am J Obstet Gynecol 2004;191:1486–90.
23. Vogel M, Sharland GK, McElhinney DB, *et al.* Prevalence of increased nuchal translucency in fetuses with congenital cardiac disease and normal karyotype. Cardiol Young 2009;19:441–5.
24. Song MS, Hu A, Dyhamenahali U, *et al.* Extracardiac lesions and chromosomal abnormalities associated with

major fetal heart defects: comparison of intrauterine, postnatal and postmortem diagnoses. Ultrasound Obstet Gynecol 2009;33:552–9.

Valores normais

25. Feit LR, Copel JA, Kleinman CS. Foramen ovale size in the normal and abnormal human fetal heart: an indicator of transatrial flow physiology. Ultrasound Obstet Gynecol 1991;1:313–9.

26. Rein AJ, Nir A, Nadjari M. The coronary sinus in the fetus. Ultrasound Obstet Gynecol 2000;15:468–72.

27. Paladini D, Palmieri S, Celentano E, *et al.* Pulmonary venous blood flow in the human fetus. Ultrasound Obstet Gynecol 1997;10:27–31.

28. Sharland GK, Allan LD. Normal fetal cardiac measurements derived by cross-sectional echocardiography. Ultrasound Obstet Gynecol 1992;2:175–81.

29. Allan LD, Joseph MC, Boyd EG, *et al.* M-mode echo-cardiography in the developing human fetus. Br Heart J 1982;47:573–83.

30. Batisse A. *Cardiologie pédiatrique pratique.* 2ᵉ éd. Paris: Doin; 1993. p. 11.

31. Hornberger LK, Sanders SP, Sahn DJ, *et al.* In utero pulmonary artery and aortic growth and potential for progression of pulmonary outflow tract obstruction in tetralogy of Fallot. J Am Coll Cardiol 1995;25:739–45.

32. Achiron R, Zimand S, Hegesh J, *et al.* Fetal aortic arch measurements between 14 and 38 weeks' gestation: in-utero ultrasonographic study. Ultrasound Obstet Gynecol 2000;15:226–30.

33. Schneider C, McCrindle BW, Carvalho JS, *et al.* Development of Z-scores for fetal cardiac dimensions from echocardiography. Ultrasound Obstet Gynecol 2005;26:599–660.

34. Devore GR. The use on Z-scores in the analysis of fetal cardiac dimensions. Ultrasound Obstet Gynecol 2005;26:596–8.

35. Chauvel C, Abergel E, Jimenez M, Dehant P. La valve tricuspide – intégrale. *Cardiologie pratique* n° 888, mai 2009.

36. Salvin JW, McElhinney DB, Colan SD, *et al.* Fetal tricuspid valve size and growth as predictors of outcome in pulmonary atresia with intact ventricular septum. Pediatrics 2006;118:e415–20.

Outras técnicas de exame ultrassonográfico

CAPÍTULO **3**

3.1. Exame em modo TM

Historicamente, se passamos em silêncio as imagens ecográficas pioneiras realizadas com o modo B, o modo TM (*time-motion* ou tempo-movimento) foi o primeiro que autorizou a exploração do coração pelos ultrassons. Com o tempo, o desenvolvimento do modo bidimensional, posteriormente tridimensional, foi quase relegado ao esquecimento (tabela 3.1).

A exploração em modo TM permanece, entretanto, muito útil, até mesmo indispensável em duas circunstâncias:

- para o estudo refinado da contratilidade dos ventrículos, de seus diâmetros e da espessura de suas paredes;
- para o estudo dos distúrbios do ritmo ou da condução.

Estudo da "função ventricular esquerda"

Ela é realizada em uma incidência das 4 câmaras ou 5 câmaras (corte longo do ventrículo esquerdo, somente usado após o nascimento). Ambos devem ser tão horizontais quanto possível para que a linha de cáliper da TM seja bem perpendicular no septo interventricular (figura 3.1a).

É importante que essa linha passe pelo diâmetro maior, isto é, no meio da cavidade ventricular esquerda. Isso é obtido graças a dois ajustes:

- no plano da imagem, posicionando a linha TM na extremidade da grande valva mitral;
- no plano ortogonal, verificando que as interfaces criadas pelas paredes apresentam contornos nítidos e bem delimitados, deixando à distância os cordões valvares e não incorporando os músculos papilares mitrais (figura 3.1b).

Assim, é possível medir, com maior precisão do que a imagem bidimensional, as espessuras de paredes e os diâmetros ventriculares durante a diástole (diâmetro máximo) e a sístole (diâmetro mínimo) e deduzir seus diversos índices apreciando a qualidade da espessura das paredes ou do encurtamento dos diâmetros durante a contração ventricular (figuras 3.2 e 3.3; tabela 3.2).

Tabela 3.1. Evolução do exame da imagem ecocardiográfica

Modo tempo-movimento (TM)	Segundo uma linha de tiro	Feixe único de ultrassons
Modo bidimensional (2D)	Segundo um plano de corte	Múltiplos feixes de ultrassons, paralelos e imóveis
Modo tridimensional (3D)	Segundo um volume estático	Múltiplos feixes de ultrassons animados por movimento de rotação
Modo quadridimensional (4D)	Segundo um volume dinâmico em função do tempo	Idem 3D + reconstrução de vários volumes sucessivos representativos de um ciclo cardíaco

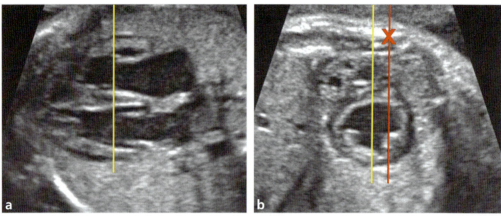

Figura 3.1. Posicionamento da linha de tiro (de cáliper) TM para o estudo do ventrículo esquerdo.

A fração de ejeção medida em eco-TM (fórmula de Teicholz) é apenas uma aproximação, uma vez que pressupõe que o ventrículo possa ser assimilado a uma esfera. Isso é falso, mas aceitável para o ventrículo esquerdo (em forma de elipse), tanto que não apresenta problema da cinética segmentar; não se aplica ao ventrículo direito, cuja geometria é mais complexa.

Medidas TM interativas podem ser úteis para acompanhar a evolução de uma disfunção cardíaca no feto. Contudo, é preciso saber que a sua reprodutibilidade é relativamente insignificante, mesmo que seja feita pelo mesmo ecografista [1].

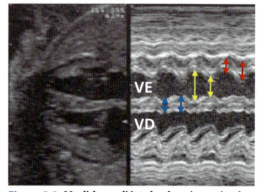

Figura 3.2. Medida na diástole, depois na sístole, das espessuras do septo (*setas azuis*) e da parede posterior do VE (*setas vermelhas*), bem como dos diâmetros ventriculares esquerdos (*setas amarelas*).

Estudo dos distúrbios do ritmo

Para tanto, pouco importa a incidência utilizada, desde que permita obter uma linha TM passando, sucessivamente, através de uma cavidade ventricular e de um átrio. A incidência 2D e a linha TM serão ajustadas de tal maneira que as interfaces correspondentes a paredes livres do ventrículo e do átrio atravessadas sejam o mais definidas possível e, principalmente, animadas de um movimento de contração amplo o suficiente para ser facilmente detectado no traçado TM (figura 3.4). A análise do problema rítmico será feita, assim, assimilando as contrações ventriculares e atriais nos complexos QRS e ondas P que poderá ser registrado em um ECG. Neste exercício, pouco importa a natureza direita ou esquerda do átrio ou do ventrículo (Capítulo 9).

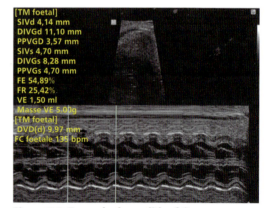

Figura 3.3. Exemplo de medidas feitas em ecografia TM no feto.

Capítulo 3. Outras técnicas de exame ultrassonográfico

Tabela 3.2. **Indícios de função ventricular medidos na ecografia TM**

Espessamento da parede posterior do VE (%)	(PP VE sístole – PP VE diástole)/PP VE diástole	50%
Espessamento do septo interventricular (%)	(septo sístole – septo diástole)/septo diástole	40%
Fração de encurtamento do VE	[(DTD – DTS)/DTD] × 100	30 ± 5%
Fração de ejeção do VE	[(DTD^2 – DTS^2)/DTD^2] × 100	65 ± 10%

VE: ventrículo esquerdo; PP: parede posterior; DTD: diâmetro telediastólico; DTS: diâmetro telessistólico.

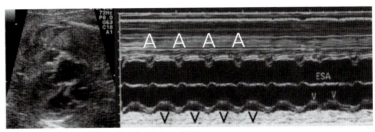

Figura 3.4. Análise do ritmo cardíaco fetal por eco-TM.
A linha TM passa, sucessivamente, de alto a baixo, por um átrio e um ventrículo (à *esquerda*), dando um traçado em que podem ser distinguidas as contrações atriais (A) e ventriculares (V) e, portanto, sua relação no tempo.
Neste exemplo, depois de uma longa sequência de ritmo *a priori* sinusal (pois, fazendo suceder em intervalo regular uma contração atrial, depois ventricular) sobrevém uma extrassístole atrial (ESA) na forma de uma contração atrial prematura seguida de uma contração ventricular igualmente prematura.

3.2. Exame em modo Doppler [2]

Relações físicas e consequências práticas

Princípio geral

Quando um observador imóvel ouve uma fonte sonora que se desloca, um trem, por exemplo, ele percebe um som cada vez mais agudo quando a fonte se aproxima e cada vez mais grave quando ela se afasta. Essa mudança de tonalidade está ligada às mudanças de frequência dos comprimentos de onda emitidos pela fonte.

Da mesma forma, no campo dos ultrassons, o feixe refletido por uma interface em movimento apresenta uma frequência diferente desse que teria sido emitido pela sonda Doppler. Essa variação de frequência caracteriza o efeito Doppler, cuja equação fundamental é escrita assim:

$$\Delta F = (2Fo \times V \times \cos teta)/C$$

em que ΔF é o deslizamento de frequência ou efeito Doppler, Fo a frequência de emissão (em hertz), teta o ângulo (em graus) entre o feixe Doppler e o eixo de deslocamento do corpo estudado, e C a velocidade do som nos tecidos biológicos (1.560 m/s).

Na prática, aplicado ao estudo da circulação, isso significa que, conhecendo a frequência emitida e aquela recebida, é possível calcular a velocidade da interface em movimento em que a onda é refletida (glóbulos vermelhos para a circulação sanguínea... ou o seu carro para o trânsito rodoviário).

$$V = (C/2Fo) \times (\Delta F/\cos teta)$$

> De imediato, esta equação mostra *a importância do alinhamento entre o feixe Doppler emitido e o eixo da circulação observada*. A velocidade estimada só será exata se o ângulo entre os dois for nulo e, portanto, seu cosseno igual a 1 (*na prática, tolera-se um ângulo de menos de 20°*). Além de 20°, a estimativa da velocidade é falsa e, quando o feixe é perpendicular ao eixo circulatório (ângulo = 90°), qualquer estimativa torna-se impossível (cos 90° = 0).

> trata de caracterizar a importância de uma estenose valvar. Isso é evidente quando a estenose é severa, mas permanece verdadeira para estenoses medianas.
>
> Nessa situação, pode, portanto, ser útil reexaminar o feto em uma aparelhagem de cardiologia, isto é, equipado com sondas setoriais que oferecem a possibilidade de um estudo em Doppler contínuo com identificação simultânea em imagem bidimensional.

Doppler contínuo

O Dopler contínuo utiliza uma emissão contínua de ultrassons a partir de uma sonda munida de dois cristais: um emissor, o outro receptor.

Importância

Com este modo, não há limite de velocidades mensurável, que podem ser muito elevadas. Sua indicação reside, portanto, no estudo dos fluxos de alta velocidade, como aqueles observados no nível de uma estenose valvar.

A experiência mostra também que, para o estudo de fluxos rápidos e próximos dos limites do Doppler pulsado (ver adiante), a análise é, frequentemente, mais precisa e dá velocidades mais elevadas (portanto, comprovando estenoses mais severas) tanto em Doppler contínuo quanto em Doppler pulsado.

Limites

O Doppler contínuo faz a soma de todos os fluxos encontrados no trajeto do feixe. Portanto, sem nenhuma seletividade e, na prática, só é útil se o fluxo que se deseja explorar for o mais rápido do conjunto dos fluxos que o feixe de ultrassons emitidos encontrará.

Na ecografia gineco-obstétrica

As sondas ultrassonográficas são desprovidas de Doppler contínuo, e o uso às cegas (transdutor cego) de uma sonda do tipo caneta (sonda Pedoff, dedicada, exclusivamente, ao Doppler contínuo sem imagem associada) é difícil de ser realizado no feto.

> Na ecografia pré-natal, a ausência de Doppler contínuo só é realmente incômoda quando se

Doppler pulsado

É aquele que equipa os ecografistas de obstetrícia. Baseia-se em um cristal único que funciona alternativamente como emissor e receptor. A frequência em que o cristal é ativado é a "frequência de recorrência" ou "*pulse repetition frequency*" (PRF).

Vantagens com relação ao Doppler contínuo

Estão associadas à ecografia 2D que permite, portanto, uma fácil identificação do fluxo a ser estudado.

Permite estudar os fluxos apenas em uma zona restrita determinada pelo operador (a "*janela de amostragem*") e não ao longo da linha de cáliper, como o Doppler contínuo. O Doppler pulsado autoriza, pois, um estudo seletivo.

Limites

- As velocidades máximas mensuráveis são limitadas. Esse limite é fixado pelo teorema de amostragem de Shannon.[1] Assim, a velocidade máxima mensurável sem ambiguidade é igual à metade do PRF: *velocidade máxima = PRF/2*.
- A profundidade de exploração é limitada e, de modo geral, quanto maior é o PRF, menor será a profundidade explorável: *profundidade máxima = C/2PRF*.

Dessas duas relações, constata-se que, quanto maior é o PRF, mais se pode explorar velocidades elevadas, mas em profundidades cada vez menores.

---

[1]Segundo esse teorema, é preciso, necessariamente, usar uma frequência de amostragem, no mínimo, igual ao dobro da frequência do fenômeno estudado.

Capítulo 3. Outras técnicas de exame ultrassonográfico

Além desse "limite de Nyquist", aparece um fenômeno de *aliasing* em que o espectro é amputado de suas frequências altas que aparecem nos valores negativos (ondulação do espectro).

Na prática, para determinada frequência de emissão, uma exploração em profundidade requer que o PRF seja diminuído, em detrimento da análise de velocidades elevadas, ao passo que a exploração de altas velocidades exige aumento do PRF em detrimento da profundidade de exploração.

A título de exemplo, a tabela 3.3 (estabelecida em uma aparelhagem já antiga) mostra a inter-relação existente entre a frequência do sensor, a profundidade de exploração e as velocidades máximas observáveis.

> O operador dispõe de um meio para contornar parcialmente esse limite: diminuir a frequência de emissão dos ultrassons, seja usando uma sonda de baixa frequência, seja regulando, nas baixas frequências, a sonda multifrequência de que dispõe.

Doppler colorido

É um modo de exame de imagem em que os sensores servem para constituir a imagem bidimensional e uma cartografia colorida dos deslocamentos de fluxo nessa imagem. Os cristais trabalham, portanto, ao mesmo tempo em modo eco-bidimensional e em modo Doppler. Isso vem acompanhado de várias limitações:

- a cartografia colorida indica, basicamente, se o fluxo se desloca na direção da sonda ou em sentido oposto. A noção de velocidade é dada apenas muito parcialmente, com um limite de Nyquist alcançado mais cedo do que com o Doppler pulsado;

- a velocidade de atualização das imagens (indicada na tela com a denominação IPS ou "imagens por segundos" ou a frequência de amostragem em hertz) é alterada por esse duplo trabalho, ainda mais quando é feito em uma superfície considerável (figura 3.5).

Isto traz várias consequências práticas:

- a qualidade da imagem bidimensional é, muitas vezes, deteriorada quando se passa para o modo colorido, mesmo que os ecógrafos recentes tendam a corrigir essa falha. Para limitar essa deterioração e manter uma atualização de imagem satisfatória, é sensato limitar ao máximo a profundidade do campo, bem como, eventualmente, sua largura;

- paralelamente, para conservar uma atualização correta da imagem colorida, é muito importante *reduzir a janela de amostragem colorida na superfície mínima necessária ao estudo*, correndo o risco de deslocar, secundariamente, essa janela para estudar outros fluxos;

- a resolução espacial do Doppler colorido é inferior à da eco 2D, com duas consequências:

  - uma negativa, a imagem colorida pode "vazar" para as estruturas próximas, eventualmente criando a ilusão de uma comunicação anormal entre dois fluxos vizinhos. Para limitar esse risco, o operador deve regular o "ganho" de cor ao mínimo suficiente para "encher" bem a estrutura estudada. De modo geral, fazer medidas de diâmetros de vasos ou de comunicação anormal em uma imagem colorida, e não na imagem 2D, expõe a um risco de superestimativa que aumenta mais quando o ganho de cor é excessivo,

  - outra positiva, em certos casos em que é difícil evidenciar um vaso em 2D, seja porque está hipoplásico, seja porque as condições de exame são ruins. O Doppler colorido pode "revelar" esse vaso por meio do fluxo que o atravessa e guiar o operador até obter o plano certo de corte 2D;

Tabela 3.3. Velocidades máximas mensuráveis (em cm/s) de acordo com a profundidade de exploração (em cm) e a frequência de emissão da sonda (em MHz)

Profundidade de exploração (em cm)	Frequência da sonda		
	2,5 MHz	3,5 MHz	5 MHz
4	382 cm/s	273 cm/s	191 cm/s
8	231 cm/s	165 cm/s	116 cm/s
12	166 cm/s	119 cm/s	83 cm/s
16	129 cm/s	92 cm/s	65 cm/s

Fonte: segundo Cardio Doppler: the basics, Hewlett-Packard Company, 1984.

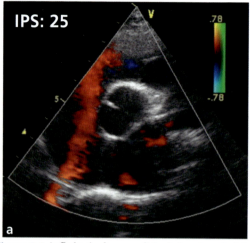 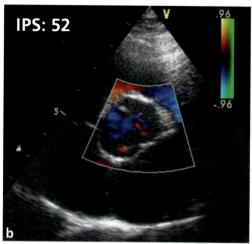

Figura 3.5. Influência da superfície da janela colorida na cadência de imagem e as velocidades analisadas.
À *esquerda*, o setor colorido ocupa quase toda a imagem. A cadência de imagem é fortemente desacelerada (IPS: 25) e a velocidade máxima antes do *aliasing* é de 78 cm/s. À *direita*, o setor colorido foi reduzido para estudar apenas a aorta no centro da imagem 2D. A cadência de imagem é multiplicada por dois (IPS: 52) e, estando a janela colorida em menor profundidade, as velocidades analisadas são maiores, até 96 cm/s.

- é preciso mexer sem parar na regulagem do PRF (escala das velocidades), aumentando-a tanto quanto possível (o que dependerá da profundidade de exploração) para estudar os fluxos rápidos (fluxos arteriais, por exemplo) ou diminuindo-a, para fazer aparecer bem os fluxos mais lentos (fluxos venosos pulmonares ou sistêmicos, por exemplo);
- um *aliasing* sobre a imagem colorida não significa, necessariamente, fluxo turbulento e acelerado. É preciso verificar, sistematicamente, qual é a velocidade máxima explorável (indicada na escala de cor). Se essa velocidade for insuficiente, considerando-se as velocidades normalmente observadas, deve-se tentar aumentar o PRF. Se isso não for possível (limite do aparelho alcançado em razão da profundidade explorada), é preciso se resignar e não concluir.

"Os ecógrafos só conseguem fazer bem uma coisa de cada vez"
Durante um registro TM, é muito importante congelar a imagem bidimensional que foi usada para localizar bem a linha de cáliper TM (quando a aparelhagem permitir).

Da mesma forma, durante um estudo em Doppler pulsado, é necessário congelar a imagem bidimensional de referência para obter uma representação "adequada" do espectro Doppler (todos os aparelhos permitem).
Esta regra se torna obrigatória quando a identificação do Doppler pulsado é feita em uma imagem em Doppler colorido.

Princípios gerais

O exame Doppler permite, a todo instante, medir a velocidade, ou a variação de velocidade, dos glóbulos em um vaso. Na medida em que a avaliação dessa velocidade depende do cosseno do ângulo feito entre o eixo do feixe de ultrassons e o do vaso, a medida só será exata se esse ângulo for nulo (cosseno 0° = 1), quanto mais aberto for o ângulo, muito mais subestimada será a velocidade (*ver* "Relações físicas e consequências práticas").

O Doppler colorido é o instrumento de escolha para identificar a direção real do fluxo estudado, que pode diferir, notavelmente, do eixo anatômico esperado, especialmente em caso de malformação valvar responsável por um fluxo compensado.

Vasos periféricos

No nível das artérias

Dois tipos de índice podem ser medidos: velocidades (valor absoluto) e razões de velocidades (valor relativo).

Velocidades

A medida das velocidades necessita que a linha Doppler esteja bem alinhada com o fluxo estudado (ver anteriormente). Sob esta condição, pode-se aproximar o pico de velocidade sistólica (e seu tempo de ocorrência com relação ao início da sístole) e a velocidade do fluxo anterógrado que persiste no fim da diástole, quando existir, isto é, nos vasos de baixa resistência.

Essas velocidades absolutas dependem das resistências arteriais, que tendem a se opor ao fluxo, e da força de ejeção ventricular. O efeito desta última se atenua aos poucos à medida que se afasta do coração. Essas velocidades também dependem da viscosidade sanguínea e tendem, portanto, a aumentar em caso de anemia e a diminuir na presença de uma poliglobulia.

De maneira geral, os índices calculadora no Doppler cardíaco são [3] (figura 3.6):

- os picos de velocidade, definidos como as velocidades máximas (Vmáx) observadas em um ponto na sístole ou na diástole;
- o tempo de aceleração (TA) ou o intervalo que separa o início da onda de fluxo do momento em que ela alcança sua velocidade máxima;
- o tempo de ejeção (TE);
- a integral tempo-velocidade (ITV ou, em inglês, *TVI: time-velocity integral*), que corresponde à superfície sob a curva da onda de fluxo explorado durante um ciclo cardíaco;
- mais raramente, a inclinação de aceleração (IA) média do fluxo arterial.

Razões de velocidade

Os índices relativos são obtidos fazendo-se a relação entre velocidades sistólica, diastólica e média. Neste caso, o erro de medida ligado ao ângulo se encontra no denominador e no numerador e tende a se anular. Portanto, esses índices não necessitam que o feixe de ultrassons esteja perfeitamente alinhado com a estrutura estudada. Eles refletem a pulsatilidade do vaso ou o grau de suas resistências a jusante do ponto de medida (figura 3.7).

No nível das veias

O aspecto das ondas de fluxo depende das variações de volume e de pressão que se produzem no nível dos átrios, e isso ao longo do ciclo cardíaco. Geralmente, um perfil venoso compreende (figura 3.8):

- um aumento do fluxo anterógrado até a *onda S*, correspondente ao pico de velocidade sistólica;
- uma desaceleração desse fluxo durante o relaxamento ventricular; a *onda V* marca o fim da sístole e corresponde ao momento em que se abrem as valvas atrioventriculares;
- um pico anterógrado que se produz durante a fase de enchimento ventricular passivo *(onda D)*;
- uma onda retrógrada ligada à contração atrial *(onda A)*.

Na verdade, a morfologia do fluxo depende do local de destino da veia estudada [4]:

- as veias que chegam ao fígado apresentam um fluxo contínuo;
- o ducto venoso tem um fluxo bifásico;
- as veias que se comunicam com a veia cava inferior têm um fluxo trifásico influenciado pelas variações de volume e de pressão que predominam no átrio direito;
- a veia umbilical, que não está com relação direta com o átrio direito, apresenta um fluxo de velocidade constante ao longo do ciclo.

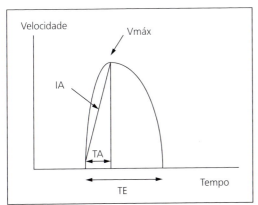

Figura 3.6. Principais índices instantâneos estudados em um fluxo arterial.
TE: tempo de ejeção; TA: tempo de aceleração;
IA: inclinação de aceleração.

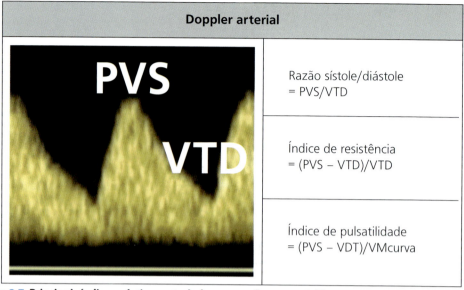

Figura 3.7. Principais índices relativos estudados em um fluxo arterial (ou venoso).
PVS: pico de velocidade sistólica; VTD: velocidade telediastólica; VMcurva: velocidade média sob a curva (durante um ciclo cardíaco).

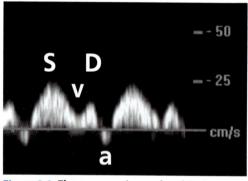

Figura 3.8. Fluxo venoso (supra-hepático).

Coração

No próprio coração, os valores reais dos picos de velocidade são mais importantes, o que, em absoluto, impõe que a linha de cáliper Doppler esteja rigorosamente alinhada com o fluxo de estudo. Na prática, e sob a condição de que a linha de cáliper e o fluxo não divirjam demais, é possível fazer uma correção na medida, considerando o ângulo separando esses dois eixos. Essa facilidade tem limites e as medidas feitas com um ângulo superior de 20° expõem a erros grosseiros.

A escolha do modo Doppler, contínuo ou pulsado, é ditado pelo pico de velocidade máxima do fluxo estudado. Uma vez que as velocidades são suficientemente baixas para não causar fenômenos de *aliasing*, privilegiaremos o modo pulsado, que permite definir, precisamente, a janela de amostragem e, portanto, o local onde se produz a aceleração. Em caso de velocidades elevadas, será preciso recorrer ao modo contínuo, que permite medir velocidades elevadas, mas em detrimento de uma amostragem feita ao longo da linha de cáliper, não mais em um ponto específico.

No nível dos fluxos das valvas atrioventriculares, as medidas tratam, essencialmente, do pico de velocidade da onda E durante o enchimento rápido e a velocidade do pico que traduz a contração atrial (A), bem como a razão entre ambos ou razão E/A (figura 3.9).

Mais raramente, pode ser interessante medir o ITV ou superfície sob a curva do fluxo de enchimento mitral e/ou tricúspide, que reflete o débito transvalvar (ver adiante). Sua comparação permite ter uma ideia das diferenças de enchimento do coração direito e esquerdo, pelo menos até que os diâmetros dos anéis valvares permaneçam pouco diferentes. É importante trazer uma estimativa quantificada àquela puramente qualitativa e visual que é feita quando se compara esses fluxos de enchimento em Doppler colorido em uma incidência das 4 câmaras.

Capítulo 3. Outras técnicas de exame ultrassonográfico

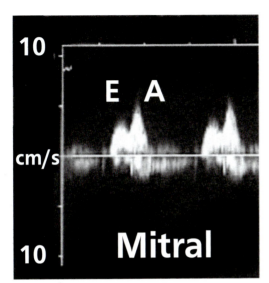

Figura 3.9. Fluxo atrioventricular.

A medida do débito cardíaco (direito ou esquerdo) pode ser abordada pelo estudo do fluxo de enchimento no nível de uma valva atrioventricular ou do fluxo de ejeção no nível de uma valva sigmoide segundo a fórmula:

Débito =
ITV × superfície da valva × frequência cardíaca

Essa medida está sujeita a erro em razão da dificuldade de avaliar corretamente a superfície valvar, ela própria deduzida do diâmetro do anel de acordo com a fórmula:

Superfície = pi × $(D/2)^2$

O menor erro na estimativa do diâmetro é, portanto, elevado ao quadrado na estimativa do débito.

Esse tipo de medida pode, entretanto, ser útil em duas circunstâncias:

- quando se quer medir a razão entre os débitos direito e esquerdo, considerando o fato de que a razão entre os anéis aórtico e pulmonar permanece sensivelmente constante no decorrer da gestação;
- quando se deseja avaliar não tanto o valor absoluto do débito, mas suas variações no decorrer de intervenções próximas no tempo.

Princípios gerais da interpretação dos parâmetros Doppler

É preciso medir bem a morfologia e as velocidades dos fluxos intracardíacos, sejam eles estudados ao nível do forame oval, de uma valva atrioventricular, de uma sigmoide ou de um vaso próximo do coração, sejam influenciados por vários fatores que interagem simultaneamente. Esses fatores são a pré- e a pós-carga, a contratilidade miocárdica, a complacência cavitária e a frequência cardíaca fetal. Na falta de medida das pressões, não podemos determiná-las com precisão.

A interpretação dos índices medidos será feita, portanto, em função do contexto, e outras medidas ecográficas vêm informar parcialmente sobre cada um desses fatores.

3.3. Ecografia volumétrica e coração
J.-P. Bault, J.-M. Levaillant

O modo volumétrico representa uma contribuição importante no estudo do coração fetal. A possibilidade de conservar os volumes em movimento, de estudá-los à distância do exame inicial ou de requerer seu conhecimento é uma ajuda frequentemente preciosa para o diagnóstico. Além disso, ele permite uma informação didática colocando o aprendiz em uma situação próxima de seu exercício habitual.

O modo STIC *(spatio-temporal imaging correlation)* é a técnica de escolha para o estudo do coração, permitindo a aquisição de um volume em movimento. O princípio reside em uma aquisição 4D do coração fetal, sendo que o computador seleciona, em seguida, os planos que compilará para reconstruir o volume e seu movimento. Uma sincronização espaço-temporal será efetuada automaticamente pelo ecógrafo. A frequência cardíaca escolhida pelo *software* é a média da frequência cardíaca fetal durante o tempo de aquisição volumétrica, o que explica que o STIC não possa ser usado quando há arritmia cardíaca fetal [5-9].

Lembretes

Algumas noções básicas de geometria espacial são indispensáveis ao uso dos volumes que iremos obter.

Um volume pode ser decomposto em três planos. A identificação de um volume é feita graças a seus eixos sobre cada um dos planos:

- o eixo "x" é o eixo horizontal;
- o eixo "y" é o eixo vertical;
- o eixo "z" é o eixo ortogonal com relação aos dois anteriores. É perpendicular à tela do ecografista ou do computador em que se está trabalhando.

Por convenção, os três planos do volume obtido são denominados da seguinte forma:

- plano "A": no alto à esquerda da tela;
- plano "B": no alto à direita;
- plano "C": embaixo à esquerda da tela.

Esses três planos são evidentemente ortogonais. A quarta janela situada embaixo e à direita da tela serve para visualizar um modo "renderizado".

Aquisição de um volume

O primeiro tempo de todo exame ecográfico volumétrico reside na aquisição do volume. A qualidade dessa aquisição condiciona totalmente as possibilidades de exploração dos volumes obtidos; parece-nos, assim, importante indicar no leitor os parâmetros de regulagem que nos parecem mais pertinentes.

Parâmetros 2D

É necessário utilizar um programa "Coração" associando baixa persistência, densidade de linhas elevada, alta dinâmica, harmônicas médias e, de preferência, a cor sépia, as cores quentes que salientam os contrastes.

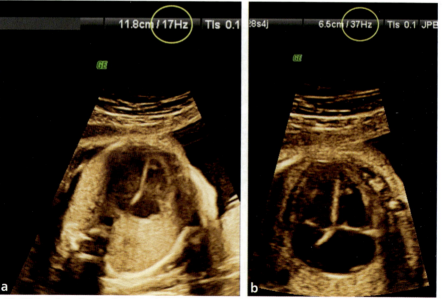

Figura 3.10. Efeito da redução do setor de visualização na cadência de imagem (indicada no círculo acima da imagem).

Parâmetros de aquisição volumétrica

Trata-se da escolha da cadência da imagem, da via de acesso, da duração da aquisição, do ângulo de exploração e do plano de partida.

Cadência de imagem

Como as estruturas cardíacas fetais estão em movimento, é preciso buscar obter a cadência de imagem mais alta possível. Esta é obtida:

- utilizando harmônica apenas em posição média (já que a qualidade elevada diminui a cadência pela metade);
- reduzindo o "setor angular" de maneira que só seja visível na tela do ecógrafo na zona a ser analisada: aqui, o coração e seu ambiente torácico imediato (figura 3.10);
- diminuindo a profundidade de campo (figura 3.11).

Via de acesso

Ela será escolhida respeitando-se os princípios da física dos ultrassons, isto é, abordando-se o mais perpendicularmente possível as estruturas a serem visualizadas.

Assim, o acesso será apical pelo ventrículo direito (anterior), realizando um ângulo de 30°, no máximo, com relação ao septo interventricular para ilustrar as valvas atrioventriculares e as veias pulmonares (figura 3.12). No lado oposto, o acesso será lateral para obter boa visualização do septo e dos grandes vasos (figura 3.13).

Duração de aquisição

Quanto maior for essa duração, melhor será a qualidade, mas o risco de confusões ligadas aos movimentos fetais será maior. Durante o aprendizado, é necessário, portanto, escolher curtas durações (7,5 s), depois usar progressivamente durações maiores, podendo chegar a 15 segundos. Muito evidentemente, deve-se estar atento a evitar um período em que o feto esteja se mexendo e monitorar sua imobilidade durante a exploração.

Ângulo da exploração

É escolhido em função do volume ocupado pelo coração e, portanto, em função do termo. Valores de 30° a 22 SA e de 40° a 32 SA geralmente são adaptados com a obtenção de um volume que incorpora o conjunto do coração, vasos e elementos que definem o *situs* abdominal [9-11].

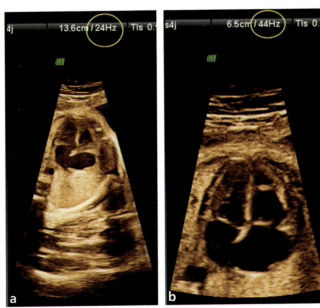

Figura 3.11. Efeito da diminuição da profundidade de campo na cadência de imagem (indicada no círculo acima da imagem).

Manual Prático de Ecocardiografia Fetal

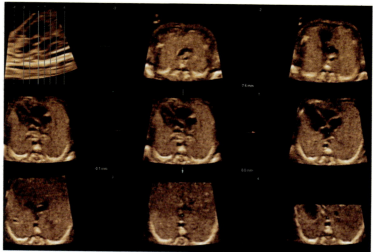

Figura 3.12. STIC: acesso apical (18 SA).

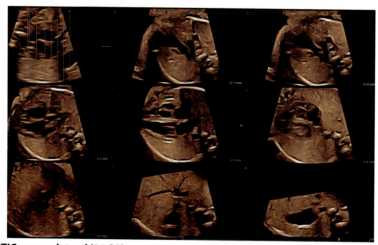

Figura 3.13. STIC: acesso lateral (28 SA).

Plano de partida

O plano de partida ideal se situa no nível do surgimento da via de ejeção esquerda. De fato, a sonda efetuará um movimento de exploração pendular dividido, igualmente, de um lado a outro desse plano mediano.

O operador tomará cuidado para não mexer a sonda durante a aquisição (paralisando seu braço).

Uma vez adquirido o volume, a máquina propõe aceitá-lo ou rejeitá-lo antes de armazenar, mostrando o ritmo cardíaco reconstituído. O volume poderá ser aceito se esse ritmo reconstituído for próximo do ritmo estimado (figura 3.14).

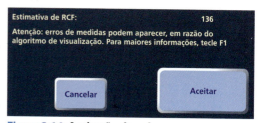

Figura 3.14. Aceitação do volume.

Deve-se observar que o operador pode escolher fazer uma aquisição na imagem 2D apenas ou associando ao Doppler, seja o Doppler direcional ou o Doppler de amplitude (figura 3.15).

Capítulo 3. Outras técnicas de exame ultrassonográfico

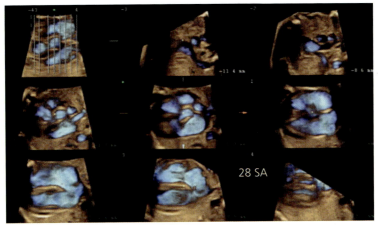

Figura 3.15. STIC e Doppler de amplitude (28 SA).

Exploração do volume adquirido

Várias possibilidades se apresentam ao operador: o estudo do coração em modo triplanar ou multiplanar, o estudo em modo TUI e o estudo em modo *render* (renderizado).

Estudo em modo triplanar

Em modo triplanar, os planos A (plano de aquisição) e B são os planos exploráveis, já que o plano C, inteiramente reconstruído, não é uma contribuição verdadeiramente interessante (figura 3.16).

A fim de estudar as diferentes estruturas cardíacas, é possível se deslocar no volume sucessivamente no plano A e depois no plano B, agindo sobre os eixos de rotação x, y e z e/ou deslocando o ponto de interseção desses planos.

A análise desses volumes pode ser realizada imediatamente no ecógrafo, após a aquisição, ou em uma estação portátil com um *software* específico (4D View GE Medical Systems Kretztechnik) depois da transferência dos volumes por meio de um *pendrive*, um HD externo ou um CD.

Estudo em modo "TUI" (*tomographic ultrasound imaging*)

A partir do volume cardíaco, as melhores informações certamente são obtidas recorrendo-se à técnica dos cortes em camadas e, portanto, usando o modo TUI

[6, 12], que permite, a partir do plano axial A e, depois de uma aquisição com um acesso lateral, obter cortes em camadas do *situs*, do plano das 4 câmaras, das vias de ejeção e dos grandes vasos em sua parte mediastinal alta (nível de corte dos "3 vasos e da traqueia") (figura 3.17).

Em um segundo tempo, recorrer-se-á ao TUI no plano B, que permite estudar ao máximo os orifícios atrioventriculares e a partida dos grandes vasos (figura 3.18).

É preciso notar que é possível obter um número mais ou menos importante de planos de corte e que o afastamento desses planos de corte pode ser ajustado global ou individualmente.

Estudo em modo "*render*" (renderizado)

A renderização de superfície permite precisar as relações das estruturas entre si e se revela útil para estudar, por exemplo, as valvas atrioventriculares (folha interna da mitral etc.) (figura 3.19), a posição do surgimento dos grandes vasos (figura 3.20) ou o aspecto do septo, como pode ser visto a partir de um ou outro ventrículo (figura 3.21) [13].

Quando a aquisição foi feita com o modo Doppler, a renderização colorida é muito útil para especificar a estrutura dos grandes vasos [14-19], como ilustrado aqui em um tronco arterial do tipo 2 (figura 3.22) ou em "*glass-body*" para esse arco aórtico direito (figura 3.23).

Manual Prático de Ecocardiografia Fetal

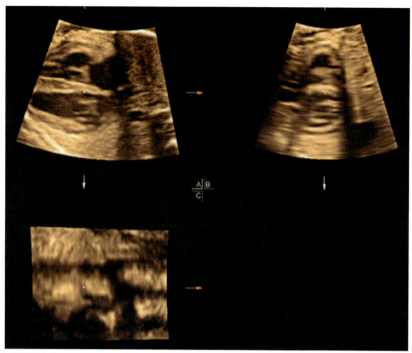

Figura 3.16. STIC triplanar.

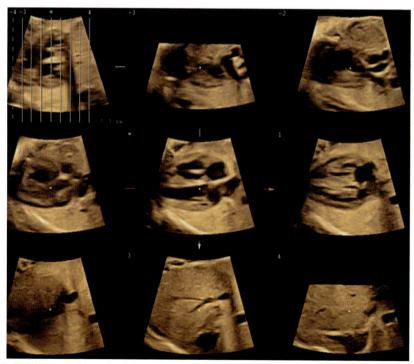

Figura 3.17. TUI-STIC no plano A axial.

Capítulo 3. Outras técnicas de exame ultrassonográfico

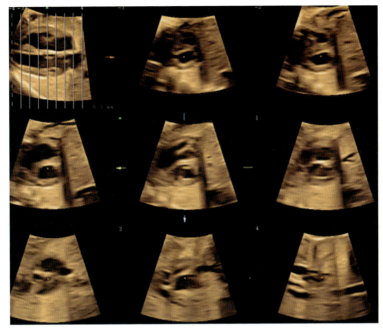

Figura 3.18. TUI-STIC no plano B: plano do eixo curto.

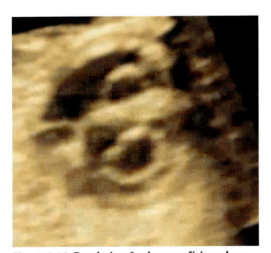

Figura 3.19. Renderização de superfície: valvas atrioventriculares.

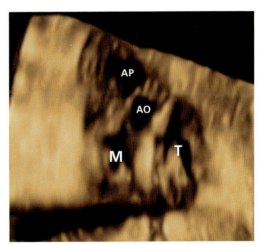

Figura 3.20. Renderização de superfície que permite avaliar as relações entre as valvas atrioventriculares e os grandes vasos.

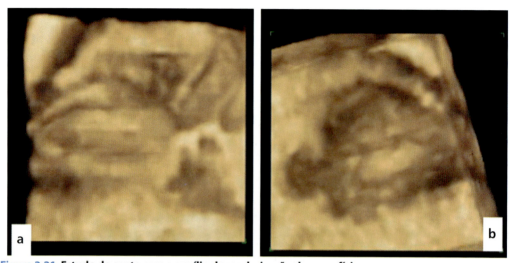

Figura 3.21. Estudo do septo com o auxílio da renderização da superfície.
a. Septo interventricular visto a partir do ventrículo esquerdo. b. Septo interventricular visto a partir do ventrículo direito.

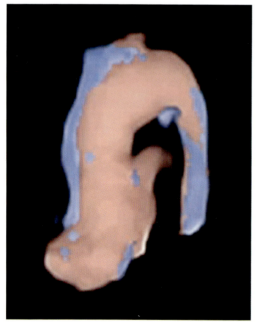

Figura 3.22. Tronco arterial comum de tipo 1 em modo renderizado colorido.

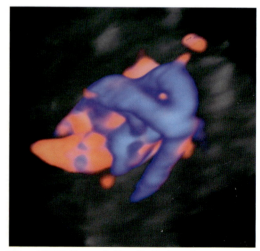

Figura 3.23. Arco aórtico direito: modo renderizado *"glass-body"*.

Capítulo 3. Outras técnicas de exame ultrassonográfico

Por fim, deve-se observar que é possível reduzir artificialmente o ritmo cardíaco a partir de um volume STIC registrado, o que permite, muitas vezes, uma avaliação mais apurada das estruturas do coração. As figuras 3.24 a 3.26 ilustram a contribuição desta técnica em diversas patologias.

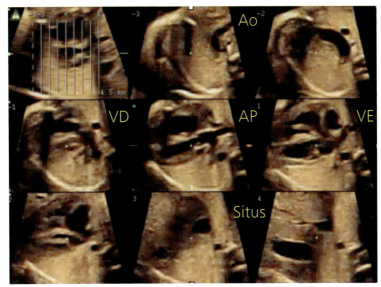

Figura 3.24. Transposição dos grandes vasos (feto de 23 SA, cabeça embaixo (apresentação cefálica), dorso à esquerda) em modo TUI-STIC.

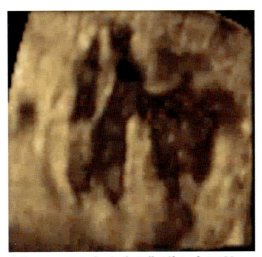

Figura 3.25. Aorta "cavalgada" em uma tetralogia de Fallot (feto de 25 SA, estudo em modo renderizado).

Manual Prático de Ecocardiografia Fetal

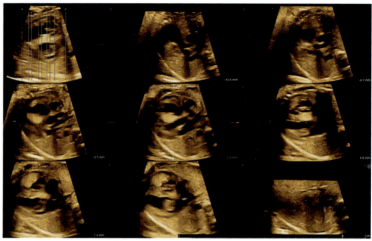

Figura 3.26. Realce de rabdomiomas em uma esclerose tuberosa de Bourneville (feto de 27 SA).

Conclusão

O uso do modo volumétrico apresenta para o ecografista inúmeras vantagens: os volumes podem ser decompostos em planos sucessivos e mobilizados e analisados em todos os planos do espaço. Podem ser armazenados, revistos ou avaliados à distância. Por fim, podem constituir uma modalidade de ensino incomparavelmente prática e didática [20].

Referências

Exame em modo TM

1. Simpson JM, Cook A. Repeatability of echocardiographic measurements in the human fetus. Ultrasound Obstet Gynecol 2002;20:332–9.

Exame em modo Doppler

2. Lesbre JP. Écho-Doppler cardiaque. Médicorama, numéro spécial, laboratoire Dausse; 1986.
3. Rizzo G, Arduini D, Romanini C. Doppler echocardiographic assessment of fetal cardiac function. Ultrasound Obstet Gynecol 1992;2:434–45.
4. Mari G, Uerpairoikit B, Copel JA. Abdominalvenous system in the normal fetus. Obstet Gynecol 1995;86:729–33.

Ecografia volumétrica e coração

5. Goncalves LF, Lee W, Espinoza J, Romero R. Examination of the fetal heart by four-dimensional (4D) ultrasound with spatio-temporal image correlation (STIC). Ultrasound Obstet Gynecol 2006;27:336–48.
6. Michailidis GD, Simpson JM, Karidas C, Economides DL. Detailedthree-dimensional fetal echocardiography facilited by an internet link. Ultrasound Obstet Gynecol 2001;18:325–8.
7. Vinals F, Poblete P, Giuliano A. Spatio-temporal image correlation (STIC): a new tool for the prenatal screening of congenital heart defects. Ultrasound Obstet Gynecol 2003;22:388–94.
8. De Vore GR, Falkensammer P, Slansky MS, Platt LD. Spatio-temporal image correlation (STIC): new technology for evaluation of the fetal heart. Ultrasound Obstet Gynecol 2003;22:380–7.
9. Paladini D, Vassallo M, Sglavo G, et al. The role of spatio-temporal image correlation (STIC) with tomographic ultrasound imaging (TUI) in the sequential analysis of congenital heart disease. Ultrasound Obstet Gynecol 2006;27:555–61.
10. Paladini D. Standardization of one-screen fetal heart orientation prior to storage of spatio-temporalimage correlation (STIC) volume datasets. Ultrasound Obstet Gynecol 2007;29:605-11.
11. Moeglin D. Systématisation de l'étude du cœur fœtal en échographie 4D. Médecine Fœtale et Échographie 2006;26-31.
12. Rizzo G, Capponi A, Vendola M, et al. Role of tomographic ultrasound imaging with spatiotemporal image correlation or identifying fetal ventricular septal defects. J Ultrasound Med 2008;1071–5.
13. Yagel S, Benachi A, Bonnet D, et al. Rendering in fetal cardiac scanning: the intra-cardiac septa and the coronal atrioventricular valve planes. Ultrasound Obstet Gynecol 2006;28:266–74.

Capítulo 3. Outras técnicas de exame ultrassonográfico

14. Chaoui R, Schneider MB, Kalache KD. Right aortic arch with vascular ring and aberrant subclavian artery: prenatal diagnosis assisted by three-dimensional power Doppler ultrasound. Ultrasound Obstet Gynecol 2003;22:661–3.

15. Vinals F, Heredia F, Giuliano A. The role of the three vessels and trachea view (3VT) in the diagnosis of congenital heart defects. Ultrasound Obstet Gynecol 2003;22:358–67.

16. Paladini D, Sglavo G, De Robertis V, et al. Spatial arrangement of the great arteries in TGA and other CHD with malposition of the great arteries – a fetal four-dimensional echocardiographic study. Ultrasound Obstet Gynecol 2006;28:398.

17. Messing B, Cohen MS, Valsky DV, et al. Fetal cardiac ventricle volumetry in the second half of gestation assessed by 4D ultrasound using STIC combined with inversion mode. Ultrasound Obstet Gynecol 2007;30:142–51.

18. Paladini D, Volpe P, Sglavo G, et al. Transposition of the great arteries in the fetus: assessment of the spatial relationships of the arterial trunks by four-dimensional echocardiography. Ultrasound Obstet Gynecol 2008;31:271–6.

19. Chaoui R. Fetal transposition of the great arteries assessed by STIC in combination with tomographic ultrasound imaging (TUI). Ultrasound Obstet Gynecol 2007;30:495.

20. Levaillant JM, Bault JP, Benoit B. Pratique de l'échographie volumique: échographie obstétricale. Montpellier: Sauramps; 2008.

Hemodinâmica normal e patológica

Capítulo **4**

4.1. Estudo da função ventricular

Diâmetros ventriculares

No feto, mais do que após o nascimento, a medida dos diâmetros (figura 4.1) ou dos grandes eixos dos ventrículos não permite avaliar a qualidade contrátil destes. Certamente, a dilatação cavitária é um dos processos de compensação implementada em caso de comprometimento da contratilidade, mas muitas outras causas podem dar conta desse fenômeno: sobrecarga de volume intrínseco (regurgitação valvar) ou extrínseco (fístula arteriovenosa) ou, sobretudo no feto, redistribuição dos débitos ligada a um obstáculo localizado no coração contralateral, acompanhado ou não de uma falha de desenvolvimento de uma ou de todas as suas estruturas.

Antes do nascimento, uma dilatação ventricular leva, em primeiro lugar, a investigar uma malformação do outro coração, depois uma malformação vascular extracardíaca e, por fim e somente, uma disfunção do ventrículo dilatado.

Estudo da função sistólica

Índices de contratilidade

De imediato, é preciso insistir no fato de que nenhum índice estuda apenas a contratilidade miocárdica. Todos são mais ou menos influenciados pelas condições de carga e deve-se levar em conta quando estas são anormais. Independentemente da qualidade con-

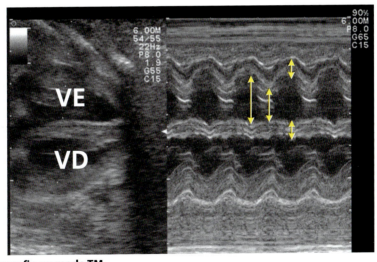

Figura 4.1. Ecografia em modo TM.
Medidas dos diâmetros diastólico e sistólico ventriculares esquerdos. A espessura das paredes é medida na diástole.

Manual Prático de Ecocardiografia Fetal

trátil intrínseca, esses índices serão falsamente melhorados em caso de insuficiência valvar severa, de anemia ou de hipovolemia. Serão falsamente alterados em caso de obstáculo a jusante (estenose valvar, constrição do canal arterial) ou de elevação das resistências sistêmicas.

Porcentagem de encurtamento das fibras

É avaliada na ecografia TM, tomando-se o cuidado de fazer as medidas em uma linha de cáliper perpendicular ao septo e passando pela extremidade das valvas atrioventriculares durante sua abertura (Capítulo 3.1).

O diâmetro telediastólico (DTD) é medido imediatamente antes do início do movimento de excursão do septo, o diâmetro telessistólico (DTS) é medido no ponto mais baixo desse movimento (Figura 4.1).

$$\%RF = \frac{DTD - DTS}{DTD}$$

Valores normais: 0,25 a 0,35.

Simples de medir, este índice é o mais comum. Conceitualmente, ele reflete, contudo, a contratilidade do ventrículo somente se a geometria deste ficar próxima da normal (elipsoide) e se sua cinética, normal ou patológica, permanecer homogênea.

Armadilha a ser evitada: a presença de falsos tendões intraventriculares (Capítulo 13) não devem ser confundidos com a borda do septo propriamente dita. A cinética amortecida dos falsos tendões com relação àquela do septo levaria a uma subestimação desse índice.

Fração de ejeção ventricular

Por definição, trata-se da porcentagem do volume telediastólico (VTD) ventricular ejetado a cada sístole. Essa porcentagem permanece sensivelmente estável ao longo da gestação.

$$FE = \frac{VTD - VTS}{VTD}$$

Valor normal teórico: 66%.

Na prática, a fração de ejeção (FE) é deduzida somente a partir da estimativa dos diâmetros ventriculares na ecografia TM. A informática do ecógrafo deduz volumes assimilando o ventrículo, seja em uma esfera ($VTD = DTD^3$), seja em uma elipse (fórmula de Teicholz), e mostra, diretamente, os resultados (volumes, volumes indexados à superfície corporal, fração de ejeção) com uma precisão totalmente informatizada que não deve fazer esquecer que tudo isso se baseia apenas em estimativas!

A estimativa da FE a partir das superfícies medidas na ecografia bidimensional é mais exata (ou menos falsa...). Contudo, as dificuldades em determinar os limites das cavidades ventriculares no feto tornam o método pouco confiável e pouco reprodutível, e nem todos os aparelhos de ecografia obstétrica estão equipados com o módulo de cálculo necessário.

Derivada de pressão DP/dt ventricular

Este índice seria um dos melhores reflexos da contratilidade miocárdica. Sua estimativa necessita, porém, de uma coleta das pressões intraventriculares e, portanto, não é, teoricamente, acessível na ecografia, salvo se existir insuficiência mitral ou tricúspide patológica (holossistólica e de alta velocidade). Neste caso, de fato, a inclinação da margem inicial do fluxo de regurgitação (registrada em Doppler contínuo com uma velocidade de decurso elevada, 100 mm/s no mínimo) reflete a velocidade das variações de pressão que se produzem no ventrículo durante sua fase de contração isovolumétrica.

A dP/dt normalmente é superior ou igual a 800 mmHg/s. Um valor inferior a 400 mmHg/s confirma uma falha de contratilidade revelada (Capítulo 4.4).

Estudo da função diastólica

A ecocardiografia fetal não permite analisar, de maneira específica e isolada, as propriedades de relaxamento e enchimento dos ventrículos.

A abordagem da função diastólica envolve, na prática, o estudo dos fluxos venosos sistêmicos e da morfologia da onda de enchimento ventricular atra-

Capítulo 4. Hemodinâmica normal e patológica

vés das valvas atrioventriculares (razão E/A). Ambos são influenciados da mesma forma, tanto pelas condições de carga (basicamente de pré-carga) quanto pelas propriedades intrínsecas do miocárdio.

Essas diferentes medidas são abordadas no capítulo dedicado ao exame Doppler (Capítulo 4.2).

Índice de *performance* miocárdica ou índice de Tei

É um índice composto que reflete a função sistólica e, em menor grau, a função diastólica dos ventrículos. Ele leva em conta as três fases ativas (e consumidoras de energia) da dinâmica ventricular:

1. fase de contração isovolumétrica (CI), compreendida entre o fechamento das valvas atrioventriculares (que ela provoca) e a abertura das valvas sigmoides aórticas ou pulmonares. Durante esse período, como seu nome indica, o ventrículo se contrai sobre si mesmo, a um volume constante, para aumentar sua pressão intracavitária até o nível de pressão predominante no vaso situado a montante (aorta ou tronco pulmonar). Teoricamente, quanto mais curto é esse período, melhor é a contratilidade miocárdica. Na verdade, concebe-se facilmente que a contratilidade constante, a duração da CI depende do intervalo existente entre as pressões diastólicas do ventrículo e aquela predominante no vaso de montante (figura 4.2);
2. fase de ejeção ventricular, compreendida entre a abertura e o fechamento das valvas sigmoides aórticas ou pulmonares;
3. fase de relaxamento isovolumétrico (RI) compreendida entre o fechamento das valvas sigmoides e a abertura das valvas atrioventriculares (marcando o início do enchimento). Da mesma forma que para a CI, a duração desta fase depende não apenas das propriedades intrínsecas de relaxamento miocárdico, mas também dos níveis de pressão de partida e chegada.

Esse índice pode ser medido facilmente na eco-Doppler por meio do registro, sucessivo ou simultâneo [1], do fluxo de enchimento atrioventricular e do fluxo de ejeção arterial (figura 4.3).

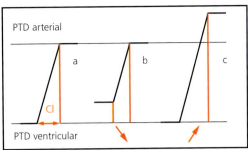

Figura 4.2. Influência das pressões inicial e final na duração da contração isovolumétrica (CI).
a. CI de referência. **b.** CI diminuída em razão de uma elevação da pressão telediastólica ventricular (p. ex., insuficiência mitral, fístula arteriovenosa). **c.** CI alongada por elevação da pressão arterial (p. ex., insuficiência placentária). NB: nesses exemplos, a contratilidade, isto é, a inclinação de variação de pressão (dP/dt), é idêntica.

No feto normal, os valores do índice de *performance* miocárdica (IPM) estão muito próximos daqueles observados após o nascimento e permanecem sensivelmente estáveis, independente da frequência cardíaca e da idade gestacional (0,35 a 19 SA e 0,37 a 39 SA) [2], isso por oposição em razão E/A e no período de relaxamento isovolumétrico que, por sua vez, tendem a aumentar no decorrer da gestação [3, 4].

> IPM ventricular esquerdo: $0,36 \pm 0,06$.
> IPM ventricular direito: $0,35 \pm 0,05$.

Este índice está em estreita correlação com a fração de ejeção determinada na ecografia 2D, mas se revela mais fácil de se obter com melhor reprodutibilidade inter e intraobservador [5].

> O IPM é o ressurgimento adaptado à ecografia de um antigo índice que caiu no esquecimento, como o método que permitia calculá-lo: o índice de Weissler medido na fonomecanocardiografia. Ao contrário desta, o IPM pode ser aplicado aos dois ventrículos, direito e esquerdo. Este índice foi, aliás, proposto, inicialmente, para estudar o ventrículo direito, que não se presta aos cálculos de % RF ou FE como descritos anteriormente em razão de sua geometria particular [6].

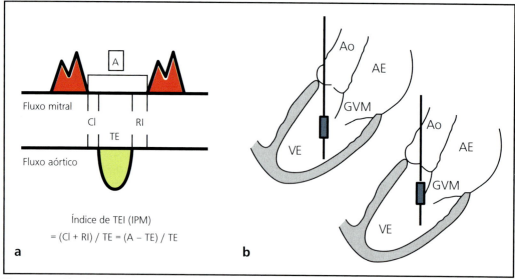

Figura 4.3. Métodos de determinação do índice de *performance* miocárdica.
O método clássico consiste em usar uma janela Doppler grande o suficiente para registrar o fluxo na câmara de ejeção (fluxo aórtico) e na câmara de enchimento (fluxo mitral) (**a**). Hernandez *et al.* [5] propõem posicionar a linha de insonação Doppler contra a grande valva mitral (GVM) (**b**), para registrar os ruídos de abertura e de fechamento da valva, breves e bem individualizados, mais que o fluxo, cujos limites são menos nítidos. Esse método modificado traria melhor reprodutibilidade intra e interobservador.
CI: contração isovolumétrica; RI: relaxamento isovolumétrico; TE: tempo de ejeção.

4.2. Avaliação da função cardíaca fetal por eco-Doppler

Fluxo Doppler: aspectos normais e patológicos

Veias sistêmicas (veia cava inferior e veias supra-hepáticas)

Local de exploração

A veia cava inferior é mais bem examinada em uma incidência sagital paralela à coluna vertebral. O ponto ideal de medida é na porção da veia compreendida entre as veias renais e o ducto venoso, portanto, tão distal quanto possível [7] (figura 4.4).

As veias supra-hepáticas direita e esquerda são exploradas em um plano axial que passa pelo fígado, com uma exploração lateral para explorar as veias direita e esquerda, ou anterior, para visualizar a veia hepática mediana (figura 4.5). Elas também podem ser exploradas em uma incidência abdominal sagital direita.

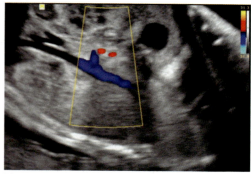

Figura 4.4. Local de exploração Doppler da veia cava inferior.

Aspecto normal

Registrada na porção da veia cava inferior (VCI) situada imediatamente a jusante do orifício do ducto venoso ou em uma veia supra-hepática, o fluxo apresenta três ondas principais (figuras 4.6 e 4.7):

- uma primeira onda anterógrada, a mais importante, contemporânea da sístole do ventrículo direito;
- uma segunda, de tamanho pequeno, igualmente anterógrada, que surge no início da diástole durante a fase de enchimento passivo;
- uma terceira, de sentido oposto, que traduz um fluxo retrógrado ligado à contração atrial (fase de enchimento ativo).

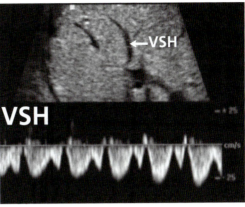

Figura 4.7. Aspecto normal do fluxo Doppler venoso em uma veia supra-hepática (VSH).

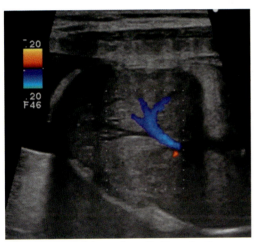

Figura 4.5. Local de exploração Doppler de uma veia supra-hepática.

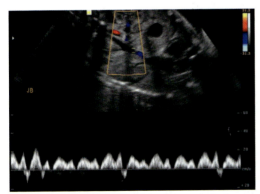

Figura 4.6. Fluxo Doppler da veia cava inferior. As variações da onda A correspondem aos movimentos respiratórios do feto.

É esta última onda que desperta o interesse no estudo do Doppler da VCI com a medida da porcentagem de fluxo inverso através de dois índices:

- razão da integral tempo-velocidade sob essa onda, sobre a integral tempo-velocidade sob as duas ondas anterógradas iniciais;
- razão do pico de velocidade durante a contração atrial sobre o pico de velocidade durante a sístole.

Esses índices refletem o gradiente de pressão existente entre átrio e ventrículo direitos em telediástole e, indiretamente, a complacência e a pressão telediastólica do ventrículo direito.

Na patologia

Aumento da pressão telediastólica intraventricular tende a fazer diminuir o gradiente entre as duas cavidades, e a contração atrial será responsável, no final da diástole, de um fluxo inverso mais marcado que de costume nas veias cavas superior e inferior e nas veias supra-hepáticas (figura 4.8).

Isso pode ser observado na presença de uma disfunção ventricular, mas também de qualquer obstáculo severo do coração direito, mesmo na ausência de insuficiência cardíaca. Assim, mesmo muito perturbada, a morfologia do fluxo venoso na cava não teria real valor prognóstico por si só durante o acompanhamento de uma cardiopatia isolada [8]. Em contrapartida, um fluxo inverso telediastólico marcado na veia cava inferior e contemporâneo de um fluxo diastólico nulo na artéria umbilical indicaria um prognóstico ruim a curto prazo [9].

Manual Prático de Ecocardiografia Fetal

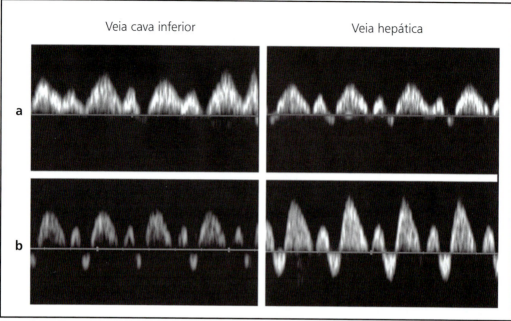

Figura 4.8. a. Fluxos normais na veia cava inferior e nas veias supra-hepáticas. **b.** Majoração importante da onda reversa durante a sístole atrial, cuja velocidade pode ultrapassar as velocidades sistólicas durante sofrimento fetal.
Segundo [12].

Veia umbilical

Local de exploração

A veia umbilical pode ser explorada na região do cordão livre ou em sua porção intra-abdominal.

Aspecto normal

A morfologia do fluxo venoso umbilical varia no decorrer da gestação.

A 7 SA, aparece nitidamente pulsátil, com aspecto semelhante com relação ao da veia cava inferior que, no mesmo período, apresenta uma onda inversa durante a contração atrial mais marcada que não ocorrerá posteriormente [10].

Essa pulsatilidade diminui progressivamente, desaparecendo por completo por volta das 13 SA, já que a interposição do ducto venoso tende a amortecer os efeitos das variações de volume e pressão intra-atriais.

Normalmente, a partir das 13 SA, o fluxo venoso umbilical é, portanto, um fluxo contínuo de baixa velocidade (16 a 25 cm/s segundo Acharya *et al.* [11]) em que não se pode individualizar ondas características (figura 4.9). Fraquíssimas ondulações e um aspecto sinusoide podem ser observados com relação às variações de frequência cardíaca ou aos movimentos respiratórios, que não devem ser confundidos com uma pulsatilidade patológica responsável por acidentes mais marcados [12].

Na patologia

Quando o fluxo se torna pulsátil (figura 4.10), o registro simultâneo dos fluxos arterial e venoso umbilical pode ajudar a compreender sua causa. Uma diminuição do fluxo venoso contemporâneo da sístole arterial sugere um obstáculo ao fluxo anterógrado, como pode ser observado na presença de insuficiência tricúspide. Uma diminuição desse mesmo fluxo durante a diástole sugere mais uma dificuldade no enchimento do ventrículo direito [13].

Um fluxo venoso umbilical pulsátil é um dos últimos sinais que aparecem durante a progressão de insuficiência cardíaca e constitui um elemento prognóstico muito negativo a curto prazo [9].

Capítulo 4. Hemodinâmica normal e patológica

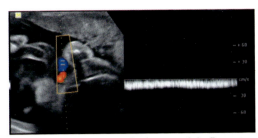

Figura 4.9. Aspecto contínuo normal do fluxo Doppler da veia umbilical a partir de 13 SA.

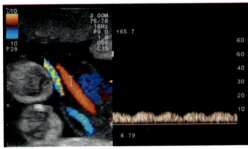

Figura 4.10. Fluxo Doppler da veia umbilical pulsátil e patológica.

A pulsatilidade aparece, primeiramente, no segmento intra-abdominal da veia umbilical para se propagar, em seguida, em sua porção intracordonal. O aparecimento de uma pulsatilidade venosa umbilical assinala uma propagação das ondas de reflexão ligadas à contração atrial através do conjunto do ducto venoso e segue, assim, as mudanças de fluxo observadas ao nível do próprio ducto [12].

Quando se instala uma hidropisia, a mortalidade é, em geral, de 50%, mostrando-se menor (20 a 40%) quando a hidropisia surge em um contexto de hiperdébito cardíaco (anemia, síndrome de transfusão feto-fetal, teratoma sacrococcígeo, conexão anormal da veia umbilical etc.), e maior (60 a 80%) quando está relacionada com uma insuficiência cardíaca de baixo débito (malformação cardíaca, problema do ritmo, hipertrofia miocárdica etc.). Em cada grupo, a mortalidade aumenta proporcionalmente ao aparecimento, daí a importância de uma pulsatilidade da veia umbilical. Assim, em um trabalho recente, a mortalidade, da ordem de 40% enquanto o fluxo permanecer não pulsátil, aumenta para 60% em caso de pulsatilidade única, 80% em caso de dupla pulsatilidade e se aproxima dos 100% quando a pulsatilidade é tripla [14] (figura 4.11).

Ducto venoso

Local de exploração

O ducto venoso (DV) é identificado no Doppler colorido em um corte abdominal transversal que passa pela veia umbilical ou em um corte sagital (figuras 4.12 e 4.13). Ele aparece como a estrutura vascular que apresenta o fluxo contínuo de maior velocidade com um aspecto de *aliasing* não observado na veia umbilical, nas veias supra-hepáticas ou na veia cava inferior [15].

No corte sagital, seu estudo em Doppler pulsado é feito posicionando-se a janela de amostragem em sua origem, próximo à veia umbilical, em sua zona de maior velocidade, respeitando as seguintes condições [16]:

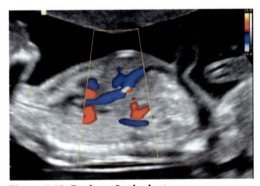

Figura 4.12. Exploração do ducto venoso em um plano longitudinal.

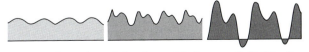

Figura 4.11. Veia umbilical pulsátil: os três estágios de gravidade segundo Hofstaetter e Gudmundsson [13].
À esquerda, pulsação única, contemporânea da contração atrial; no centro, dupla pulsatilidade, aparecendo no final da sístole e durante a contração atrial; *à direita*, tripla pulsatilidade com fluxo reverso.

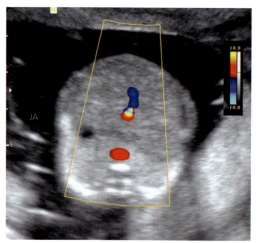

Figura 4.13. Exploração do ducto venoso em um plano axial.

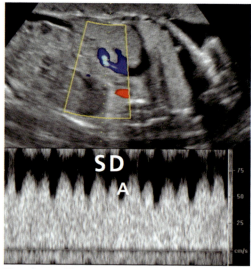

Figura 4.14. Fluxo Doppler normal do ducto venoso.

- feto imóvel;
- ampliação da imagem de modo que o tórax e o abdome ocupem toda a tela;
- caixa de Doppler colorido que abranja a veia umbilical, o DV e o coração;
- janela de amostragem de Doppler pulsado de tamanho pequeno (0,5 a 1 mm) para evitar que o fluxo não seja contaminado pelas estruturas vizinhas. Essa janela é posicionada na zona de *aliasing* máximo, logo acima do seio venoso umbilical;
- o ângulo de insonação deve ser inferior a 30°;
- o filtro deve ser regulado em frequências as mais baixas possíveis para não ocultar a onda A;
- a velocidade de propagação deve ser rápida (2-3 cm/s), para que as ondas apareçam propagadas, o que permite melhor estimativa da onda A.

Aspecto normal

Ao contrário da veia cava inferior ou das veias supra-hepáticas, que apresentam uma onda inversa durante a contração atrial, o fluxo no DV é anterógrado ao longo do ciclo cardíaco (figura 4.14). Ele reveste um aspecto trifásico com:

- um primeiro pico contemporâneo da sístole ventricular (onda S). É o mais rápido, pois é a fase em que o gradiente de pressão entre a veia umbilical e o átrio direito é maior;

- um segundo pico (onda D), contemporâneo da fase de enchimento rápido passivo em proto-diástole;
- um terceiro pico (onda A), correspondente à contração atrial no final da diástole. Esse pico é o menos veloz dos três, pois a pressão no átrio está elevada e o gradiente entre esta e o ducto é fraco.

O pico de velocidade do fluxo no ducto venoso (onda S) tende, discretamente, a aumentar durante a gravidez, passando de 65 cm/s às 18 SA, para 75 cm/s a termo [17].

Mais do que essa medida que pressupõe um alinhamento perfeito com o fluxo, o índice geralmente usado é a razão entre o pico de velocidade sistólica (onda S) e o pico de velocidade correspondente à contração atrial (onda A).

Como toda razão, esse índice é independente do ângulo de insonação. Ele tende a diminuir durante a gestação, passando de 0,57 a 15 SA para 0,42 a 26 SA [14], sendo que essa diminuição provavelmente está ligada à maturação da função diastólica dos ventrículos [18] (figura 4.15).

A análise permanece, na maioria das vezes, puramente qualitativa, especificando se a onda A é positiva, nula ou negativa, traduzindo, assim, a presença de um fluxo anterógrado normal, de uma ausência de fluxo (figura 4.16) ou de um fluxo retrógrado (figura 4.17) durante a contração atrial.

Capítulo 4. Hemodinâmica normal e patológica

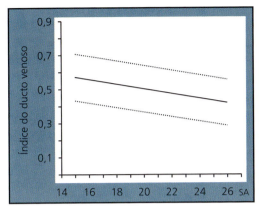

Figura 4.15. Índice do ducto venoso em função da idade gestacional.
Segundo [7].

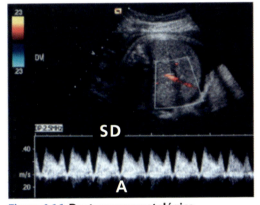

Figura 4.16. Ducto venoso patológico.
Anulação do fluxo em telediástole, durante a sístole atrial.

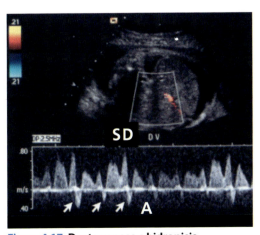

Figura 4.17. Ducto venoso e hidropisia.
Onda D aumentada e fluxo reverso telediastólico.

Uma contaminação do registro pelo fluxo da veia cava inferior ou de uma veia supra-hepática pode simular a existência de uma onda A inversa.

Na patologia

Este índice não é influenciado pelas patologias que acometem o átrio ou o ventrículo esquerdos, ainda que o fluxo que venha do ducto venoso passe, preferencialmente, através do forame oval [15].

Em compensação, ele é modificado com uma interrupção do fluxo no decorrer da sístole atrial, nas patologias do coração direito com aumento das pressões no átrio ou no ventrículo direito, seja por obstáculo ao enchimento (atresia tricúspide, malformação de Ebstein), seja por obstáculo à ejeção (estenose ou atresia pulmonar). Essas mudanças de fluxo do ducto venoso não são, necessariamente, reflexo de uma insuficiência cardíaca, mas apenas de uma hemodinâmica particular. Elas não são mais observadas se uma comunicação interventricular coexistir com o obstáculo e permite uma equalização de pressão com o ventrículo esquerdo [19]. Em uma curta série, foi observado, porém, que apenas 1/3 dos fetos portadores de uma malformação cardíaca acompanhada por um fluxo anormal no ducto venoso nasciam vivos, contra 83% quando esse fluxo permanecia normal, independentemente da presença ou não de uma anomalia cromossômica. O estudo do ducto venoso nas malformações tem, portanto, um valor prognóstico certo no decorrer do 2º trimestre da gestação [20].

Uma interrupção do fluxo durante a contração atrial (fluxo diastólico ausente) também é observada em caso de insuficiência placentária severa acompanhada de hipertensão arterial e isquemia miocárdica, responsável por um problema do relaxamento ventricular e por aumento da pré-carga [15]. Paralelamente, ela explica que, a montante, o fluxo venoso umbilical adquire aspecto pulsátil, ao passo que o fluxo arterial umbilical tende, por sua vez, a se anular em telediástole.

Estudo do fluxo do ducto venoso no 1º trimestre [16]

Aspecto normal

Em geral, o fluxo é permanentemente anterógrado, mesmo que uma onda A ausente ou inversa possa ser observada, de maneira ocasional, em fetos normais, especialmente entre negros. Existe uma relação inversa entre o comprimento craniocaudal do feto e a presença de uma onda A inversa, provavelmente em decorrência de melhora do esvaziamento atrial durante o crescimento graças a melhor enchimento ventricular e a uma queda progressiva das resistências placentárias.

Na patologia

Existe uma relação entre o fluxo do DV e a medida da translucência nucal, ambos provavelmente ligados a uma malformação ou, pelo menos, a uma disfunção cardíaca. Da mesma forma, existe uma relação entre o fluxo do DV e as dosagens séricas maternas de PAPP-A (*pregnancy-associated plasma protein-A*), cujas taxas reduzidas refletem uma disfunção placentária precoce, responsável por aumento das resistências placentárias e por aumento da pós-carga ventricular.

Anomalias cromossômicas

Um perfil anormal do fluxo do DV frequentemente é observado em caso de anomalia cromossômica (tabela 4.1; figura 4.18). É um fator preditivo independente, e sua consideração junto aos marcadores do 1º trimestre melhora a sensibilidade e, ao mesmo tempo, a especificidade do rastreamento.

Malformações cardíacas

Um feto euploide que apresenta uma translucência nucal aumentada possui risco de malformação cardíaca maior multiplicada por três se a onda A do DV for ausente ou retrógrada, ao passo que esse risco é dividido por dois se o fluxo do DV for normal. Em um contexto de rastreamento na população geral, 1/4 dos fetos portadores de malformação cardíaca apresentaria uma onda A retrógrada, proporção que cai a 15%

Tabela 4.1. Frequência de um fluxo anormal no ducto venoso em diversas anomalias cromossômicas (segundo [16])

Anomalia cromossômica	Fluxo de DV patológico
Trissomia 21	69%
Trissomia 18	71%
Trissomia 13	65%
Síndrome de Turner	76%
Ausente	4%

para os fetos que apresentam apenas essa anomalia (translucência nucal normal), aproximando-se dos 4% de fetos normais que apresentam, porém, uma onda A retrógrada.

Não há especificidade quanto à anomalia cardíaca em questão, a não ser uma onda A retrógrada com translucência nucal normal que deve levar à investigação, mais particularmente, de uma malformação do coração direito. Uma onda A retrógrada no 1º trimestre não prediz, necessariamente, um defeito cardíaco no 2º ou 3º trimestre. Uma alteração moderada da função diastólica basta para fazê-la aparecer, em virtude das condições hemodinâmicas próprias ao 1º trimestre (resistências placentárias ainda elevadas, complacência ventricular baixa) que tendem a melhorar em seguida.

Gestações de gêmeos monocoriônicos diamnióticos

O valor preditivo de anomalia cromossômica ou de malformação cardíaca permanece semelhante àquele

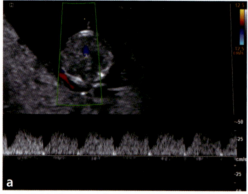
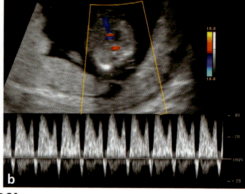

Figura 4.18. Fluxo no ducto venoso em um feto de 12 SA.
a. Fluxo normal. **b.** Fluxo reverso na diástole, patológico.

observado nas gestações únicas. De maneira mais específica a este tipo de gestação, a presença de uma onda A retrógrada, mesmo em um único feto, poderia ser indicativa de uma futura síndrome de transfusão feto-fetal (STFF). No geral, neste contexto, o risco de STFF é de 15%. Ele dobra (30%) em caso de fluxo patológico no DV e diminui em 10% quando esse fluxo é normal entre os dois gêmeos.

> **Cuidado!**
> Em razão dos potenciais riscos do uso do Doppler colorido e pulsado nesse termo, parece preferível reservar o estudo do fluxo do DV apenas aos fetos que apresentam translucência nucal aumentada ou risco superior a 1/1.000 após rastreamento clássico. A sensibilidade (até 96%) e a especificidade (3% de falsos-positivos apenas) não seriam afetados [16].

Veias pulmonares

Na espécie humana, o débito pulmonar está longe de ser desprezível, uma vez que constitui 20% do débito combinado, e até 25% no final da gestação. Ele representa, assim, 50% do débito no ventrículo esquerdo [21].

Local de exploração

Os fluxos nas veias pulmonares são pesquisados na incidência das 4 câmaras cuidando para reduzir a escala de velocidade do Doppler colorido, a fim de codificar fluxos de baixa velocidade. Em geral, evidenciam-se com facilidade as veias pulmonares superiores direita e esquerda, mas o fluxo será corretamente registrado, principalmente na veia direita.

Aspecto normal

Assim como após o nascimento, o fluxo adquire um aspecto bifásico anterógrado com a primeira onda contemporânea da sístole ventricular (onda S) e a segunda onda seguindo o enchimento ventricular passivo e antecedendo a contração atrial (onda D) (figura 4.19). Um fluxo inverso durante a contração atrial é possível, presente em 18% dos casos para Paladini et al. [22], representando menos de 10% da integral tempo-velocidade (ITV) do fluxo anterógrado.

Com uma média de 22 cm/s, os picos de velocidade S e D aumentam com a idade gestacional, permanecendo a razão S/D constante [23] (figura 4.20). Eles são mais baixos que aquele que é descrito no pós-natal (40 a 50 cm/s), provavelmente em razão de um fenômeno de sucção menos ativa durante a sísto-

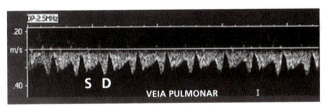

Figura 4.19. Aspecto normal do fluxo Doppler em uma veia pulmonar.

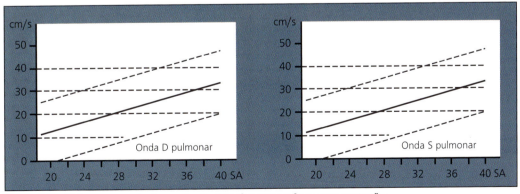

Figura 4.20. Valores normais das ondas S e D pulmonares durante a gestação.
Segundo [22].

le ventricular, de um menor gradiente entre as veias pulmonares e o átrio esquerdo (ligada a um débito pulmonar fetal menor) e, por fim, da interferência predominante do forame oval sobre o enchimento atrial esquerdo.

O índice de pulsatilidade tende a diminuir durante a gestação. Isso representa a melhora da complacência atrial e ventricular [23].

Na patologia

A morfologia ou a velocidade do fluxo nas veias pulmonares variam em função do ponto de destino destas, bem como das condições de carga a jusante, no átrio esquerdo.

É assim que este fluxo é alterado:
- na presença de um retorno venoso pulmonar anômalo total, em que as veias pulmonares perdem seu aspecto pulsado em prol de um perfil contínuo (Capítulo 6.12.2);
- em caso de obstáculo mitral com um forame oval restritivo em que se observam uma onda A retrógrada e um aumento do índice de pulsatilidade;
- nos obstáculos esquerdos situados para além da valva mitral, em que o índice de pulsatilidade é inconstantemente aumentado [24].

Fluxo Doppler das valvas atrioventriculares

Local de exploração

Os fluxos de enchimento que surgem durante a diástole na região da valva tricúspide e da valva mistral são registrados em uma incidência das 4 câmaras tão vertical quanto possível, esteja a ponta orientada para cima ou para baixo (figura 4.21).

Eles apresentam duas ondas anterógradas características: a onda E, que traduz o esvaziamento passivo do átrio no início da diástole; e a onda A, que corresponde à contração atrial no final da diástole (figuras 4.22 e 4.23).

Aspecto normal

Os picos de velocidade E e A são mais elevados no ventrículo direito do que no ventrículo esquerdo (figura 4.24). É a tradução de uma preponderância da circulação direita visível desde o 1º trimestre. Este fenômeno tende a se inverter no final da gestação.

Durante a gravidez, a onda E tende a se acelerar, ao passo que a onda A permanece sensivelmente inalterada, da qual decorre aumento progressivo da razão E/A (figura 4.25).

Ao contrário do que é observado após o nascimento, a razão E/A geralmente é inferior a 1 no feto, representando o papel preponderante da contração atrial no enchimento ventricular. Essa razão E/A é um reflexo da complacência e, ao mesmo tempo, das condições de pré-carga do ventrículo subjacente, o que, às vezes, dificulta a interpretação de suas mudanças [25].

Na patologia

Uma falha de complacência miocárdica sendo a regra no feto e na medida em que sua melhora brutal seria

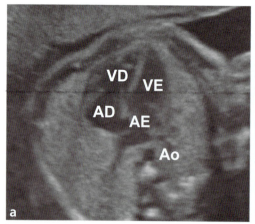
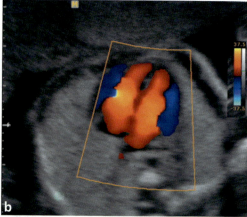

Figura 4.21. **Incidência de exploração dos fluxos atrioventriculares.**
a. Na ecografia 2D. **b.** Em Doppler colorido.

Capítulo 4. Hemodinâmica normal e patológica

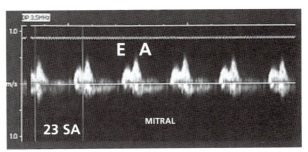

Figura 4.22. Fluxo Doppler mitral normal.

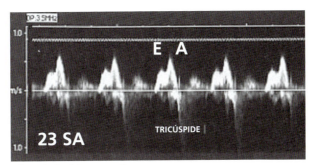

Figura 4.23. Fluxo Doppler tricúspide normal.

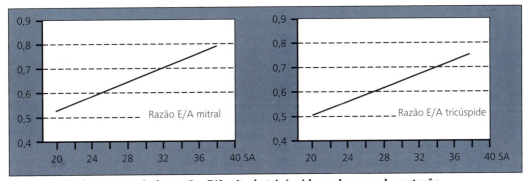

Figura 4.24. Valores normais das razões E/A mitral e tricúspide no decorrer da gestação.

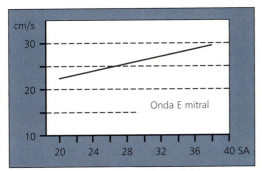

Figura 4.25. Variações da onda E mitral no decorrer da gestação.

pelo menos inesperada, as mudanças da razão E/A representarão, essencialmente, as variações de pré-carga e, em particular, da pressão predominante no átrio. Assim, seja no nível da valva tricúspide ou da valva mitral (mas com interferências ligadas ao forame oval para esta última), um aumento da onda E e, *preponderantemente*, uma inversão da razão E/A representam importante aumento das pressões de enchimento direitas que podem estar originando uma hidropisia.

A influência da complacência é bem ilustrada pelas diferenças dos fluxos atrioventriculares observados no feto, posteriormente ao nascimento e, por fim, na velhice.

O coração fetal é pouco complacente, e a razão E/A é claramente inferior a 1, representando a importância predominante da contração atrial no enchimento dos ventrículos. Essa razão aumenta durante a gestação, reflexo de uma melhora progressiva da complacência ventricular. Depois do nascimento ela se inverte, sendo garantido 80-90% do enchimento ventricular de forma passiva no início da diástole, e pelo simples fato de o gradiente de pressão ser predominante entre átrio e ventrículo (ajudado por um fenômeno de sucção intraventricular no momento de seu relaxamento). Com a idade e a fibrose, o miocárdio perde, aos poucos, sua complacência, e a razão E/A tende, novamente, a se inverter. Em todo caso, o miocárdio fetal e o miocárdio senil compartilham uma mesma falha de compla-

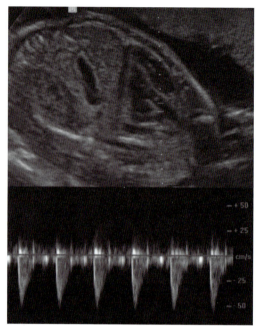

Figura 4.26. Fluxo Doppler na aorta ascendente.

Vias de ejeção ventricular

Local de exploração

O fluxo aórtico geralmente é registrado na incidência das 5 câmaras, e o do tronco pulmonar na incidência do eixo curto.

Esses fluxos de ejeção normalmente são monofásicos (figura 4.26). Em seu nível, mede-se, basicamente, o pico de velocidade e, mais raramente, pelo menos no feto, a velocidade média ou o intervalo de aparecimento do pico de velocidade.

O pico de velocidade é influenciado pela póscarga, contratilidade do miocárdio subjacente e, principalmente, pela superfície valvar e pelo débito cardíaco.

Fisiologia

Esses picos de velocidade aumentam progressivamente no decorrer da gestação, sendo a velocidade um pouco menos elevada ao nível das valvas pulmonares do que das valvas aórticas, o que sugere a existência de pressões um pouco maiores no tronco pulmonar do que na aorta.

A partir de 20 SA, o débito do coração direito é mais alto do que o do coração esquerdo em uma razão a 1,3, mais ou menos constante, independente do termo.

Essa razão é menos elevada que no animal (1,8), provavelmente em virtude de um débito mais importante dedicado ao cérebro na espécie humana.

Na patologia

Observa-se:

- mudança da morfologia, o fluxo se torna bifásico, com uma segunda onda diastólica de sentido oposto em caso de regurgitação valvar;
- aceleração do fluxo se existir estenose valvar ou hiperdébito, e sua diminuição em caso de baixo débito cardíaco. Em caso de alteração miocárdica secundária a estenose severa, podem-se observar velocidades falsamente normais, sendo que a aceleração ligada à estenose valvar é limitada pela coexistência de uma redução do débito (Capítulo 6.7.4).

Canal arterial

Local de exploração

O canal arterial é o lugar de passagem da maioria do sangue destinado à parte inferior do corpo e à placenta. Seu fluxo é estudado em Doppler pulsado na incidência eixo curto, incluindo esta estrutura.

Aspecto normal

É onde se localiza um fluxo anterógrado contínuo de dois componentes: um sistólico, ligado à contração ventricular direita; o outro, diastólico, mais lento e contínuo, sob a dependência de baixo nível das resistências periféricas e placentárias (figura 4.27). O canal arterial é sensível às prostaglandinas a partir de 26-27 SA.

Em seu nível mede-se, basicamente, o pico de velocidade na sístole ou, como para os vasos periféricos, o índice de pulsatilidade:

- índice de pulsatilidade = (pico de velocidade sistólica – velocidade no final da diástole)/ITV (integral tempo-velocidade);
- o pico de velocidade do canal arterial é o mais elevado de toda a circulação fetal. Da ordem de 50 cm/s a 15 SA, aumenta a 130-160 cm/s no final da gestação [26];
- o índice de pulsatilidade é relativamente alto no canal arterial e rudimentarmente constante ao longo da gravidez: 2,5 ± 0,5.

Na patologia

Uma constrição do canal arterial (sob efeito de tratamento por indometacina, por exemplo) é responsável por uma aceleração das velocidades, tanto sistólicas quanto diastólicas, mais marcada para esta última. Disso resulta uma queda do índice de pulsatilidade que se torna inferior a 1,9, quando a constrição é moderada e pode cair a 1 quando for severa, acompanhada de insuficiência tricúspide.

Em caso de malformação do coração direito, o sentido do fluxo pode-se inverter quando houver um obstáculo severo na região das valvas e/ou do tronco pulmonar, permitindo alimentação retrógrada das artérias pulmonares a partir da aorta.

Aumento das velocidades diastólicas e, portanto, uma diminuição do índice da pulsatilidade também podem ser observados na presença de um teratoma sacrococcígeo ou de uma fístula arteriovenosa subdiafragmática, por meio de uma diminuição complementar das resistências sistêmicas [27].

Istmo aórtico [28]

O istmo aórtico é a curta porção da aorta, situada entre o início da subclávia esquerda e o destino do canal arterial na aorta (figura 4.28). Conforme argumentado anteriormente, é lógico considerar que é ele, e não o canal

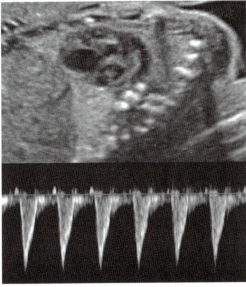

Figura 4.27. Fluxo Doppler no canal arterial (22 SA).

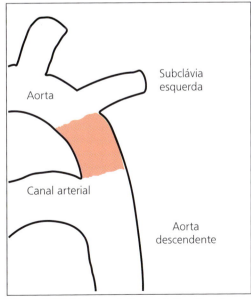

Figura 4.28. O istmo aórtico está situado entre a subclávia esquerda e a inserção do canal arterial.

arterial, como comumente admitido, que constitui o único *shunt* fetal real presente na saída do coração.

Em seu nível, o sentido do fluxo resulta dos efeitos de quatro fatores principais que tendem a se opor:

- na sístole, são a importância relativa dos fluxos aórtico e pulmonar de um lado, o nível relativo das resistências cerebrais e subdiafragmáticas, principalmente placentárias, de outro;
- na diástole, somente desempenham um papel as resistências supra e subdiafragmáticas.

Aspecto normal

No coração normal, ainda que o débito seja menor no arco do que no canal arterial, a existência de resistências placentárias mais baixas que aquelas que predominam nos vasos cerebrais explica o sentido exclusivamente anterógrado do fluxo, da aorta ascendente para a aorta descendente, tanto na sístole quanto na diástole (figura 4.29).

Durante o 3º trimestre, a preponderância do débito direito junto com a queda das resistências cerebrais, com as resistências placentárias inalteradas, explica a diminuição progressiva do débito anterógrado no istmo, bem como as mudanças morfológicas do fluxo ístmico.

Assim, entre 25 e 30 SA aparece uma pequena incisura telessistólica que se acentua progressivamente para se tornar francamente retrógrada a termo (figura 4.30). Paralelamente, as velocidades sistólica e diastólica tendem a diminuir no istmo, tornando-se nitidamente mais baixas que as do canal arterial no final da gravidez (figura 4.31).

Na patologia

A análise do fluxo no istmo aórtico pode-se revelar preciosa em diversas circunstâncias patológicas em que estejam alterados ou os débitos, ou as resistências periféricas.

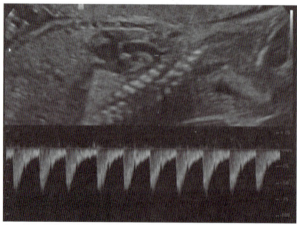

Figura 4.29. Fluxo ístmico normal a 22 SA.

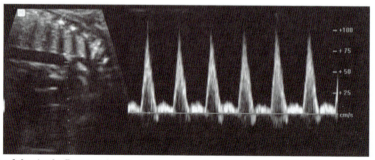

Figura 4.30. Morfologia do fluxo no istmo aórtico durante o 3º trimestre (37 SA).

Capítulo 4. Hemodinâmica normal e patológica

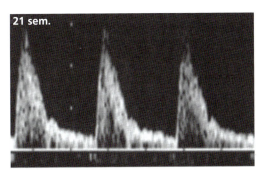
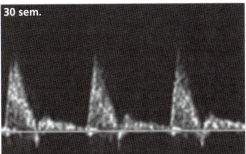
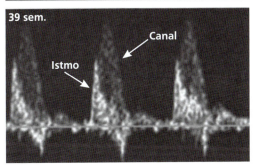

Figura 4.31. Evolução da morfologia do fluxo ístmico durante a gestação com o aparecimento de um fluxo reverso telessistólico e diminuição do pico de velocidade sistólica, que se torna inferior ao do canal arterial no final da gestação.
Segundo Fouron JC. Flux dans l'isthme aortique fœtal. Nouveau concept physiologique aux potentiels cliniques inexploités. Médecine/Sciences 2007;23:950-6.

Tabela 4.2. Condições em que um fluxo diastólico retrógrado pode ser registrado no istmo aórtico

Fisiológico		Feto no final da gestação
Patológico	Diminuição do débito do coração esquerdo	Obstáculo valvar
		Hipoplasia ventricular
		Forame oval restritivo
	Redução das resistências vasculares cerebrais	Anemia
		RCIU (*brain sparing*)
		Fístula arteriovenosa cerebral

nua suficiente para garantir a perfusão da região supradiafragmática e, em parte, da região subdiafragmática. Esse ventrículo, provavelmente, estará apto a garantir carga total do débito sistêmico após o nascimento.

Em contrapartida, a presença de um fluxo sistólico retrógrado no istmo traduz uma redução severa do débito no coração esquerdo; há bons motivos para se preocupar que o débito esquerdo seja insuficiente no pós-natal e que a sobrevida da criança dependa da persistência de um *shunt* direito-esquerdo pelo canal arterial [28].

É assim que o estudo do fluxo Doppler no istmo aórtico pode-se revelar útil em caso de obstrução valvar esquerda ou direita que muda os débitos, de fístulas arteriovenosas, cerebrais ou subdiafragmáticas que modificam os débitos e, ao mesmo tempo, as resistências, ou, enfim, durante anomalias predominantes de resistências como na restrição de crescimento intrauterino. A contribuição do estudo do fluxo no istmo será abordada nos capítulos correspondentes.

O índice de fluxo no istmo (IFI) proposto por Ruskamp *et al.* [29] reflete a importância e, ao mesmo tempo, o sentido do fluxo no istmo. Ele é calculado como a razão da soma das integrais dos componentes sistólico e diastólico do fluxo dividido pela integral apenas do componente sistólico.

A título de exemplo, em caso de disfunção ventricular esquerda, a queda do débito no coração esquerdo é acompanhada de diminuição do fluxo sistólico anterógrado normalmente observado no istmo. Esse baixo débito esquerdo é compensado no feto por aumento do débito direito que, por sua vez, acentua a influência retrógrada do fluxo que chega pelo canal (tabela 4.2). Se o fluxo ístmico, ainda que reduzido, permanecer anterógrado, pode-se concluir daí que o volume de ejeção ventricular esquerdo conti-

Índice de fluxo no istmo aórtico

IFI = (S + D)/S

Esse índice varia pouco no decorrer da gestação, passando de 1,33 ± 0,03 a 18 SA para 1,23+/- 0,16 a 39 SA.

Os autores descrevem três variantes possíveis:

- *tipo 1 – IFI > 1*: o fluxo é anterógrado durante todo o ciclo. O índice será muito mais elevado se o fluxo diastólico anterógrado for significativo;
- *tipo 2 – 0 < IFI < 1*: existe um fluxo retrógrado na diástole, mas o fluxo anterógrado sistólico permanece predominante. O índice fica muito mais perto de 0 se o fluxo retrógrado for significativo. Um índice em 0 significa que os fluxos anterógrado e retrógrado se equilibram e que o fluxo resultante pelo istmo é nulo;
- *tipo 3 – IFI < 0*: sob o efeito de um fluxo retrógrado diastólico predominante, o fluxo resultante no istmo é retrógrado.

Um feto normal apresenta um tipo 1 e, ocasionalmente, um tipo 2 no final da gestação.

Artérias pulmonares

Não se costuma estudar o fluxo Doppler nas artérias pulmonares proximais direita e esquerda. Tal estudo seria, no entanto, possível em 85-95% dos casos durante a segunda metade da gravidez [30, 31].

Aspecto normal

Os fluxos das artérias pulmonares são basicamente monofásicos, marcado por uma aceleração rápida durante a sístole, seguida de uma desaceleração inicialmente também rápida, de um *notch* telediastólico, em seguida de um fluxo diastólico anterógrado mais lento [31] (figura 4.32). O pico de velocidade sistólica, bem como o índice de pulsatilidade permanecem constantes ao longo da gestação e parecem independentes do RCF [30]. Enquanto o pico de velocidade diastólica tende a aumentar, a razão pico sistólico/pico diastólico tende a diminuir (figura 4.33). Estes dois últimos índices poderiam refletir as alterações das resistências vasculares pulmonares no decorrer da gravidez [30].

Na patologia

Em caso de restrição do crescimento intrauterino, o fluxo diastólico diminui, podendo até mesmo se tornar nulo em telediástole. Disso resulta o aumento do índice de pulsatilidade, traduzindo uma vasoconstrição arterial pulmonar que estaria relacionada com importância da acidose e da hipóxia fetal [31].

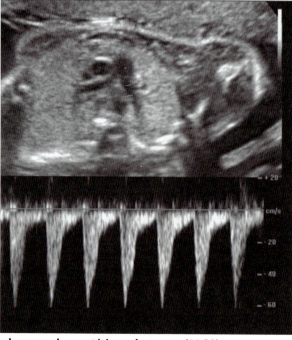

Figura 4.32. Fluxo Doppler normal nas artérias pulmonares (22 SA).

Capítulo 4. Hemodinâmica normal e patológica

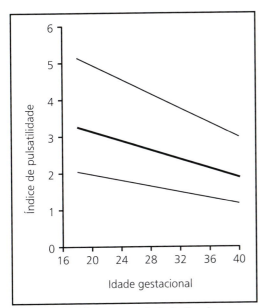

Figura 4.33. Valores normais do índice de pulsatilidade nas artérias pulmonares.
Segundo [29].

Aspecto normal

O fluxo diastólico permanece ausente nas artérias umbilicais até as 10 SA, depois aparece progressivamente entre 10 e 15 SA [32], e a importância de seu estudo é demonstrada a partir das 18-20 SA [33].

Em seguida, assim como as artérias uterinas (ver adiante), as velocidades diastólicas tendem a aumentar mais que as velocidades sistólicas, daí uma diminuição progressiva do índice de pulsatilidade (figuras 4.34 e 4.35; tabela 4.3) [34].

O índice de resistência e o índice de pulsatilidade são preferencialmente usados, sendo que o índice de pulsatilidade conserva uma superioridade em caso de fluxo diastólico ausente ou reverso.

Deve-se observar que as velocidades diastólicas e o índice de pulsatilidade são mais elevados na porção fetal (porção cordonal ou intra-abdominal da artéria) do que na sua inserção placentária [35]. Na prática, o registro é feito, portanto, preferencialmente ao nível da inserção placentária, a fim de avaliar de maneira ideal as resistências placentárias, sem ser influenciado pelo comprimento do cordão.

O aspecto fisiológico do fluxo é caracterizado por fluxo sistólico amplo, seguido de fluxo diastólico de descréscimo progressivo, com um fluxo telediastólico residual devendo alcançar cerca de 30 a 40% do fluxo sistólico.

Nas gestações de gêmeos monocoriônicos em que podem ser observadas conexões entre as circulações de dois gêmeos que compartilham a mesma pla-

Artérias umbilicais

A placenta é a estrutura que apresenta as resistências vasculares mais baixas do organismo. O fluxo registrado nas artérias umbilicais reflete, basicamente, o nível das resistências na árvore vilosa fetal. Ele está conectado tanto à superfície quanto às características das paredes desses vasos.

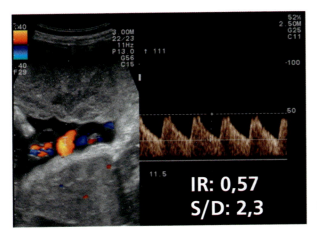

Figura 4.34. Artéria umbilical.
Fluxo Doppler normal.

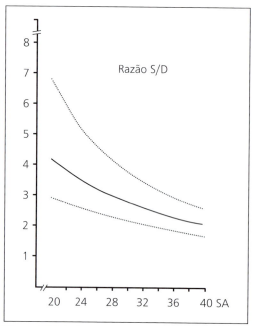

Figura 4.35. Valores normais da razão S/D na artéria umbilical.
Segundo [32].

centa, a morfologia do fluxo arterial umbilical de um feto é influenciada pela contrapressão exercida pelas anastomoses arteriais do outro gêmeo.

Na patologia

Este índice de resistência aumenta em caso de falha de desenvolvimento das artérias vilosas, de atrofia vilosa ou trombose.

Tabela 4.3. Valores médios do índice de pulsatilidade da artéria umbilical medida na inserção fetal do cordão, durante a evolução gestacional (conforme [35])

SA	50º percentil	90º percentil	95º percentil
18	1,5	1,9	2,1
22	1,3	1,7	1,8
26	1,2	1,5	1,6
30	1,1	1,4	1,5
32	1	1,3	1,4
36	0,9	1,25	1,4
40	0,85	1,2	1,3

O fluxo tende a diminuir em telediástole quando as anomalias vilositárias atingem pelo menos 30% da placenta, e observa-se fluxo diastólico ausente ou fluxo reverso na diástole (figura 4.36) quando a anomalia alcança mais de 60-70% da placenta [7].

Armadilhas

Um falso-positivo (índice diastólico ausente) pode ser:

- provocado por uma síndrome cava na mãe, sendo que a diminuição das velocidades diastólicas umbilicais precedem a da frequência cardíaca;
- simulado por uma má regulagem do filtro redutor de ruído da aparelhagem. Este filtro suprime os sinais de baixa velocidade e pode, portanto, eliminar os sinais no final da diástole. É preciso regular esse filtro ao mínimo, até mesmo eliminá-lo;
- falsamente criado por uma bradicardia fetal excessiva. É assim que o fluxo da artéria umbilical não pode mais ser analisado em caso de bloqueio atrioventricular. Em contrapartida, uma taquicardia aumenta o fluxo diastólico.

Artérias uterinas

A morfologia do fluxo nas artérias uterinas reflete as resistências do compartimento materno placentário, principalmente das artérias espiraladas e arqueadas.

Local de exploração

O registro deve ser feito seja logo acima, seja logo abaixo do nível do falso cruzamento da artéria uterina com artéria ilíaca externa.

Aspecto normal

Durante o 1º trimestre, essas artérias apresentam um índice de pulsatilidade elevado, com um *notch* (incisura) que surge durante a protodiástole e traduz um fenômeno de resistência vascular.

Em seguida, o índice tende a diminuir e essas artérias não apresentam mais *notch* se o desenvolvimento placentário for normal (figura 4.37).

Capítulo 4. Hemodinâmica normal e patológica

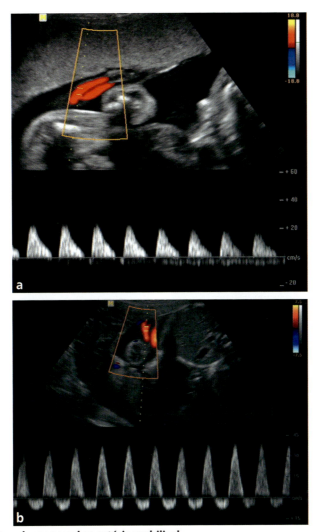

Figura 4.36. Fluxo Doppler anormal na artéria umbilical.
a. Fluxo diastólico ausente. **b.** Fluxo reverso diastólico.

Na patologia

A interpretação deve-se basear no estudo da artéria uterina menos patológica das duas, sempre levando em conta o contexto clínico e os antecedentes obstétricos. A presença bilateral de um *notch* ou um índice de pulsatilidade elevado, a partir de 19/21 SA, traduz um atraso ou uma anomalia da evolução das artérias placentárias, e permite individualizar uma população com risco aumentado de hipertensão materna ou de insuficiência placentária expondo a risco de restrição do crescimento intrauterino com valor preditivo positivo de 27 a 38% [27] (figura 4.38).

Armadilhas

O índice de pulsatilidade pode ser alterado:

- pela existência de uma síndrome cava na mãe. O fluxo deve ser reanalisado depois de ter colocado a paciente em decúbito lateral esquerdo;

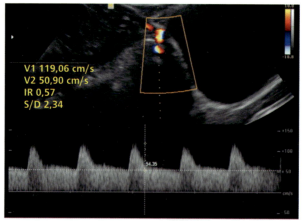

Figura 4.37. Fluxo Doppler normal das artérias uterinas.

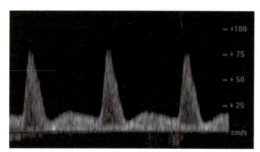

Figura 4.38. Fluxo Doppler uterino patológico com índice de resistência elevado e *notch* (*incisura protodiastólica*).

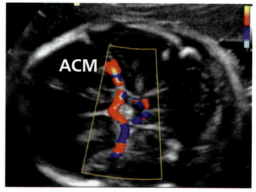

Figura 4.39. Polígono de Willis.
ACM: artéria cerebral média.

- pelas contrações uterinas, mesmo pouco importantes e não sentidas pela mãe. Elas provocam diminuição do fluxo diastólico máximo no ápice da contração;
- por uma pressão excessiva exercida com a sonda sobre a parede.

Artéria cerebral média

Local de exploração

A artéria cerebral média (ACM) é um dos ramos principais do polígono de Willis (figura 4.39) e pode ser visualizada através da janela acústica parietotemporal sobre um corte axial baixo do cérebro, no nível do tronco cerebral, mais na porção proximal da artéria. A linha de insonação Doppler geralmente é bem alinhada na direção do fluxo, o que autoriza uma medida de seu pico de velocidade como de seu índice de resistência. O ângulo da linha de insonação deve estar o mais próximo possível de 0 e sempre inferior a 30°.

Fisiologia

As resistências são relativamente altas nesta artéria, dando conta de velocidades diastólicas baixas sobre o fluxo Doppler [13] (figuras 4.40 e 4.41).

Na patologia

O aumento das velocidades diastólicas e a diminuição do índice de resistência traduzem uma vasodilatação cerebral. Esses índices Doppler podem ser interpretados isoladamente ou em comparação com aqueles observados na artéria umbilical. De fato, esta última normalmente apresenta resistências nitidamente mais baixas.

Capítulo 4. Hemodinâmica normal e patológica

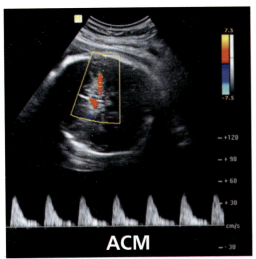

Figura 4.40. Fluxo Doppler normal na artéria cerebral média.

A constatação no nível da artéria cerebral de um pico de velocidade mais elevado e de um índice de pulsatilidade mais baixo que aqueles da artéria umbilical é, portanto, um meio simples de afirmar a presença de uma vasodilatação cerebral anormal [36] (figura 4.42).

Essa vasodilatação corresponde a um mecanismo de proteção cerebral *(brain sparing)*, que entra em ação em caso de hipóxia fetal, como pode ser observado durante uma restrição de crescimento ou de uma anemia. Entretanto, deve-se observar que as mesmas mudanças ocorrem em caso de hipertensão fetal. Da mesma forma, como o principal fator que regula o pico de velocidade sistólica da ACM é a $paCO_2$ fetal, essa velocidade pode ser aumentada em caso de disfunção placentária [7].

Artefatos

Existem variações dos índices em função de diferentes parâmetros, que podem influenciar a interpretação das medidas.

A compressão da cabeça fetal pela sonda, um oligoidrâmnio ou contrações uterinas aumenta a pressão intracraniana e, portanto, o índice de pulsatilidade no ACM.

Da mesma forma, o ângulo de exposição faz os índices variarem, e várias medidas sucessivas são necessárias a fim de se obter um resultado ideal.

Se a ACM proximal for inacessível, a realização de uma medida da artéria controlateral é aceita, pois não é significativamente diferente.

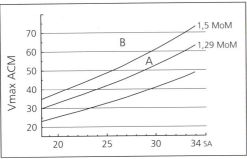

Figura 4.41. Fluxo Doppler normal na artéria cerebral média (normograma de Mari [36]).

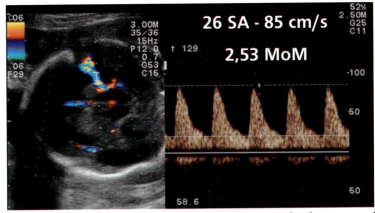

Figura 4.42. Fluxo Doppler da artéria cerebral média patológica no quadro de uma anemia severa.

Figura 4.43. Fluxo Doppler normal na aorta descendente.

Aorta descendente

O índice de pulsatilidade aórtica é relativamente constante a partir do 2º trimestre de gravidez. Este índice é influenciado não apenas pelas resistências arteriais, em especial placentárias, mas também pela função e pela frequência cardíacas.

Na prática, o fluxo registrado na aorta descendente (figura 4.43) proporciona as mesmas informações (evolução das resistências arteriais em caso de disfunção placentária) que o da artéria umbilical, mais facilmente acessível.

> **Observação**
> Os fluxos arteriais (umbilical, aórtico ou cerebral) não trazem informações úteis ao diagnóstico de uma malformação cardíaca ou para o estudo de sua repercussão. Nesse contexto, traduzirão, basicamente, as consequências das patologias associadas, principalmente disfunção placentária ou anomalia cromossômica [37].

Tabela 4.4. As três formas de gestação gemelar

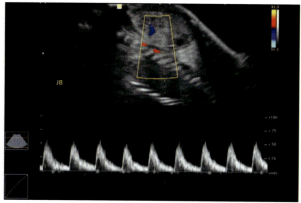

Data de divisão	Tipo de gestação gemelar
Antes de D3	Dicoriônica diamniótica
Entre D3 e D9	Monocoriônica diamniótica
Entre D9 e D12	Monocoriônica monoamniótica

Ver também fig. 3 do "Glossário para entender melhor" no início desta obra.

Acompanhamento com Doppler de gestação de gêmeos

Coração e gestação gemelar: aspectos gerais

Cerca de 1/3 das gestações gemelares são monozigóticas. Sua apresentação depende da data de divisão da massa embrionária inicialmente única (tabela 4.4).

A incidência das gestações monocoriônicas é de aproximadamente 4/1.000. Ela é multiplicada por dois ou três quando a gravidez foi obtida por reprodução assistida.

Noventa e cinco por cento das gestações monocoriônicas são diamnióticas, e uma síndrome de transfusão feto-fetal é observada em 15% dos casos, com um risco de perda fetal da ordem de 10%. Os 5% restantes são monocoriônicos monoamnióticos, com risco excepcional de gêmeos xifópagos (1/100.000 nascimentos).

Capítulo 4. Hemodinâmica normal e patológica

Tabela 4.5. Gestação gemelar: risco aumentado de malformação cardíaca

Gestação gemelar monocoriônica	Risco de malformação cardíaca (exceto STFF)	
Diamniótica	2-7% [38, 39]	Sobretudo CIV, mas também hipoplasia do ventrículo esquerdo, canal atrioventricular etc.
Monoamniótica	57% [38]	Risco de heterotaxia aumentado com relação à população geral
		Risco de malformações nos dois fetos: 3-26% [38, 40]
		Geralmente essas malformações são diferentes [41]

As gestações monocoriônicas têm risco aumentado de cardiopatia em decorrência de dois mecanismos:

- lesões cardíacas adquiridas, secundárias às alterações hemodinâmicas presentes no gêmeo receptor em caso de STFF;
- malformações estruturais "primitivas" cujo risco é mais elevado do que na população geral (tabela 4.5).

Complicações das gestações monocoriônicas diamnióticas

As gestações gemelares monocoriônicas diamnióticas representam 20% das gestações gemelares, e sua caracterização ecográfica deve ser especificada desde o 1º trimestre da gravidez, para estabelecer acompanhamento adaptado o mais cedo possível. Essas gestações podem, de fato, apresentar complicações específicas graves, cujo prognóstico pode ser rapidamente negativo.

Essas complicações estão ligadas à presença de anastomoses vasculares entre os fetos e são compostas por:

- síndrome de transfusão feto-fetal;
- sequência anemia/policitemia (TAPS);
- restrição de crescimento intrauterino (RCIU);
- gêmeo acárdico (sequência TRAP);
- morte fetal *in utero* de um dos gêmeos.

O acompanhamento de uma gestação de gêmeos monocoriônicos deve ser particularmente minuciosa e, atualmente, recomenda-se realizar uma ecografia bimensal, com estudo Doppler sistemático dos fluxos na região da artéria umbilical, do ducto venoso e da artéria cerebral média, e isso para cada um dos gêmeos. O ecografista se dedicará também a avaliar o volume de líquido amniótico em cada bolsa e o tamanho das bexigas. Esses diferentes parâmetros permitirão a descoberta precoce da STFF e da anemia fetal, duas verdadeiras urgências que necessitam de um manejo em um centro especializado.

Síndrome de transfusão feto-fetal

Uma STT complica cerca de 15% das gestações monocoriônicas [42]. É caracterizada por desequilíbrio circulatório entre os gêmeos, ligados entre si por anastomoses placentárias. O tratamento é uma urgência e consiste em uma coagulação a *laser* das anastomoses sob fetoscopia percutânea.

Não existe, no 1º trimestre, índice que permita predizer seu aparecimento, a não ser a medida da translucência nucal [42]. Para Kagan *et al.* [43], uma discordância da translucência nucal superior a 20% entre os gêmeos no 1º trimestre prediria um risco de STFF ou de morte fetal *in utero* (MFIU) de aproximadamente 30%.

O diagnóstico de STFF se baseia:

- na assimetria da quantidade de líquido amniótico entre as duas bolsas. O gêmeo receptor (ou transfundido) apresenta um polidrâmnio (bolsão maior superior a 100 mm antes de 20 SA e superior a 80 mm após 20 SA), enquanto que o doador (ou transfusor) está em oligoidrâmnio (bolsão maior inferior a 20 mm) (figura 4.44);
- na assimetria do tamanho das bexigas, sendo que o receptor possui uma bexiga distendida e o doador, uma bexiga não visível.

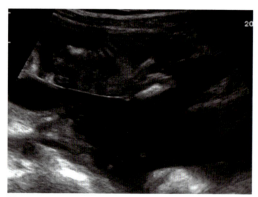

Figura 4.44. Oligoidrâmnio severo no doador (*no alto*) e polidrâmnio no receptor durante uma STFF.

Essas anomalias de líquido amniótico e de repleção vesical estariam ligadas a anomalias do sistema renina-angiotensina [44].

A discordância de crescimento e as alterações dos registros Doppler não fazem parte da definição, mas são úteis para estabelecer critérios de gravidade, úteis antes do manejo cirúrgico por fetoscopia a *laser*. A classificação dos critérios de gravidade Doppler proposta por Quintero é relatada na tabela 4.6 [45].

As anomalias Doppler são mais frequentes no receptor, em virtude da sobrecarga volêmica. Esta provoca um aumento da pós-carga e o aparecimento de uma cardiomiopatia hipertrófica com alteração da função diastólica e repercussão na circulação periférica.

No nível dos registros Doppler, é frequente observar um fluxo do ducto venoso patológico, com uma onda A ausente ou fluxo reverso (figura 4.45).

Tabela 4.6. Classificação da STFF conforme Quintero *et al.* [45]

Estágio 1	Bexiga do doador sempre visível e Doppler normais
Estágio 2	Bexiga do doador não visível, Doppler normais
Estágio 3	Anomalia Doppler em um dos gêmeos: – fluxo diastólico ausente na artéria umbilical – ducto venoso patológico – veia umbilical pulsátil
Estágio 4	Hidropisia em um dos gêmeos
Estágio 5	Morte fetal de um dos gêmeos

Sequência anemia/policitemia (TAPS)

Uma sequência TAPS (*twin anemia-polycythemia sequence*) complica as gestações monocoriônicas de maneira espontânea em 5% dos casos, e com maior frequência, até 15% depois de uma coagulação a *laser*. Neste caso, trata-se de um fenômeno crônico com transferência unilateral de sangue ligado à persistência de uma anastomose pós-operatória.

Ela se caracteriza por nítida discordância entre as velocidades registradas no nível das artérias cerebrais médias dos dois gêmeos. O gêmeo com anemia apresenta velocidades superiores a 1,5 MoM[1], ao passo que o gêmeo policitêmico possui velocidades inferiores a 0,8 MoM (Capítulo 10.1).

A anemia pode ser confirmada por coleta de sangue fetal e tratada por transfusão *in utero* [46].

Restrição de crescimento intrauterino

O RCIU atinge 12 a 25% das gestações monocoriônicas e pode-se desencadear bem cedo, no 1º trimestre de gravidez.

O controle se baseia no acompanhamento Doppler aproximado do fluxo da artéria umbilical e uma classificação conforme os critérios estabelecidos por Gratacos (tabela 4.7). De acordo com este autor, parece existir uma correlação entre o tipo 3 e o risco de MFIU e sequelas neurológicas [47].

Uma interrupção seletiva de gestação por coagulação do cordão pode ser discutida diante de um RCIU maior com fluxo Doppler patológico permanente.

Gêmeo acárdico

Esta anomalia, que associa feto sadio e massa pseudotumoral desenvolvida às custas da circulação fetoplacentária, complica 1% das gestações monocoriônicas (Capítulo 6.14.9). O gêmeo sadio, chamado de gêmeo bomba, alimenta a massa por meio de anastomoses arterioarteriais e venovenosas.

---

[1]MoM: múltiplo da mediana.

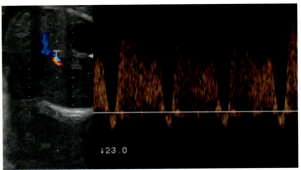

Figura 4.45. Estudo Doppler do ducto venoso no gêmeo receptor: presença de uma onda A reversa.

Tabela 4.7. Classificação das anomalias Doppler do fluxo da artéria umbilical no RCIU conforme Gratacos *et al.* [47]

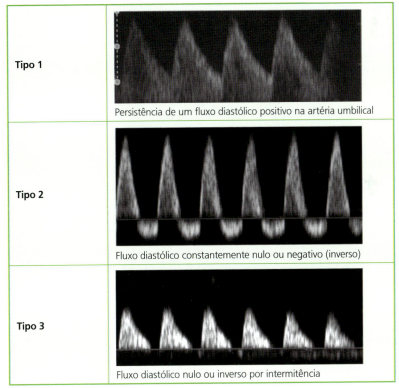

Tipo 1	Persistência de um fluxo diastólico positivo na artéria umbilical
Tipo 2	Fluxo diastólico constantemente nulo ou negativo (inverso)
Tipo 3	Fluxo diastólico nulo ou inverso por intermitência

O gêmeo acárdico pode adquirir diferentes formas e apresentar membros, coluna vertebral, vários órgãos, mas nunca um coração (figura 4.46).

Existe uma conexão direta entre as artérias umbilicais do gêmeo bomba e a artéria umbilical única do gêmeo acárdico. O gêmeo bomba substitui, assim, o coração do acárdico. As inserções de cordões podem ter vários aspectos, mas são, frequentemente, muito próximas, até mesmo comuns, à superfície da placenta (figura 4.47).

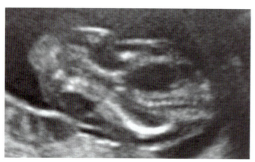

Figura 4.46. Massa acardíaca na qual se distingue um esboço de coluna.

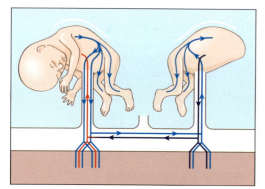

Figura 4.47. Representação esquemática das anastomoses vasculares entre gêmeos.
A veia umbilical do gêmeo acárdico é alimentada por um sangue dessaturado que vem da artéria umbilical do gêmeo bomba. Após circulação, o sangue, ainda mais dessaturado, transita pela artéria umbilical única do acárdico para se juntar à veia umbilical do gêmeo bomba.

A evolução pode ser marcada por uma interrupção de evolução espontânea do gêmeo acárdico ou, ao contrário, por aumento importante de sua massa, responsável, no gêmeo bomba, por uma descompensação cardíaca por hiperdébito com hidropisia.

O tratamento discutido neste caso é a coagulação a *laser* do cordão do gêmeo acárdico. Em seguida, convém acompanhar o gêmeo bomba por meio da realização de Doppler do ACM para a pesquisa de anemia por sangramento do gêmeo bomba no gêmeo acárdico.

Morte *in utero* de um dos gêmeos

A morte *in utero* de um gêmeo pode acontecer no âmbito de uma STFF ou em complicações de um RCIU precoce. Ela também pode ser totalmente imprevisível e descoberta durante um exame de rotina.

O óbito pode acarretar uma exsanguinação brutal, por meio das anastomoses placentárias, do gêmeo sadio para o gêmeo morto. O principal risco dessa anemia brutal é, principalmente, de ordem neurológica, com o surgimento de lesões isquêmico-hemorrágicas nas 4 a 6 SA que seguem à morte [48, 49].

Conclusão

As gestações de gêmeos monocoriônicos diamnióticos são raras, mas representam um risco elevado de complicações hemodinâmicas ligadas à presença de anastomoses profundas. Seu acompanhamento deve ser atento e cauteloso, inevitavelmente confiado a um centro de referência acostumado com o exame de gestações de gêmeos. Esse acompanhamento se baseia, essencialmente, no estudo Doppler dos fluxos da artéria umbilical, do ducto venoso e da artéria cerebral média.

A STFF é a principal complicação dessas gestações, e o aparecimento dos primeiros sinais justifica a transferência da paciente para um centro de referência que possa realizar o tratamento atualmente recomendado: a fetoscopia a *laser*.

4.3. Forame oval normal e patológico

O forame oval (FO) é um dos três *shunts* principais presentes na circulação fetal com o ducto venoso a montante e o istmo aórtico a jusante. Em razão de sua anatomia e graças à valva de Eustáquio interposta entre o destino da veia cava inferior e o átrio direito, ele favorece a redistribuição preferencial do sangue oxigenado que vem do cordão *via* o ducto venoso para as cavidades cardíacas esquerdas e, daí, para o cérebro.

Capítulo 4. Hemodinâmica normal e patológica

Forame oval normal

Anatomia

A parede interatrial é formada por duas estruturas (figura 4.48):

- o *septum primum*, fino, o primeiro a aparecer na porção esquerda do FO;
- o *septum secundum*, mais espesso, situado na porção direita.

Esses dois septos permanecem perfurados, deixando uma passagem em zigue-zague no prolongamento da veia cava inferior.

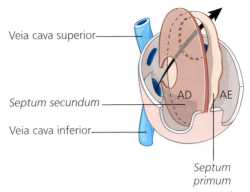

Figura 4.48. Constituição da parede interatrial.
Segundo [50].

Estudo ecográfico

Incidência das 4 câmaras

O forame oval geralmente é analisado nessa incidência, em que aparece como uma deiscência situada no terço médio do septo interatrial (figura 4.49). Ele é revestido por uma fina membrana, a membrana do forame oval (valva de Vieussens) que ondula permanentemente no átrio esquerdo, sendo que sua excursão normalmente não ultrapassa a linha mediana dessa cavidade, salvo raras exceções [52].

Nessa incidência, o diâmetro do forame oval cresce com a idade gestacional (figura 4.50), mas apresenta uma razão constante e facilmente memorizável com duas estruturas adjacentes, o septo interatrial e a raiz da aorta.

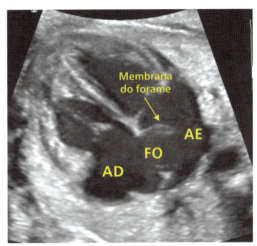

Figura 4.49. O FO na incidência das 4 câmaras.

Razão forame oval/septo interatrial: 0,33 ± 0,04 [51]

Razão forame oval/raiz aórtica: 0,96 ± 0,16 [52]

No entanto, deve-se observar que o diâmetro do FO é um mau índice de sua capacidade de transferência, pois a valva do FO restringe, consideravelmente, o fluxo que passa por este orifício [53].

Em um plano sagital

Retomando os antigos trabalhos de Patten, Kiserud *et al.* [53, 54] destacam que o sangue que entra no orifício do FO passa, primeiramente, pelo canal delimitado

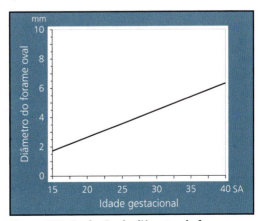

Figura 4.50. Evolução do diâmetro do forame oval durante a gestação.
Segundo [51].

pela valva do FO e a SIA e que a parte terminal deste canal constitui mais a estrutura restritiva do fluxo do que o diâmetro do próprio FO (figuras 4.51 e 4.52).

A medida dessa porção seria, portanto, útil para caracterizar a hemodinâmica do FO:

- seu diâmetro varia de 3 mm a 18 SA para 6 mm a 32 SA, depois varia pouco posteriormente;
- a razão entre a extremidade deste canal e a VCI diminui progressivamente durante a segunda metade da gestação;
- a razão entre esta estrutura e o diâmetro do átrio direito é mais interessante na medida em que é estável a 0,4-0,5 entre 18 e 32 SA, depois diminui lentamente, permanecendo superior a 0,3.

Essas observações estão de acordo com o fato de que o débito pelo FO diminui, de modo relativo, durante a 2ª metade da gestação para chegar a um mínimo de 20% do débito combinado por volta das 32-34 SA. Uma evolução comparável é observada no nível do ducto venoso.

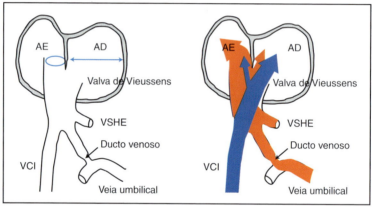

Figura 4.51. **Representação esquemática do canal formado pela membrana do FO e o septo interatrial e da distribuição preferencial dos fluxos resultantes.**
VCI: veia cava inferior; VSHE: veia supra-hepática esquerda.
Segundo [53].

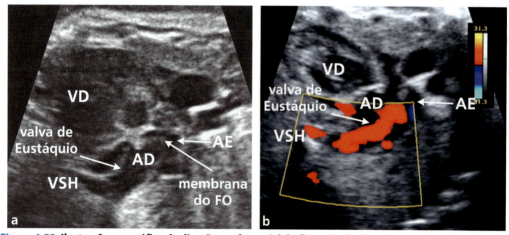

Figura 4.52. **Ilustração ecográfica da direção preferencial do fluxo vindo da veia supra-hepática em direção à AE através do FO.**
a. Aspecto em ecografia 2D. **b.** Aspecto no Doppler colorido.

Fluxo Doppler normal

Pelo forame oval, os fluxos sanguíneos apresentam velocidades relativamente baixas e podem ser estudados em Doppler pulsado. Muitas vezes, é difícil localizar o máximo do fluxo. Nem sempre ele está situado com relação ao máximo de excursão da membrana do FO e sua orientação pode variar de acordo com os fetos. Com essa finalidade, contaremos com o auxílio do Doppler colorido.

Normalmente, o forame oval é o local de um fluxo bidirecional sistodiastólico com nítida predominância direita-esquerda.

Durante a sístole, este fluxo é trifásico e orientado, essencialmente, da direita para a esquerda (figura 4.53). Durante a diástole, ele adquire um aspecto bifásico, dirigido para o átrio esquerdo em protodiástole e o átrio direito em telediástole [52].

O pico de velocidade direita-esquerda se situa entre 15 e 40 cm/s, 2 vezes mais rápido que o máximo de velocidade no sentido esquerda-direita, compreendido entre 5 e 20 cm/s [52].

Adaptação do FO em caso de cardiopatia

Pelo menos em certa medida, o forame oval se adapta à importância que o fluxo empresta no decorrer da morfogênese cardíaca. Feit et al. [51] mostraram, assim, que a razão [diâmetro do FO/comprimento do septo interatrial] aumentava nas malformações obstrutivas do coração direito e diminuía nas do coração esquerdo. O mesmo ocorre quando se considera não apenas a razão dos comprimentos, mas o das superfícies (normalmente igual a 0,19) [55].

A análise precoce do fluxo que corre pelo FO pode ajudar a descobrir precocemente uma malformação obstrutiva, antes mesmo que apareça uma franca assimetria dos ventrículos. Assim, o *shunt* se torna esquerdo-direito predominantemente, senão exclusivo em caso de obstáculo esquerdo, e tende a perder seu componente esquerdo-direito nos obstáculos do coração direito [51].

Forame oval patológico, forame oval restritivo

Um forame oval é qualificado como sendo restritivo quando se opõe às trocas sanguíneas normais entre os átrios. No ponto máximo, o forame oval pode-se fechar prematuramente *in utero* e suprimir todo o *shunt* (tabela 4.8).

O diâmetro do FO cresce pouco durante o 3º trimestre da gestação. Um certo grau de restrição do FO é, portanto, um fenômeno fisiológico que participa na inversão da razão dos diâmetros ventriculares (VE > VD durante o 2º trimestre; VE > VD durante o 3º trimestre).

A acentuação deste fenômeno pode dar conta de uma assimetria ventricular mais marcada e constitui um diagnóstico diferencial das causas malformadoras de assimetria ventricular por falha do enchimento ou obstáculo à ejeção do ventrículo esquerdo (tabela 4.9) [56].

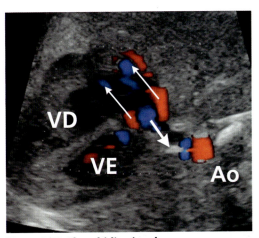

Figura 4.53. Fluxo bidirecional com predominância direita-esquerda (fluxo central) durante a sístole.

Tabela 4.8. Anomalias na origem de uma obstrução do FO [59]

Insuficiência ventricular direita
Insuficiência tricúspide
Hidropisia fetal
Malformações obstrutivas do coração esquerdo
Taquicardia supraventricular de etiologia atrial esquerda

Tabela 4.9. Principais causas de assimetria ventricular em detrimento do ventrículo esquerdo

Por falha de enchimento
Anomalia do retorno venoso pulmonar
Dilatação do seio coronário (veia cava superior esquerda)
Coração triatrial-membrana submitral
Forame oval restritivo
Por obstáculo à ejeção
Estenose valvar aórtica
Hipoplasia da aorta ascendente
Coarctação aórtica

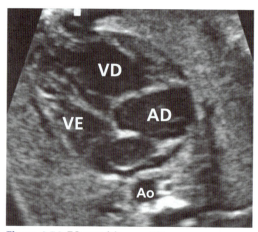

Figura 4.54. FO restritivo em 2D.
Aspecto bombeado e permanentemente tenso da membrana do FO.

Diagnóstico ecográfico

Sinais diretos

São observados no próprio forame oval.

Morfologicamente, o *septum primum* pode adquirir diversos aspectos:

- ou uma aparência aneurismal, mas, diferentemente de um simples aneurisma da membrana do forame oval, que permanece móvel, aqui ele está sob tensão e bombeia, permanentemente, no átrio esquerdo com uma excursão superior a 50% do diâmetro desta (figura 4.54);
- ou parece espesso e chato com perda do bombeamento intermitente normal no átrio esquerdo (figura 4.55).

Recentemente, Punn e Silvermann [57] identificaram um outro sinal evocador de uma restrição rápida do FO no nascimento: a presença de um "*septum primum* hipermóvel", definido como membrana do FO oscilando nos dois átrios. Este aspecto seria raro, mas muito específico.

O estudo dos fluxos mostra que estes são diminuídos, até mesmo ausentes no Doppler colorido. Esta avaliação é mais qualitativa que quantitativa (figura 4.56). O pico de velocidade do componente direito-esquerdo é acelerado.

Se o forame restritivo estiver associado a uma obstrução do coração esquerdo, o fluxo das veias pulmonares também é alterado, com aumento de seu índice de pulsatilidade e, se o obstáculo se situar entre

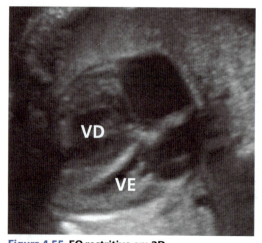

Figura 4.55. FO restritivo em 2D.
Aspecto retilíneo e espessado da parede. O orifício do FO não está mais nitidamente visível. Observe a assimetria marcada dos ventrículos.

o átrio e o ventrículo esquerdo, observa-se o aparecimento de um fluxo reverso no final da diástole [58].

Sinais indiretos

Quando a restrição é moderada, eles geralmente se limitam à constatação de uma assimetria das cavidades mais marcada do que indica o termo, às vezes associada

Capítulo 4. Hemodinâmica normal e patológica

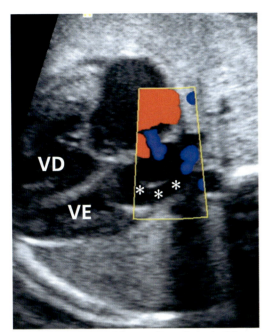

Figura 4.56. FO restritivo em Doppler colorido.
Redução importante do *shunt* direita-esquerda fisiológico (*em azul*).

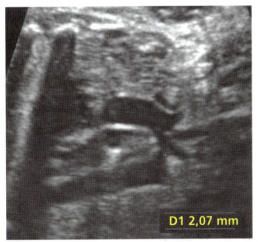

Figura 4.57. "Hipoplasia funcional" do istmo aórtico.

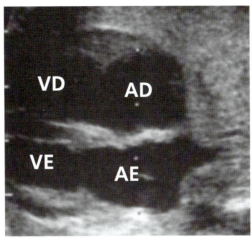

Figura 4.58. Fechamento prematuro do forame oval (evolução favorável conforme extração).

a uma hipoplasia relativa do istmo aórtico ("hipoplasia funcional") (figuras 4.55 e 4.57).

Em caso de restrição severa ou de obstrução completa (figura 4.58), o quadro se torna mais alarmante, associando uma dilatação do átrio direito, uma dilatação-hipertrofia do ventrículo direito e uma insuficiência tricúspide por dilatação do anel valvar, e pode ser acompanhado de uma hidropisia fetal e/ou distúrbios do ritmo supraventricular [59].

Uma restrição severa do FO que aparece cedo na gestação pode ser o culpado pela gênese de algumas hipoplasias do coração esquerdo.

Evolução

Quando a assimetria está ligada apenas a um FO restritivo isolado e constituído tardiamente, tudo volta ao normal no nascimento [60].

Em certas patologias, sendo a mais frequente a transposição dos grandes vasos, mas também a atresia tricúspide, a tolerância neonatal depende fortemente da persistência de um *shunt* no estágio atrial após o nascimento, seja pelo FO, seja por uma CIA. Neste caso, uma suspeita de FO restritivo durante as ecografias de fim de gestação deve fazer temer uma má tolerância no nascimento e indicaria a realização de uma manobra de Rashkind muito precoce, às vezes na sala de parto. Esses fetos devem, assim, ser alvo de um acompanhamento cuidadoso, principalmente próximo do termo, pois a restrição do FO (assim como a do canal arterial) pode-se constituir tardiamente e tornar-se rapidamente severa [61].

4.4. Insuficiência cardíaca fetal

Introdução

A definição da insuficiência cardíaca fetal é idêntica àquela que se tem após o nascimento: é a incapacidade por parte do coração de garantir as necessidades do organismo [62].

É importante notar que tal definição não implica, *de fato*, um acometimento estrutural do coração, mas que a insuficiência cardíaca pode resultar da incapacidade por parte de um coração, embora perfeitamente normal, de garantir necessidades circulatórias aumentadas por patologia extracardíaca.

Assim, é clássico distinguir de um lado:

- a insuficiência cardíaca *de débito elevado,* como pode ser observado durante uma anemia, uma síndrome de transfusão feto-fetal ou uma fístula arteriovenosa de alto débito. O coração é, neste caso, normal, em sua morfologia e sua estrutura;
- a insuficiência cardíaca *de baixo débito*, ligada a uma causa cardíaca, malformativa (obstáculo, insuficiência valvar primitiva etc.) ou estrutural (miocárdio).

E, por outro lado:

- a insuficiência cardíaca *diastólica*, ligada a uma dificuldade do enchimento ventricular (para ejetar bem, um ventrículo deve, primeiramente, se encher bem). Ela é muito mais preocupante no feto quando seu miocárcio ventricular já é pouco complacente no estado basal. O problema do enchimento pode-se dever à hipertrofia miocárdica, compressão por efusão pericárdica abundante ou tumor nas proximidades. Ele também pode resultar de um encurtamento excessivo da duração da diástole durante uma taquicardia fetal;
- a insuficiência cardíaca *sistólica*, ligada a um acometimento da contratilidade miocárdica. Exceto nos casos de alteração estrutural miocárdica primitiva (cardiomiopatia, miocardite), esta forma sucede, na maioria das vezes, a anterior, principalmente no feto.

A insuficiência cardíaca fetal é essencialmente diastólica e é responsável por um aumento das pressões venosas. Sua tradução deve, portanto, ser pesquisada antes de mais nada no setor venoso e nos meios intersticiais (edema, hidropisia).

Fisiopatologia

Conforme visto anteriormente (Capítulo 1.2), o coração fetal dispõe de pouca reserva para se adaptar a condições de carga anormais. Sua falta de complacência (capacidade de se encher) e um mecanismo de Frank-Starling limitado (capacidade de responder a aumento das pressões venosas por meio de aumento dos volumes ejetados) fazem com que, na presença de uma elevação das pressões atriais, ele somente poderá responder com baixo aumento de seu débito, basicamente por adaptação da frequência cardíaca, débito esse que, rapidamente, atinge um platô.

O coração fetal é capaz de manter um volume de ejeção adequado para frequências compreendidas entre 50 e 200 mL/min, mas este se tornará inadaptado (com insuficiência cardíaca) para frequências mais baixas ou mais elevadas [62].

Vários elementos concorrem para um acúmulo de líquido no setor extravascular:

- a elevação das pressões venosas é acompanhada por um extravasamento de líquido muito mais rapidamente quando, desde o estado de base, existe um equilíbrio precário entre a pressão hidrostática (favorecendo o extravasamento para os meios intersticiais) e a pressão oncótica (dependente do teor em albumina e que se opõe a esse extravasamento);
- a alteração secundária das funções hepáticas tende a diminuir o teor de albumina e a acentuar o fenômeno;
- por fim, a hiperpressão venosa tende a se opor à drenagem linfática.

Esses fenômenos concorrem para o aparecimento de uma hepatosplenomegalia, de derrames das serosas – ascite, hidrotórax, efusão pericárdica – e, finalmente, de um edema subcutâneo mais ou menos generalizado.

Diagnóstico e balanço de uma insuficiência cardíaca fetal

Escore de perfil cardiovascular

O diagnóstico e a gravidade da insuficiência cardíaca podem ser julgados por um "escore de perfil cardiovascular" que inclui cinco itens cotados cada um de 0 a -2. As informações a serem reunidas para calcular esse escore estão resumidas na tabela 4.10, e o método de cálculo, na tabela 4.11 [63-65].

Comentários

Derrames e edemas
(tabela 4.12)

Ascite
Para garantir melhor reprodutibilidade durante o acompanhamento, sua importância e sua evolução são medidas na região da inserção do cordão umbilical (figura 4.59).

Derrame pericárdico
Nem sempre é fácil diferenciá-lo de um hidrotórax. Em decorrência da reflexão do pericárdio no destino das veias pulmonares, um derrame pericárdico pode-se estender para trás do átrio direito, mas não do átrio esquerdo (figura 4.60).

Derrame pleural (figura 4.61)
Pode ser uni ou bilateral, simétrica ou não, e, ao contrário da anterior, um derrame pleural esquerdo pode ser observado atrás do átrio esquerdo.

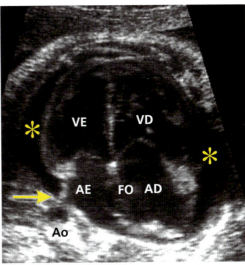

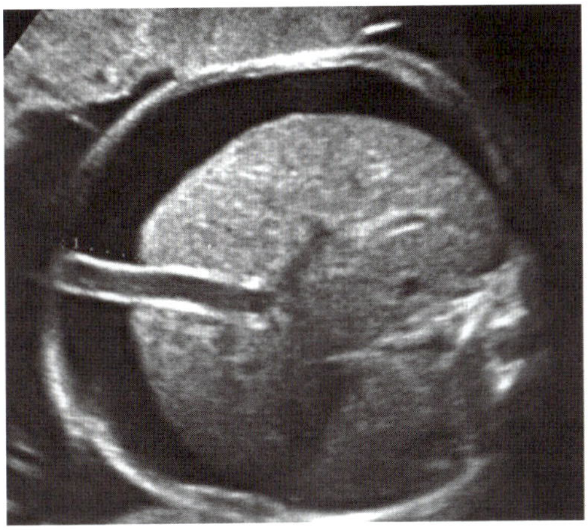

Figura 4.60. Derrame pericárdico (*asteriscos*).
A seta indica a linha de reflexão do pericárdio.

Figura 4.59. Ascite.
Sua evolução é avaliada ao nível da inserção do cordão umbilical.

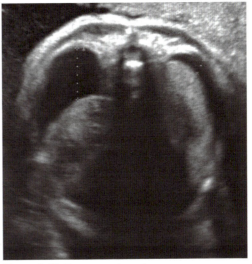

Figura 4.61. Derrame pleural.

Manual Prático de Ecocardiografia Fetal

Tabela 4.10. Escore do perfil cardiovascular: informações a serem coletadas

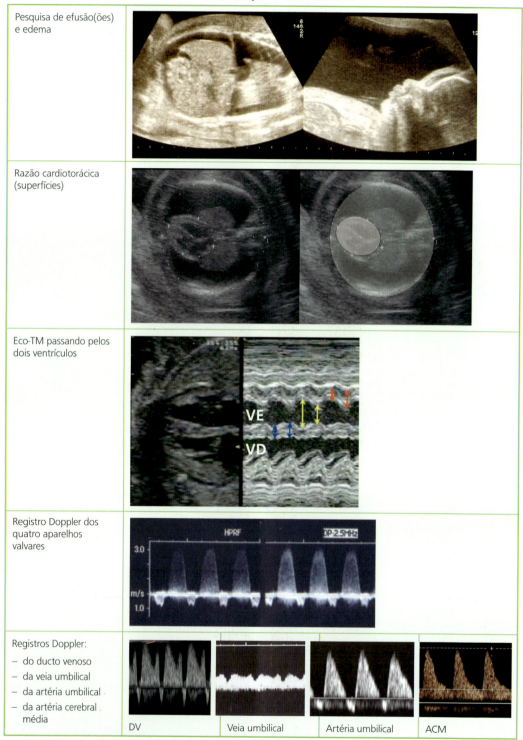

Tabela 4.11. Escore de perfil cardiovascular: modo de cálculo (normal = 10 pontos)

	Normal (2 pontos)	- 1 ponto	- 2 pontos
Hidropisia	Ausente	Ascite ou hidrotórax ou derrame pericárdico	Edema subcutâneo
Doppler venoso da veia umbilical e do ducto venoso	Fluxo VU normal Fluxo DV normal	Fluxo VU normal Fluxo DV reverso	Fluxo VU pulsátil
Razão C/T (superfícies)	0,20 a 0,35	0,35 a 0,50	< 0,20 ou > 0,50

(Continua)

Manual Prático de Ecocardiografia Fetal

Tabela 4.11. Escore de perfil cardiovascular: o modo de cálculo (normal = 10 pontos)

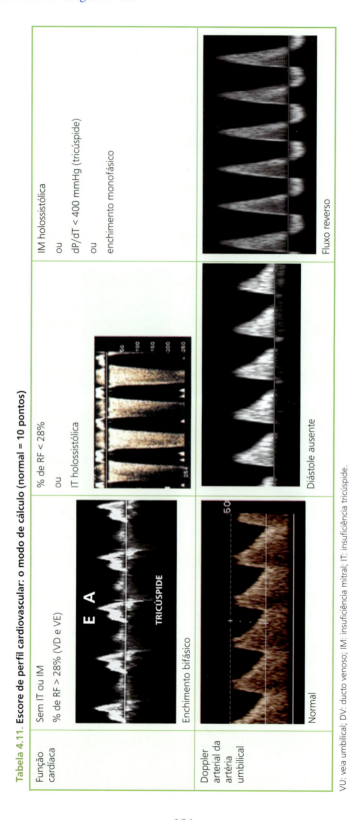

Função cardíaca	Sem IT ou IM % de RF > 28% (VD e VE) Enchimento bifásico	% de RF < 28% ou IT holossistólica	IM holossistólica ou dP/dT < 400 mmHg (tricúspide) ou enchimento monofásico
Doppler arterial da artéria umbilical	Normal	Diástole ausente	Fluxo reverso

VU: veia umbilical; DV: ducto venoso; IM: insuficiência mitral; IT: insuficiência tricúspide.

Capítulo 4. Hemodinâmica normal e patológica

Tabela 4.12. Principais causas de hidropisia de origem cardiovascular (adaptada conforme [64, 65])

Lesões obstrutivas
FO restritivo ou ausente
Canal arterial restritivo
Regurgitação atrioventricular
Insuficiência cardíaca de débito elevado
Teratoma sacrococcígeo
Síndrome de transfusão feto-fetal
Anemia
Função ventricular alterada
Miocardite
Miocardiopatia
Alteração do ritmo
Taquicardia
Bradicardia
Compressão cardíaca extrínseca
Hérnia diafragmática congênita
Adenomatose pulmonar
Hidrotórax

Anomalias do Doppler venoso

Os fluxos venosos permanecem normais em caso de malformação cardíaca, salvo em presença de uma atresia tricúspide ou pulmonar. Uma alteração desses fluxos traduz o aumento das pressões telediastólicas ventriculares, sendo que esta pode ser secundária ou a uma sobrecarga de volume, ou a um problema da complacência ventricular, ou a um problema do ritmo.

Por ordem crescente de gravidade, são observados (após um aumento do fluxo inverso na VCI, normalmente ≤ 7%) o aparecimento de um fluxo inverso no DV (−1 ponto), em seguida uma pulsatilidade dos fluxos venosos porta e umbilical (−2 pontos).

Cardiomegalia

Ela geralmente se inicia por uma dilatação do AD. Pode ser secundária à obstrução do FO, uma sobrecarga de volume, uma regurgitação da valva tricúspide ou uma elevação da pós-carga.

Em caso de problema do ritmo, a cardiomegalia pode ser considerada um reflexo da duração deste.

Em caso de insuficiência cardíaca por hiperdébito (fístula arteriovenosa, STFF etc.), é observada uma razão linear entre o aumento do débito combinado e a importância da cardiomegalia [66]. Ela é quantificada pela medida da razão cardiotorácica (R C/T) seja das superfícies (normal de 0,25 a 0,35), seja dos perímetros (normal < 0,5).

Ela é considerada moderada se o R C/T permanece limitada, entre 0,35 e 0,5 (-1 ponto), e importante além disso (-2 pontos).

> **Observação**
> Um pequeno coração, com uma R C/T inferior a 0,2, geralmente secundário a uma compressão extrínseca, é igualmente de mau prognóstico e será cotado imediatamente a -2 pontos [63, 67].

Anomalias da função cardíaca

- *Fração de encurtamento VD ou VE < 28%:* −1 ponto. A alteração da FR pode resultar de um acometimento miocárdico ou de uma elevação pós- carga ventricular.

OU

- *Regurgitação tricúspide holossistólica (duração > 70 ms):* −1 ponto. Uma regurgitação holossistólica sempre é patológica e constitui um sinal de insuficiência cardíaca já evoluída, ao passo que uma regurgitação mais limitada não tem significado prognóstico (mas faz com que se investigue sua causa).

Obs.: sendo a pressão igual entre os dois ventrículos, a velocidade da regurgitação tricúspide informa a tensão arterial do feto, exceto se um obstáculo estiver presente na via pulmonar ou no canal arterial [65].

OU

- *Regurgitação mitral:* −1 ponto. Ela confirma um aumento do estresse parietal ventricular esquerdo e geralmente sucede a regurgitação tricúspide.

OU

- *Regurgitação valvar pulmonar ou aórtica:* −1 ponto. Aparece somente em estado muito avançado, com acidose fetal e disfunção miocárdica grave.

Manual Prático de Ecocardiografia Fetal

OU

- *Hipertrofia miocárdica* (> 4 mm): –1 ponto. A hipertrofia é avaliada em função da idade gestacional, mas uma espessura de parede superior a 4 mm sempre é patológica. Entre várias causas, ela pode ser secundária a uma HTA fetal, especialmente no receptor de uma síndrome de transfusão feto-fetal.

OU

- *dP/dt valvultar < 400 mmHg/s*: –2 pontos. Quando a insuficiência tricuspidiana é holossistólica, a aparência da onda de regurgitação informa a velocidade de variação da pressão intraventricular em função do tempo ou dP/dt. Esta, normalmente, é superior ou igual a 800 mmHg/s.

OU

- *Fluxo de enchimento A-V monofásico*: –2 pontos. Normalmente, a proporção da onda A varia pouco entre 14 e 40 SA. Um fluxo monofásico é consequência de uma disfunção diastólica grave ou de uma compressão extrínseca grave [67].

Redistribuição arterial

A associação de um aumento da pulsatilidade na artéria umbilical ou na aorta descendente e de um índice de pulsatilidade diminuído na artéria cerebral média é um sinal de redistribuição dos fluxos arteriais.

A causa mais frequente de elevação das resistências arteriais no feto é a insuficiência placentária secundária a uma vasculopatia. O RCIU é assimétrico (pouco no cérebro, muito no corpo). Uma redistribuição dos fluxos para o cérebro é observada, protegendo este (*brain sparing*, termo usado em inglês). Essa vasodilatação cerebral reflexa se traduz por uma diminuição da pulsatilidade da artéria cerebral média, com índice de pulsatilidade que se torna inferior a –2 DS.

- Fluxo diastólico nulo na aorta + *brain sparing* (elevação da velocidade diastólica na ACM): –1 ponto.
- Fluxo diastólico reverso na aorta: – 2 pontos.

Significado deste escore

A importância deste escore reside mais em sua evolução durante o acompanhamento de um feto em hidropisia do que em seu valor absoluto na primeira es-

timativa [65]. Um escore superior ou igual a 6, ou voltando a esses valores durante o tratamento, deixa uma expectativa de sobrevida do feto com uma sensibilidade de 83% e uma especificidade de 75% [68].

Referências

Estudo da função ventricular

1. Raboisson MJ, Bourdages M, Fouron JC. Measuring left ventricular myocardial performance index in fetuses. Am J Cardiol 2003;91:919–21.
2. Hernandez-Andrade E, Figueroa-Diesel, Kottman C, *et al.* Gestational-age-adjusted reference values for the modified myocardial performance index for evaluation of fetal left cardiac function. Ultrasound Obstet Gynecol 2007;29:321–5.
3. Eidem BW, Edwards JM, Cetta F. Quantitative assessment of fetal ventricular function: establishing normal values of the myocardial performance index in the fetus. Echocardiography 2001;18:9–13.
4. Van Mieghem T, Gucciardo L, Lewi P, *et al.* Validation of the fetal myocardial performance index in the second and third trimesters of gestation. Ultrasound Obstet Gynecol 2009;33:58–63.
5. Hernandez-Andrade E, Lopez-Tenorio J, Figueroa-Diesel H, *et al.* A modified myocardial performance (Tei) index based on the use of valve clicks improves reproducibility of fetal left cardiac function assessment. Ultrasound Obstet Gynecol 2005;26:227-32.
6. Tei C, Ling LH, Hodge DO, *et al.* New index of combined systolic and diastolic myocardial performance: a simple and reproducible measure of cardiac function – a study in normal and dilated cardiomyopathy. J Cardiol 1995;26:357–66.

Fluxo Doppler: aspectos normais e patológicas

7. Baschat AA. Examination of the fetal cardiovascular system. Sem Fetal Neonat Med 2011;16:2–12.
8. Gembruch U, Meise C, Germer U, *et al.* Venous Doppler ultrasound in 146 fetuses with congenital heart disease. Ultrasound Obstet Gynecol 2003;22:345–50.
9. Gudmundsson S, Tulzer G, Huhta JC, Marsal K. Venous Doppler in the fetus with absent end-diastolic flow in the umbilical artery. Ultrasound Obstet Gynecol 1996;7:262–7.
10. Rizzo G, Arduini D, Romanini C. Umbilical vein pulsations: a physiologic finding in early gestation. Am J Obstet Gynecol 1992;167:675–7.
11. Acharya G, Wilsgaard T, Berntsen GKR, *et al.* Reference ranges for umbilical vein blood flow in the second half of the pregnancy based on longitudinal data. Prenat Diagn 2005;25:99–111.
12. Hecher K, Campbell S. Characteristics of fetal venous blood flow under normal circumstances and during fetal disease. Ultrasound Obstet Gynecol 1996;7:68–83.
13. Rychik J. Fetal cardiovascular physiology. Pediatr Cardiol 2004;25:201–9.

Capítulo 4. Hemodinâmica normal e patológica

14. Hofstaetter C, Gudmundsson S. Venous Doppler in the evaluation of fetal hydrops. Obstet Gynecol Int 2010;2010:430157.

15. DeVore GR, Horenstein J. Ductus venosus index: a method for evaluating right ventricular prelaod in the second-trimester fetus. Ultrasound Obstet Gynecol 1993;3:338–42.

16. Maiz N, Nicolides KH. Ductus venosus in the first trimester: contribution to screening of chromosomal, cardiac defects and monochorionic twin complications. Fetal Diagn Ther 2010;28:65–71.

17. Kiserud T, Eik-Nes SH, Blaas HGK, Hellevik LR. Ultrasonographic velocimetry of the fetal ductus venosus. Lancet 1991;338:1412–4.

18. Axt-fliedner R, Wiegank U, Fetsch C, et al. Reference values of fetal ductus venosus, inferior vena cava and hepatic vein blood flow velocities and waveform indices during the second and third trimester of pregnancy. Arch Gynecol Obstet 2004;270:46–55.

19. Berg C, Kremer C, Geipel A, et al. Ductus venosus blood flow alterations in fetuses with obstructive lesions of the right heart. Ultrasound Obstet Gynecol 2006;28:137–42.

20. Bianco K, Small M, Julien S, et al. Second-trimester ductus venosus measurement and adverse perinatal outcome in fetuses with congenital heart disease. J Ultrasound Med 2006;25:979–82.

21. Allan LD, Sharland GK. The echocardiographic diagnosis of totally anomalous pulmonary venous connection in the fetus. Heart 2001;85:433–7.

22. Paladini D, Palmieri S, Celentano E, et al. Pulmonary venous blood flow in the human fetus. Ultrasound Obstet Gynecol 1997;10:27–31.

23. Lenz F, Chaoui R. Reference ranges for Doppler-assessed pulmonary venous blood flow velocities and pulsatility indices in normal human fetuses. Prenat Diagn 2002;22:786–91.

24. Lenz F, Chaoui R. Changes in pulmonary venous Doppler parameters in fetal cardiac defects. Ultrasound Obstet Gynecol 2006;28:63–70.

25. Chang CH, Chang FM, Yu CH, et al. Systemic assessment of fetal hemodynamics by Doppler ultrasound. Ultrasound Med Biol 2000;26:777–85.

26. Huhta JC, Cohen AW, Wood DC. Premature constriction of the ductus artériosus. J Am Soc Echocardiogr 1990;3:30–4.

27. Harrington K, Cooper D, Lees C, et al. Doppler ultrasound of the uterine arteries: the importance of bilateral notching in the prediction of pre-eclampsia, placental abruption or delivery of a small-for-gestational-age baby. Ultrasound Obstet Gynecol 1996;7:182–8.

28. Fouron JC. Flux dans l'isthme aortique fœtal. Nouveau concept physiologique aux potentiels cliniques inexploités. Médecine/Sciences 2007;23:950–6.

29. Ruskamp J, Fouron JC, Gosselin J, et al. Reference values for an index of fetal aortic isthmus blood flow during the second half of pregnancy. Ultrasound Obstet Gynecol 2003;21:441–4.

30. Laudy JA, de Ridder MA, Wladimiroff JW. Doppler velocimetry in branch pulmonary arteries of normal human fetuses during the second half of gestation. Pediatr Res 1997;41:897–901.

31. Rizzo G, Capponi A, Chaoui R, et al. Blood flow velocity waveforms from peripheral pulmonary arteries in normally grown and growth-retardes fetuses. Ultrasound Obstet Gynecol 1996;8:87–92.

32. Arduini D, Rizzo G. Umbilical artery velocity waveforms in early pregnancy: a transvaginal color Doppler study. J Clin Ultrasound 1991;19:335–9.

33. Capmas P, Senat M, Goffinet F. Doppler en obstérique. Encycl Med Chir 2007;5–013-F-10.

34. Thompson RS, Trudinger BJ, Cork CM, Giles WB. Umbilical artery velocity waveforms: normal reference values for A/B ratio and < Pourcelot ratio. Br J Obstet Gynaecol 1988;95:589–91.

35. Acharya G, Wilsgaard T, Berntsen GKR, et al. Reference ranges for serial measurements of blood velocity ans pulsatility index at the intra-abdominal portion, and fetal and placental ends of the umbilical artery. Ultrasound Obstet Gynecol 2005;26:162–9.

36. Mari G. Middle cerebral artery peak systolic velocity. Is it the standard of care for the diagnosis of fetal anemia? J Ultrasound Med 2005;24:697–702.

37. Meise C, Germer U, Gembruch U. Arterial Doppler ultrasound in 115 second- and third-trimester fetuses with congenital heart disease. Ultrasound Obstet Gynecol 2001;17:398–402.

Acompanhamento com Doppler de gravidez de gêmeos

38. Manning N, Archer N. A study to determine the incidence of structural congenital heart disease in monochorionic twins. Prenat Diagn 2006;26:1062–4.

39. Karatza AA, Wolfenden JL, Taylor MJO, et al. Influence of twin-twin transfusion syndrome on fetal cardiovascular structure and function: prospective case-control study of 136 monochorionic twin pregnancies. Heart 2002;88:271–77.

40. Prada R, Francannet C, Harris JA, Robert E. The epidemiology of cardiovascular defects, part I: a study based on data from large registries of congenital malformations. Pediatr Cardiol 2003;24:195–221.

41. Diglio MC, Marino B, Giannico S, et al. Atrioventricular canal defects and hypoplastic left heart syndrome as discordant congenital heart defects in twins. J Med Genet 1999;37:e23.

42. Sebire NJ, Souka A, Skentou H, et al. Early prediction of severe twin-to-twin transfusion syndrome. Hum Reprod 2000;15:2008–10.

43. Kagan KO, Gazzoni A, Sepulveda-Gonzales G, et al. Discordance in nuchal translucency thickness in the prediction of severe twin-to-twin transfusion syndrome. Ultrasound Obstet Gynecol 2007;29:527–32.

44. Mahieu-Caputo D, Muller F, Joly D, et al. Pathogenesis of twin-to-twin transfusion syndrome: the

Manual Prático de Ecocardiografia Fetal

renin-angiotensin system hypothesis. Fetal Diagn Ther 2001;16:241–4.

45. Quintero RA, Morales WJ, Allen MH, *et al.* Staging of twin-twin transfusion syndrome. J Perinatol 1999;19:550–5.

46. Quarello E, Stirnemann J, Nassar M, *et al.* Outcome of anaemic monochorionic single survivors following early intrauterine rescue transfusion in cases of feto-fetal transfusion syndrome. BJOG2008;115:595–601.

47. Gratacos E, Carreras E, Becker J, *et al.* Prevalence of neurological damage in monochorionic twins with selective intrauterine growth restriction and intermittent absent or reversed end-diastolic, umbilical artery flow. Ultrasound Obstet Gynecol 2004;24:159–63.

48. Lopriore E, Middeldorp JM, Oepkes D, *et al.* Residual anastomoses after fetoscopic laser surgery in twin-to-twin transfusion syndrome: frequency, associated risks and outcome. Placenta 2004;24:159–63.

49. Lopriore E, Van Wezel-Meuler G, Middeldorp JM, *et al.* Incidence, origin, and character of cerebral injury in twin-to-twin transfusion syndrome treated with fetoscopic laser surgery. Am J Obstet Gynecol 2006;194:1215–20.

Forame oval normal e patológico

50. Tuchmann-Duplessis. *Embryologie*. Travaux pratiques. Enseignement dirigé. Paris: Masson; 1967.

51. Feit LR, Copel JA, Kleinman CS. Foramen ovale size in the normal and abnormal human fetal heart: an indicator of transatrial flow physiology. Ultrasound Obstet Gynecol 1991;1:313–9.

52. Wilson AD, Rao PS, Aeschlimann S. Normal fetal foramen flap and transatrial Doppler velocity pattern. J Am Soc Echocardiogr 1990;3:491–4.

53. Kiserud T, Rasmussen S. Ultrasound assessment of fetal foramen ovale. Ultrasound Obstet Gynecol 2001;17:119–24.

54. Patten BM, Sommerfield WA, Paff GH. Functional limitations of the foramen ovale in the human fœtal heart. Anat Rec 1929;44:165–78.

55. Atkins DL, Clark EB, Marvin WJ. Foramen ovale/atrium septum area ratio: a marker of transatrial blood flow. Circulation 1982;66:281–3.

56. Jouk PS, Rossignol AM, Denis B, Bost M. Ostium secundum restrictif: un nouveau syndrome malformatif fœtal. Arch Mal Coeur Vaiss 1987;80:538–42.

57. Punn R, Silvermann NH. Fetal predictors of urgent balloon atrial septostomy in neonates with complete transposition. J Am Soc Echocardiogr 2011;24:425-30.

58. Lenz F, Chaoui R. Changes in pulmonary venous Doppler parameters in fetal cardiac defects. Ultrasound Obstet Gynecol 2006;28:63–70.

59. Zimmer LP, Dillenburg RF, Dornelles AP, *et al.* Prenatal restriction of the foramen ovale. Arq Bras Cardiol 1997;68:285–8.

60. Hagen A, Albig M, Schmitz L, *et al.* Prenatal diagnosis of isolated foramen ovale obstruction. A report of two cases. Fetal Diagn Ther 2005;20:70–3.

61. Jouannic JM, Gavard L, Fermont L, *et al.* Sensitivity and specificity of prenatal features of physiological shunts to predict neonatal clinical status in transposition of the great arteries. *Circulation* 2004;110:1743–6.

Insuficiência cardíaca fetal

62. Rudolph A. *Congenital diseases of the heart: clinical-physiological considerations* (Chapitre 1). 3rd ed. Chichester: Wiley-Blackwell; 2009.

63. Huhta JC. Guidelines for the evaluation of heart failure in the fetus with or without hydrops. Pediatr Cardiol 2004;25:274–86.

64. Huhta JC. Fetal congestive heart failure. Semin Fetal Neonat Med 2005;10:542-52.

65. Hofstaetter C, Hansmann M, Eik-Nes SH, *et al.* A cardiovascular profile score in the surveillance of fetal hydrops. J Matern Fetal Neonatal Med 2006;19:407–13.

66. Rychik J. Fetal cardiovascular physiology. Pediatr Cardiol 2004;25:201–9.

67. Mahle WT, Rychik J, Tian ZY, *et al.* Echocardiographic evaluation of the fetus with congenital cystic adenomatoid malformation. Ultrasound Obstet Gynecol 2000;16:620–24.

68. Patel D, Cuneo B, Viesca R, *et al.* Digoxin for the treatment of fetal congestive heart failure with sinus rhythm assessed by cardiovascular profile score. J Matern Fetal Neonatal Med 2008;21:477–82.

Árvores decisionais

CAPÍTULO **5**

Nas páginas a seguir, propomos em forma de diagrama ou tabela:

- um plano para estudo sistemático e segmentar do coração fetal (tabela 5.1);
- uma tabela retomando as principais causas de dilatação ventricular (tabela 5.2);
- uma orientação com relação às principais malformações a serem buscadas em função do sinal indicativo quando:
  - falta uma cavidade (figura 5.1),
  - há assimetria dos ventrículos:
    - um deles é pequeno demais ou o outro é grande demais?
    - é um ventrículo esquerdo pequeno (VE < VD) (figura 5.2),
    - é um ventrículo direito pequeno (VD < VE) (figura 5.3),
  - há um único grande vaso (figura 5.4),
  - os grandes vasos são assimétricos:
    - a aorta está dilatada na presença de uma CIV (figura 5.5),
    - a aorta está dilatada, sem CIV associada (figura 5.6),
    - o tronco pulmonar está dilatado (TP > aorta) (figura 5.7).

Tabela 5.1. **Exame segmentar do coração fetal**

Determinar a orientação do feto no útero	Exploração polo cefálico-pé
Determinar o *situs* abdominal	Corte abdominal transverso alto
Determinar o *situs* torácico	Corte das 4 câmaras
Estudo dos retornos venosos sistêmicos	Plano bicaval
Estudo dos retornos venosos pulmonares	Corte das 4 câmaras (Doppler colorido)
Estudo dos átrios e do forame oval	Corte das 4 câmaras
Estudo das valvas atrioventriculares	Corte das 4 câmaras
Estudo dos ventrículos	Corte das 4 câmaras
Estudo da junção ventriculoarterial	Corte das 5 câmaras
Estudos dos grandes vasos – tronco pulmonar e seus ramos – aorta ascendente e arco – canal arterial	Corte das 5 câmaras Corte eixo curto Corte dos 3 vasos Corte do arco aórtico Corte do canal arterial

Tabela 5.2. Principais causas da dilatação ventricular

Ventrículo direito		Ventrículo esquerdo
Por aumento do débito		
Drenagem da veia umbilical no sistema caval e ausência de ducto venoso	Venoso	
Fístula arteriovenosa supradiafragmática		Fístula arteriovenosa subdiafragmática
Aneurisma da veia de Galeno		
Obstáculo do coração esquerdo: coarctação ++, atresia mitral, atresia aórtica etc.	Atrial	Atresia tricúspide
Retorno venoso pulmonar anômalo total		Atresia pulmonar com septo íntegro
CIV (raramente)	Ventricular	
Insuficiência tricúspide severa		Insuficiência mitral grave
Insuficiência pulmonar		Insuficiência aórtica
Por aumento de pressão e defeito ventricular		
Estenose pulmonar grave		Estenose aórtica grave
Atresia pulmonar com septo íntegro (forma rara)		
Canal arterial constritivo		
Por acometimento muscular miocárdico		
Miocardiopatia		
Miocardite		
Displasia arritmogênica		Fibroelastose subendocárdica
Anomalia de Uhl		
Diversos		
Malformação de Ebstein (na verdade, grande AD e não grande VD)		Aneurisma (na verdade, dilatação sacular extraventricular)

Hornung TS, Heads A, Hunter AS. Right ventricular dilatation in the fetus: a study of associated features and outcome. *Pediatr Cardiol* 2001;22:215-7. Sharland GK, Chita SK, Fagg NLK et al. Left ventricular dysfunction in the fetus: relation to aortic valve anomalies and endocardial fibroelastosis. *Br Heart J* 1991;66:419-24.

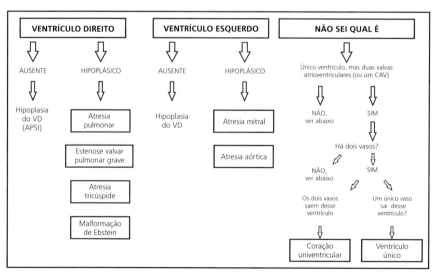

Figura 5.1. Falta uma cavidade ventricular. APSI: atresia pulmonar com septo íntegro; CAV: canal atrioventricular.

Capítulo 5. Árvores decisionais

Figura 5.2. Ventrículo esquerdo menor que o ventrículo direito.

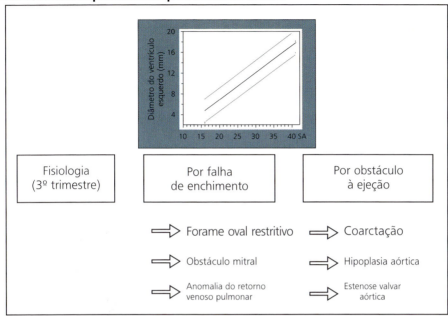

Figura 5.3. Ventrículo direito menor que o ventrículo esquerdo.

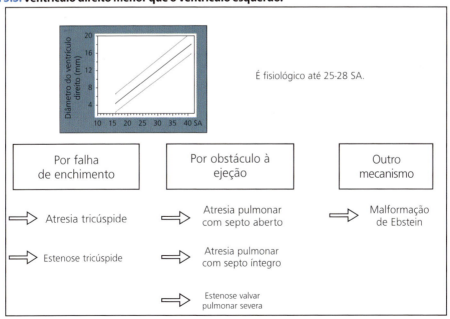

Figura 5.4. Um único grande vaso está visível.
APSI: atresia pulmonar com septo íntegro; APSA: atresia pulmonar com septo aberto.

É a artéria pulmonar	É a aorta
• Hipoplasia VE Na verdade, a aorta está hipoplásica e pouco ou não visível, mas sua presença é indispensável para garantir a vascularização coronária.	• Atresia pulmonar - APSA - APSI Na verdade, é o tronco pulmonar que está ausente, mas existem sempre ramos pulmonares, mais ou menos hipoplásicos. • Tronco arterial comum Na verdade, existe um tronco pulmonar ou ramos pulmonares que nascem separadamente desse tronco arterial.

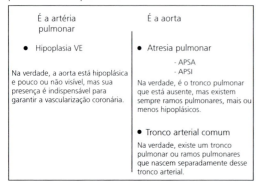

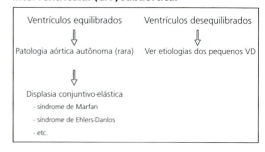

Figura 5.5. A aorta é superior ou igual ao tronco pulmonar com comunicação interventricular (CIV) subaórtica.

⇨ Tronco pulmonar normal
- ⇨ CIV subaórtico isolado

⇨ Tronco pulmonar hipoplásico + fluxo anterógrado
- ⇨ Tetralogia de Fallot

⇨ Tronco pulmonar hipoplásico sem fluxo anterógrado
- ⇨ Atresia pulmonar com septo aberto

⇨ Tronco pulmonar ausente
- ⇨ Tronco arterial comum (TP e/ou AP nascem da aorta)

Figura 5.6. A aorta está superior ou igual ao tronco pulmonar sem comunicação interventricular (CIV) subaórtica.

Ventrículos equilibrados	Ventrículos desequilibrados
⇩	⇩
Patologia aórtica autônoma (rara)	Ver etiologias dos pequenos VD
⇩	
Displasia conjuntivo-elástica - síndrome de Marfan - síndrome de Ehlers-Danlos - etc.	

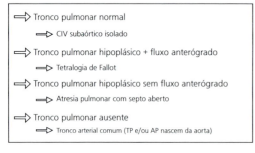

Figura 5.7. A aorta está inferior ao tronco pulmonar.

Ventrículos equilibrados	Ventrículos desequilibrados
⇩	⇩
Dilatação idiopática do tronco pulmonar (rara)	Ver etiologias dos pequenos VEs

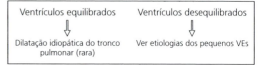

Malformações cardíacas

CAPÍTULO **6**

6.1. Anomalias de posição ou orientação do coração

6.1.1. Anomalias do *situs*, anomalias de orientação, heterotaxias

O termo "*situs* visceral" faz referência à disposição dos órgãos com relação à coluna vertebral. O *situs* é estudado na incidência transversal que passa pela parte alta do abdome. Depois da identificação da orientação geral do feto no útero, é o ponto de entrada obrigatório de um exame cardíaco completo, sobretudo porque as anomalias de *situs* indicam, com muita frequência, uma ou mais malformações cardiovasculares [1] (Tabela 6.2).

Situs solitus e situs inversus

Na incidência abdominal transversal, o *situs* visceral é determinado pela posição do fígado, da vesícula biliar e da veia cava inferior, normalmente à direita da coluna, e a do estômago, do baço e da aorta abdominal, geralmente situados à esquerda. Essa disposição normal corresponde a um *situs solitus*. No estágio torácico, a maior parte do coração está situada no hemitórax esquerdo, e seu eixo se dirige para a esquerda. Os retornos venosos sistêmicos (no mínimo, as veias suprahepáticas) terminam à direita do coração; o pulmão situado à direita é trilobado, ao passo que o pulmão esquerdo é bilobado (figura 6.1a).

Um *situs inversus* corresponde a uma disposição de imagem em espelho da anterior, com o estômago situado à direita do feto e o fígado à sua esquerda (figura 6.1b). Esta anomalia passará facilmente despercebida se não se cuidar para determinar previamente a orientação geral do feto. Em geral, existe a mesma disposição de imagem em espelho no estágio torácico (*situs inversus* completo torácico-abdominal).

Fala-se, classicamente, de *situs ambiguus* quando o problema de lateralidade só afeta alguns órgãos (p. ex., fígado anormalmente situado à esquerda, mas coração normalmente posicionado à esquerda). Este termo agora está ultrapassado, usando-se mais *heterotaxia*.

Anomalias de orientação do coração

A orientação geral do coração é mais bem estudada na incidência das 4 câmaras. Três eventualidades podem ser observadas conforme a orientação da ponta do coração:

- a levocardia, quando o ápice está dirigido à esquerda no tórax (posição normal);
- a dextrocardia, quando está dirigido à direita;
- a mesocardia, quando é mediano.

Manual Prático de Ecocardiografia Fetal

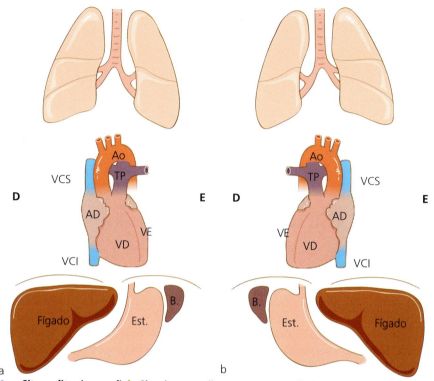

Figura 6.1. a. *Situs solitus* **(normal). b.** *Situs* in*versus* **(imagem em espelho).**
Est.: estômago; B.: baço; TP: tronco pulmonar; VCI: veia cava inferior; VCS: veia cava superior.

A orientação do coração se define sempre em referência ao *situs* cardíaco, sendo ele mesmo definido pela posição respectiva dos átrios, caracterizados como esquerdo e direito a partir de seus aspectos morfológicos e funcionais intrínsecos (Capítulo 2.1).

As combinações possíveis entre *situs* e orientação cardíacas chegam a seis possibilidades teóricas, das quais apenas uma é normal: coração em levocardia sobre *situs solitus*, e duas concordantes entre si: levocardia-*situs solitus* e dextrocardia-*situs inversus* (tabela 6.1).

Yoo e Jaeggi [1] sugerem, veementemente, não usar os termos dextroversão, levoversão, dextroposição, levoposição, tampouco dextrorrotação, na medida em que suas definições variam conforme os autores.

As malformações cardíacas são muitos frequentes em caso de malposição (tabela 6.2).

Tabela 6.1. Combinações possíveis entre *situs* e orientação cardíaca

Qual é a posição do coração? (*situs*-orientação)	Ápice cardíaco	Átrio venoso sistêmico (átrio direito)
Solitus-levocardia	À esquerda	À direita do átrio esquerdo
Solitus-dextrocardia	À direita	À direita do átrio esquerdo
Solitus-mesocardia	Mediano	À direita do átrio esquerdo
Inversus-levocardia	À esquerda	À esquerda do átrio esquerdo
Inversus-dextrocardia	À direita	À esquerda do átrio esquerdo
Inversus-mesocardia	Mediano	À esquerda do átrio esquerdo

Capítulo 6. Malformações cardíacas

Tabela 6.2. Incidência das malformações cardíacas de acordo com as más posições cardíacas (segundo [1])

Situs visceral e orientação do coração	Incidência das malformações
Situs solitus e levocardia (normal)	< 1%
Situs solitus e dextrocardia	> 90%
Situs inversus e dextrocardia	10% (adultos) – 50% (crianças) (tetralogia de Fallot, DVSVD, TGV, TGVc)
Situs inversus e levocardia (rara)	> 95% (TGVc)
Heterotaxia com isomerismo esquerdo	> 50%
Heterotaxia com isomerismo direito	≠ 100%

DVSVD: dupla via de saída de ventrículo direito; TGV: transposição dos grandes vasos; TGVc: transposição corrigida dos grandes vasos.

Heterotaxias

Como visto anteriormente, o termo *situs ambiguus* agora está ultrapassado, preferindo-se heterotaxia (literalmente "outro arranjo"). Uma heterotaxia abdominal é caracterizada por uma "mistura" dos órgãos ímpares (fígado, baço, estômago etc.). Ela está ligada a um problema precoce da lateralização, aparecendo nas 5^a-6^a SA de gestação.

A frequência das heterotaxias, provavelmente subestimada em razão das formas assintomáticas, é de 1/20.000 [2] e se elevaria a 1/10.000 se fosse levado em conta o conjunto dos distúrbios da lateralização [3].

Uma heterotaxia é definida com relação às anomalias observadas no estágio abdominal e no estágio torácico.

Estágio abdominal

No estágio abdominal, são distinguidos dois quadros principais: a polisplenia e a asplenia.

A *asplenia* (ou síndrome de Ivemark) é acompanhada por um fígado mediano e simétrico com um estômago situado em uma de suas inclinações. Normalmente, a veia cava inferior e a aorta abdominal estão justapostas do mesmo lado da coluna, estando a veia na frente da artéria. É impossível individualizar o

tecido esplênico ao longo da borda posteroexterna do estômago.

Na *polisplenia*, o fígado, frequentemente, conserva um contorno assimétrico, estando o estômago situado à sua direita ou à sua esquerda. Em mais de 75% dos casos existe uma interrupção da veia cava inferior em seu segmento suprarrenal com um retorno venoso pela veia ázigo ou uma veia hemiázigo na veia cava superior (Capítulo 6.11.4). Pode-se visualizar várias massas esplênicas pequenas ao longo da grande curvatura gástrica. Para tanto, a Ressonância Magnética Nuclear (RMN) forneceria imagens mais convincentes que a ecografia [2].

Estágio torácico

No estágio torácico, também são distinguidas duas formas: as heterotaxias ou *isomerismos* direito e esquerdo, de acordo com a morfologia com a qual são duplicados:

- os pulmões e árvores brônquicas: o pulmão morfologicamente esquerdo comporta dois lobos, e o pulmão morfologicamente direito compreende três lobos. O brônquio principal direito está mais horizontalizado e maior que o esquerdo. À direita, o primeiro brônquio de divisão (lobar superior) está situado acima da artéria pulmonar ("epiarterial"), ao passo que ele está abaixo ("hipoarterial") à esquerda, como todos os outros brônquios de divisão;

- os átrios teoricamente podem ser reconhecidos entre si pela morfologia de suas aurículas. A aurícula direita possui uma forma piramidal com uma grande base de implantação, enquanto que a esquerda tem forma de dedo de luva com um orifício estreito.

Em ecografia, a aurícula direita pode ser visualizada na borda anterodireita da aorta, a partir de um plano bicaval ligeiramente oblíquo para frente. A aurícula esquerda, situada na porção anteroesquerda do tronco pulmonar, é visível em uma incidência das 4 câmaras um pouco mais alta que o normal.

Isto oferece quatro possibilidades teóricas das quais as duas mais frequentes, mas não exclusivas, são o isomerismo direito associado a uma asplenia, e o isomerismo esquerdo associado a uma polisplenia (tabela 6.3).

Tabela 6.3. Disposição dos principais órgãos em função do tipo de heterotaxia (segundo [3])

Heterotaxia esquerda		Heterotaxia direita	
Pulmões bilobados (de tipo esquerdo)	Pulmões trilobados (de tipo direito)		
Aurículas (portanto, átrios) morfologicamente esquerdas	Aurículas (portanto, átrios) morfologicamente direitas		
À direita	*À esquerda*	*À direita*	*À esquerda*
Estômago		Discordância entre a ponta do coração e a posição do estômago	
	Fígado mediano ou esquerdo	Fígado mediano ou direito	
Baço (ou ilhotas esplênicas)			Ausência de baço (75%)

Heterotaxias: marcadores ecográficos

Na presença de um isomerismo esquerdo, o sinal mais constante é a existência de uma interrupção da veia cava inferior suprarrenal com continuação ázigo: 31 casos em 34 na série de Berg *et al.* [4], 41 em 41 na de Pepes *et al.* [5]. Entre as inúmeras anomalias cardíacas possíveis, um canal atrioventricular (CAV) (2/3 dos casos) e/ou um bloqueio atrioventricular (1/3 dos casos) são as mais frequentes. As anomalias do retorno venoso pulmonar não são raras (aproximadamente 20%) e devem ser pesquisadas sistematicamente, pois podem, com facilidade, passar despercebidas [4]. Uma justaposição esquerda dos átrios poderia ser suspeitada em ecografia diante da constatação de um espaço incomum, de aparência vascular, situado à esquerda dos grandes vasos [6].

Na presença de um isomerismo direito, uma anomalia de posição das vísceras abdominais com relação ao coração é quase constante, associada em 50% dos casos a uma justaposição da veia cava inferior e da aorta. Neste caso, também, um CAV é muito frequente (62%), da mesma forma que uma obstrução da via de ejeção direita (48%), uma anomalia dos retornos venosos pulmonares (33%) e a presença de dupla via de saída do ventrículo direito (29%) [7].

Heterotaxias e anomalias cardíacas

As síndromes de heterotaxia são quase sempre associadas a uma ou mais malformações cardíacas e, muitas vezes, a outras malformações extracardíacas. A natureza e a frequência das diversas malformações cardíacas ou extracardíacas possíveis diferem de acordo com o tipo, direito ou esquerdo, da heterotaxia (tabelas 6.4 e 6.5).

Heterotaxias e síndromes

Uma heterotaxia pode fazer parte do quadro de várias síndromes: Smith-Lemli-Opitz, Fryns, Saldino-Noonan, VACTERL, Goldenhar, Beemer-Langer, Meckel ou oro-fácio-digital.

Genética

A frequência das anomalias cromossômicas é mal conhecida, mas trata-se de uma eventualidade rara [8] e a prática de uma amniocentese normalmente não é recomendada [9], salvo exceção [2].

Foram observadas, em associação a uma heterotaxia (principalmente isomerismo esquerdo), anomalias como monossomia (22), trissomia (16, 13, 12, 1q, 6q), deleção 22q11 ou translocação (12/13 equilibrada, 11/20, X/21), das quais algumas poderiam causar a perda ou a inativação do gene ZIC3 ligado ao X envolvido na lateralização do feto [10, 11].

Em contrapartida, uma origem gênica é muito provável, com uma recorrência da ordem de 10%. Um isomerismo direito é mais observado entre os meninos, e um isomerismo esquerdo nas meninas.

Informação aos pais

A presença de bloqueio atrioventricular, de cardiopatia complexa ou de hidropisia indica, imediatamente, prognóstico ruim a curto prazo. Pepes *et al.* [5] registraram,

Capítulo 6. Malformações cardíacas

Tabela 6.4. Malformações cardíacas observadas conforme o tipo de heterotaxia [1, 4, 5, 7, 9, 11]

Natureza	Isomerismo direito	Isomerismo esquerdo
Ausência de seio coronário	≠ **100%**	≠ **60%**
CAV (Defeito de septo atrioventricular – DSAV)	**62-90%**	**50-70%**
Justaposição Ao-VCI	**> 90%**	Pouco frequente
RVPAT	**50-70%**	Rara, < 15%
Conexão auriculoventricular	**Univentricular, 70%**	Biventricular, 75%
Discordância ventriculoarterial	**96%**	≠ 30%
Obstáculo pulmonar	**48-90%**	40%
Interrupção da VCI	3%	**> 90-100%**
BAV, bradicardia	Rara	**40-70%**
Obstáculo esquerdo	≠ 5%	≠ **30%**
Veia cava superior dupla	45%	**50-60%**
DVSVD	29-43% [7, 11]	23-27% [4, 11]

CAV: canal atrioventricular; (DSAV: defeito de septo atrioventricular); Ao: aorta abdominal; VCI: veia cava inferior; RVPAT: retorno venoso pulmonar anômalo total; BAV: bloqueio atrioventricular; DVSVD: dupla via de saída de ventrículo direito.

Tabela 6.5. Malformações extracardíacas observadas de acordo com o tipo de heterotaxia [1, 4, 5, 7]

Natureza	Isomerismo direito	Isomerismo esquerdo
Asplenia	75%	10%
Poliesplenia	0	43%
Malformações extracardíacas que necessitam de uma cirurgia	5% Estenose ou atresia digestiva alta (duodenojejunal) Hérnia diafragmática (25%)	25% (AVB: 20%, anomalias urinárias: 17%)

AVB: atresia das vias biliares extra-hepáticas e ausência de vesícula biliar.

assim, 7 mortes fetais *in utero* (MFIU) em 19 gestações acompanhadas. Um BAV e uma regurgitação das valvas atrioventriculares explicariam uma mortalidade fetal mais elevada em caso de isomerismo esquerdo (quando são mais frequentes) que de direito.

Após o nascimento, as possibilidades de cura cirúrgica das malformações cardíacas são menos favoráveis em caso de isomerismo direito (reparação impossível ou, mais frequentemente, por intervenção paliativa de tipo univentricular) que de isomerismo esquerdo [5]. Em uma série cirúrgica recente, portanto, em uma população selecionada que sobreviveu espontaneamente, a mortalidade operatória é da ordem de 25% quando a repara-

ção é feita no modo univentricular, e 18% quando pode ser realizada com dois ventrículos [12].

No total, o prognóstico de um isomerismo direito é particularmente negativo [13], com uma sobrevida que não ultrapassa 30%, especialmente se uma CAV estiver presente, e ainda mais quando as anomalias do retorno venoso pulmonar continuarem, muitas vezes, passando despercebidas antes do nascimento [7].

Em caso de isomerismo esquerdo, o prognóstico é um pouco menos severo com uma sobrevida a médio prazo de 50 a 70% das gestações acompanhadas. As crianças que apresentam apenas anomalias cardíacas menores continuam com risco de uma atresia das vias biliares e de uma oclusão digestiva favorecida pela má rotação intestinal [4, 5].

Por fim, a informação aos pais deve permanecer prudente, pois o inventário das malformações corre o risco de ser incompleto em razão da dificuldade do diagnóstico de certas malformações extracardíacas, bem como do risco de recorrência em uma mesma família, especialmente em caso de consanguinidade.

6.1.2. Desvio do eixo cardíaco (tabela 6.6 e figura 6.2)

Tabela 6.6. Desvios do eixo cardíaco

Eixo cardíaco normal: 43° ± 7 [17]

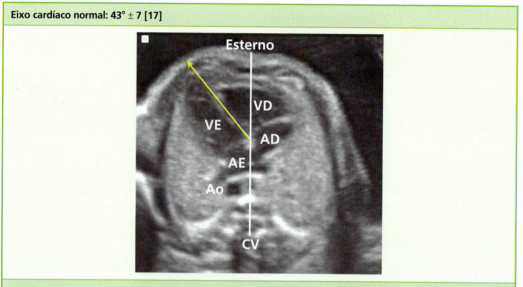

Desvios axiais e malformações cardíacas
Eixo < 28° ou > 59° – sensibilidade: 79% – especificidade: 98% – valor preditivo positivo: 72% – valor preditivo negativo: 98% [15]

Eixo desviado para a esquerda	Eixo desviado para a frente ou para a direita (exceto *situs inversus*)
Tetralogia de Fallot	Dupla discordância (Transposição corrigida dos grandes vasos)
Tronco arterial comum	Dupla via de saída de ventrículo esquerdo com discordância arterial
Dilatação do ventrículo direito: – malformação de Ebstein – estenose pulmonar – hipoplasia ventricular esquerda – coarctação da aorta	CAV (DSAV) DVSVD [18] Átrio único

CAV: canal atrioventricular; DSAV: defeito de septo atrioventricular; DVSVD: dupla via de saída de ventrículo direito.

Capítulo 6. Malformações cardíacas

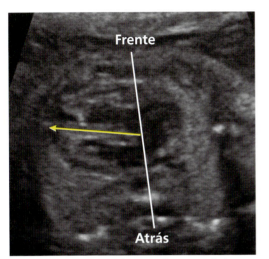

Figura 6.2. Desvio axial esquerdo marcado (na ausência de malformação cardíaca patente).

O eixo cardíaco é determinado na incidência das 4 câmaras pelo ângulo formado entre o septo interventricular e o plano torácico mediano [1].

Normalmente, o coração é dirigido para frente e para a esquerda, e seu eixo faz um ângulo de aproximadamente 45° nos planos sagital e coronal.

Um desvio axial é um marcador de malformação cardíaca ou de anomalia torácica subjacente [14]. Em particular, uma dextrorrotação direita raramente é isolada (menos de 10% dos casos), sem anomalia cardíaca, torácica e/ou genética [15].

O eixo do coração pode igualmente ser modificado pela presença de uma anomalia da parede abdominal (onfalocele ou gastrosquise), independentemente de qualquer cardiopatia [16].

6.1.3. Compressão-deslocamento [1]

Esta situação deve ser diferenciada, fundamentalmente, das anomalias do *situs* ou das malposições abordadas no capítulo anterior. A causa não é um problema da organogênese, mas um fenômeno extrínseco, e a patologia primitiva é extracardíaca (figura 6.3).

Contentar-nos-emos em especificar que o coração é deslocado à esquerda, à direita ou à frente, evitando os termos dextrorrotação ou levorrotação ou dextroversão ou levoversão, que levam à confusão.

A anomalia extracardíaca primária pode ser uma hérnia diafragmática, uma adenomatose pulmonar, um sequestro pulmonar, uma atresia brônquica, um tumor pulmonar ou mediastinal ou uma expansão pleural unilateral.

Um deslocamento à direita secundário à hipoplasia do pulmão direito leva a uma investigação, mais particularmente, de:

- síndrome da cimitarra (Capítulo 6.12.2);
- agenesia da artéria pulmonar direita;
- hipoplasia primitiva do pulmão direito;
- alça da artéria pulmonar esquerda (Capítulo 6.14.7).

Uma supressão à esquerda pode ser secundária à:

- agenesia do ramo esquerdo da artéria pulmonar;
- hipoplasia do pulmão esquerdo.

Por fim, deslocamento da massa cardíaca para frente pode ser observado em caso de hérnia diafragmática bilateral.

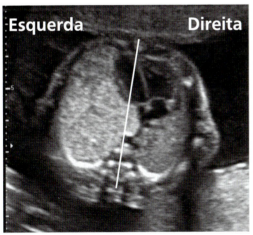

Figura 6.3. Compressão do coração no hemitórax direito por um volumoso sequestro do pulmão esquerdo.

6.1.4. Ectopia cardíaca

Aspectos gerais

A ectópia cardíaca *(ectopia cordis)* é definida como um deslocamento completo ou parcial do coração para fora da cavidade torácica. É uma malformação rara, cuja frequência é estimada entre 5,5 e 7,9/1 milhão de nascimentos [19]. Sua patogenia permanece desconhecida [20]. Uma ectopia cardíaca se integra, frequentemente, no quadro de uma pentalogia de Cantrell completa ou parcial (quadro 6.1).

Anatomicamente, a porção externalizada do coração pode continuar descoberto (41%), ser coberto com uma membrana serosa (31%) ou pela pele (27%) [21] (figura 6.4).

O coração em si pode ser normal ($\neq 20\%$), mas é, na maioria das vezes, malformado (uma malformação do tipo conotruncal é frequente). Uma ou mais malformações extracardíacas estão associadas em 60 a 90% dos casos.

Formas anatômicas

Classicamente, Van Praagh *et al.* [22] propunham classificar as ectópias cardíacas de acordo com quatro formas principais: cervical (rara), torácica (a mais frequente), torácico-abdominal e abdominal (excepcional). Na verdade, a multiplicação das descobertas feitas precocemente no feto mostra que existem várias formas intermediárias.

A ectopia cervical é rara. Ela poderia corresponder a uma parada da migração do coração embrionário. Na forma pura, o esterno está intacto, mas o feto é, em geral, malformado.

A ectopia abdominal é, por sua vez, excepcional. Além da observação histórica de Cullerier, em 1806 (ver abaixo), foi relatada uma observação com tetralogia de Fallot.

As ectopias torácica ou torácico-abdominal constituem as formas mais frequentes.

A observação de Deschamps descrita por Cullerier em 1806

Tratava-se de um soldado francês, saudável, pai de três filhos, que faleceu em consequência de uma pielonefrite. Na autópsia, descobriu-se que o coração, em seu saco pericárdico, estava situado no lugar do rim esquerdo (ausente). Os vasos indo ou vindo dos pulmões atravessavam o diafragma [22].

QUADRO 6.1 — Pentalogia de Cantrell

É uma síndrome rara, geralmente letal, cuja incidência está estimada em 1/100.000 nascimentos com preponderância masculina. Ela se caracteriza por um grande defeito mediano da parede abdominal supraumbilical, ausência da parte inferior do esterno, da parte anterior do diafragma e do pericárdio diafragmático (anterior e posterior), associado a anomalias cardíacas, entre as quais uma ectopia frequente. Uma fenda labial ou palatina e uma encefalocele podem estar associadas a essas anomalias torácico-abdominais. Esta síndrome resultaria de uma falha de formação e de diferenciação do mesoderma ventral ocorrida entre os 14º e o 18º dias do período embrionário. Diversas variantes são descritas conforme a síndrome é completa ou não, mas todas apresentam defeito esternal. Algumas tentativas de correção cirúrgica, imediatamente pós-natais e sem abordar as malformações intracardíacas obtiveram sucesso.

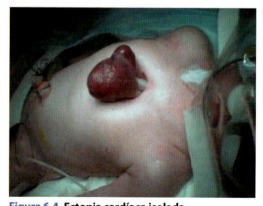

Figura 6.4. Ectopia cardíaca isolada.
Segundo Alphonso N, Venugopal PS, Desphande R, Anderson D. Complete thoracic ectopia cordis. Eur J Cardiothorac Surg 2003;23: 426-8. Com a gentil autorização da Oxford University Press.

Diagnóstico ecográfico

É possível a partir do 1º trimestre [23], mas, se considerarmos uma continuação da gestação, uma avaliação completa das malformações associadas, cardíacas ou extracardíacas, necessita de exame mais tardio (figuras 6.5 e 6.6).

Outras malformações estão associadas em aproximadamente 70% dos casos, cardíacas e extracardíacas e, muitas vezes, múltiplas (tabelas 6.7 e 6.8).

A RMN fetal pode ajudar a fazer uma avaliação o mais exaustiva possível [24] (figura 6.7).

Tabela 6.7. Principais malformações cardíacas associadas (% segundo Alphonso *et al.* [31])

Dupla via de saída de ventrículo direito
Tetralogia de Fallot (≠ 20%)
Tronco arterial comum
Coração univentricular
Comunicação interventricular (≠ 100%)
Comunicação interatrial (≠ 50%)
Divertículo do ventrículo esquerdo (≠ 20%)

Tabela 6.8. Malformações extracardíacas associadas

Pentalogia de Cantrell (completa ou parcial)
Falha esternal
Onfalocele
Defeito parcial anterior do diafragma e do pericárdio
Hérnia diafragmática
Hipoplasia arterial pulmonar
Fenda labial, fenda labiopalatina
Encefalocele

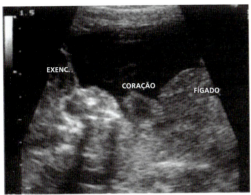

Figura 6.5. Ectopia torácica vista a 24 SA com coração malformado interpretado como um coração univentricular, associado a malformações extracardíacas que se integram no quadro de uma pentalogia de Cantrell (exencefalia e onfalocele).
Imagem do doutor Lépinard, com os nossos agradecimentos.

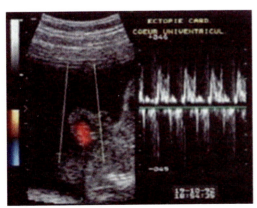

Figura 6.6. Mesma observação da figura 6.5. O exame por Doppler colorido e Doppler pulsado evidencia a presença de um fluxo sanguíneo na cavidade ventricular.
Imagem do doutor Lépinard, com os nossos agradecimentos.

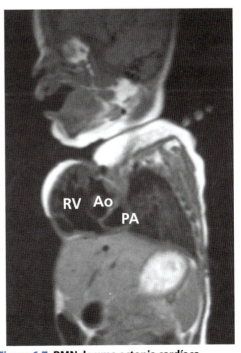

Figura 6.7. RMN de uma ectopia cardíaca.
Segundo Lilje C, Weiss F, Lacour-Gayet F et al. Complete ectopia cordis. Circulation 2006;113:e757-e758.

Quando um cariótipo é realizado, ele se revela, na maioria das vezes, normal. Uma associação à trissomia 18 foi, contudo, relatada em dois casos [25, 26].

Prognóstico

É, evidentemente, muito sombrio e, em 1989, Ulmer *et al.* [27] encontravam apenas 19 sobreviventes em 219 casos da literatura.

Várias tentativas de correção cirúrgica foram relatadas, dentre as quais a correção com sucesso de uma ectopia torácico-abdominal tentada por Brock a partir de 1950. Pelo que sabemos, elas resultaram em fracasso quando o diagnóstico foi realizado durante a vida fetal, salvo raras exceções [28, 29]. Em vários casos, a morte ocorreu de maneira inexplicável nas horas ou dias que se seguiram a uma intervenção que, aparentemente, havia sido bem-sucedida [30, 31].

Em caso de diagnóstico pré-natal, uma interrupção de gestação parece, portanto, legítima, mas a opção cirúrgica com reparação em dois tempos, defeito parietal, depois correção da malformação cardíaca, poderia ser razoavelmente considerada quando não houver malformação extracardíaca significativa associada, com 5 sucessos em 10 casos na série de Hornberger *et al.* [29].

6.2. Anomalias atriais

6.2.1. Comunicações interatriais

As comunicações interatriais (CIA) são muito frequentes, representando 6 a 10% do conjunto das malformações cardíacas. Uma CIA está presente em 1/1.500 recém-nascidos (exceto forame oval permeável), com uma razão menina/menino de 2/1 [32].

É uma cardiopatia que pode ser qualificada como benigna, pois geralmente é bem tolerada até uma idade avançada. Quando o *shunt* (esquerdo-direito após o nascimento) é importante, uma CIA pode ser fechada cirurgicamente ou por via endocavitária, com um resultado que se aparenta a uma cicatrização.

- a CIA do tipo *ostium secundum* (CIA OS) é, de longe, a mais frequente, representando 70% dos defeitos do *septum secundum*. Ela se localiza na fossa oval, mas pode ultrapassar suas margens. É, na maioria das vezes, única e pode ser objeto de um fechamento por via endocavitária. Por sua localização, o diagnóstico pré-natal é quase impossível, salvo se for muito extensa;
- as CIAs de tipo seio coronário e CIA do tipo caval inferior são mais raras (aproximadamente 20%). As primeiras, geralmente, são pequenas, ao passo que uma CIA de "cava inferior" é, com frequência, grande e se localiza em um *shunt* importante. A ela pode ser associada uma falha de fechamento do teto do seio coronário e uma veia cava superior esquerda que termina no átrio esquerdo [32];
- as CIA do tipo seio venoso (10%) se localizam no pé da veia cava superior. Menos que uma falha da divisão interatrial, esta forma seria secundária a um defeito da parede que normalmente separa as veias pulmonares direitas, a veia cava superior e o átrio direito [33]. Logicamente, ela está, portanto, associada a um retorno venoso pulmonar direito anormal, e o *shunt* resultante é, em geral, importante;
- o último tipo é representado pelas CIAs *ostium primum* (CIA OP), situadas na frente da fossa oval e às quais se associa, frequentemente, uma fenda da grande valva mitral. As CIAs OP constituem uma forma parcial de canal atrioventricular

Anatomia

Distinguem-se quatro tipos de CIA (figura 6.8):

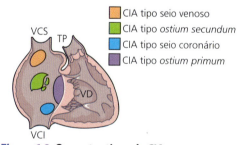

Figura 6.8. Os quatro tipos de CIA.
VCS: veia cava superior; VCI: veia cava inferior; TP: tronco pulmonar.

e, assim, podem ser o indicador de uma trissomia 21. É a única forma de CIA cujo diagnóstico é, frequentemente, feito no feto.

Esses três últimos tipos de CIA são mais frequentemente responsáveis por um *shunt* importante que justifica, na infância, seu fechamento, que só pode ser considerado por meio cirúrgico.

Por fim, deve-se observar que, ao contrário de certas localizações de comunicações interventriculares, as CIAs são conhecidas por nunca se fecharem espontaneamente. Isto ocorre para todas as formas, salvo algumas pequenas CIAs de tipo *ostium secundum* que são exceção à regra.

CIA do tipo *ostium primum*

São, na prática, as única CIAs (e as mais importantes) cujo diagnóstico pode ser feito "com certeza" antes do nascimento.

Diagnóstico ecográfico

É feito na incidência das 4 câmaras (figura 6.9).

Normalmente, nesta incidência, o *septum primum* (SP) é visto como uma divisão relativamente espessa, mais ecogênica que o resto do septo interatrial, prolongando-se até o arco do coração. Por outro lado, existe um desnivelamento fisiológico das valvas atrioventriculares como a valva tricúspide que aparece deslocada para o ápice com relação à valva mitral (figura 6.9).

Uma CIA OP será sugerida diante de dois indicadores:

- um *septum primum* ausente ou incompleto, com um defeito variável, mas adjacente às valvas atrioventriculares (figura 6.10);
- a perda do desnivelamento mitrotricuspidiano normal, sendo que estas valvas se inserem no mesmo plano (inserção linear das valvas atrioventriculares ou ILVAV). Trata-se, neste caso, de um sinal comum a todas as formas de canal atrioventricular (figura 6.11).

No Doppler colorido, o *shunt* é feito do átrio direito para o átrio esquerdo, como o do forame oval.

> **Atenção**
> Não confundir um seio coronário dilatado com uma CIA OP [34].

Uma incidência das 4 câmaras feita com angulação cabeça-nádegas mais orientada para baixo que o de costume faz com que apareça o seio coronário, visível atrás do anel mitral e que termina no átrio direito (Capítulo 13.2).

Em caso de dilatação desta, com muita frequência secundária à persistência de uma veia cava superior esquerda (VCSG), o destino do seio coronário

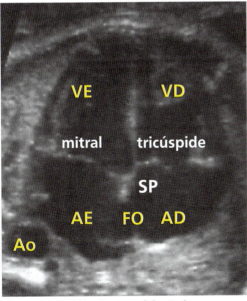

Figura 6.9. Incidência normal das 4 câmaras mostrando *septum primum* (SP) espesso e ecogênico e o desnivelamento mitrocuspidiano fisiológico.

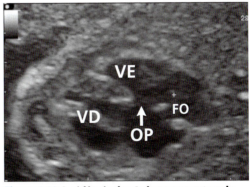

Figura 6.10. Incidência das 4 câmaras mostrando uma CIA *ostium primum* (OP), situada entre o forame oval e o plano das valvas atrioventriculares.

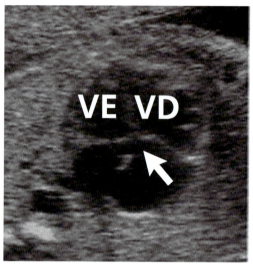

Figura 6.11. Incidência das 4 câmaras CIA *ostium primum* (seta) e inserção linear das valvas atrioventriculares.

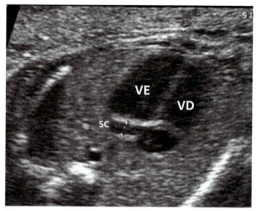

Figura 6.12. Falsa imagem de CIA OP por visualização de um seio coronário (SC) dilatado.
Observação: são os anéis, e não as valvas mitral e tricúspide, que estão visíveis aqui. Esta incidência não é, portanto, um corte das 4 câmaras ideal.

pode ser interpretado erroneamente como um defeito septal em posição de CIA OP.

O diagnóstico pode ser corrigido pela pesquisa de outros indicadores a favor de uma VCSG e, sobretudo, mudando a inclinação do sensor a fim de encontrar uma "verdadeira" incidência das 4 câmaras, isto é, visualizando os movimentos de abertura e fechamento das valvas atrioventriculares e não apenas seus anéis, como na figura 6.12.

Avaliação complementar

Em vínculo com a cardiopatia

Feito o diagnóstico de CIA OP, será feito um esforço para determinar se trata-se de uma forma isolada ou se ela se insere em uma forma de defeito do septo atrioventricular mais complexa (Capítulo 6.3). Mesmo as formas isoladas são acompanhadas com muita frequência de uma fenda da grande valva mitral (figura 6.13). Esta é difícil de ser visualizada diretamente no feto. Indiretamente, a constatação de uma regurgita-

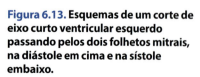

Figura 6.13. Esquemas de um corte de eixo curto ventricular esquerdo passando pelos dois folhetos mitrais, na diástole em cima e na sístole embaixo.
a. Indivíduo normal. **b.** Fenda mitral (insuficiência mitral durante a sístole, inconstante). GVM: grande valva mitral; PVM: pequena valva mitral.

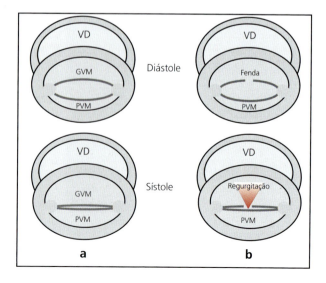

ção da valva mitral no Doppler colorido permite quase afirmar sua presença e avaliar sua gravidade funcional. Ao contrário do que é observado na valva tricúspide, uma regurgitação mitral presente desde a vida fetal persistirá e, na maioria das vezes, se agravará após o nascimento, em decorrência do importante aumento da pós-carga do ventrículo esquerdo. É, portanto, um elemento prognóstico importante.

Malformações extracardíacas

Um defeito de septo atrioventricular, mesmo em uma forma muito parcial, como uma CIA OP, integra-se, frequentemente, em um contexto polimalformador. Sua descoberta aponta, assim, para extensa avaliação em busca de outras anomalias, cardíacas ou extracardíacas (Capítulo 6.3).

Anomalias cromossômicas

A descoberta de uma CIA OP leva, muito fortemente, a propor uma amniocentese, basicamente em busca de uma trissomia 21 ou de uma trissomia 18.

Muito mais rara (incidência de aproximadamente 1/60.000 nascimentos), a síndrome de Ellis-Van Creveld, nanismo desarmonioso ligado a uma mutação do gene EVC no cromossomo 4, de transmissão autossômica recessiva, frequentemente está associada a uma CIA OP ou outra forma de defeito de septo atrioventricular. A constatação na ecografia de ossos longos curtos, de polidactilia das mãos e/ou pés, de tórax estreito com costelas estreitas amparam este diagnóstico [35].

Outros tipos de CIA

CIA do tipo *ostium secundum*

O diagnóstico de CIA *ostium secundum* é praticamente impossível no pré-natal, na medida em que o defeito se localiza na membrana da fossa oval, fina e difícil de analisar. Ela poderá ser suspeitada em caso de defeito importante e, para Salih *et al.* [36], diante da constatação de um aspecto oscilatório incomum da membrana do forame oval.

Também deverá ser suspeitada diante da presença de uma veia cava superior esquerda que é acompanhada de uma assimetria ventricular marcada inex-

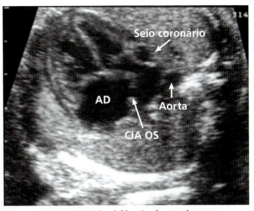

Figura 6.14. 24 SA: incidência das 4 câmaras mostrando um seio coronário dilatado com relação a uma VCSE, uma assimetria ventricular e um defeito na membrana do forame oval (CIA OS confirmado no nascimento, isolada).

QUADRO 6.2 — Síndrome de Holt-Oram

A síndrome de Holt-Oram (ou síndrome "coração-mão"), de transmissão autossômica dominante, associa uma cardiopatia a anomalias dos membros superiores. A cardiopatia, presente em cerca de 90% dos casos, é, na maioria das vezes, uma comunicação interventricular, mas pode ser também uma CIA, de tipo *ostium primum* ou *ostium secundum*. Um problema condutivo, de grau variável, está presente em 40% dos casos. As anomalias dos membros consistem em uma hipoplasia dos vasos periféricos dos braços e das anomalias do eixo radial, agenesia ou anomalia radial, anomalias dos polegares. Sua prevalência seria da ordem de 1/100.000. Uma mutação dos genes *TBX3* e *TBX5* pôde ser evidenciada no braço longo do cromossomo 12 (*de novo* em 30 a 40% dos casos), mas sua ausência não elimina de forma alguma o diagnóstico. (Adaptado de Bossert, T. *et al.*, www.orpha.net)

plicada por outro lado (figura 6.14). Uma CIA *ostium secundum* pode ser um dos elementos da síndrome de Holt-Oram (quadro 6.2).

CIA do tipo seio venoso – CIA tipo caval inferior

O diagnóstico pré-natal de seio venoso ou de CIA do tipo cava inferior ainda não foi relatado, pelo que sabemos. Por assimilação aos aspectos observados no pós-natal, a incidência mais adequada para diagnosticá-los não seria o corte das 4 câmaras, mas um plano bicaval ligeiramente modificado para deixar aparecer em parte o átrio esquerdo. Neste plano, o defeito se localizaria na extremidade superior (seio venoso) ou inferior (CIA "cava inferior") da divisão interatrial. Um seio venoso viria acompanhado, por outro lado, de um retorno venoso anômalo parcial do pulmão direito.

Prognóstico

A presença de uma CIA não modifica o curso da gestação nem as modalidades de parto. Em geral, uma CIA é bem tolerada nos primeiros anos de vida e não necessita de nenhum tratamento. Esta afirmação deve ser relativizada quando coexistir uma VCSG, pois o seio coronário dilatado impõe obstáculo ao enchimento do ventrículo esquerdo e aumenta o *shunt* pela comunicação.

Quando um fechamento é indicado, geralmente é feito perto da idade dos 3 ou 4 anos com risco mínimo. Ele pode ser feito antes, em caso de tolerância inadequada, ou mais tarde, quando a CIA está grande e considera-se fechá-la por via endocavitária.

Existem formas familiares, genéticas, geralmente acompanhadas de um problema de condução atrioventricular que convém, portanto, investigar sistematicamente por uma ECG neonatal. Em uma mesma família, podem coexistir uma CIA isolada, um problema condutivo isolado ou a associação de ambos.

Risco de recorrência

O risco teórico de recorrência está estimado em aproximadamente 3%.

6.2.2. Aneurisma do septo interatrial

O aneurisma do septo interatrial (ASIA) corresponde a uma deformação da membrana do forame oval, bombeando de maneira incomum no átrio esquerdo (figura 6.15). Em alguns casos, pode envolver toda a divisão interatrial [37].

O aneurisma pode ser primitivo, por distanciamento anormal da membrana do forame oval. Pode,

também, ser secundário a uma hiperpressão predominante no átrio direito (atresia tricúspide – *ver* Capítulo 6.4.4. –, obstrução direita – *ver* Capítulos 6.5.2 e 6.5.3) ou a um forame oval restritivo (Capítulo 4.3), que convém, portanto, eliminar.

Um ASIA é passível de favorecer o aparecimento de distúrbios do ritmo atrial [38, 39], limitando-se, na maior parte das vezes, a simples extrassístoles atriais isoladas. Nesse sentido, alguns autores recomendam um acompanhamento mais cuidadoso dos fetos que apresentam essa particularidade [39]. Quando é muito volumoso, pode, pelo menos teoricamente, impor obstáculo ao enchimento do ventrículo esquerdo a jusante e ao fluxo do retorno venoso pulmonar a montante (figura 6.16). Na prática, contudo, geralmente não há consequência hemodinâmica importante.

Depois do nascimento, o ASIA pode persistir ou não. Quando desaparece, provavelmente era confirmação de certo grau de restrição do forame oval. A persistência de um ASIA foi incriminada na ocorrência de acidentes vasculares encefálicos no adulto jovem quando acompanhada de um forame oval permeável ou de uma CIA [40].

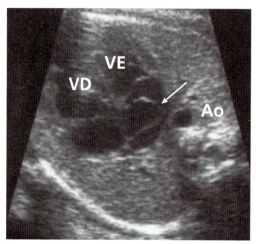

Figura 6.15. Aneurisma do septo interatrial.

Capítulo 6. Malformações cardíacas

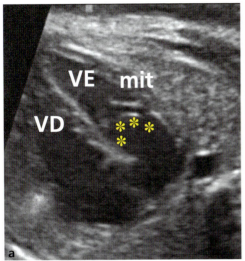

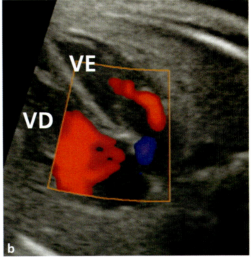

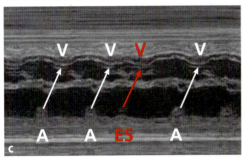

Figura 6.16. ASIA volumoso a 35 SA.
a. A membrana do forame oval entra em contato com a valva mitral durante o enchimento. Ela provoca clara assimetria dos fluxos de enchimento direito e esquerdo, bem como dos ventrículos correspondentes (**b**).
c. Extrassístoles (ES) atriais frequentes estão registradas no feto, provavelmente favorecidas pelo ASIA.

6.2.3. Dilatação idiopática do átrio direito, átrios hiperecogênicos, coração triatrial esquerdo ou direito

Dilatação idiopática do átrio direito

Descrita na infância e no adulto, ela é excepcionalmente observada no feto. De causa desconhecida, caracteriza-se por átrio direito desproporcional às outras cavidades, sem outra anomalia cardíaca que possa explicá-la [41]. Portanto, é um diagnóstico diferencial após ter-se pesquisado as diversas causas de dilatação secundária: insuficiência tricúspide (à qual ela pode, contudo, ser associada), obstrução do coração direito, fístula arteriovenosa e malformação de Ebstein. Com esta última, o diagnóstico diferencial pode ser dificultado em razão de um falso aspecto de deslocamento da valva septal da tricúspide ligada à dilatação do átrio e do anel tricúspide [42].

Nas raras observações publicadas [42-44], o átrio direito era, em geral, muito hipocinético, até mesmo acinético, inclusive o átrio e, no exame macroscópico, a parede atrial aparece "fina como papel" e translúcida, o que levanta a hipótese de que se tratasse de uma variante da doença de Uhl.

O aspecto histológico não é unívoco. A parede pode ser objeto de uma degenerescência lipomatosa, empobrecida de miócitos, às vezes hipertróficos, com ilhas de fibroelastose [43].

Prognóstico

Nas três observações feitas *in utero*, esta anomalia não causou nenhum problema no feto, salvo a presença de uma insuficiência tricúspide, mas tornou-se sintomática após o nascimento em dois casos, com o aparecimento de um *flutter* atrial tratado clinicamente [42] ou de uma insuficiência cardíaca refratária que justificou uma intervenção aos 10 meses de idade [43]. Nas descrições feitas no pós-natal, tudo é possível: paciente assintomático, insuficiência cardíaca, trombose intra-atrial, distúrbios do ritmo e morte súbita [42].

Átrios hiperecogênicos

Kaur e Lai [45] relatam a observação de um feto que apresenta uma hiperecogenicidade das paredes livres dos dois átrios, do septo e dos átrios que desaparecem progressivamente após o nascimento. Observamos o mesmo fenômeno algumas vezes (figura 6.17).

Em duas crianças irmãs, o aspecto hiperecogênico estava estendido às raízes aórtica e pulmonar, bem como aos anéis valvares, englobando a porção inicial das artérias coronárias cuja luz estava conservada. Este aspecto ecogênico era encontrado ao nascimento, depois recuava progressivamente. Os fetos, depois crianças, permaneceram totalmente assintomáticos durante um acompanhamento de 5 a 7 anos.

Este aspecto ecográfico deve ser diferenciado (o que é difícil) da arterite calcificante infantil (Capítulo 7.5), afecção de transmissão autossômica recessiva cujo prognóstico é particularmente negativo.

Coração triatrial esquerdo

Trata-se de uma anomalia rara (0,1% das cardiopatias congênitas [46]) ligada a uma falha de incorporação da veia pulmonar comum ao teto do átrio esquerdo. Este defeito é representado pela presença de uma parede mais ou menos completa que divide o átrio esquerdo e impõe obstáculo ao retorno venoso pulmonar em direção ao ventrículo esquerdo (pseudoestreitamento mitral).

A precocidade do diagnóstico se dá em função da importância da obstrução. Algumas formas permanecem assintomáticas até uma idade avançada. Nas formas grave, a tabela reproduz o de um retorno venoso pulmonar anormal no recém-nascido [47] ou de um estreitamento mitral nas crianças maiores. Em cerca da metade dos casos, o coração triatrial esquerdo está associado a outras anomalias cardíacas (tabela 6.9) [48].

Pelo que sabemos, o diagnóstico nunca foi feito no feto. Na observação descrita por Chang *et al.* [49], o coração triatrial, que se acompanhava de um problema do ritmo atrial (*flutter*) tratado *in utero*, foi diagnosticado somente após o nascimento.

Coração triatrial direito

Esta anomalia corresponde a uma divisão parcial ou total do átrio direito secundária ao defeito de reabsorção da valva do seio venoso que separa este seio da parte direita do átrio primitivo. Normalmente, a regressão desta valva deixa subsistir em sua porção superior a crista *terminalis* e as valvas de Eustáquio (no destino da veia cava inferior) e de Tebésio em sua parte inferior.

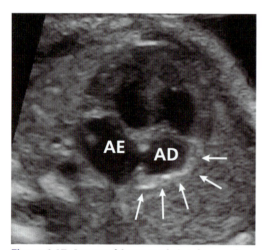

Figura 6.17. Aspecto hiperecogênico da parede atrial direita e do septo interatrial (comparando com a parede do átrio esquerdo) à 23 SA.
Este aspecto regrediu parcialmente no decorrer da gestação (IMG tardia por anomalia cerebral).

Capítulo 6. Malformações cardíacas

Tabela 6.9. Malformações descritas em associação a um coração triatrial esquerdo

CIA* (que se localizam a montante ou a jusante da membrana)
Persistência da veia cava superior esquerda*
Ausência do teto do seio coronário* (*unroofed coronary sinus*)
Retorno venoso pulmonar anômalo total*
Retorno venoso pulmonar anômalo parcial esquerdo ou direito obstrutivo
(Coração triatrial subtotal*)
Canal atrioventricular completo ou parcial*
Coarctação da aorta, bicúspidia aórtica estenosante
Hipoplasia do ventrículo esquerdo
Dupla via de saída de ventrículo direito
Tetralogia de Fallot
Comunicação interventricular
Situs in*versus*
D-Transposição dos grandes vasos
Dupla discordância (transposição corrigida dos grandes vasos)
Dupla via de saída de ventrículo esquerdo
Síndrome de Wolff-Parkinson-White

*As mais frequentes.

Todos os intermediários podem ser observados entre a simples persistência de alguns resquícios embrionários (uma rede de Budd-Chiari é sua forma

Tabela 6.10. Malformações descritas em associação a um coração triatrial direito

FOP ou CIA (com *shunt* direito-esquerdo no pós-natal)
Hipoplasia-atresia tricúspide*
Anomalia de Ebstein
Hipoplasia do ventrículo direito
Estenose valvar ou infundibular pulmonar
Atresia pulmonar com septo íntegro*
Comunicação interventricular
Hipoplasia do arco aórtico

*As mais frequentes.

mais comum, *ver* Capítulo 13) e uma divisão suficientemente completa para impor obstáculo ao retorno venoso sistêmico no átrio direito, ser sintomática e justificar uma intervenção [50]. Nesta última eventualidade, ainda mais rara que o coração triatrial esquerdo, um coração triatrial direito pode permanecer isolado ou, com mais frequência, se associar a outras anomalias cardíacas, ligadas, em particular, a uma falha no desenvolvimento do coração direito [51] (tabela 6.10).

Os diagnósticos de coração triatrial direito "verdadeiro" no feto são excepcionais [52, 53], feito por ocasião da constatação de uma translucência nucal aumentada nas duas observações de Maroun *et al.* [53], uma isolada e a outra com uma comunicação interventricular e uma hipoplasia do arco aórtico.

6.3. Canal atrioventricular

Aspectos gerais e terminologia

Embriologicamente, o canal atrioventricular (CAV) designa o grande orifício único que comunica o átrio e o ventrículo primitivos. A divisão deste orifício depende dos ramos subendocárdicos. Ele geralmente termina na constituição de dois aparelhos atrioventriculares distintos: o aparelho mitral e o aparelho tricúspide, cada um munido de seu anel (figura 6.18).

Na patologia, essa mesma terminologia agrupa as diversas malformações que resultam de uma falha de evolução do canal atrioventricular. Com uma incidência de 4 a 5/10.000 nascimentos [54], elas representam teoricamente[1] apenas 3 a 5% das cardiopatias congênitas, mas seu rastreamento durante a gravidez adquire uma importância especial em razão de:

---

[1]O CAV é mais frequente no feto, mas é responsável por uma proporção não desprezível de mortes fetais *in utero* (e de IMG...).

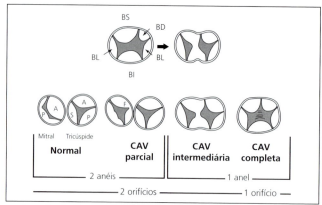

Figura 6.18. Os ramos subendocárdicos e as diferentes formas de CAV (defeito de septo atrioventricular).
BD: broto direito; BI: broto inferior; BL: broto lateral; BS: broto superior; A: valva anterior; P: valva posterior; S: valva septal; F: fenda (mitral).

- associação frequente a uma anomalia cromossômica, em especial a trissomia 21;
- frequência das formas sindrômicas de CAV;
- prognóstico pós-natal variável de acordo com a forma anatômica, mas, no geral, muito reservada.

Embriologia

Em geral, os ramos subendocárdicos participam da formação dos quatro elementos que formam a "cruz do coração": a parte baixa da parede interatrial, as valvas atrioventriculares e, por fim, a parte posterior e basal do septo interventricular.

Uma interrupção mais ou menos precoce de seu desenvolvimento poderá representar:

- a persistência de uma comunicação interatrial baixa, na posição do *ostium primum*, ligada a uma falha de progressão do *septo intermedium*. Mais ou menos grande, essa falha pode-se estender a toda a parede, resultando em um átrio único;
- a presença de uma comunicação interventricular (CIV) posterior (ou CIV de entrada), localizada no septo de entrada e próxima das valvas;
- a ausência de desenvolvimento da porção atrioventricular do septo interventricular, que normalmente separa o ventrículo esquerdo e o átrio direito. É a anomalia mais grosseira do CAV, responsável pela perda do desnivelamento fisiológico observado entre a valva mitral e a valva tricúspide. Disso resulta uma inserção linear das valvas atrioventriculares, típica desta malformação;

- diversas anomalias das valvas atrioventriculares: o aparelho mitral aparece constituído por três folhetos, o folheto anterior (ou grande valva mitral) sendo dividido por uma fenda mitral. A valva tricúspide é, frequentemente, menos modificada, mas seu folheto septal pode ser mais ou menos hipoplásico;
- por fim, a posição, mais baixa que o normal, e a orientação particular do anel valvar mitral dão conta da diminuição do comprimento da câmara de entrada do VE e do aspecto esticado de sua câmara de ejeção (comparada a um pescoço de cisne).

Essas anomalias podem ser isoladas ou, com mais frequência, associadas entre si, em graus variáveis, levando a distinguir três formas de CAV (defeito de septo atrioventricular) (figura 6.18; tabela 6.11):

Tabela 6.11. Diferentes formas de CAV (DSAV) (classificadas em ordem crescente de gravidade)

ILVAV	CAV parcial	CAV intermediário	CAV completo
	ILVAV	ILVAV	ILVAV
	CIA ostium primum (± fenda mitral)	CIA ostium primum	CIA ostium primum
		Duas valvas distintas	Uma valva única
		± CIV restritivo	CIV ± grande

CAV: canal atrioventricular (DSAV: defeito de septo atrioventricular); CIA: comunicação interatrial; CIV: comunição interventricular; ILVAV: inserção linear das valvas atrioventriculares.

Capítulo 6. Malformações cardíacas

- o *CAV* (defeito de septo atrioventricular) *parcial*, associando uma CIA *ostium primum* e uma malformação mais ou menos importante das valvas, principalmente uma fenda da grande valva mitral. Nesta forma, existem, como de costume, dois anéis e dois orifícios valvares distintos;
- o *CAV* (defeito de septo atrioventricular) *intermediário*, em que a CIA *ostium primum* se associa a um único anel valvar, mas dois orifícios distintos, os ramos subendocárdicos superior e inferior que foram bem-sucedidos em sua junção. Uma CIV muitas vezes está presente, geralmente pequena e restritiva;
- o *CAV* (defeito de septo atrioventricular) *completo*, que associa uma CIA *ostium primum*, uma CIV posterior mais ou menos grande e um aparelho valvar único, com único anel e único orifício. É a forma mais frequente em 75% dos casos [55]. Um CAV (defeito de septo atrioventricular) completo pode adquirir diferentes aspectos anatômicos, e Rastelli *et al.* [56] propuseram uma classificação de acordo com três formas principais, sendo os tipos A e C os mais frequentes (tabela 6.12).

Diagnóstico ecográfico

O diagnóstico de CAV (defeito de septo atrioventricular) é feito, basicamente, na incidência das 4 câmaras.

Sinais indicativos

De acordo com a forma anatômica, o indicador pode variar, mas observa-se, constantemente, uma inserção linear das valvas atrioventriculares (ILVAV) por perda do desnivelamento fisiológico presente entre o anel mitral e o anel tricúspide, normalmente mais próximo do ápice. A presença de uma ILVAV é avaliada na diástole, quando as valvas atrioventriculares estão fechadas (figura 6.19).

Esta anomalia pode ser isolada e, para Fredouille *et al.* [57], deve ser considerada a forma mais grosseira do CAV (defeito de septo atrioventricular). Confirmar (ou invalidar) a presença de uma ILVAV nem sempre é fácil e necessita de uma incidência das 4 câmaras impecável (Capítulo 12).

Tabela 6.12. Classificação das CAV (DSAV) completas segundo Rastelli *et al.* [56]

CAV completo tipo A	CAV completo tipo B	CAV completo tipo C
Valva anterior comum cavalgada, aderindo quase totalmente ao septo interventricular por vários cordões curtos	Valva anterior comum mais desenvolvida, mais bem separada do septo. Seus dois componentes se implantam em um músculo papilar único situado no ventrículo direito	Valva anterior comum muito desenvolvida, não dividida e sem ligação septal, apoiando-se em uma grande CIV não restritivo
Forma mais frequente	Forma mais rara	
Associação frequente a anomalias obstrutivas do coração esquerdo		Associação a outras malformações complexas (Fallot, DVSVD, VU, TGV etc.)

L e A: valva anterior comum; P: valva posterior comum; VM e VT: partes mitral e tricúspide dos diferentes folhetos; AD: átrio direito; VD: ventrículo direito; TGV: transposição dos grandes vasos; DVSVD: dupla via de saída de ventrículo direito; VU: ventrículo único. Esquemas reproduzidos conforme [56].

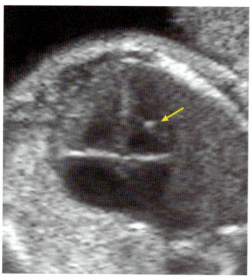

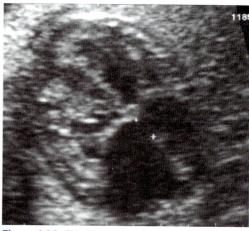

Figura 6.20. CIA tipo *ostium primum*, em contato com a cruz do coração.

Figura 6.19. Aspecto de ILVAV (associada a um foco hiperecogênico, *seta*).

Critérios diagnósticos

- A presença de uma CIA do tipo *ostium primum* (CIA OP), a ser pesquisada durante a sístole, quando a valva atrioventricular está fechada. Ela é relativamente fácil de ser confirmada diante da ausência da porção da parede próxima das valvas, geralmente muito ecogênica (figura 6.20). A principal causa de erro é a confusão entre uma CIA OP e a luz do seio coronário, especialmente quando este está dilatado (Capítulo 13).

- A presença de um único aparelho valvar atrioventricular, comum aos dois ventrículos. Este aparelho é rudimentarmente formado por duas valvas, uma anterior e outra posterior, de aspecto mais ou menos displásico. O caráter único deste aparelho é mais evidente durante a diástole, quando as valvas estão abertas e o folheto septal não está visível (figura 6.21).

- A existência de uma CIV, pesquisada durante a sístole (valvas atrioventriculares fechadas). Muito posterior, no contato imediato da valva atrioventricular, esta CIV é mais ou menos grande. Sua presença é, às vezes, difícil de ser confirma-

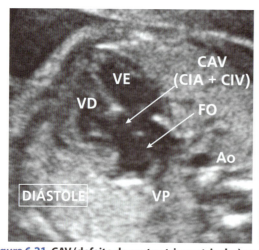
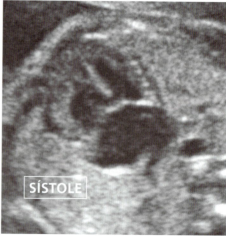

Figura 6.21. CAV (defeito de septo atrioventricular) na diástole (*à esquerda*) e na sístole (*à direita*).

da, especialmente quando está coberta por múltiplos cordões ligando a valva à crista septal.

Estes dois últimos indicadores são inconstantes, presentes em caso de CAV (defeito de septo atrioventricular) completo, ausentes nas formas parciais.

Nas formas parciais, a existência de uma fenda mitral pode ser traduzida por um aspecto displásico da grande valva mitral, eventualmente associada à uma regurgitação valvar visível no Doppler colorido. Estes dois indicadores são inconstantes e não é raro que a valva apareça perfeitamente funcional, apesar da presença de uma fenda, principalmente durante a vida fetal.

A diminuição de comprimento da câmara de enchimento ventricular esquerdo, por implantação mais apical que o normal da valva comum, pode ser acessada simplesmente avaliando-se a razão entre os comprimentos da AE e do VE, medidos na incidência das 4 câmaras. Esta razão geralmente é da ordem de 50% e ultrapassa 60% na grande maioria dos CAV (defeito de septo atrioventricular), pelo menos nas ecografias feitas após 18 SA [58]. Mais simplesmente, a atenção deve ser redobrada quando o átrio esquerdo estiver anormalmente alongado e seu comprimento ultrapassar a metade do ventrículo [59].

Ecografia em Doppler colorido

O Doppler colorido é particularmente expressivo quando se trata de uma forma completa de CAV (defeito de septo atrioventricular). Durante a diástole, ele mostra a reunião dos fluxos atriais esquerdo e direito em um fluxo único central que se divide, em seguida, nos dois ventrículos (figura 6.22).

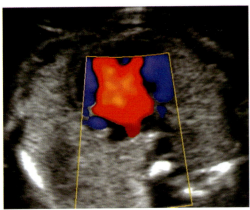

Figura 6.22. **Fluxo de enchimento grande e único durante a diástole.**

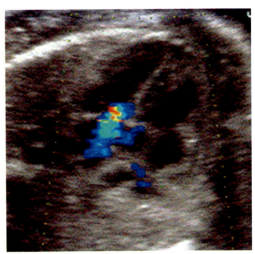

Figura 6.23. **Insuficiência da valva atrioventricular em Doppler colorido.**

Na sístole, deverá ser pesquisada a presença de um fluxo regurgitante que comprova uma regurgitação valvar. Este, inconstante, geralmente é central e moderado (figura 6.23).

Critérios prognósticos

Independentemente das outras anomalias eventualmente associadas (cardíacas, extracardíacas ou genéticas), diversos elementos próprios ao CAV (defeito de septo atrioventricular) podem suscitar a preocupação de má tolerância precoce ao nascimento ou dificuldades de reparação cirúrgicas. Deste modo:

- uma grande CIV favorece descompensação pós-natal rápida com aparecimento de hipertensão arterial pulmonar, muito mais preocupante e precoce quando se trata de uma trissomia 21;
- uma regurgitação valvar já presente *in utero* tem todas as chances de se agravar após o nascimento. Significativa, ela agrava a insuficiência cardíaca e impede a realização de uma eventual alça da artéria pulmonar. Predominante do lado "mitral", ela suscita a preocupação a respeito da persistência de uma regurgitação mitral residual importante após a cirurgia, levando, cedo ou tarde, a uma reposição protética;
- uma assimetria marcada dos ventrículos (*unbalanced form*), na maioria das vezes, em detrimento do ventrículo esquerdo, poderá, no máximo, impedir uma reparação "com dois ventrículos" (figura 6.24);

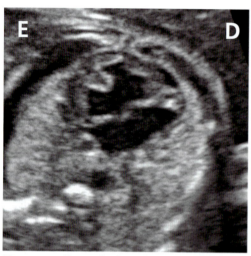

Figura 6.24. Forma desfavorável de CAV (DSAV: defeito de septo atrioventricular) associando uma CIV muito grande e uma assimetria dos ventrículos (*unbalanced form*).

- é ilusório esperar caracterizar *in utero* um CAV (defeito de septo atrioventricular) de acordo com a classificação de Rastelli (*ver* tabela 6.12). Entretanto, a descoberta de um músculo papilar único localizado no VD sugerirá um tipo B de reparação particularmente difícil.

Malformações associadas[2]

Um CAV (defeito de septo atrioventricular) só é isolado em menos de 50% dos casos. Muito esquematicamente, listar os seguintes dados:
- o diagnóstico de CAV (defeito de septo atrioventricular), seja qual for a forma, deve levar à investigação, em primeiro lugar, de uma trissomia 21. Esta preocupará ainda mais quando o CAV (defeito de septo atrioventricular) for completo, com dois ventrículos equilibrados (*balanced form*), e isolado ou associado a uma tetralogia de Fallot (figuras 6.25 e 6.26);
- as formas de CAV (defeito de septo atrioventricular) em que a assimetria ventricular é marcada (*unbalanced form*) são encontradas, preferencialmente, em caso de heterotaxia ou, quando a cardiopatia é isolada, nos fetos euzigotos;

---

[2]Salvo referência contrária, as frequências relatadas nos parágrafos que se seguem são obtidas acumulando os dados de sete séries da literatura (54, 60, 63-65, 69, 71], bem como nossa série pessoal (77 casos), reunindo, assim, 955 observações de CAV (defeito de septo atrioventricular) de diagnóstico pré-natal.

- uma heterotaxia nunca seria observada na presença de uma trissomia 21 e, mais geralmente, uma heterotaxia não é acompanhada de anomalia cromossômica [60];
- os CAV (defeito de septo atrioventricular) do trissômico são, com frequência (mas nem sempre), formas isoladas. Em contrapartida, um CAV (defeito de septo atrioventricular) que aparece em um contexto de heterotaxia geralmente é acompanhado por outras anomalias, cardíacas ou extracardíacas.

Anomalias cardíacas

As mais frequentes são:
- uma anomalia conotruncal, presente em cerca de 30% dos casos [60]. A associação de uma tetralogia de Fallot a um CAV (defeito de septo atrioventricular) completo sugere muito uma trissomia 21 [61];
- um obstáculo esquerdo, coarctação ou interrupção do arco, hipoplasia ou estenose aórtica, hipoplasia do ventrículo esquerdo. Esta associação agrava, consideravelmente, o prognóstico, tanto espontâneo quanto operatório. Uma coarctação é a anomalia associada mais frequente em caso de CAV (defeito de septo atrioventricular) parcial [62];
- uma falha de desenvolvimento marcado de um dos ventrículos está presente em aproximadamente 20% dos casos, atingindo com uma frequência 5 vezes maior o ventrículo esquerdo que o direito [62];
- uma heterotaxia está presente em aproximadamente 30% dos CAV (defeito de septo atrioventricular) [62], em particular se tratar-se de uma forma desequilibrada. Trata-se, com maior frequência, de um isomerismo esquerdo (20%) que direito (10%) [62]. Uma anomalia de conexão arterial (aorta anterior, ventrículo direito com dupla alteração etc.) é frequente, principalmente em caso de isomerismo direito (tabela 6.13).

Anomalias extracardíacas

Uma ou mais anomalias extracardíacas estão associadas em 13,5% dos casos (7-29%). Muito variadas, elas podem estar isoladas ou se inserir em um quadro polimalformativo e envolver quase todos os órgãos e aparelhos. Por outro lado um CAV (defeito de septo atrioventricular) pode ser

Capítulo 6. Malformações cardíacas

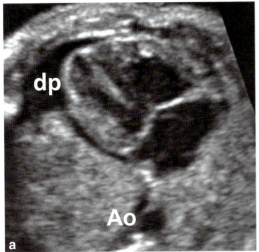
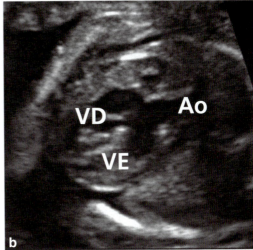
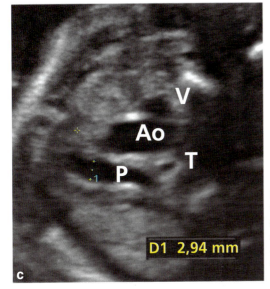

Figura 6.25. CAV (DSAV) completa associada a uma tetralogia de Fallot (feto portador de trissomia 21).
a. Ventrículos desequilibrados com pequeno VE (dp: derrame pleural). **b.** Aorta dilatada cavalgando sobre os dois ventrículos. **c.** Incidência dos 3 vasos mostrando um tronco pulmonar moderadamente hipoplásico. P: tronco pulmonar; Ao: aorta; V: veia cava superior direita; T: traqueia.

um dos constituintes de diversas síndromes polimalformadoras, sob uma forma completa na síndrome CHARGE (quadro 6.3) ou uma forma parcial nas síndromes de Noonan e de Holt-Oram [55].

Anomalias genéticas

CAV (defeito de septo atrioventricular) completo

O risco de anomalia genética é, em geral, muito elevado, 51,5% na presença de um CAV completo e é muito mais importante quando o CAV é isolado, com cerca de 2/3 dos fetos possuindo aneuploidia, contra 1/3 somente quando outras anomalias cardíacas coexistem [63, 64].

A anomalia cromossômica mais frequente é a trissomia 21. Até 38% dos CAV aparecem em um trissômico e 20-25% dos trissômicos apresentam um CAV. Esse CAV é, na maioria das vezes, a única anomalia cardíaca, com exceção da tetralogia de Fallot (associada em 10-15% dos casos), e se apresenta em *balanced form*. Em particular, os obstáculos do coração esquerdo, frequentes nas crianças portadoras de um CAV sem trissomia, são raros, e as anomalias do *situs*, da alça ventricular ou da transposição dos grandes vasos estão praticamente ausentes em caso de trissomia [55].

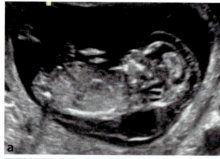
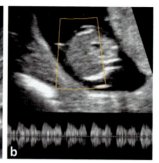
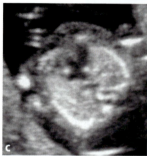

Figura 6.26. CAV (DSAV) de descoberta precoce em um feto trissômico 21 (12 SA).
a. Hidropisia cística. **b.** Ducto venoso com fluxo diastólico ausente. **c.** CAV (DSAV) completa.

Tabela 6.13. **CAV e heterotaxia: anomalias associadas**

	Situs normal	Isomerismo direito	Isomerismo esquerdo	Ref.
Frequência	66%	13%	21%	63
Anomalia do cariótipo	63%	0%	4%	63
DVSVD	12%	70%	37%	63
Aorta anterior	2%	30%	6%	63
BAV completo			11/12	60

DVSVD: ventrículo direito, dupla via de saída.
BAV: bloqueio auriculoventricular.

> **QUADRO 6.3**
>
> **Síndrome CHARGE**
>
> É o acrônimo em inglês do quadro polimalformador que associa Coloboma, uma cardiopatia (*Heart defect*), atresia dos coanas, Restrição de crescimento e psicomotor e hipoplasia dos órgãos Genitais externos e anomalias da orelha (*Ear*) com possível surdez.
>
> A cardiopatia, presente em 75-80% dos casos, pode ser uma tetralogia de Fallot, uma dupla via de saída de ventrículo direito, um CAV (defeito de septo atrioventricular) ou anomalias menores, como CIA ou CIV. Uma mutação, geralmente *de novo*, do gene *CHD7* é encontrada em mais de 75% das crianças acometidas. Quando pai ou mãe é acometido, a transmissão é feita por um modo autossômico dominante. Quando os pais não a têm, o risco de recorrência seria da ordem de 2%.

Mais raramente, podem ser encontradas uma trissomia 18 (7%) ou trissomia 13 (2,3%). Elas levantarão suspeitas desde a etapa da ecografia para uma síndrome polimalformadora sugestiva.

Ainda mais raramente, foram observadas anomalias do cromossomo 22 [60, 63, 65; observação pessoal], síndrome de Turner [60, 63; observação pessoal] ou triploidia [observação pessoal]. Observações isoladas fazem menção a uma deleção 8p, de uma monossomia parcial 10q ou 13q, de anel 22 14q + e 1p+3p-.

CAV (defeito de septo atrioventricular) parcial

O risco de anomalia genética será menor, mas continua importante nas formas parciais ou menores (CIA *ostium primum*, CIV posterior) com uma frequência de 29% de anomalias cromossômicas e de 12,5% de trissomia 21 [62].

Prognóstico

De modo geral, o prognóstico do CAV (defeito de septo atrioventricular) é um dos mais negativos de toda a cardiologia fetal:

- uma proporção muito elevada de interrupções médicas de gestação, 52,8% (30-66%), ligadas, pela maior parte, às anomalias associadas, especialmente cromossômicas (figura 6.25);
- uma frequência das mortes fetais *in utero*, 17,5% (15-27%), anormalmente elevada no quadro de uma cardiopatia. Uma MFIU será muito mais preocupante quando existir hidropisia ou bradicardia, sinusal ou secundária a um bloqueio atrioventricular, ambos frequentemente associados [63];
- uma mortalidade elevada após o nascimento (41% dos nascimentos; 7-56%), na maioria das vezes nas primeiras SA de vida.

Depois do nascimento, o prognóstico é, no geral, o mesmo, existindo uma heterotaxia ou não. Ele é agravado pela coexistência de outras anomalias cardíacas, com uma exceção: a presença de uma estenose ou atresia pulmonar melhora a tolerância neonatal na medida em que diminui as consequências do *shunt* esquerdo-direito [63]. Uma assimetria ventricular marcada *(unbalanced form)* é um fator prognóstico muito negativo, em especial na medida em que impede uma reparação com dois ventrículos e só dá espaço a uma cirurgia paliativa do tipo intervenção de Fontan. Uma reparação biventricular pode, na maioria das vezes, ser tentada se o ventrículo esquerdo formar o ápice [66] e se seu diâmetro for, no mínimo, 1/3 daquele do ventrículo direito [67].

As anomalias extracardíacas associadas teriam apenas uma incidência limitada na sobrevida final [63].

Por fim, apenas uma ínfima proporção dos CAV (defeito de septo atrioventricular) diagnosticados *in utero* é proposta ao cirurgião (e aceita...). Quando a intervenção é possível, a mortalidade operatória é baixa (< 4%) e as reintervenções, pouco frequentes (9%)[68], sobretudo entre os trissômicos. As características do CAV (defeito de septo atrioventricular) nessa população compõem, de fato, uma boa forma cirúrgica com resultados melhores que nas outras crianças, apesar dos distúrbios respiratórios e de um risco infeccioso ampliado [55]. O prognóstico cirúrgico é bem diferente nas séries que só incluem crianças euzigotas, em razão da frequência das anomalias obstrutivas do coração esquerdo associadas e da gravidade das anomalias mitrais. Assim, em uma série (já antiga, é verdade) do centro Marie-Lannelongue, a mortalidade pós-operatória precoce era de 22% após cirurgia de reparação com dois ventrículos (com uma taxa de reintervenção de 25%) e de 33% após reparação univentricular [67].

No total, segundo Huggon *et al.* [63], quando a gestação é mantida, a probabilidade é de 82% que a criança nasça viva, de 55% que sobreviva no período neonatal e de 38% de sobrevida aos 3 anos. No conjunto das 955 observações reunidas, a frequência de sobrevida é sensivelmente idêntica: 54% das crianças nascidas (dentre as quais uma grande proporção, 48,5%, de crianças trissômicas 21), 44% das gestações mantidas e 20% apenas do conjunto dos diagnósticos *in utero*.

A sobrevida dos fetos trissômicos 21 é melhor que a dos fetos que apresentam um cariótipo normal (83 *versus* 54% na série de Delisle *et al.* [69]). Isto é explicado pela frequência maior das formas isoladas e equilibradas em caso de trissomia 21.

A sobrevida dos fetos euzigotos que apresentam um CAV (defeito de septo atrioventricular) isolado (ou seja, sem heterotaxia ou anomalia extracardíaca) foi estudada por Huggon *et al.* [63] e Maltret *et al.* [70]. Ela também aparece negativa para o conjunto dos CAV (defeito de septo atrioventricular) com 18% de MFIU, 11% de mortes antes da cirurgia e 20% de mortes cirúrgicas. A sobrevida de 3 anos é idêntica, 55%.

Risco de recorrência

Quando o CAV (defeito de septo atrioventricular) não se inserir no quadro de uma anomalia cromossômica ou de uma patologia sindrômica, o risco de recorrência está estimado entre 3 e 4%.

6.4. Anomalias da valva tricúspide e insuficiência tricúspide

6.4.1. Insuficiência tricúspide

Uma insuficiência tricúspide é mais bem observada na incidência das 4 câmaras com a constatação no Doppler colorido ou Doppler pulsado de um refluxo sanguíneo do ventrículo direito no átrio direito durante a sístole ventricular.

Estimativa da importância de regurgitação tricúspide

A importância da regurgitação é estimada, qualitativamente, pela duração, extensão e superfície do fluxo regurgitante no Doppler colorido [72].

Duração

É definida com relação à duração da sístole ventricular. A regurgitação pode-se produzir durante uma parte da sístole (regurgitação protossistólica ou protomesossistólica) ou sua totalidade (regurgitação holossistólica). Essa estimativa é mais bem feita por Doppler pulsado (figura 6.27).

Extensão

É avaliada no Doppler colorido. Como o jato sanguíneo que se distribui no espaço e não em um único plano, o plano de corte deverá ser progressivamente modificado para encontrar o máximo dessas medidas.

A extensão é medida proporcionalmente na distância que separa o plano das valvas da parede atrial oposta, que pode variar conforme a direção do jato.

Distingue-se quatro graus de gravidade progressiva [72] (figura 6.28):

- regurgitação confinada ao primeiro terço dessa distância;
- extremidade do jato compreendida entre o primeiro e o segundo terços;
- extremidade que ultrapassa o segundo terço, mas não atinge a parede oposta;
- jato que atinge a parede oposta.

Superfície

Também é avaliada no Doppler colorido, comparando, por planimetria, a superfície do jato àquela do átrio.

É preciso manter um certo "bom-senso" na interpretação dessas medidas e considerar o caráter nor-

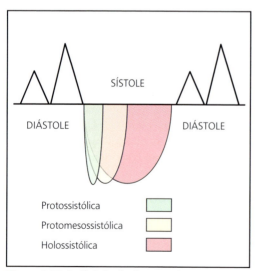

Figura 6.27. Definição da duração de uma regurgitação.

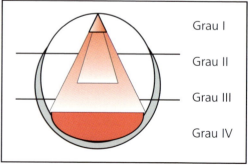

Figura 6.28. Definição da extensão de uma regurgitação.

mal, hipoplásico ou, ao contrário, dilatado do átrio, de um lado, e da qualidade contrátil do ventrículo de outro. Mesmo maciça, uma insuficiência valvar pode permanecer limitada em extensão e superfície em caso de baixo débito cardíaco e/ou de dilatação marcada do átrio direito.

Tabela 6.14. Insuficiência tricúspide discreta ou trivial [76]

Duração	Protossistólica ou protomesossistólica
Extensão	Limitada ao primeiro terço
Superfície	< 25%

Observações

A velocidade do fluxo regurgitante, medida em Doppler pulsado ou, se necessário, em Doppler contínuo (alta velocidade), não avalia a importância da regurgitação, mas o gradiente de pressão existente entre o ventrículo direito e o átrio direito. Sua medida é, portanto, útil na pesquisa da causa da insuficiência tricúspide, mas não na estimativa de sua gravidade.

Insuficiência tricúspide durante o exame de 12 SA

Uma regurgitação tricúspide é excepcionalmente observada nos fetos normais nesse termo (< 5%). A presença de uma regurgitação tricúspide durante o exame de 12 SA deve ser considerada um marcador de anomalia cardíaca e, sobretudo, de anomalia cromossômica, especialmente se for acompanhada de um aumento da translucência nucal [73].

Uma regurgitação tricúspide está, assim, presente em 2/3 dos fetos trissômicos 21, 30 a 50% das trissomias 18 e 13, e em aproximadamente 20% das outras anomalias cromossômicas [74, 75].

Insuficiência tricúspide fisiológica durante o exame de 22 SA

Como já foi visto no exame do coração normal, uma regurgitação tricúspide frequentemente está presente

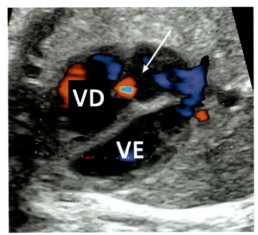

Figura 6.29. Insuficiência tricúspide fisiológica.

no exame do 2º trimestre. Observada em 5 a 10% dos fetos no Doppler colorido convencional a 22 SA [72], uma regurgitação discreta (tabela 6.14) não tem significado patológico e poderia ser evidenciado em mais de 80% dos fetos normais com as aparelhagens atuais (figura 6.29). Ela tenderia a regredir em seguida, sendo encontrada em apenas 25% dos fetos a 32 SA e 5% dos recém-nascidos [76].

Não há, portanto, razão para considerar uma busca genética ou se preocupar com uma malformação cardíaca diante da constatação de uma insuficiência tricúspide mínima a 22 SA. O procedimento é totalmente diferente se a regurgitação parecer grave ou se estivermos diante de uma regurgitação, mesmo moderada, observada a 32 SA.

6.4.2. Insuficiência tricúspide patológica e malformações da valva tricúspide

Uma insuficiência tricúspide é patológica quando é de importância moderada, grave ou maciça, e/ou vem acompanhada de anomalias morfológicas do aparelho valvar.

Etiologias

Uma insuficiência tricúspide grave pode envolver dois mecanismos, às vezes intricados:

- uma anomalia primitiva do aparelho valvar tricúspide;
- uma insuficiência ventricular direita com regurgitação secundária por dilatação do anel.

Patologia valvar tricúspide primitiva

- *Malformação de Ebstein:* rara (aproximadamente 1/20.000 nascimentos), esta anomalia se caracteriza pela coexistência de valvas displásicas e de uma implantação anormal destas, que aparecem deslocadas em direção ao ápice do ventrículo direito (Capítulo 6.4.3).
- *Displasias valvulares:* são agrupadas neste item as anomalias em que os folhetos tricúspides são mais ou menos displásicos e malformados, mas implantados normalmente no anel atrioventricular direito.
- No outro extremo, a distrofia valvar realiza o quadro excepcional *unguarded tricuspid valvar orifice* no termo em inglês, em que o orifício valvar tricúspide aparece desprovido de folhetos valvares, estando estes ausentes ou reduzidos a alguns resquícios muito distróficos [77], sem cordão tendinoso ou músculo papilar. Esta anomalia é responsável por um aspecto de vaivém contínuo do fluxo tricúspide no Doppler colorido [78].

Esta anomalia está, na maioria das vezes, associada a uma atresia pulmonar com septo íntegro (APSI) ou uma hipoplasia da artéria pulmonar; é mal tolerada, com dilatação importante do ventrículo e do átrio direito e hidropisia fetal. Mais raramente, pode estar isolada [79] ou associada a lesões não obstrutivas [80]. Uma sobrevida é possível depois do nascimento, com um tratamento cirúrgico paliativo do tipo intervenção de Fontan [81]. Como ocorre frequentemente no caso da malformação de Ebstein, ela pode ser acompanhada de uma síndrome de pré-excitação (síndrome de Wolff-Parkinson-White). O cariótipo geralmente é normal.

Insuficiência tricúspide secundária

Uma insuficiência tricúspide pode ser consequência de uma insuficiência ventricular direita (IVD) e resultar de uma dilatação do anel tricúspide e de uma falha de coaptação dos folhetos valvares. Esta IVD pode ser secundária a uma anomalia de estrutura do VD (anomalia de Uhl, Capítulo 7.3), com uma sobrecarga do volume secundário com uma redistribuição dos débitos (obstáculos esquerdos, ventrículo direito com dupla alteração, forame oval restritivo ou ausente) ou com uma causa mais geral (anemia, fístula arteriovenosa periférica).

A tabela 6.15 resume as principais etiologias de uma insuficiência tricúspide fetal.

Tabela 6.15. Insuficiência tricúspide patológica: principais causas

Valvas primitivas	Secundárias a uma IVD
Malformação de Ebstein	Sobrecarga sistólica do VD: – estenose pulmonar
Displasias valvares	– atresia pulmonar – canal arterial restritivo
Orifício presente com valvas atrésicas (*unguarded tricuspid valvar orifice*)	Sobrecarga diastólica do VD: – agenesia das valvas pulmonares – fístulas arteriovenosas cerebrais (veia de Galeno) – teratoma sacrococcígeo – corioangioma – forame oval restritivo (ou ausente)
Ruptura de um músculo papilar ou de um cordão	Alterações do ritmo fetal Canal arterial constritivo

Avaliação ecográfica

Apreciação da gravidade

É feita por Doppler colorido e Doppler pulsado ou, melhor, por Doppler contínuo, definindo as características do fluxo de regurgitação observado no átrio direito durante a sístole ventricular (Capítulo 6.4.1). Esta exploração permite fixar o grau da regurgitação (tabela 6.16; figuras 6.30 e 6.31).

Tabela 6.16. **Insuficiência tricúspide patológica: cotação**

Moderada a média	Grau II	Protomesossistólico ou holossistólico
Importante	Grau III	Holossistólico
Maciça	Grau IV	Holossistólico

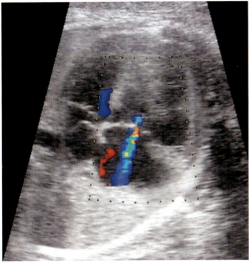

Figura 6.30. **Insuficiência tricúspide de grau II a 32 SA (suspeita de coarctação da aorta).**

Como abordado anteriormente, a velocidade do fluxo regurgitante, função da diferença de pressão entre o ventrículo direito e o átrio, não é função da gravidade da regurgitação, mas, eventualmente, de sua causa. Mesmo que a regurgitação seja quantitativamente pouco importante, o gradiente é elevado quando existe um obstáculo pulmonar aumentando as pressões ventriculares, enquanto que as pressões atriais permanecem sensivelmente normais. Em contrapartida, em uma insuficiência tricúspide maciça, o gradiente pode ser muito baixo entre um ventrículo de pressões normais e um átrio cujas pressões são altas (figura 6.32).

Apreciação da repercussão

Na ecografia 2D

Independentemente de sua causa, essa regurgitação é sempre acompanhada de uma dilatação mais ou menos marcada do átrio direito (figura 6.33), até mesmo estruturas vasculares a montante (veias cavas), de uma hidropisia frequente. A dilatação ventricular direita aparece mais tardiamente. Sua importância varia conforme o quadro malformador. Marcada quando acomete o próprio aparelho valvar, ela pode ser moderada ou ausente quando a regurgitação é secundária a um obstáculo pulmonar. Na atresia pulmonar com septo íntegro, em que o ventrículo direito em geral está fortemente hipoplásico, até mesmo atrésico, a própria existência dessa regurgitação favorece, às vezes, um certo grau de desenvolvimento do ventrículo direito.

Secundariamente, pode-se observar também uma alteração da função do ventrículo esquerdo, cujo enchimento é limitado pela interação pericárdica secundária à dilatação do ventrículo direito, segundo

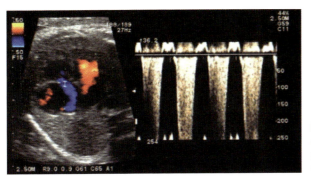

Figura 6.31. **Insuficiência tricúspide de grau II em uma atresia pulmonar com septo íntegro, o que explica a alta velocidade da regurgitação.**

Manual Prático de Ecocardiografia Fetal

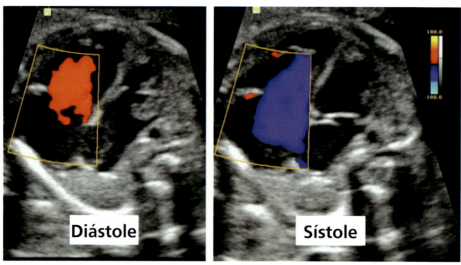

Figura 6.32. Insuficiência tricúspide maciça em valvas displásicas.
Observar a dilatação importante do átrio e do ventrículo direito. O fluxo regurgitante é estendido, mas de velocidade pouco elevada (ausência de *aliasing*) em razão do aumento de pressão no AD e, portanto, da diminuição do gradiente entre VD e AD.

um mecanismo comparável àquele observado nos derrames pericárdicos abundantes [82]. O aumento das pressões de enchimento no ventrículo esquerdo limita o papel de válvula que o forame oval podia desempenhar, com uma diminuição da passagem direita-esquerda fisiológica, e precipita, assim, o aparecimento dos sinais de hidropisia.

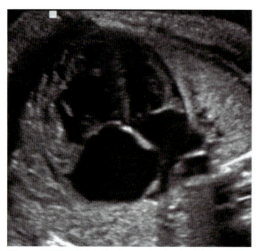

Figura 6.33. Dilatação importante do AD (mesmo feto da figura 6.32).

Na ecografia Doppler

Uma insuficiência tricúspide importante modifica a morfologia dos fluxos venosos registrados a montante. Assim, o fluxo anterógrado do ducto venoso é alterado com aparecimento de uma incisura *(notch)* e diminuição do pico de velocidade da onda S na sístole [83] (figura 6.34).

Mesmo na ausência de obstáculo pulmonar inicial, o fluxo pulmonar é perturbado e diminuído. No decorrer da evolução, pode-se até mesmo ver se desenvolver uma atresia pulmonar, orgânica ou funcional, tal que o fluxo se inverte (fluxo retrógrado) na via pulmonar e no canal arterial [84].

Prognóstico

O prognóstico de uma insuficiência tricúspide secundária depende das possibilidades de ação sobre sua causa. Após regularização de um problema do ritmo, a insuficiência tricúspide diminui rapidamente, mas pode demorar a desaparecer totalmente (várias SA). Em contrapartida, o aparecimento de um problema de ritmo *(flutter)* em uma displasia tricúspide é de péssimo prognóstico, assim como o aparecimento de uma hidropisia [84].

Capítulo 6. Malformações cardíacas

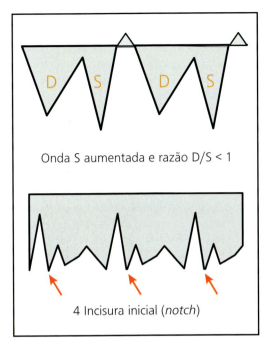

Figura 6.34. Alterações do fluxo no ducto venoso.
Segundo [83].

Tabela 6.17. **Escore SAS [84]**

Ponderação	0	1	2
Razão cardiotorácica	< 0,65	0,65-0,75	> 0,75
Índice de Celermajer	< 1	1-1,5	> 1,5
Fluxo pulmonar	Normal	Diminuído	Ausente
Fluxo do canal arterial	Anterógrado	Bidirecional	Retrógrado
Razão VD/VE	< 1,5	1,5-2	> 2

As insuficiências ligadas a uma patologia valvar primitiva compartilham um prognóstico muito sombrio. Na série de Hornberger *et al.* [85], a mortalidade fetal se aproxima dos 50%, e a mortalidade neonatal ou pré-operatória ocorre em 35% dos recém-nascidos.

Para tentar refinar a estimativa do prognóstico, Andrews *et al.* [84] propuseram recentemente um escore (escore SAS) com base em cinco índices: a razão cardiotorácica, o índice de Celermajer (Capítulo 6.4.3), a importância da assimetria VD-VE, a ausência ou a redução do fluxo pulmonar e a presença de um fluxo retrógrado no canal arterial. Na série dos autores, nenhum feto com um escore superior a 5 sobreviveu (tabela 6.17).

6.4.3. Malformação de Ebstein

Aspectos gerais

A anomalia ou malformação de Ebstein associa uma anomalia de implantação e uma distrofia dos folhetos da valva tricúspide.

Os folhetos septal e posterior são malformados, displásicos ou ausentes. Sua fixação está deslocada para a ponta do ventrículo direito, a uma distância mais ou menos grande do anel atrioventricular (figura 6.35).

A valva anterior continua ligada, como de costume, ao anel tricúspide, mas está malformada, grande demais. Ela dá a impressão de uma vela que flutua na cavidade ventricular (figura 6.41).

O aparelho valvar distrófico é o ponto de uma regurgitação quase constante, mas de intensidade variável. Em 1/4 dos casos, está associado a um estreitamento valvar.

Frequência e fatores favorecedores

Esta malformação é rara, da ordem de 1 a 5 para 100.000 nascimentos vivos e representaria aproximadamente 0,5% do total das cardiopatias congênitas.

Não existe uma anomalia genética especificamente ligada a esta malformação, mas foi relatada a associação possível a uma trissomia 21 [86] e de raros casos familiares.

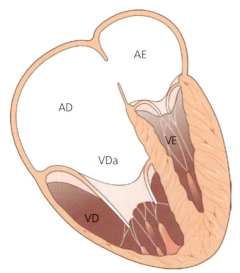

Figura 6.35. Esquema da malformação de Ebstein.
O deslocamento da valva separa o ventrículo direito em duas partes. Uma, mais ou menos amputada, conserva a função de ventrículo (VD); a outra forma uma cavidade comum com o átrio, da qual é delimitada apenas pelo anel tricúspide que, por sua vez, permanece no lugar.
É o ventrículo direito atrializado (VDa).

Alguns medicamentos ou substâncias tóxicas poderiam ser responsáveis por esta anomalia. A ingestão de lítio durante o 1º trimestre da gestação aumentaria o risco de acordo com um fator variável, mas que poderia atingir 400 para Weinstein [87]. Foram igualmente incriminados uma exposição materna a verniz, ou, principalmente, um tratamento antidepressivo materno com inibidor específico de recaptação de serotonina (sertralina, fluoxetina, paroxetina, citalopram), com um efeito dose-dependente para a paroxetina, cuja posologia inferior a 25 mg/dia não apresentaria risco [88].

Embriologia, anatomia e consequências

Normalmente, o aparelho valvar tricúspide se forma por desintegração progressiva da camada interna do miocárdio primitivo, sendo que a divisão se faz da ponta do ventrículo até o anel valvar. A valva anterior é totalmente individualizada muito precocemente (embrião de 16 mm), enquanto que os folhetos posterior e septal (ou mediano) só se individualizam tardiamente, depois de 3 meses.

A doença de Ebstein é consequência de uma falha mais ou menos completa dessa divisão, que não alcança o anel. O desenvolvimento de perfurações que normalmente dão lugar à formação dos cordões e músculos papilares é incompleto ou ausente, daí o caráter abundante da valva.

Esta anomalia modifica profundamente a anatomia funcional do coração direito. O átrio direito é dilatado, formado pelo átrio normal e pela parte proximal do ventrículo direito (porção "atrializada" – VDa na figura 6.35). Este átrio tem uma cinética anormal, com dupla contração que se produz no tempo atrial e ventricular do ciclo cardíaco. O ventrículo direito é, por sua vez, de dimensões reduzidas, proporcional à importância do deslocamento da valva tricúspide.

Neste sentido, a anomalia de Ebstein está longe de ser unívoca. Quando o defeito de divisão é mínimo, ele, frequentemente, passa despercebido, pois não tem repercussão alguma, e o coração funciona em condições quase normais. Em contrapartida, em formas mais significativas, a cavidade ventricular direita, extremamente reduzida, é incapaz de assumir sua função. Entre esses dois extremos, todos os intermediários são possíveis (figura 6.36).

Malformações associadas

Entre 1/3 e metade dos casos, outras malformações cardíacas estão associadas, em particular:

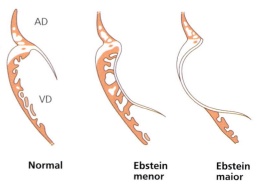

Figura 6.36. Malformação de Ebstein.
Vários graus de gravidade.

- uma comunicação interatrial ou um forame oval permeável, presentes em 50 a 90% dos casos após o nascimento, modificando profundamente a sintomatologia, transformando a anomalia de Ebstein em cardiopatia cianogênica pela presença de um *shunt* direito-esquerdo atrial, permanente ou, pelo menos, ao fazer esforço;
- uma malformação obstrutiva da via de ejeção ventricular direita, presente em cerca da metade dos casos e que agrava, consideravelmente, o prognóstico;
- a presença de vias de condução acessórias, frequentemente múltiplas, potencialmente causadoras de taquicardias supraventriculares por reentrada (15 a 25% dos casos).

Nas associações mais raras, mas clássicas, destacamos a de uma anomalia de Ebstein e uma coarctação da aorta, uma comunicação interventricular, uma dupla discordância ou uma não compactação do miocárdio (Capítulo 7.4).

Diagnóstico ecográfico

Sinais indicativos

O diagnóstico pode ser suspeitado na incidência das 4 câmaras diantes da constatação de uma cardiomegalia por aparente dilatação do átrio direito e a impossibilidade de visualizar um aparelho valvar tricúspide "simétrico" do aparelho mitral (figura 6.37).

Uma armadilha seria confundir o anel valvar, que está em seu lugar de costume, e o próprio aparelho valvar. Um anel ecogênico pode ser visto erroneamente como um aparelho valvar fechado, mas certamente não é possível vê-lo se abrir paralelamente à valva mitral (figura 6.41).

Um outro sinal chama a atenção com frequência: a constatação de um aspecto incomum do septo interventricular, bombeando para o ventrículo esquerdo e movido por uma cinética exagerada (figura 6.41).

Diagnóstico de confirmação

Baseia-se na análise mais precisa da valva tricúspide mostrando as duas características da malformação.

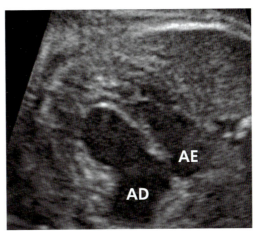

Figura 6.37. **Malformação de Ebstein.**
Aspecto dilatado do AD.

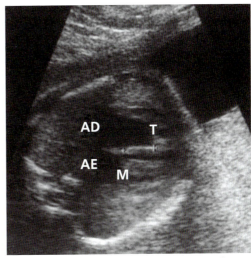

Figura 6.38. **Forma maior da malformação de Ebstein.**

Trata-se, em primeiro lugar, do *deslocamento da valva tricúspide para o ápice do ventrículo direito*. Deve-se notar que o intervalo máximo é observado em uma incidência das 4 câmaras feita com uma inclinação mais posterior que o normal.

Na incidência das 4 câmaras, esse deslocamento anterior afeta, principalmente, senão exclusivamente, o folheto septal da valva, o segundo folheto visível nessa incidência, anterolateral, parecendo em lugar normal. Quando esse deslocamento é importante, a valva pode ser difícil de ser distinguida da banda moderadora que atravessa o ventrículo direito em seu terço apical (figura 6.38).

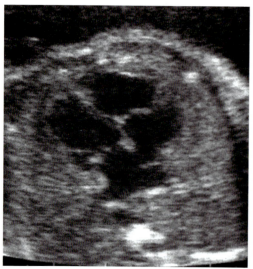

Figura 6.39. Malformação de Ebstein em forma menor (feto de 22 SA).

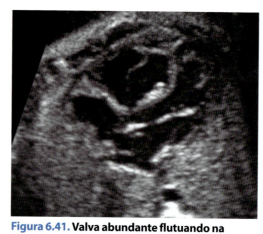

Figura 6.41. Valva abundante flutuando na cavidade ventricular direita (*sail like leaflet*).
Neste feto, pode-se observar o bombeamento anormal do septo no ventrículo esquerdo, bem como o aspecto muito espesso e excepcionalmente visível do anel tricúspide que pode lhe impor uma valva fechada.

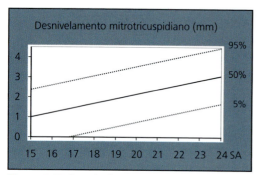

Figura 6.40. Desnivelamento mitrotricúspide.
Valores normais.
Segundo [92].

As formas de diagnóstico pré-natal geralmente são acompanhadas de um deslocamento importante e evidente, mas uma forma menos importante é de diagnóstico mais difícil, especialmente antes das 22 SA (figura 6.39). O diagnóstico se baseia, assim, na medida do desnivelamento mitrotricúspide. Normalmente, esse desnivelamento, não mensurável a 12 SA, cresce progressivamente no decorrer da gestação [90, 91] (figura 6.40).

Em segundo lugar, o *caráter distrófico do aparelho valvar*, em particular do folheto septal, aparece abundante e pode adquirir o aspecto de uma vela flutuante na cavidade ventricular *(sail like leaflet)* (figura 6.41).

Às vezes, o aparelho valvar tricúspide fica mal discernível na incidência das 4 câmaras, e seus pontos de ligação não podem ser claramente definidos. É útil, então, explorar a incidência das câmaras direitas, em que o feixe de ultrassons aborda a valva de maneira diferente e pode mostrar mais nitidamente o deslocamento do aparelho valvar (figura 6.42).

O exame em Doppler colorido tenta avaliar a importância da regurgitação valvar quase constantemente associada. Sua quantificação é difícil e não pode-se basear nos critérios clássicos em razão do deslocamento das valvas e da dilatação atrial.

Elementos prognósticos

Importância do deslocamento da valva e tamanho do VD funcional

É avaliada, qualitativamente, pela dilatação do átrio direito.

Ela pode ser quantificada pelo índice de Celermajer, descrito no recém-nascido e que parece aplicável ao feto (ver abaixo) [93]. Um índice superior a 1 é de péssimo prognóstico, principalmente se estiver associado a uma ausência de fluxo anterógrado através das valvas pulmonares [94].

Capítulo 6. Malformações cardíacas

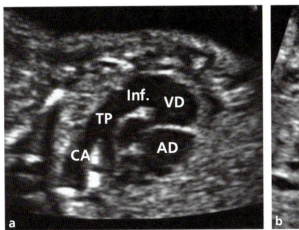
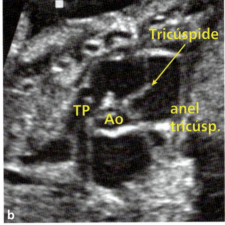

Figura 6.42. Incidência das câmaras direitas.
a. Aspecto normal. **b.** Aspecto na malformação de Ebstein, com uma valva tricúspide claramente deslocada na cavidade ventricular direita.

Escore Gose (Great Ormond Street Escore) ou índice de Celermajer
Superfície AD + superfície VDa/superfície VD + superfície VE (medições feitas na diástole na incidência das 4 câmaras).

Grau	Valor da razão	Mortalidade [95, 96]
Grau 1	Inferior a 0,5	< 10%
Grau 2	Entre 0,5 e 0,99	
Grau 3	Entre 1 e 1,49	Precoce = 10% Tardia = 45%
Grau 3 + cianose		100%
Grau 4	Superior ou igual a 1,5	100% (fetos ou recém-nascidos)

Importância da regurgitação valvar

Como visto anteriormente, sua estimativa é difícil e imprecisa. Os critérios habituais no Doppler colorido não são muito confiáveis em virtude da dilatação natural do átrio direito. O forame oval que se abre como uma via de descarga pode retardar o aparecimento dos sinais de estase venosa e de hidropisia fetal. Por fim, mostrou-se que a regurgitação tricúspide pode evoluir e se agravar durante a gestação [97]. A presença de vários pontos de regurgitação (geralmente há vários deles) sobrecarrega as possibilidades posteriores de plastia da valva.

Morfologia da valva anterior

Uma valva "em vela" deixa esperar que ela se prestará a uma plastia visando refazer um aparelho tricúspide "monocusp". Outras condições necessárias a um gesto de plastia eficiente, como a natureza do aparelho subvalvar, são difíceis de avaliar em um feto [96].

Anomalias associadas, especialmente na via de ejeção direita

A diminuição do débito no coração direito é causadora de uma hipoplasia, pelo menos relativa, da via pulmonar [98] e, em alguns casos, do próprio parênquima pulmonar [85]. Também se pode associar uma estenose orgânica das valvas pulmonares, até uma atresia, que pode aparecer somente no decorrer da evolução [85].

A ausência de fluxo anterógrado no tronco pulmonar pode ser secundária a uma estenose grave ou uma atresia das valvas pulmonares. Ela também pode refletir uma "atresia funcional" ligada à coexistência de um ventrículo direito pequeno demais para ser competente e de uma fuga tricúspide importante. É difícil diferenciar esses dois mecanismos no feto [99].

Repercussão no ventrículo esquerdo

Este pode ser reprimido e comprimido pela dilatação das cavidades direitas, com uma cinética septal modificada e uma alteração de seu enchimento [95].

Hidropisia e alteração de ritmo

Uma hidropisia, presente em cerca de 1/4 dos casos [85], é de péssimo prognóstico a curto prazo, mesmo que alguns relatem uma evolução favorável sob tratamento com digitálicos *in utero*, talvez porque era secundária à... presença de uma alteração de ritmo, basicamente taquicardias por reentrada e *flutter* atrial (18% na série de Hornberger *et al.* [85]).

Prognóstico

As formas diagnosticadas *in utero* têm, em sua maioria, um prognóstico muito negativo, com aproximadamente 50% de mortes fetais nas gestações evoluídas e 30-40% de mortes neonatais [85, 95, 96, 100, 101]. Nestas séries, os raros sobreviventes apresentavam formas menores ou moderadas da malformação.

Se a gestação for continuada, é indispensável planejar um acompanhamento ecográfico cuidadoso para avaliar a evolutividade da malformação e rastrear, precocemente, o aparecimento de uma hidropisia fetal. Alguns autores propõem considerar uma extração a partir da metade do 3º trimestre, após maturação pulmonar fetal [94]. Em todo caso, convém prever um parto (normal, por via baixa) na proximidade de um centro de reanimação neonatal, isto é, em uma maternidade de nível III*. O primeiro mês de vida representa, de fato, um marco particularmente difícil de passar, geralmente necessitando de medidas de reanimação especializadas [100]: administração de NO para obter uma redução rápida das resistências vasculares pulmonares, perfusão de prostaglandinas para manter o canal arterial aberto nas formas muito cianogênicas... com fracassos frequentes, em particular quando se instaura uma circulação direita "invertida" a favor do canal arterial e da regurgitação tricúspide (aorta → canal → tronco pulmonar → ventrículo direito → átrio direito) [102].

Enquanto recém-nascido, no primeiro mês, depois o bebê, nos dois primeiros anos, várias opções cirúrgicas ou intervencionais podem ser propostas, com os seguintes objetivos:

- fechar a comunicação interatrial e suprimir um *shunt* direito-esquerdo;
- tratar os distúrbios do ritmo (ablação, fulguração, intervenção de Maze);
- reduzir o tamanho da câmara intermediária (aneloplastia, plicatura);
- tratar a regurgitação tricúspide (plastia valvar ou, se for impossível, sustituição valvar);
- aliviar o coração direito (derivação cavopulmonar parcial);
- reparar com um ventrículo único (derivação cavopulmonar total)
- e, em último caso, transplante cardíaco.

Depois dos 2 anos de idade, as melhores equipes relatam mortalidade hospitalar de 3 a 6% e de uma sobrevida de 85% a 10 anos e de 70% aos 20 anos, com uma boa qualidade de vida (classe I-II da NYHA) para 83% dos pacientes operados [103].

Risco de recorrência

É muito baixo, estimado em cerca de 1%.

Para uma breve história, a primeira descrição data de 1866, por Wilhelm Ebstein (médico alemão) durante a autópsia de um operário de 19 anos de idade que apresentava uma dispneia, uma cianose e palpitações desde a pequena infância. Somente em 1949 foi feito o primeiro diagnóstico de um portador vivo da doença. Em 1958, Hernandez *et al.* descreveram um método diagnóstico com base no registro simultâneo das pressões e do ECG endocavitário. Esse procedimento permitia evidenciar três "câmaras" sucessivas: o VD funcional (pressão e ECG de tipo ventricular), o ventrículo atrializado (pressão atrial e ECG ventricular) e o AD propriamente dito (pressão e ECG de tipo atrial).

6.4.4. Atresia tricúspide

Uma atresia tricúspide é definida como a ausência de conexão entre o átrio direito e o ventrículo direito. Ela representaria 3% das malformações cardíacas observadas no feto [104] e 0,04 a 0,06/1.000 nascimentos.

Anatomia (figura 6.43)

Na maior parte dos casos existe uma verdadeira atresia do orifício atrioventricular direito. Mais raramente, este orifício permanece distinguível, coberto por uma membrana não perfurada. Essa atresia implica uma passagem maciça do conjunto do retorno venoso sistêmico através do forame oval. A associação de uma CIA *ostium primum* é possível.

Deve-se observar que, em cerca da metade dos casos, a valva mitral será igualmente anormal com presença de uma fenda, de anomalias do aparelho subvalvar ou de posição do anel (*straddling* mitral) [105].

A jusante, o ventrículo direito é amputado de sua câmara de enchimento e aparece menor do que o normal, de formato variável conforme o desenvolvimento de sua zona trabeculada. No outro extremo, esse ventrículo se reduz ao infundíbulo pulmonar.

Uma comunicação interventricular (CIV) está, na maioria das vezes, presente, permitindo a alimentação desse ventrículo. Embriologicamente, ela corresponde à persistência do *forame bulbi*. Tipicamente de localização perimembranosa, ela pode-se localizar em outros níveis do septo muscular, até mesmo excepcionalmente se integrar em um defeito do canal atrioventricular. Ela é, frequentemente, restritiva e pode até mesmo evoluir para o fechamento completo (tabela 6.18).

O vaso que sai do ventrículo direito tende a ser mais ou menos hipoplásico. Na maioria dos casos, em que a concordância ventriculoarterial é respeitada (tipo I), trata-se da artéria pulmonar.

O fluxo pulmonar é variável, função do caráter restritivo ou não da CIV e da eventual presença de uma estenose das valvas ou de uma hipoplasia do anel pulmonar.

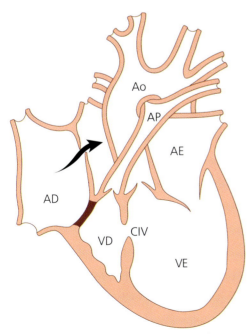

Figura 6.43. Forma mais comum de atresia tricúspide (tipo Ic) sem má posição vascular nem estenose pulmonar.

Tabela 6.18. Classificação das atresias tricúspides (segundo [105-108])

Tipos/Subtipos	TIPO I (60-80%) Concordância arterial	TIPO II (25-40%) Presença de uma D-TGV	TIPO III (3-6%) Formas complicadas
a	CIV ausente e atresia pulmonar	Atresia pulmonar	L-TGV CAV (DSAV) TAC etc.
b	CIV restritiva ± Estenose pulmonar	Estenose pulmonar	
c	Nenhuma restrição ao fluxo pulmonar	Nenhuma restrição ao fluxo pulmonar	

CAV: canal atrioventricular (DSAV: defeito de septo atrioventricular); CIV: comunicação interventricular; D-TGV: D-transposição dos grandes vasos; L-TGV: L-transposição dos grandes vasos (na alça esquerda); TAC: tronco arterial comum.

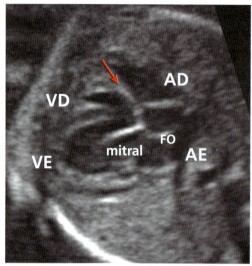

Figura 6.44. Incidência das 4 câmaras na diástole.
À esquerda, a valva mitral está bem visível, bem aberta, ao passo que, à direita, o orifício tricúspide está ausente, substituído por um anel fibroso.

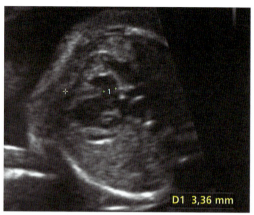

Figura 6.45. Assimetria ventricular com pequeno VD (*no alto*) e presença de uma CIV, medida aqui em 3,4 mm, portanto, grande para 23 SA.

Em menos de 25% dos casos, a atresia tricúspide está associada a uma D-transposição (tipo II), como a aorta sai do ventrículo direito. O ventrículo direito é, neste caso, na maioria das vezes, mais nitidamente hipoplásico. O hipodébito aórtico observado quando a má posição está associada a uma CIV restritiva explicaria as coarctações (8%) ou interrupção do arco aórtico, que podem ser observadas mais a jusante nesse vaso.

Diagnóstico ecográfico

É facilmente realizado na incidência das 4 câmaras, onde se observa a ausência de todo movimento de abertura da valva tricúspide na ecografia 2D ou de qualquer fluxo transtricúspide na ecografia Doppler colorido [106, 107] (figura 6.44).

A montante, o átrio direito aparece dilatado ou sensivelmente normal, conforme a permeabilidade do forame oval através do qual o *shunt* é normalmente direito-esquerdo.

A jusante, o ventrículo direito aparece menor que o ventrículo esquerdo. Esse ventrículo direito é alimentado por uma CIV, de tamanho e localização variáveis (figura 6.45). Com frequência, essa CIV está próxima ao infundíbulo pulmonar e, assim, não

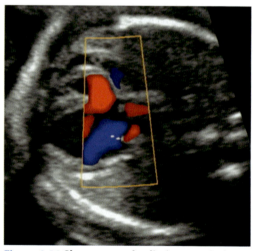

Figura 6.46 *Shunt* esquerdo-direito através da CIV na diástole (*em vermelho*), simultâneo ao enchimento mitral (*em azul*).

visível na incidência das 4 câmaras, mas a investigar em corte de eixo curto ou em uma incidência explorando a via de ejeção direita.

No Doppler colorido, a CIV é a localização de um *shunt* esquerdo-direito, exclusivo na ausência de atresia da artéria conectada no ventrículo direito. Esse *shunt* está visível não apenas na sístole, durante a contração do ventrículo esquerdo, mas também na diástole, durante o enchimento ventricular. Indiretamente, isto traz um argumento a favor da ausência de enchimento ventricular direito pela tricúspide (figura 6.46).

Avaliação de gravidade ecográfica

Nesta secção, esforça-se para especificar o tipo anatômico da malformação e suas consequências hemodinâmicas.

Forame oval

Lugar de passagem obrigatório de todo o retorno venoso sistêmico, deve ser amplo (diâmetro superior ao normal) e não restritivo. Em geral é o que ocorre, e as formas com forame oval restritivo e hidropisia fetal são, na maioria das vezes, responsáveis por MFIU precoces.

Coração esquerdo

Garantindo o conjunto do débito cardíaco, o ventrículo esquerdo está dilatado, mas geralmente conserva boa cinética. A presença de uma regurgitação mitral é um elemento negativo importante, tanto para o prognóstico *in utero* (risco de hidropisia) quanto para as possibilidades de reparação cirúrgica pós-natal.

Presença e tamanho da CIV, estudo do fluxo no canal arterial

Na ausência de CIV, a alimentação do vaso que sai do ventrículo direito só pode ser feita de maneira retrógrada pelo canal arterial. Na presença de uma pequena CIV, a constatação de um fluxo retrógrado no canal confirma seu caráter muito restritivo. Em ambos os casos, a cardiopatia será ducto-dependente ao nascimento.

Quando a CIV é ampla, o ventrículo direito apresenta certo desenvolvimento e é preciso, então, analisar as valvas e o anel pulmonares na pesquisa de uma estenose ou de uma hipoplasia.

Estudo dos grandes vasos

O ecografista se esforça para identificar a origem dos grandes vasos a fim de apreciar se há ou não (o caso mais frequente) má posição vascular.

Ele especifica também seus diâmetros respectivos: em geral, a aorta aparece mais desenvolvida que o normal, sendo a via pulmonar mais ou menos hipoplásica. Uma origem dos ramos pulmonares bem desenvolvida (> 3 mm no final da gestação) deixa

prever a possibilidade de realizar uma anastomose paliativa de tipo Blalock-Taussig de boa qualidade ao nascimento, se necessário.

Como visto anteriormente, um obstáculo aórtico é mais particularmente preocupante nas formas com D-TGV.

De um modo geral, uma atresia tricúspide de tipo I é responsável por cianose mais ou menos intensa no nascimento. A cardiopatia se revela frequentemente ducto-dependente no tipo Ib e sempre no tipo Ia.

Quando má posição vascular está associada (tipo II), é o risco de insuficiência cardíaca que predomina, com quadros variáveis de acordo com a existência ou não de uma proteção pulmonar e o tamanho da CIV que permite a alimentação da aorta.

Repercussão venosa sistêmica

Os obstáculos do coração direito são acompanhados por modificações dos fluxos na veia cava inferior e no ducto venoso [108]. A atresia tricúspide não escapa a essa regra e é frequente observar um fluxo inverso no ducto venoso durante a sístole atrial. Seu significado permanece controverso, e esse sinal, certamente, não tem o mesmo valor negativo que quando é observado em um coração morfologicamente normal [106].

Anomalias associadas

A atresia tricúspide é uma anomalia isolada em 75 a 80% dos casos [106, 109].

Uma ou mais anomalias cardiovasculares estão presentes em 4 a 18% dos fetos [106, 1075]. Fora das anomalias aórticas ou pulmonares sugeridas acima, trata-se, basicamente, da persistência de uma veia cava superior esquerda, de um arco aórtico direito, de uma justaposição dos átrios ou de um retorno venoso pulmonar anômalo total [109].

Por fim, em 10 a 15% dos casos coexistem das malformações extracardíacas importantes: associação VACTERL, agenesia do ducto venoso, anomalias urogenitais etc. Uma anomalia cromossômica parece rara, menos de 10% dos casos, e não específica nas formas de atresia tricúspide não complicadas (trissomia 13 ou 18, tetrassomia p22q11 parcial [109]). Uma microdeleção 22q11 seria possível em 8% dos casos [110].

Evolução

Antes do nascimento

As MFIU tardias não são excepcionais, mesmo na ausência de hidropisia, de malformações extracardíacas ou de problema do ritmo nos exames iniciais. Elas poderiam estar ligadas a uma restrição tardia do forame oval durante o 3º trimestre e levam a um acompanhamento regular desses fetos [106].

Na medida em que uma reparação anatômica da malformação não é possível, uma interrupção médica da gestação pode ser discutida, em particular nas formas complicadas. Na literatura, essa opção foi feita em aproximadamente 1/3 dos casos [106, 109].

Quando a gestação é mantida, o acompanhamento ecográfico deverá ser prolongado e envolverá, mais particularmente, o rastreamento de uma evolução para:

- um caráter restritivo do forame oval e/ou da CIV;
- o agravamento da obstrução da via arterial direita, fenômeno frequente e que pode aparecer somente bem no final da gestação [109].

Após o nascimento

Salvo em caso muito especial em que se pode remeter em continuidade o átrio e o ventrículo direito, sendo este bem desenvolvido e "tripartite" [111], a reparação somente poderá ser feita no modo univentricular, com o estabelecimento de uma continuidade direta entre as veias cavas e a árvore pulmonar (derivação cavopulmonar total ou intervenção de Fontan). Dependendo das crianças, frequentemente é precedida de uma intervenção paliativa praticada no primeiro mês de vida e visando:

- ou diminuir o débito pulmonar por uma bandagem da artéria pulmonar (*banding*) quando este for excessivo e responsável por hipertensão arterial pulmonar e/ou de insuficiência cardíaca;
- ou, ao contrário, aumentar por uma anastomose paliativa de tipo Blalock-Vivien-Taussig quando

a hematose é insuficiente em razão de uma CIV restritiva ou de uma estenose pulmonar.

A "reparação" deve, igualmente, ser considerada como uma intervenção paliativa, mas definitiva, já que não repara, em nenhum caso, a malformação em si, mas visa a atenuar suas consequências. Para que o fluxo venoso de baixa pressão possa correr na via pulmonar, é indispensável que as resistências vasculares pulmonares sejam tão baixas quanto possíveis, o que supõe a integridade do coração esquerdo.

A presença de uma regurgitação mitral significativa ou de uma disfunção ventricular esquerda pode comprometer esse tipo de intervenção. Isto explica que o manejo após o nascimento visa buscar um justo equilíbrio entre a necessidade de estabelecer uma circulação pulmonar que permita uma hematose suficiente e a de evitar qualquer hiperdébito pulmonar que possa aumentar as resistências pulmonares ou deteriorar a função do ventrículo esquerdo, já submetido a uma sobrecarga de volume importante somente em razão de cardiopatia.

De maneira esquemática o calendário operatório dessas crianças será:

- uma cirurgia paliativa no primeiro mês de vida;
- uma derivação parcial entre a veia cava superior e a artéria pulmonar direita entre 6 meses e um ano;
- completada por uma anastomose entre veia cava inferior e via pulmonar feita entre 1 e 3 anos.

As técnicas atuais (tubo extracardíaco) têm resultados satisfatórios nos 10 a 20 anos seguintes, com uma incógnita além disso, por falta de dados objetivos. Nas séries recentes, a sobrevida é da ordem de 82% a 1 ano, 72-75% aos 5 anos e 61% aos 20 anos [112, 113].

Risco de recorrência

É muito baixo, estimado em aproximadamente 1%.

6.5. Anomalias das valvas pulmonares
6.5.1. Insuficiência pulmonar

Insuficiência pulmonar fisiológica

Ao contrário do que é observado no pós-natal, uma regurgitação valvar pulmonar raramente é fisiológica no feto. Essa eventualidade é, contudo, possível, encontrada em 0,5% dos fetos entre 19 e 36 SA por Smerck et al. [114]. Neste caso, o fluxo regurgitante apresenta baixa velocidade (< 2 m/s) e baixa extensão em Doppler colorido. A regurgitação é, na maioria das vezes, unicamente protodiastólica, mas pode ser holodiastólica. Essa regurgitação parece frequentemente transitória e não é encontrada em exames posteriores ou após o nascimento.

Contanto que seja perfeitamente isolada, sem dilatação do anel pulmonar, com uma ecogenicidade e uma mobilidade normais das valvas e um canal arterial perfeitamente permeável, ela não tem significado negativo e pode passar despercebida.

Insuficiência pulmonar patológica

Uma regurgitação pulmonar pode ser secundária a uma anomalia das próprias valvas pulmonares ou a uma elevação anormal das pressões no tronco pulmonar (tabela 6.19; figura 6.47).

Quando é secundária a uma displasia valvar, essa regurgitação pode regredir, pelo menos parcialmente, após o nascimento, por ocasião da queda das resistências pulmonares [115]. O mesmo ocorre na presença de um canal arterial restritivo (ver Capítulo 6.13.1).

A ausência completa de valvas pulmonares é rara, mas possível. Essa anomalia certamente está na origem de uma regurgitação pulmonar importante, mas não parece ter impacto significativo na circulação fetal ou no desenvolvimento do feto [116]. O mesmo não ocorre quando coexiste uma agenesia das valvas aórticas, eventualidade excepcional e observada em um contexto polimalformativo cardíaco e extracardíaco [116].

Tabela 6.19. Insuficiência pulmonar patológica: principais causas

Displasia valvar pulmonar
Síndrome de Marfan e similares
Canal arterial ausente ou restritivo
Agenesia de valvas pulmonares
Anomalias dos ramos pulmonares (estenoses, agenesia etc.)

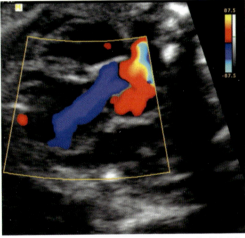

Figura 6.47. Fluxo regurgitante (*em azul*) dirigido do tronco pulmonar para a cavidade ventricular direita.

6.5.2. Estenose pulmonar

Aspectos gerais

Frequência

As estenoses pulmonares representam cerca de 10% das cardiopatias congênitas e são a anomalia mais frequente depois das CIV [117]. Sua incidência seria da ordem de 0,75/1.000 nascimentos.

Anatomia

A estenose pode-se localizar em três níveis: infundibular (subvalvar), valvar e, mais raramente, supravalvar.

No feto, uma estenose subvalvar isolada, secundária a uma hipertrofia miocardíaca, pode ser observada no receptor em uma síndrome de transfusão feto-fetal [118]. Ela também é um dos componentes da estenose da via pulmonar na tetralogia de Fallot (Capítulo 6.2.2).

As estenoses supravalvares pulmonares são raras. Elas atingem o tronco pulmonar e/ou os ramos pulmonares e são observadas basicamente na síndrome de Alagille ou na síndrome de Williams-Beuren [119].

Na verdade, são as estenoses valvares pulmonares que são, de longe, as mais frequentes, na maioria das vezes ligadas a uma fusão das comissuras, em valvas flexíveis, às vezes bicúspides. Mais raramente, trata-se de valvas displásicas, o que deve, assim, sugerir uma síndrome de Noonan.

Diagnóstico ecográfico

Assim como para as estenoses valvares aórticas, a apresentação ecográfica de uma estenose valvar é variável e pode-se opor às formas severas, comumente expressivas e de diagnóstico geralmente fácil, e as formas moderadas ou medianas, que frequentemente passam despercebidas, pois não são acompanhadas de uma aceleração manifesta do fluxo arterial pulmonar durante a vida fetal.

Estenoses valvares severas "compensadas"

Sinais indicativos

O indicador é um aspecto hipertrófico do ventrículo direito na incidência das 4 câmaras. Este ventrículo possui uma cinética sensivelmente normal, mas o septo interventricular tende a bombear para o ventrículo esquerdo, o que comprova pressões mais elevadas à direita do que à esquerda. A valva tricúspide aparece normal, assim como o átrio direito, que pode, no entanto, estar ligeiramente dilatada.

Sinais diagnósticos

O diagnóstico é feito com o exame das valvas pulmonares:

- em 2D, estas apresentam uma abertura limitada, o que comprova um apagamento incompleto dos folhetos durante a sístole. Elas podem, por outro lado, aparecer espessadas;
- no Doppler colorido, regulado nas velocidades mais altas possíveis, a via pulmonar é o local de um fluxo turbulento, com *aliasing*, estendido do anel pulmonar ao tronco e aos ramos pulmonares (figura 6.48);
- o Doppler pulsado ou, melhor, contínuo, permite medir a velocidade desse fluxo, sempre acelerado proporcionalmente à importância da estenose, pelo menos enquanto a estenose estiver "compensada" (figura 6.49);
- paralelamente, a medida do fluxo regurgitante no nível da valva tricúspide, se estiver presente, mostrará um fluxo muito vigoroso e rápido. A

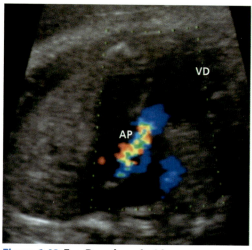

Figura 6.48. **Eco-Doppler colorido.**
Aliasing do fluxo transvalvar durante a sístole.

Capítulo 6. Malformações cardíacas

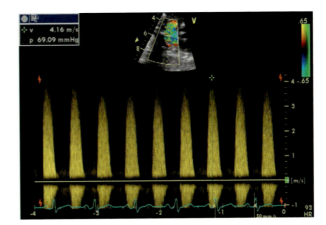

Figura 6.49. Eco-Doppler contínuo.
Estenose valvar severa em valvas moles, com um gradiente medido em 69 mmHg a 34 SA (valvuloplastia pulmonar por cateterismo intervencional aos dois dias de vida).

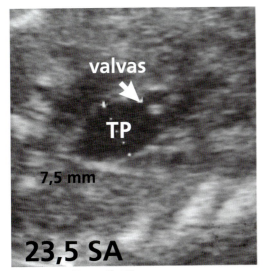

Figura 6.50. Ecografia 2D.
Tronco pulmonar dilatado e valvas pulmonares espessadas (imagem na diástole).

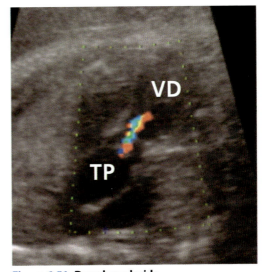

Figura 6.51. Doppler colorido.
Fluxo de regurgitação pulmonar (imagem na diástole).

velocidade desse fluxo evolui paralelamente à do fluxo pulmonar, e sua medida constitui, portanto, uma alternativa para avaliar a gravidade da estenose;

- por fim, associam-se, frequentemente, uma dilatação pós-estenótica do tronco pulmonar e um fluxo de insuficiência pulmonar mínimo (figuras 6.50 e 6.51).

Argumentos defendem uma forma "genética" e, em primeiro lugar, síndrome de Noonan, pequena dimensão relativa do anel, ausência de dilatação do tronco e aspecto displásico e espessado das valvas pulmonares.

Normalmente, o fluxo permanece anterógrado no canal arterial. A constatação de um fluxo retrógrado confirmaria uma forma particularmente grave, confinante à atresia pulmonar.

Elementos prognósticos

A descoberta de uma estenose pulmonar impõe um acompanhamento cuidadoso da gestação (toda semana ou a cada 15 dias), com o temor de uma evolução negativa que pode seguir duas direções:

- *"descompensação" com dilatação-hipocinesia do ventrículo direito*. O ventrículo direito aparece dilatado, e sua contratilidade é francamente alterada. A amplitude de abertura da valva tricúspide é diminuída proporcionalmente à elevação da pressão telediastólica ventricular. A regurgitação tricúspide se torna importante, holossistólica, com dilatação do átrio direito. O exame Doppler é, neste caso, menos informativo. Em particular, a velocidade do fluxo pulmonar pode ser falsamente normalizada por queda do débito transvalvar e não informa mais sobre a gravidade da estenose (ver anexo 6.4 na p. 304). Neste estágio, essa gravidade é mais bem abordada pelo estudo do fluxo de regurgitação tricúspide:

- evolução para uma hipoplasia ventricular direita que não permite considerar uma reparação biventricular pós-natal. Esta será muito mais preocupante:
  - quando, inicialmente, existirem hipoplasia de anel tricúspide e/ou uma estenose associada da valva tricúspide,
  - quando, durante o acompanhamento cuidadoso, não for ou for pouco observado crescimento do ventrículo direito (avaliado em seu diâmetro transversal), do anel pulmonar ou do anel tricúspide, com diminuição progressiva da razão dos diâmetros VD/VE,
  - por fim, como visto anteriormente, quando se instalar um fluxo retrógrado na via pulmonar provinda do canal arterial.

É por isso que certas estenoses valvares pulmonares podem evoluir progressivamente para uma verdadeira atresia pulmonar com septo íntegro [120], e é nessas formas que se discutem as tentativas de dilatação das valvas pulmonares *in utero* [121].

Estenoses valvares mínimas a moderadas

Elas, frequentemente, passam despercebidas durante a vida fetal. A espessura da parede ventricular direita tem pouca importância e não chama atenção.

Um indicador possível é a constatação de uma dilatação do tronco pulmonar contrastando com anel valvar normal ou moderadamente hipoplásico (figura 6.52).

As valvas pulmonares aparecem anormais, frequentemente espessadas e movidas por uma cinética incomum com abertura incompleta durante a ejeção (figura 6.53). Não se deve esperar uma aceleração

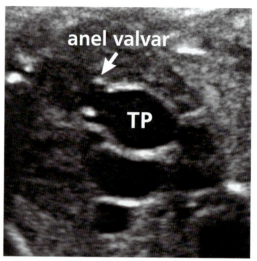

Figura 6.52. Estenose valvar pulmonar a 34 SA.
Dilatação do tronco pulmonar contrastando com um pequeno anel valvar.

franca do fluxo através da valva. No Doppler colorido, o jato pode aparecer excêntrico, mas o *aliasing* permanece discreto (figura 6.54), com velocidades quase superiores ao normal no Doppler pulsado.

O mais importante diagnóstico diferencial, principalmente no final da gestação, seria o da constrição do canal arterial, mas o fluxo através do canal não aparece aqui nem acelerado nem prolongado.

Este diagnóstico, ou pelo menos esta suspeita, seria, entretanto, muito mais útil quando algumas estenoses valvares pulmonares "falsamente moderada" (isto é, provavelmente subestimadas em virtude da redistribuição dos fluxos fetais) são passíveis de se agravar rapidamente e necessitar de um gesto cirúrgico ou por cateterismo intervencional no mês seguinte ao nascimento.

Diagnóstico diferencial

O diagnóstico diferencial mais importante é certamente a atresia pulmonar com septo íntegro (Capítulo 6.5.3). Estamos considerando aqui apenas uma eventualidade rara, a *dilatação idiopática do tronco pulmonar*, diagnóstico que só pode ser sugerido quando a dilatação do tronco pulmonar aparece perfeitamente isolada e sem nenhuma causa aparente (em parti-

Capítulo 6. Malformações cardíacas

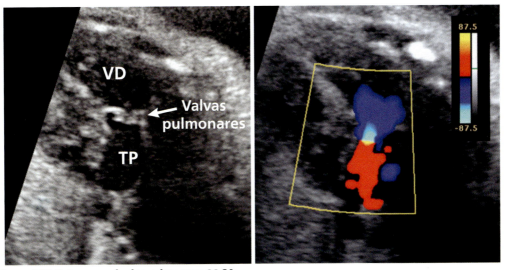

Figura 6.53. Estenose valvular pulmonar a 32 SA.
Aspecto espessado e exagerado das valvas pulmonares. Notar, na figura da direita, o caráter muito discreto do *aliasing*, com única sinuosidade espectral, dando falso aspecto de fluxo inverso no tronco pulmonar.

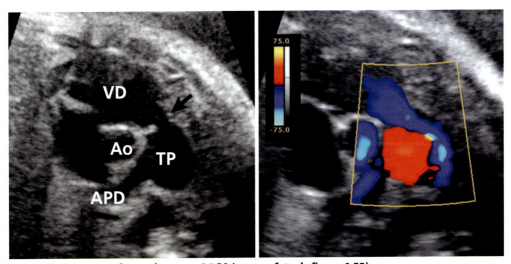

Figura 6.54. Estenose valvar pulmonar a 34 SA (mesmo feto da figura 6.52).
Observar a direção excêntrica do fluxo transvalvar e a deformação do tronco pulmonar diante desse fluxo.
TP: tronco pulmonar; APD: artéria pulmonar direita.

cular, uma estenose). De acordo com as raras observações relatadas após o nascimento e que foram objeto de autópsia, esta dilatação parece, na verdade, se assemelhar a anomalias de constituição da parede pulmonar, o que pode fazer duvidar da realidade desta entidade [122].

Lesões associadas

Inúmeras são as cardiopatias em que uma estenose pulmonar pode ou ser necessária ao diagnóstico (p. ex., tetralogia de Fallot), ou vir a enriquecer o quadro (p. ex., TGV, DVSVD etc.).

Esses diagnósticos são sugeridos com outros indicadores além da estenose pulmonar, e fazer a lista deles tem pouca importância.

As anomalias extracardíacas são raras, em particular as anomalias cromossômicas (mesmo que uma trissomia 8 ou 21 continue possível). Citaremos, principalmente, as seguintes síndromes:

- síndrome de Noonan, que é acompanhada de uma cardiopatia em 35 a 50% dos casos, sendo a mais frequente uma estenose pulmonar [123];

- as síndromes de Alagille e de Williams-Beuren já mencionadas acima;
- as síndromes de Costello ou a síndrome LEOPARD, mais raras.

Risco de recorrência

Situa-se entre 2,5 e 3%.

6.5.3. Atresia pulmonar com septo íntegro

Aspectos gerais

Este termo agrupa diversas formas anatômicas, das quais o denominador comum é uma imperfuração da via pulmonar e a presença de um septo interventricular completo.

É uma malformação rara, cuja frequência, teoricamente da ordem de 5 a 8/100.000 nascimentos [124], é, na verdade, diminuída pela ocorrência não excepcional de uma morte fetal *in utero* (5%) e, sobretudo, uma proporção importante de interrupção médica da gestação (> 50%) quando o diagnóstico é feito durante a vida fetal.

Anatomia

Ainda que exista um *continuum* entre elas, pode-se esquematicamente opor duas formas anatômicas (figura 6.55):

- uma em que existe uma franca hipoplasia do ventrículo direito, do anel tricúspide e da via pulmonar, com presença frequente de conexões anormais entre as artérias coronárias e a cavidade ventricular direita;
- a outra, mais rara, em que o ventrículo direito e o anel tricúspide estão bem desenvolvidos e mais dilatados, em que a atresia pode-se resumir a uma imperfuração das valvas, ao passo que existe um infundíbulo pulmonar a montante e um

tronco pulmonar a jusante. Nessas formas, a valva tricúspide, muitas vezes, é displásica e é o local de uma regurgitação.

Embriologicamente, esta segunda forma surgiria mais tardiamente que a primeira e poderia se tratar de uma anomalia adquirida e não malformadora.

Por outro lado, são conhecidas várias observações ecográficas ou experimentais, de evolução *in utero* de uma estenose valvar crítica para atresia pulmonar [125].

Na prática, de 7 a 12% das atresias pulmonares observadas a 30-32 SA se apresentam inicialmente como uma estenose pulmonar severa durante o exame de 22 SA [124, 125].

A atresia pulmonar é puramente valvar (membranosa) em cerca de três quartos dos casos [126], o que justifica, totalmente, as tentativas de reabertura por cateterismo *in utero*. As artérias pulmonares são frequentemente menos hipoplásicas que o esperado em tal patologia.

Fisiopatologia

As anomalias coronárias são frequente na atresia pulmonar com septo íntegro (APSI), sob a forma de fístulas entre uma ou mais artérias coronárias e a cavidade ventricular direita, desenvolvidas em sinusoides persistentes. Na ausência de regurgitação tricúspide, essas fístulas coronarocárdicas representam a única

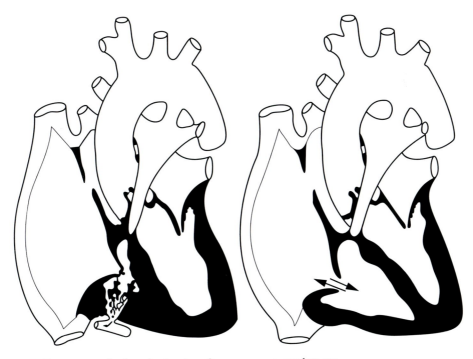

Figura 6.55. Formas anatômicas de atresia pulmonar com septo íntegro.

via de ejeção do sangue que chega na cavidade ventricular. Em alguns casos, uma lesão obstrutiva também está presente na porção proximal (justa-aórtica) da coronária envolvida: agenesia ou estenose ostial, a própria estenose da coronária. Neste caso, a circulação coronária é dependente do ventrículo direito, isto é, ao mesmo tempo da presença de uma conexão direta, mas também de um regime e fortes pressões na cavidade ventricular, com uma alimentação coronária que é feita basicamente durante a sístole (ao contrário da normal). Uma circulação coronária dependente do ventrículo direito é muito mais preocupante quando predomina uma forte pressão sistêmica ou suprassistêmica no ventrículo direito, portanto, essencialmente nas formas sem regurgitação tricúspide [127].

A instabilidade da circulação coronária resultante complica seriamente e atrapalha os resultados do manejo neonatal. Em especial, toda medida que tende a diminuir ou a pressão diastólica na aorta (prostaglandinas ou *shunt* paliativo), ou a pressão sistólica no ventrículo direito (abertura da via pulmonar, por exemplo), pode-se revelar deletéria.

Importância do diagnóstico pré-natal

Uma APSI não é marcador de uma anomalia cromossômica particular, mesmo que esta possa estar presente em 2,5 a 5% dos casos (trissomia 21 em aproximadamente 1% dos casos) [124]. A realização de uma amniocentese continua, entretanto, justificada como para a maioria das cardiopatias.

As patologias sindrômicas são claramente mais raras do que na presença de uma estenose pulmonar.

A importância de um diagnóstico e de um acompanhamento pré-natais é tentar reconhecer as formas que poderiam ser objeto de uma reparação "anatômica" com dois ventrículos daquelas que não o permitirão. Eles também podem permitir rastrear a tempo as formas que podem-se beneficiar de uma reabertura da via pulmonar por uma conduta de dilatação *in utero*, com restabelecimento de um fluxo anterógrado que favorece o desenvolvimento do ventrículo direito e da via pulmonar [128]. Por fim, quando a gestação é mantida, o diagnóstico pré-natal permite planejar o parto, eventualmente após transferência *in utero*, em um cen-

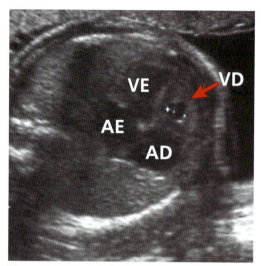

Figura 6.56. Ventrículo direito hipertrófico de cavidade reduzida. Incidência das 4 câmaras.

tro capaz de manejar sem atraso essa cardiopatia ducto-dependente (perfusão de prostaglandinas).

Diagnóstico ecográfico

Sinais indicativos

É a constatação de um ventrículo direito anormal na incidência das 4 câmaras. Esse ventrículo aparece, com frequência, hipoplásico (80% dos casos) (figura 6.56). Mais raramente, o ventrículo está dilatado e hipocinético (13% dos casos) ou de dimensões normais (7% dos casos) [125].

Classicamente, se o ventrículo direito está hipoplásico, o anel e a valva tricúspide também o estão, e há pouco ou nenhuma insuficiência tricúspide (figura 6.57).

A montante, o átrio direito está muito mais dilatado sinalizando que existe uma regurgitação tricúspide importante. Essa dilatação seria constante nas formas precocemente diagnosticadas.

Sinais de certeza

De acordo com a forma anatômica, o infundíbulo pode ou não estar individualizado, o tronco pulmonar aparece mais ou menos hipoplásico, o aparelho valvar pulmonar ser distinguido como uma "membrana" imóvel mais ou menos espessa ou não ser discernível de forma alguma, ainda que o único sinal de certeza é hemodinâmico: é a ausência de fluxo anterógrado na via pulmonar evidenciada pelo Doppler colorido e pulsado. As artérias pulmonares, geralmente mais bem desenvolvidas que em uma atresia com septo aberto, são alimentadas de modo retrógrado pelo canal arterial (6.58). Este está, na maioria das vezes, situado à esquerda como normalmente, excepcionalmente duplo ou substituído por colaterais oriundos da aorta.

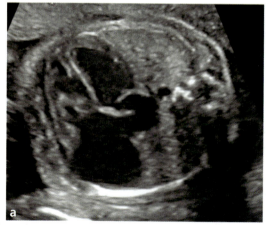 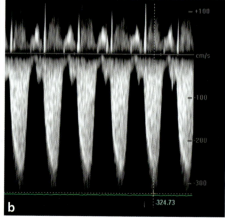

Figura 6.57. APSI com cavidade ventricular conservada.
a. Importante dilatação do AD com relação a uma regurgitação tricúspide importante e muito rápida. **b.** Gradiente medido a 3,25 m/s comprovando pressões elevadas no VD.

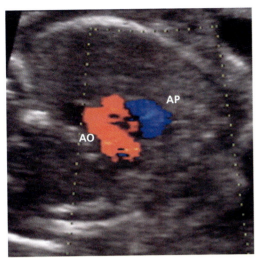

Figura 6.58. Fluxo retrógrado no tronco pulmonar.

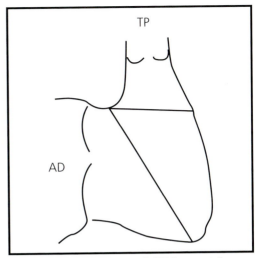

Figura 6.59. As três partes do VD (*ver* texto).

Sinais prognósticos

A inquietude se origina menos do estado da árvore arterial pulmonar do que do tamanho do ventrículo direito e da existência de eventuais anomalias coronárias que podem comprometer as possibilidades de tratamento, sendo a questão principal: pode-se esperar uma reparação como restabelecimento de uma circulação com dois ventrículos ou não?

Morfologia do ventrículo direito

Esquematicamente, pode-se considerar que o ventrículo direito normalmente é constituído por três partes: a câmara de enchimento, o ápice e a câmara de ejeção ou infundíbulo. Quando essas três câmaras estão presentes, fala-se de ventrículo direito "tripartite" (figura 6.59).

Quanto mais hipoplásico está o VD, mais esses componentes desaparecerão.

Em caso de APSI, o ventrículo direito permanece "tripartite" em cerca de 60% dos casos. Ele aparece "bipartite" em razão de um cobrimento do ápice trabeculado em 1/3 dos casos. Reduz-se a uma forma "unipartite quando o infundíbulo é igualmente coberto e não pode mais ser individualizado (aproximadamente 8% dos casos) [126].

Um ventrículo direito "unipartite" ou, ao contrário, torna fortemente negativo o prognóstico vital pós-natal [129].

Diâmetro do anel tricúspide

Este diâmetro é muito mais interessante de ser estudado quando está com relação bastante estreita com o volume ventricular direito e será útil avaliar seu potencial de crescimento por medições repetidas.

Várias expressões desta medição são possíveis, em valor absoluto, sendo o anel medido na diástole, mas também comparativamente ao anel mitral ou ao diâmetro cardíaco transversal, ou, por fim, expressas em Z-escore para normalizar essas medidas em função de um índice de crescimento independente (diâmetro biparietal, comprimento do fêmur ou idade gestacional (quadro 6.4).

A tabela 6.20 relata os valores limites observados com essas medições em diversas séries [127, 129-132].

Morfologia da valva tricúspide

Esta só pode, razoavelmente, ser avaliada quando o ventrículo direito está bem desenvolvido, até mesmo dilatado (formas de baixa pressão). Nestas formas, a valva tricúspide é frequentemente displásica e apresenta malformação de Ebstein em 10% dos casos [129]. Ela pode estar ausente (*unguarded valve*).

Anomalias coronárias

No 2º trimestre da gestação, comunicações anormais entre a cavidade ventricular direita e a rede coronária

Manual Prático de Ecocardiografia Fetal

QUADRO 6.4

Cálculo dos Z-escores

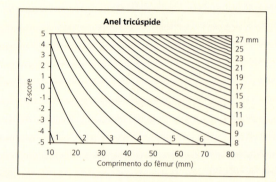

Anel tricúspide

Em um comentário do artigo de Schneider *et al.* sobre o desenvolvimento de Z-escores para expressar as medidas feitas em ecocardiografia fetal, Devore propõe uma folha de cálculo em formato Excel que permite estabelecer um Z-escore para todas as estruturas cardíacas em função do diâmetro biparietal, do comprimento do fêmur ou da idade gestacional. Esta folha "jws-uog.2605.fig1.xls" pode ser baixada no site do editor: http://onlinelibrary.wiley.com/doi/10.1002/uog.2605/suppinfo.
Ver os valores normais do anel tricúspide e do anel pulmonar no Capítulo 2.

Devore GR. The use on Z-scores in the analysis of fetal cardiac dimensions. *Ultrasound Obstet Gynecol* 2005;26:596-8. Schneider c, McCrindle BW, Carvalho JS *et al.* Development of Z-socres for fetal cardiac dimensions from echocardiography. *Ultrasound Obstet Gynecol* 2005;26:599-605.

Tabela 6.20. Medidas do anel tricúspide para predizer a possibilidade de uma cirurgia curativa com dois ventrículos ou unicamente paliativa de tipo Fontan

Anel tricúspide		Cirurgia biventricular	Cirurgia univentricular	Referências
Valor comparativo	/anel mitral	> 0,5 Pós > 0,56 Pré		Minich [129] Iacobelli [127]
	/diâmetro cardíaco	> 0,21 Pré	< 0,17	Kawazu [131]
Z-escore		> – 3 Pré	<–3	Salvin [132]

Pós: estudo pós-natal; Pré: séries no feto.

(sinusoides) estariam presentes em 1/3 dos APSI em geral e mais da metade das formas com cavidade ventricular reduzida [133], principalmente se esta se limitar à câmara de entrada [134].

Essas sinusoides geralmente estão ausentes quando o ventrículo direito está dilatado e quando existe regurgitação tricúspide.

Sua presença pode ser suspeitada por meio do exame da aorta e da parede do ventrículo direito no Doppler colorido (regulado em uma escala de baixas velocidades 32 cm/s). A presença, na diástole, de um fluxo turbulento na cavidade ventricular joga a favor de uma fístula coronarocardíaca [135].

Indiretamente, a presença de conexões ventriculocoronárias direitas é muito mais preocupante quando:

- não há regurgitação tricúspide, e a razão anel tricúspide/anel mitral é inferior a 0,56 (sensibilidade de 100% e especificidade de 90% na série pré-natal de Iacobelli *et al.* [127];
- na série pós-natal de Satou *et al.* [135], um Z-escore do anel tricúspide inferior ou igual a -2 é sempre acompanhada de anomalias coronárias. Um Z-escore inferior ou igual a 2,5 permite prever uma circulação coronária dependente do ventrículo direito com um valor preditivo positivo de 80% e negativo de 100%;

Capítulo 6. Malformações cardíacas

- por outro lado, no feto, Salvin *et al.* [131] não observam nenhum caso de circulação dependente do ventrículo direito se esse Z-escore for superior a -3.

Essas três variáveis (tamanho do anel tricúspide, displasia valvar e anomalias coronárias) não teriam por si só significado negativo em termo de mortalidade, mas influenciarão de maneira importante na estratégia terapêutica e a qualidade do resultado [136].

Diagnóstico diferencial

O principal diagnóstico diferencial é o de atresia pulmonar não anatômica, mas funcional, como pode ser observada em caso de anomalia importante do aparelho valvar tricúspide (malformação de Ebstein, ausência de valva). Esse diagnóstico deverá ser muito mais lembrando se o ventrículo direito apresentar morfologia normal com três câmaras e, em particular, um infundíbulo presente e permeável.

Prognóstico fetal e pós-natal

Prognóstico vital

No geral, o prognóstico de uma APSI é insignificante. Quando a gestação é prosseguida, a sobrevida é da ordem de 50%, podendo ocorrer mortes *in utero* (5% dos casos, geralmente entre 30 e 34 SA), mais frequentemente na espera da cirurgia ou porque esta não pode ser realizada de maneira satisfatória. Se a criança nascer, a probabilidade de que sobreviva é da ordem de 65% a 1 ano e 59% aos 2 anos [124].

O prognóstico é particularmente negativo nas formas em que o ventrículo direito está ou muito hipoplásico (anomalias coronárias), ou, ao contrário, muito dilatado, mesmo que o aparelho tricúspide não mostre displasia importante (tabela 6.21).

Essas constatações explicam as elevadas proporções de interrupção médica de gestação observadas nas diferentes séries, que podem alcançar 100% quando o diagnóstico é feito precocemente, antes de 24 SA [135].

Prognóstico funcional. Reparação cirúrgica com um ou dois ventrículos?

Além da sobrevida apenas, a qualidade esperada desta é um outro elemento importante do conselho desejado pelos pais. Pode-se esperar uma melhor qualidade de vida (e, provavelmente, maior longevidade) após uma cirurgia circulação com dois ventrículos do que quando é necessário recorrer a uma anastomose cavopulmonar do tipo Fontano, completa ou parcial (reparação de um ventrículo ou um ventrículo e meio). Diversos índices prognósticos são propostos para este fim (tabela 6.20), mas todos possuem o inconveniente de terem sido desenvolvidos em séries restritas de pacientes, o que limita sua confiabilidade. Mencionamos a título indicativo aqueles propostos

Tabela 6.22. Índices preditivos do tipo uni ou biventricular da reparação cirúrgica (segundo [136])

Quando o índice compreende apenas um escore, ele adquire o valor 2 (a favor de uma cirurgia biventricular) ou 0 (a favor de uma cirurgia univentricular) conforme é satisfeito ou não. Quando o índice compreende dois escores, cada escore vale 0 ou 1 e um valor do índice em 0 está em favor de uma reparação univentricular, um valor em 2 a favor de uma reparação biventricular, um valor intermediário (1) permanece indeterminado

Antes de 23 SA	Z-escore tricúspide > −3,4 e Z-escore valva pulmonar > −1
Antes de 26 SA	Z-escore tricúspide > 3,95
Entre 26 e 31 SA	Z-escore valva pulmonar > −2,8 e razão tricúspide/mitral > 0,71
Após 31 SA	Z-escore tricúspide > −3,9 e razão tricúspide/mitral > 0,59

Tabela 6.21. Sobrevida pós-natal em função da morfologia do ventrículo direito (segundo [137]). Série de 183 pacientes cuja sobrevida global era de 71% a 1 ano e 64% aos 5 anos

Morfologia do VD	Sobrevida a 1 ano	Sobrevida aos 5 anos
Tripartite	78%	74%
Bipartite	67%	57%
Unipartite	44%	22%

recentemente por Gardiner *et al.* [136], diferentes de acordo com o momento da gestação (tabela 6.22), bem como aquele desenvolvido por Roman *et al.* [138] (tabela 6.23), que apresenta importância por integrar um fator hemodinâmico além dos critérios anatômicos: o tempo de enchimento tricúspide.

Tabela 6.23. A presença de, no mínimo, três critérios sobre quatro indica que uma reparação biventricular será impossível (sensibiliade: 100%; especificidade: 75%) (segundo [138])

Razão aneís tricúspide/mitral < 0,7
Razão comprimento VD/VE < 0,6
Duração do enchimento tricúspide < 31,5% da duração do ciclo
Presença de sinusoides VD

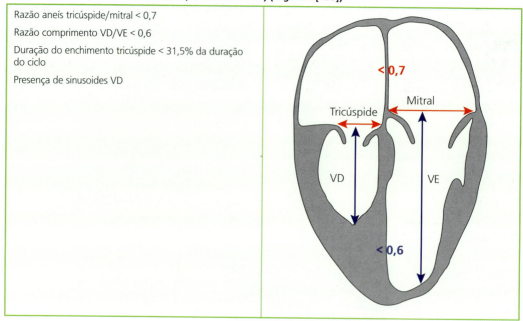

6.6. Anomalias conotruncais

6.6.1. Sinais de orientação diante de uma descontinuidade septoaórtica

A constatação de uma perda de continuidade entre o septo e a borda anterior da aorta na incidência das 5 câmaras assinala a presença de uma comunicação interventricular por mau alinhamento, ligada a uma falha do desenvolvimento do cone (figuras 6.60 e 6.61).

Nesse sentido, é um indicador importante para a pesquisa de uma cardiopatia conotruncal.

Esquematicamente, uma conduta com base na análise da morfologia do tronco pulmonar em ecografia 2D e a presença ou não de um fluxo pulmonar em Doppler pulsado e Doppler colorido permite se orientar para um diagnóstico mais preciso da malformação (tabela 6.24).

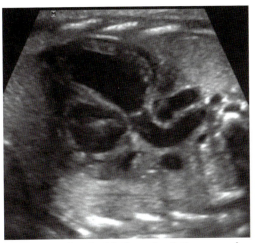
Figura 6.60. Continuidade septoaórtica normal.

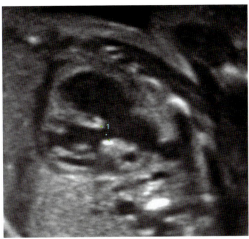
Figura 6.61. Descontinuidade septoaórtica.

Tabela 6.24. Comunicação interventricular por mau alinhamento

Ecografia 2D	Doppler do fluxo pulmonar	Malformação provável
Diâmetro do TP normal	Fluxo presente, normal	CIV subaórtico isolado
Diâmetro do TP diminuído Diâmetro da Ao aumentado	Fluxo anterógrado presente	Tetralogia de Fallot
TP hipoplásico ou ausente Diâmetro da Ao aumentado	Fluxo anterógrado ausente (fluxo retrógrado proveniente do CA)	Atresia pulmonar com septo aberto
TP e AP aneurismais	Fluxo em vaivém	Agenesia das valvas pulmonares
Único vaso cavalgado descrevendo o arco aórtico	Fluxo presente, anterógrado (neste vaso)	Tronco arterial comum

Ao: aorta; AP: artéria pulmonar; CA: canal arterial; CIV: comunicação interventricular; TP: tronco pulmonar.

6.6.2. Tetralogia de Fallot

Aspectos gerais

A tetralogia de Fallot associa uma comunicação interventricular (CIV) por mau alinhamento à malformação obstrutiva da via pulmonar mais ou menos extensa e grave. Ela é a malformação cardíaca cianogênica mais frequente com a transposição dos grandes vasos.

Sua incidência está próxima de 4 para 10.000 nascimentos, ou seja, pouco mais de 200 casos por ano na França.

Embriologia e anatomia

A tetralogia de Fallot resultaria de uma rotação conal incompleta e de um problema de sua divisão durante o fenômeno de septação cardíaca. A anomalia de rotação é responsável por uma falha de alinhamento entre o septo trabeculado e a porção do septo de origem conal, levando a um deslocamento da aorta acima do septo à qual ela se sobrepõe e à presença de um defeito septal subvascular. O obstáculo subpulmonar está ligado ao desvio para frente e o alto do septo conal. Ele é muito mais grave quando esse desvio é marcado. Existe, assim, todo um *continuum* entre uma forma menor, em que a CIV aparece isolada, com uma via pulmonar de calibre normal, e a forma maior, constituída pela atresia pulmonar com septo aberto (figura 6.62).

Sinais ecográficos diagnósticos

A maioria desses sinais é obtida pela análise de três incidências: incidência das 5 câmaras (ou da câmara de ejeção VE), incidência dos 3 vasos e incidência de eixo curto (tabela 6.25) [140].

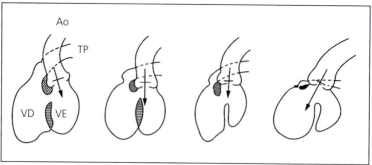

Figura 6.62. O grau do deslocamento para a direita e para cima do septo conal determina a importância da sobreposição da aorta acima do ventrículo direito, a hipoplasia da veia pulmonar e o caráter cada vez mais horizontalizado desta.
Segundo [139].

Tabela 6.25. Sinais ecográficos da tetralogia de Fallot (segundo [140])

Incidência das 4 câmaras	Desvio do ápice para a esquerda	
	Hipertrofia ventricular direita	
	CIV (± visível)	
Incidência das 5 câmaras	CIV subaórtica	
	Aorta cavalgando sobre o septo	
	Diâmetro aórtico aumentado	
Incidência dos 3 vasos	Alinhamento anormal com:	
	– aorta dilatada e deslocada para a direita e para frente;	
	– tronco pulmonar deslocado para trás	
	Disparidade de calibre (pequena AP-grande aorta)	
	Arco aórtico à direita (15%)	
Incidência eixo curto	Estenose subpulmonar	
	Pequeno anel pulmonar	
	CIV subpulmonar	
Incidência do canal arterial	CA de pequeno diâmetro	Cruz Ao esquerda e CA esquerdo
	Diversas localizações possíveis	Cruz Ao direita e CA esquerdo
		Cruz Ao direta e CA direito
		CA ausente

AP: artéria pulmonar; CA: canal arterial; CIV: comunicação interventricular.

Indicador

É a perda da continuidade septoaórtica normal, como é pesquisada na incidência das 5 câmaras. A borda anterior da aorta está mais à direita que o normal, ainda que a aorta apareça "cavalgando" sobre o septo, nascendo acima de uma CIV (figura 6.63).

Sinais diagnósticos

O diagnóstico da tetralogia de Fallot pode ser feito a partir do momento em que se associa à CIV uma hipoplasia da via pulmonar, sendo esta de importância muito variável, podendo se localizar em três estágios: infundibular, valvar e no nível do tronco pulmonar, até mesmo na origem dos ramos pulmonares (figura 6.64).

A hipoplasia do tronco pulmonar poderá ser confirmada e quantificada na incidência em eixo curto e na incidência dos 3 vasos pela constatação de uma disparidade de calibre entre a aorta (aumentada) e o tronco pulmonar (normal ou diminuído) (figura 6.65).

Na incidência em eixo curto ou uma incidência que desenvolve, preferencialmente, as câmaras direitas (obtida por uma ligeira angulação para a esquerda a partir do plano bicava), pode-se, frequentemente, evidenciar a estenose subpulmonar sob a forma de uma gota situada na inclinação septal do infundíbulo e correspondente ao septo conal desviado (figura 6.64).

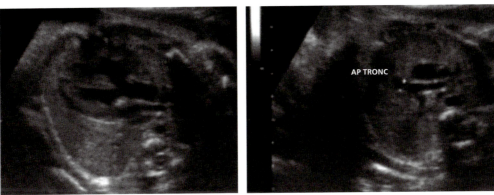

Figura 6.63. *À esquerda*, descontinuidade septoaórtica com CIV e aorta dilatada cavalgando sobre o septo. *À direita*, veia pulmonar, presente e permeável, mas hipoplásica.

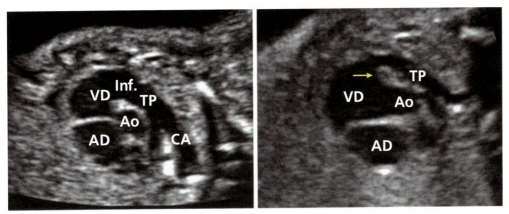

Figura 6.64. Incidência das cavidade direitas.
À esquerda, aspecto normal da via de ejeção pulmonar. *À direita*, aspecto observado em uma tetralogia de Fallot, associando um deslocamento anterior do cone responsável por uma estenose infundibular a uma hipoplasia do anel e do tronco pulmonares.

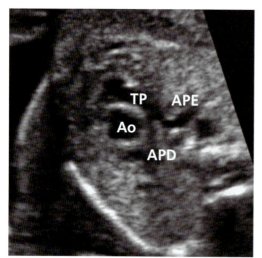

Figura 6.65. Tetralogia de Fallot.
Disparidade de calibre entre a aorta, dilatada, e o tronco pulmonar, hipoplásico. APD: artéria pulmonar direita; APE: artéria pulmonar esquerda; TP: tronco pulmonar.

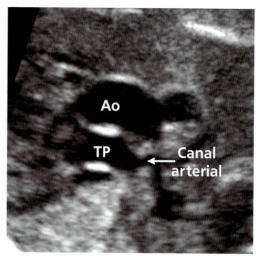

Figura 6.67. Tetralogia de Fallot.
Shunt direito-esquerdo.

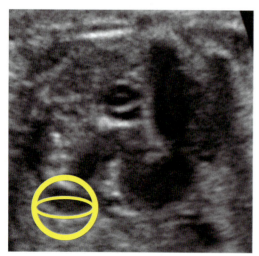

Figura 6.66. Tetralogia de Fallot.
Valvas pulmonares espessadas e bicúspides.

O anel pulmonar aparece também mais ou menos hipoplásico, com valvas, na maioria das vezes, espessadas, às vezes bicúspides (figura 6.66).

Antes do nascimento, não é preciso esperar a quantificação da estenose com o exame Doppler. Em geral, o fluxo pulmonar conserva velocidades próximas da normal, sem *aliasing* [141].

Fato importante, porém, o Doppler colorido mostra que existe um fluxo normal, anterógrado, na via pulmonar e no canal arterial, o que permite eliminar uma atresia pulmonar.

Através da CIV, o *shunt* é, predominantemente, direito-esquerdo, mas isso é comum com qualquer CIV no feto (figura 6.67).

Com muita frequência, o canal arterial está à esquerda, independentemente da orientação do arco aórtico. Em caso de arco aórtico à direita (15% dos casos), é preciso investigar um canal entre o tronco arterial braquiocefálico (TABC) esquerdo e a artéria pulmonar esquerda (APG).

O canal arterial, geralmente de pequeno calibre, em conformidade com a diminuição de débito na via de ejeção direita (figura 6.68). Frequentemente, ele se implanta mais a montante do que de costume na concavidade do arco. Em razão de seu tamanho pequeno e a essa orientação particular, muitas vezes é difícil registrar seu fluxo em Doppler. Por fim, em um número não desprezível de casos, o canal arterial pode estar ausente.

Sinais de gravidade

Sinais de gravidade imediatos

De acordo com a figura 6.63, favorecem uma forma cada vez mais severa:

- a importância da sobreposição aórtica, sobretudo para além de 50%;

Capítulo 6. Malformações cardíacas

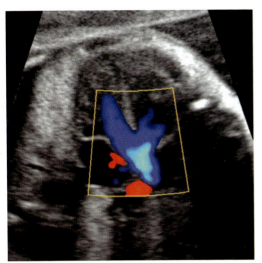

Figura 6.68. Tetralogia de Fallot.
Pequeno canal arterial.

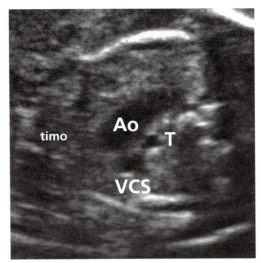

Figura 6.70. Incidência dos 3 vasos em uma tetralogia de Fallot severa.
Somente estão visíveis a aorta e a veia cava superior (VCS) (e a traqueia); o tronco pulmonar, muito horizontalizado, encontra-se em um plano muito mais baixo.

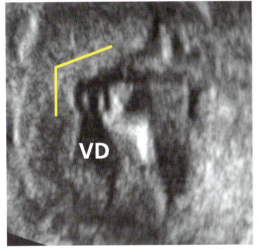

Figura 6.69. Aspecto fortemente horizontalizado do tronco pulmonar em uma forma associada a uma síndrome de Alagille.

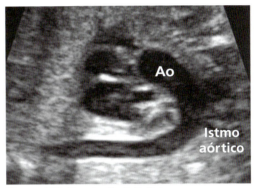

Figura 6.71. Tetralogia de Fallot.
Arco e istmo aórticos amplamente desenvolvidos.

- a importância da hipoplasia do anel e do tronco pulmonar;
- indiretamente, o grau de horizontalização do tronco pulmonar (figura 6.69). Quando esse tronco está muito horizontalizado (Fallot *a priori* severo), podem ser observados apenas dois vasos (aorta e veia cava superior) na incidência dos 3 vasos (figura 6.70).

A aorta ístmica aparece incomumente bem desenvolvida na tetralogia de Fallot, e a coarctação é ex-cepcional (figura 6.71). A observação de um fluxo retrógrado no canal arterial traduziria uma estenose ou uma hipoplasia muito marcada da via pulmonar proximal, de prognóstico ruim.

Em 80% dos casos, uma tetralogia de Fallot é dita "regular", isto é, que é isolada e não comporta múltiplas CIV (3 a 15% dos casos), nem anomalia coronária (aproximadamente 5% dos casos), nem estenose periférica dos ramos pulmonares. Com exceção da primeira (eliminar a presença de outras CIV significativas), a ecografia pré-natal não permite analisar corretamente estas três condições e, portanto, confirmar o caráter regular da malformação:

- uma anomalia congênita ou de trajeto das artérias coronárias, em especial a existência de uma artéria interventricular anterior (IVA) nascendo do *ostium* direito e barrando o infundíbulo pulmonar em seu trajeto para se unir ao ventrículo esquerdo, está presente em cerca de 5% dos casos. Salvo exceção, ela não poderá ser suspeitada antes do nascimento, o que não é muito grave, já que essas anomalias não modificam sensivelmente a tolerância neonatal da cardiopatia, mas podem, em compensação, complicar a cura cirúrgica;
- a ecografia pré-natal pode rastrear a ausência ou a falha de conexão no tronco de uma artéria pulmonar ou suspeitar a presença de uma estenose na origem de um ramo, geralmente esquerdo (figura 6.72), mas não permite diagnosticar estenoses mais distais nos ramos. Sua presença poderá, entretanto, ser suspeitada quando o exame trouxer argumentos a favor de uma síndrome de Alagille ou de uma fetopatia alcoólica associada (figura 6.73).

Sinais evolutivos

O crescimento da árvore arterial pulmonar durante a gestação é imprevisível. Uma forma aparentemente favorável, pois apresenta uma via pulmonar muito pouco hipoplásica durante o exame de 22 SA, pode-se revelar, na verdade, grave no nascimento, por acentuação da hipoplasia durante os últimos meses da gestação, tanto em valor relativo com relação à aorta como em valor absoluto/padrões [142].

Este risco evolutivo impõe um acompanhamento regular desses fetos e uma certa reserva no que é dito inicialmente aos pais.

O registro do fluxo no canal arterial frequentemente é difícil, mas se revela útil na medida em que o sentido do fluxo informa sobre o caráter mais ou menos grave do obstáculo pulmonar e sua evolução no decorrer da gestação. O aparecimento de um fluxo inverso no canal faz fortemente temer que a cardiopatia seja ducto-dependente ao nascimento.

Anomalias associadas

A tetralogia de Fallot é uma malformação isolada em apenas 70% dos casos. Portanto, é necessário investigar sinais que podem fazer temer a associação a uma patologia sindrômica (10 a 15% dos casos) ou uma anomalia genética (15 a 30% dos casos).

Anomalias genéticas

Até 30% das tetralogias de Fallot são acompanhadas de uma anomalia cromossômica e uma amniocentese deve ser sistemática, com uma indicação bem particular para investigar uma microdeleção do cromossomo 22.

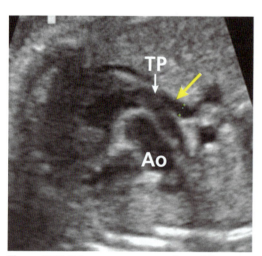

Figura 6.72. Estenose no começo da artéria pulmonar esquerda (*seta amarela*).

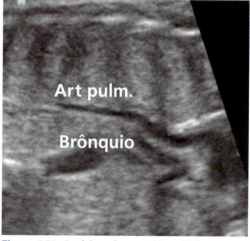

Figura 6.73. Artéria pulmonar hipoplásica (síndrome de Alagille).

As anomalias mais frequentes são trissomia 21 (61 a 10% dos casos), a microdeleção 22q11 (8 a 15% dos casos) e as trissomias 13 e 18. Em certa medida, a pesquisa por ecografia de sinais associados cardíacos ou extracardíacos permite se orientar mais particularmente para uma ou outra dessas anomalias. Em compensação, seria perfeitamente possível garantir a ausência de anomalia genética se pudéssemos afirmar, com certeza, o caráter isolado da tetralogia de Fallot.

Anomalias cardíacas

As mais características são:

- estenose isolada na origem da artéria pulmonar esquerda (até 30% dos casos) [143];
- arco aórtico à direita, presente em 25% dos casos. Seu diagnóstico pode ser interessantes por três motivos: (*i*) localizar e analisar melhor o canal arterial; (*ii*) estimular a investigação de uma deleção 22q11; (*iii*) determinar o lado onde será realizada uma anastomose paliativa se esta se revelar necessária após o nascimento;
- no contexto de uma anomalia conotruncal como a tetralogia de Fallot, a descoberta de uma artéria subclávia aberrante (direita em caso de arco aórtico esquerdo, ou esquerda na presença de um arco aórtico direito) aumentaria muito significativamente o risco de microdeleção 22q11, que se tornaria superior a 80% [144];
- canal atrioventricular (CAV) (defeito de septo atrioventricular): a associação de um CAV e de uma tetralogia de Fallot assinala mais frequentemente a presença de uma trissomia 21 [145], ainda mais quando não há outra anomalia cardíaca associada. Ela pode ser encontrada mais raramente na presença de outras aneuploidias (trissomia 13, duplicação 5p, deleção 8p etc.) ou síndrome (CHARGE, VACTERL etc.), mas não uma deleção 22q11 [146];
- hipoplasia marcada da via pulmonar faz investigar mais particularmente uma microdeleção 22q11. A presença de estenoses periféricas nos ramos pulmonares pode orientar para uma síndrome de Williams-Beuren, excepcional [145], ou uma síndrome de Alagille (ausência de visualização da vesícula biliar);
- as anomalias da valva tricúspide são bastante frequentes, seja de natureza displásica (figura 6.74), seja uma verdadeira malformação de Ebstein;
- veia cava superior esquerda seria observada em 11% dos casos. Sua presença não orienta para uma anomalia genética em especial.

Anomalias extracardíacas

São frequentes, observadas em quase metade dos casos [147], e podem envolver diferentes órgãos, sem associação específica. Quando estão presentes, as ano-

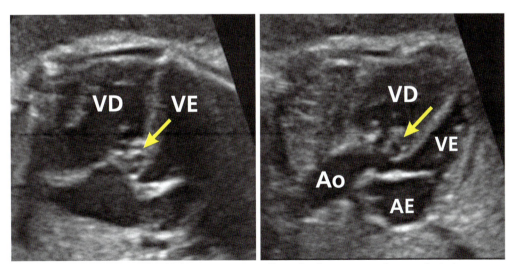

Figura 6.74. Valva tricúspide displásica, com um aparelho subvalvar exagerado, que obstrui parcialmente a CIV durante a sístole.

malias extracardíacas se inserem na metade dos casos no quadro de uma anomalia cromossômica ou de uma patologia sindrômica. Uma tetralogia de Fallot pode, assim, estar presente na síndrome do alcoolismo fetal, na síndrome de Goldenhar, uma síndrome CHARGE, uma síndrome de Alagille ou a síndrome dos olhos de gato, mas também, mais particularmente, nas síndromes de Di George e afins (VACTER, VACTERL etc.) (Capítulo 12.4).

Durante o exame de 12 SA, até 50% das translucências nucais aumentadas observadas na ausência de anomalia cromossômica precederiam o diagnóstico de tetralogia de Fallot feito a 22 SA (148).

Por fim, Boudjemline *et al.* [140] observaram que, na presença de tetralogia de Fallot, favorecem uma deleção 22q11 a coexistência de uma translucência nucal aumental (3/7 dos casos), de uma hidropisia (5/9 dos casos), de um RCIU (2/8 dos casos), de anomalias extracardíacas (9/45 dos casos) e anomalias arteriais pulmonares, como visto acima. O conjunto desses sinais indicaria uma deleção 22q11 com uma sensibilidade elevada de 88% e uma especificidade mais modesta de 44%. Na prática, esses autores insistem na importância de manter o líquido amniótico puncionado a 12 SA até a ecografia morfológica de 22 SA para poder investigar uma microdeleção sem nova amniocentese.

Avaliação de uma tetralogia de Fallot: resumo

▶ Medir a CIV subaórtica e investigar outras CIVs.
▶ Avaliar a hipoplasia do anel pulmonar, do tronco e da parte proximal dos ramos pulmonares (com apreciação de seu crescimento no decorrer da gestação). Artérias pulmonares de pequeno diâmetro aparente, mas regular e apresentando crescimento durante o acompanhamento, não são, necessariamente, negativas.
▶ Quanto mais horizontalizado for o tronco e a aorta desviada para a direita, mais grave será a forma e o risco de anomalia coronária importante.
▶ Investigar um arco aórtico direito.
▶ Analisar a valva tricúspide (regurgitação, displasia).
▶ Visualizar o timo (deleção 22q11).
▶ Estudo morfológico completo do feto na pesquisa de malformações extracardíacas associadas ou de uma forma sindrômica.

Informação aos pais

Esquematicamente, ela se baseia nas seguintes regras gerais.

Toda tetralogia de Fallot deve ser operada. A intervenção terapêutica (fechamento da CIV, retirada do obstáculo pulmonar) geralmente ocorre por volta de 4 a 6 meses, ou até antes, com uma mortalidade hospitalar quase nula, da ordem de 0,5 a 1% nas formas regulares [150]. O prognóstico, tanto operatório como a longo prazo, não é alterado pela presença de uma deleção 22q11 ou uma trissomia 21. É pior nas formas sindrômicas, basicamente em razão da comorbidade [151].

Uma cirurgia paliativa pode anteceder essa cura completa, seja em razão de uma má tolerância precoce (hipoplasia marcada da via pulmonar, desenvolvimento rápido de uma estenose infundibular responsável por doenças anóxicas), seja em razão de condições anatômicas desfavoráveis que levam a retardar a cura completa (CIV múltiplas anomalias coronárias, anomalias associadas etc.).

Recomenda-se que esses fetos nasçam em uma maternidade de nível III, com um acompanhamento particular durante os 15 primeiros dias para avaliar a tolerância após o fechamento do canal arterial. Um parto em meio médico-cirúrgico não é essencial.

Geralmente, o prognóstico a longo prazo de uma tetralogia de Fallot é bom, permitindo uma vida normal, até mesmo "supranormal (Shaun White, medalha de ouro em snowboard nos Jogos Olímpicos de Vancouver, foi operado por uma tetralogia de Fallot). Uma segunda intervenção, na adolescência ou na idade adulta, é, porém, muitas vezes, necessária para corrigir a insuficiência valvar pulmonar, às vezes excessiva, surgida durante a retirada do obstáculo pulmonar.

Risco de recorrência

Durante uma gestação posterior, é da ordem de 3% e permanece inalterado mesmo após exclusão de uma deleção 22q11 [152]. A frequência observada na descendência seria um pouco mais alta, da ordem de 4%.

6.6.3. Atresia pulmonar com septo aberto

Aspectos gerais

A atresia pulmonar com septo aberto, ou APSO, pode ser considerada uma forma extrema de tetralogia de Fallot, da qual representaria cerca de 20% dos casos e na qual a alimentação da via pulmonar não é mais garantida a não ser pelo canal arterial e/ou colaterais que nascem da aorta.

É uma malformação rara. Sua incidência é da ordem 7 a 19 para 100.000 nascimentos, e ela representa 1,4% das malformações cardíacas descobertas *in utero* na série de Vesel *et al.* [153].

O risco de APSO seria multiplicada por 10 nas mulheres diabéticas e por vinte se a diabetes for insulino-dependente [154].

Por fim, a APSO faz parte das cardiopatias conotruncais e, nesse sentido, se associa a uma deleção 22q11 em 20 a 40% dos casos, ou seja, claramente, com mais frequência que a tetralogia de Fallot.

Embriologia [155]

A vascularização pulmonar tem origem dupla:

- o leito vascular intrapulmonar se desenvolve *in situ* a partir do mesênquima pulmonar. A parede dessas artérias é inteiramente muscular e não elástica;
- os vasos extrapulmonares ou artérias pulmonares centrais derivam, como o canal arterial, do 6º arco aórtico. Até o 2º mês, os pulmões são vascularizados, mas também, e sobretudo, artérias intersegmentares oriundas da aorta dorsal.

Normalmente, entre 30 e 50 dias, as artérias intersegmentares involuem, ao passo que as artérias pulmonares centrais se conectam ao plexo intrapulmonar e garantem, sozinhas, a circulação pulmonar.

A anomalia primitiva da APSO é uma falha de migração das células da crista neural para o *truncus* e o cone. Disso resultam anomalias de desenvolvimento do 6º arco aórtico, portanto, artérias pulmonares e a via de ejeção do ventrículo direito. Conforme a importância dessas anomalias, a APSO é acompanhada por hipoplasia mais ou menos severa das artérias pulmonares e da persistência em número e importância variáveis das artérias intersegmentares, sempre desenvolvidos a partir dos vasos não colonizados pelas células da crista neural (aorta descendente, coronárias e subclávias) e constituindo uma circulação substituta. Essas artérias estão na origem das MAPCAs (*main aorto-pulmonary collateral arteries*, em inglês). De natureza muscular, elas podem ser o local de estenoses, especialmente em sua junção ou com a aorta, ou com as artérias intrapulmonares. Por fim, existe uma razão inversa entre a importância da hipoplasia arterial pulmonar e a persistência dessas MAPCAs.

Anatomia (figura 6.75)

A arquitetura da vascularização pulmonar é, portanto, mais complexa na APSO do que na tetralogia de Fallot, com a possibilidade de anomalias severas de tamanho e de distribuição das artérias pulmonares e a presença frequente de colaterais sistêmicas que garante toda ou parte da vascularização do parênquima pulmonar.

As artérias proximais são mais ou menos severamente hipoplásicas. Elas permanecem não conectadas entre si em 20% dos casos. Quando isso ocorre, a arborescência intraparenquimatosa de uma ou das duas artérias é incompleta em 80% dos casos [156].

Uma circulação colateral está, pois, presente na forma de colaterais sistêmicos, conectados à rede arterial pulmonar e garantindo toda ou parte da vascularização do parênquima pulmonar. Essas MAPCA, geralmente em número de 1 a 6 [156], nascem na

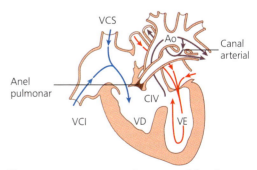

Figura 6.75. Representação esquemática de uma atresia pulmonar com septo aberto.
VCI: veia cava inferior; VCS: veia cava superior; CIV: comunicação interventricular.

maior parte das vezes ao longo da aorta torácica descendente. Mais raramente, elas podem-se originar na concavidade do arco, sobre a aorta subdiafragmática, uma artéria subclávia ou sobre a rede coronária [153].

A importância e a distribuição dessas MAPCAs constituem um fator prognóstico essencial quanto às possibilidades, riscos e resultados da cirurgia, ainda mais quando não podem ser suprimidas impunemente quando garantem por si sós a vascularização de um segmento (10 à direita e 8 à esquerda) ou de um lobo pulmonar.

Várias classificações das APSO são propostas, estabelecidas de acordo com a presença ou não de uma circulação colateral e sua importância funcional [157, 158] (tabela 6.26).

> De imediato, é preciso admitir que a ecografia pré-natal não permitirá analisar, de maneira precisa e exaustiva, uma APSO, especialmente nas formas do tipo III e IV.

Tabela 6.26. Classificação das APSA conforme o grupo de Boston (tipo I a IV) e de acordo com a Congenital Heart Surgeons Society (tipo A a C) [157, 158].

Tipo I	Veia pulmonar completa com confluência das APD e APE e presença de um tronco pulmonar em contato com o VD (com atresia valvar pulmonar)	Tipo A
	Nenhuma MAPCA	
Tipo II	Idem, exceto pela ausência de tronco pulmonar	Tipo B
	A bifurcação pulmonar fica separada e longe do VD	
Tipo III	Vascularização pulmonar mista por AP hipoplásicos em regra confluentes (imagem de uma "gaivota" na angiografia) por meio de MAPCA que irrigam diversos segmentos pulmonares, seja exclusivamente, seja em competição com os ramos pulmonares	
	Ausência de canal arterial	
Tipo IV	Presença de MAPCA apenas	Tipo C

APD: artéria pulmonar direita; APE: artéria pulmonar esquerda; MAPCA: *main aortopulmonary collateral arteries*; VD: ventrículo direito.

Diagnóstico ecográfico

Exceto por mostrar um eixo do coração desviado para a esquerda (valor normal: 43° ± 7°), a incidência das 4 câmaras é pouco útil para o diagnóstico. Em particular o ventrículo direito aparece, na maior parte das vezes, com dimensões normais, e ambos os ventrículos estão equilibrados.

Sinal indicativo

É a descoberta de uma CIV subaórtica na incidência das 5 câmaras (figura 6.76). A aorta que se sobrepõe a essa CIV aparece nitidamente dilatada, de maneira mais marcada do que na tetralogia de Fallot [156] (figura 6.77).

Diagnóstico definitivo

É obtido por meio do exame da via pulmonar (figura 6.78):

- o anel pulmonar é pequeno e as valvas pulmonares estão atrésicas;
- a montante, o infundíbulo do VD está mal individualizado ou ausente;
- a jusante, o tronco pulmonar está fortemente hipoplásico, às vezes ausente;
- os ramos arteriais pulmonares estão igualmente hipoplásicos, às vezes não confluentes. Este último ponto frequentemente é difícil de precisar no feto, com, aparentemente, um risco de erro por falta (artérias descritas como não confluentes, ao passo que o são) do que por excesso [153].

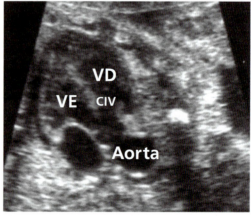

Figura 6.76. Atresia pulmonar com septo aberto. Comunicação interventricular (CIV) subaórtica com dois ventrículos equilibrados.

Capítulo 6. Malformações cardíacas

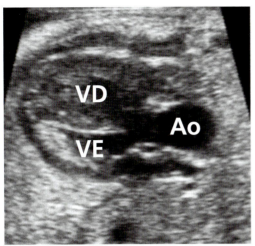

Figura 6.77. Atresia pulmonar com septo aberto.
Aorta cavalgada, claramente dilatada (geralmente mais que em uma tetralogia de Fallot habitual).

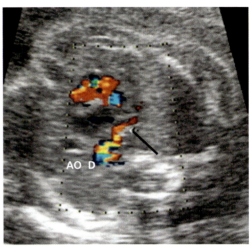

Figura 6.79. Atresia pulmonar com septo aberto.
Corte torácico transveral evidenciando uma colateral com destino pulmonar (*seta*) nascendo da aorta torácica descendente (AO D).

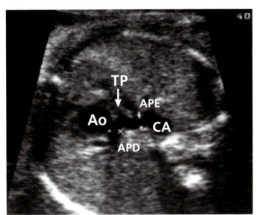

Figura 6.78. Atresia pulmonar com septo aberto.
Artérias pulmonares hipoplásicas, mas confluentes.
O tronco pulmonar não é discernível. APD: artéria pulmonar direita; APE: artéria pulmonar esquerda;
CA: canal arterial; TP: tronco pulmonar.

Por fim, como na tetralogia de Fallot, o arco aórtico está à direita da traqueia em aproximadamente 1/4 dos casos [153].

Exame Doppler

No estágio ventricular, o VD se drena exclusivamente na aorta (*shunt* direito-esquerdo), o que explica a dilatação desta.

No estágio arterial, não é observado nenhum fluxo anterógrado no tronco pulmonar, quando este é discernível (tipo I). Nos tipos I e II, as artérias pulmonares são alimentadas de maneira retrógrada por um canal arterial mais ou menos desenvolvido, muitas vezes sinuoso. A impossibilidade de visualizar as artérias pulmonares ou um aspecto muito hipoplásico destas leva à investigação da presença de MAPCAs.

Tal circulação colateral, que nasce com mais frequência da aorta, está presente em cerca da metade dos casos de APSO [153, 156]. Ela será muito mais pesquisada quando:

- as artérias pulmonares aparecerem hipoplásicas, e o canal arterial for pequeno;
- existir um arco aórtico direito (5 MAPCA em 7 arcos direitos na série de Vesel *et al.* [153]).

Esta pequisa de MAPCA é feita com o auxílio do Doppler colorido, regulado em baixas velocidades, inclinando a aorta descendente, ao máximo em um plano longitudinal. Destaca-se aí uma ou várias colaterais apresentando um fluxo de aparência arterial, mais ou menos sinuosos e que se pressionam mais ou menos profundamente no parênquima pulmonar (figura 6.79). A ecografia 3D permitiria acompanhar esses vasos sinuosos com maior facilidade.

Manual Prático de Ecocardiografia Fetal

A análise detalhada da circulação pulmonar em uma APSO é difícil e permanece, com frequência, incompleta. Na experiência já antiga (1993-2003) de Vesel *et al.* [153], a presença de MAPCA não é reconhecida na metade dos casos, e a fonte da perfusão pulmonar – alimentação pelo canal, presença de MAPCA – continua mal especificada em 1/3 dos casos.

Diagnóstico diferencial

Tetralogia de Fallot

Claramente mais frequente, ela compartilha o mesmo indicador (aorta cavalgando sobre uma CIV), mas mostra uma aorta menos dilatada e, principalmente, uma alimentação anterógrada da via pulmonar.

Entretanto, é preciso saber que uma forma grave da tetralogia de Fallot pode evoluir para a APSA durante a vida fetal [159]. Nessas formas, uma alimentação mista da via pulmonar, fracamente anterógrada a partir do ventrículo direito, mas também retrógrada pelo canal arterial, pode, muitas vezes, ser objetivada a partir do exame inicial [153].

Tronco arterial comum

É um diagnóstico diferencial clássico, especialmente nas formas em que as artérias pulmonares nascem diretamente do tronco comum. Le Bidois [160] ressalta que, em um tronco comum, a valva troncal frequentemente é o local de um fluxo turbulento e de uma regurgitação, o que geralmente não ocorre com a valva aórtica de uma APSO. Os troncos arteriais comuns do tipo IV são, na verdade, considerados atualmente como APSO... do tipo IV (Capítulo 6.6.4).

Anomalias associadas

Anomalias genéticas

Quando a APSO é isolada, uma anomalia genética está presente em cerca de 40% dos casos [153, 161], basicamente sob a forma de uma microdeleção 22q11 [153, 161, 62]. Esta é muito mais preocupante quan-

do as artérias pulmonares são hipoplásicas e existem MAPCA e/ou um arco aórtico à direita.

Mais raramente, tratam-se de anomalias cromossômicas (8 a 16% dos casos): trissomia 13, 18 ou 21, síndrome de Turner, triploidia ou outras anomalias mais raras.

> Na tetralogia de Fallot, a frequência das trissomias é mais alta (≠ 30%) e a da deleção 22q11, mais baixa (7 a 17%).

Quando a APSO faz parte de uma malformação cardíaca mais complexa (heterotaxia, transposição dos grandes vasos corrigida ou não etc.), 25% dos fetos apresentam uma anomalia genética e/ou uma malformação extracardíaca, mas não haveria deleção 22q11 nem MAPCA [161].

Anomalias extracardíacas

São pouco frequentes e, na maioria das vezes, estão associadas a uma anomalia genética [153]. Uma APSO pode, no entanto, ser encontrada no decorrer de uma síndrome VACTER, de uma associação CHARGE, de uma síndrome de Alagille, de uma sequência de Pierre-Robin ou de uma síndrome oculoatriovertebral [163].

Prognóstico

Não foi descrita morte fetal *in utero* na presença de uma APSA isolada.

Trata-se de uma cardiopatia ducto-dependente (salvo se existirem várias MAPCA), em que o nascimento deverá ser feito em uma maternidade de nível III, mas não obrigatória e imediatamente em um centro médico-cirúrgico.

O objetivo principal da cirurgia é restabelecer uma continuidade entre o ventrículo direito e as artérias pulmonares, portanto, uma hemodinâmica com dois ventrículos. De acordo com as formas, uma ou mais etapas intermediárias serão necessárias:

Capítulo 6. Malformações cardíacas

- perfusão de prostaglandinas, seguida de anastomose paliativa neonatal;
- controle das MAPCA e unifocalização[3] (em um ou mais tempos) da circulação pulmonar;
- restabelecimento da continuidade ventrículo direito-artéria pulmonar propriamente dita, mais frequentemente graças a um tubo protético;
- por fim, e muitas vezes com atraso, fechamento da CIV.

Em média, três intervenções, feitas nos três primeiros anos de vida, são necessárias para se obter uma reparação completa [164].

No geral, a existência de uma deleção 22q11 agrava consideravelmente o prognóstico, não tanto em virtude de um risco de infecção ampliado, porém mais em razão de uma anatomia pulmonar menos favorável à cirurgia, até mesmo contraindicado a esta [165].

Assim, nas séries cirúrgicas, a sobrevida de 5 anos seria da ordem de 36% somente para as crianças que apresentavam uma microdeleção contra 90% para os que não tinham [166]. Mesmo nas formas favoráveis, a idade da correção completa pode ser tardia (em média 11 anos em uma série da Mayo Clinic) e, se a sobrevida de 20 anos parece boa (75%), ela é obtida por meio de uma ou mais reintervenções para 71% dos pacientes [167].

O prognóstico das formas descobertas no pré-natal é mais negativo em razão das interrupções médicas de gestação, motivadas por uma malformação associada ou apenas à cardiopatia, mortes neonatais ou aguardando a cirurgia e formas que não podem ser sujeitas a uma cura completa. Assim, em sua série,

Vesel *et al.* [153] relataram 41% de interrupção médica gestacional (IMG) e, quando a gestação era mantida, a sobrevida a 1 ano era de apenas 75 e de 56% aos 2 anos.

Em nossa pouca experiência, o diagnóstico pré-natal de APSO levou a uma interrupção médica de gestação em 60% dos casos, sendo que a maioria apresentou igualmente uma anomalia genética e/ou uma síndrome malformativa. Não houve morte fetal *in utero*. Entre as crianças nascidas, 30% foram a óbito no 1° ano, à espera de cirurgia ou durante esta. As sobreviventes passaram todas por, pelo menos, três intervenções, sendo que uma das crianças já havia sido operada 6 vezes aos 7 anos de idade...

No total, não se pode traçar perante os pais um prognóstico das APSO em seu conjunto, correndo o risco de pecar por excesso de pessimismo. É preciso adaptar o nosso discurso ao tipo de APSO observado em seu filho, sabendo que nossa avaliação, principalmente a pulmonar, corre grande risco de ser incompleta.

Nos tipos I (principalmente) e II (frequentemente) isolados, o discurso pode ser relativamente otimista: a maioria terá, realmente, uma reparação completa, cada vez mais frequente a partir da primeira intervenção, e essa reparação será de melhor qualidade em uma APSO de tipo I favorável do que em uma forma ruim de Fallot. Uma ou mais intervenções serão, no entanto, necessárias posteriormente se um tubo protético tiver sido colocado.

Nos tipos III e ainda mais IV, essa esperança é claramente mais ilusória. Inúmeras intervenções serão necessárias, com mortalidade em cada estágio ou à espera do próximo. Apesar dessas repetidas intervenções, várias crianças jamais poderão obter uma reparação completa e sobreviverão, desafortunadamente, de intervenção paliativa em intervenção paliativa.

Essa dualidade é bem ilustrada pela figura 6.80 [168].

---

[3]Unifocalização: reunião das MAPCA destinadas a um mesmo pulmão ou entre si na ausência de artéria pulmonar, ou com artéria pulmonar homolateral. Quando uma MAPCA comunica amplamente com uma artéria pulmonar nativa, ela pode ser ligada à sua origem.

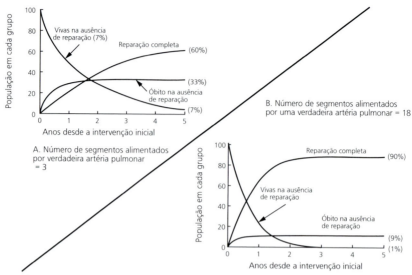

Figura 6.80. *Embaixo e à direita:* **na ausência de MAPCA (tipo I e II), 90% das crianças terão uma reparação completa nos dois primeiros anos, com uma baixa mortalidade (9%).** *No alto e à esquerda:* **nas formas graves de MAPCA (tipos III e IV), somente 60% das crianças poderão obter cura completa em um prazo mais longo de 5 anos. Ao mesmo tempo, irão a óbito e 7% sobreviverão, unicamente, graças a intervenções paliativas.**
Segundo [168].

6.6.4. Tronco arterial comum

Essa malformação é caracterizada pelo fato de um único grande vaso nascer da base do coração, garantindo, ao mesmo tempo, as circulações sistêmica, pulmonar e coronária. Uma comunicação interventricular (CIV) quase sempre está associada a ela (figura 6.81). Ela representa aproximadamente 1% das malformações cardíacas descobertas *in utero* e sua frequência é de 0,03 a 0,06 para cada 1.000 nascimentos.

O tronco arterial comum (TAC) é uma das cardiopatias "específicas" das gestações entre os diabéticos, de um lado, e da microdeleção 22q11 de outro.

Embriologia e anatomia

Um TAC corresponde a uma falha de septação do conotruncus e, em particular, de sua porção proximal. Disso resulta a existência de um único vaso, um único aparelho valvar sigmoide, uma CIV, mais frequentemente infundibular e situada nas valvas troncais, bem como, às vezes, anomalias da valva tricúspide, sendo que o septo conal participa do desenvolvimento de seu folheto anterior e do músculo papilar mediano.

O aparelho valvar único é, com frequência, anormal, constituído por 2 a 5 valvas sigmoides (três e quatro valvas em 2/3 e 1/3 dos casos, respectivamente). Muitas vezes, é o local de uma regurgitação ou, mais raramente estenosante, sobretudo nas formas unicomissurais.

Várias formas são descritas em função do modo de destino da via pulmonar no tronco comum. Na literatura, são feitas, basicamente, referências a duas classificações: a de Colett e Edward [169] e a de Van Praagh e Van Praagh [170]; ambas as classificações são complementares (figura 6.82).

No tipo I (ou A1), o mais frequente, um tronco pulmonar pode ser individualizado, traduzindo certo grau de septação distal do *troncus*. Esse tronco pulmonar, mais ou menos hipoplásico, nasce na porção posterolateral esquerda do *troncus*.

O canal arterial está ausente na metade dos casos. Quando está presente, persiste, frequentemente, após o nascimento. Sua presença é indispensável nos tipos A4 associados a uma interrupção do arco aórtico.

Uma artéria pulmonar pode estar ausente (16% dos casos [172]). Trata-se, na maioria das vezes, daquele que nasce do lado do arco aórtico (ao contrário do que é observado na tetralogia de Fallot).

Diagnóstico ecocardiográfico

Sinal indicativo

A incidência das 4 câmaras não contribui para o diagnóstico. É na incidência das 5 câmaras que se evidenciará o sinal indicativo da maioria das cardiopatias conotruncais: uma "aorta" dilatada, cavalgando sobre o septo e passando por cima de uma CIV.

Sinais diagnósticos

Para confirmar o diagnóstico de TAC, será preciso confirmar que:

- o vaso oriundo da base do coração desempenha bem o papel da aorta, isto é, dá origem ao arco aórtico e aos vasos do pescoço. Seu diâmetro está nitidamente aumentado, em especial no nível do anel. O aparelho valvar está anormal em 1/3 dos casos, constituído por duas a seis valvas sigmoides, mais ou menos discerníveis em uma incidência eixo curto que passa pelo anel. Essa valva é, obrigatoriamente, permeável com um fluxo anterógrado em Doppler colorido, mas, muitas vezes, é displásica e mais ou menos espessada, às vezes com um aspecto abundante que dá uma

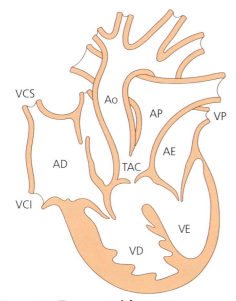

Figura 6.81. Tronco arterial comum.

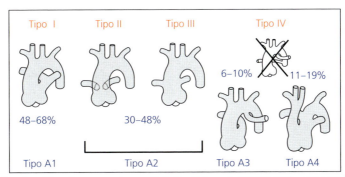

Figura 6.82. *No alto*, classificação proposta por Colett e Edwards (1949). O tipo IV, atualmente, é considerado uma forma de atresia pulmonar com CIV. *Embaixo*, classificação de Van Praagh e Van Praagh. O tipo A2 agrupa os tipos II e III da classificação anterior. No tipo A3, o tronco comum dá origem a apenas uma artéria pulmonar, e a outra dá origem ao canal ou a uma circulação colateral. O tipo A4 corresponde aos TACs com hipoplasia aórtica, associada ou não a uma interrupção do arco.
Segundo [171].

imagem de prolapso durante a diástole. Essa valva pode ser estenosante, com uma velocidade do fluxo aumentada em Dopper pulsado (normalmente ≤ 1,9 m/s); mais frequentemente, ela é fugaz, com destaque no Doppler colorido, de um fluxo regurgitante nos ventrículos durante a diástole. Ambas as eventualidades agravam consideravelmente o prognóstico. Esse vaso passa por cima dos dois ventrículos, com uma dextroposição variável de acordo com as anomalias associadas, mais marcada em caso de hipodesenvolvimento do coração esquerdo (atresia mitral, hipoplasia do ventrículo esquerdo);

- a CIV geralmente é grande e situada no alto, sob as valvas troncais. Ela pode ser menor e restritiva, especialmente nas formas que são acompanhadas por clara assimetria dos ventrículos (figura 6.83);
- não existe outro aparelho valvar sigmoide nem outro vaso independente que corresponderia à artéria pulmonar. Uma pesquisa atenta e difícil (com o auxílio do Doppler colorido, particularmente nos tipos II e III) permite identificar a presença de artérias pulmonares, mais ou menos hipoplásicas (figura 6.84). Fato muito importante, estas também são o local de um fluxo anterógrado, portanto, de uma alimentação normal a partir dos ventrículos. É preciso, assim, investigar a conexão dessas artérias no único vaso oriundo do coração, que varia conforme o tipo de TAC. No tipo I, o mais frequente, evidencia-se uma confluência dessas artérias em um tronco pulmonar, que, por sua vez, nasce da face lateral da aorta (figura 6.83). Esse tronco pulmonar geralmente é mais ou menos hipoplásico (mas permeável). Não é uma regra absoluta, e a via pulmonar pode aparecer mais desenvolvida que a "aorta" ascendente, especialmente no tipo A4, em que coexiste uma anomalia do arco aórtico (figura 6.85);
- o canal arterial está ausente na metade dos casos. Nesta eventualidade, apenas dois vasos (a veia cava superior e a aorta) estão visíveis na incidência dita dos 3 vasos. Quando o canal arterial está presente, seu diâmetro tende a ser inversamente proporcional ao da aorta, que vem se sobrepor e

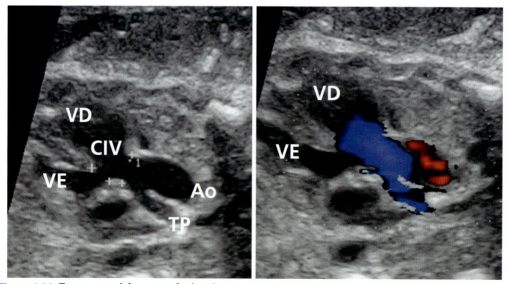

Figura 6.83. Tronco arterial comum de tipo A1.
Grande CIV subtroncal. Presença de um tronco pulmonar moderadamente hipoplásico, nascendo da face lateral do tronco comum, em sua porção proximal, mas além das valvas sigmoides. À direita, aspecto Doppler colorido na mesma incidência. CIV: comunicação interventricular.

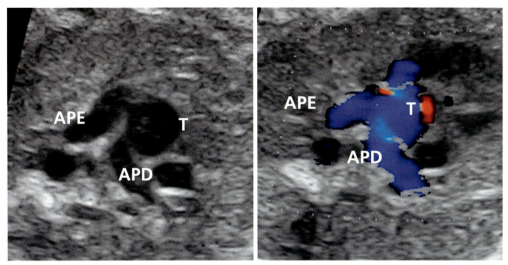

Figura 6.84. Tronco arterial comum de tipo A2 com nascimentos separados, mas próximos das duas artérias pulmonares diretamente do tronco comum.
À direita, mesma incidência em Doppler colorido. APE: artéria pulmonar esquerda; APD: artéria pulmonar direita.

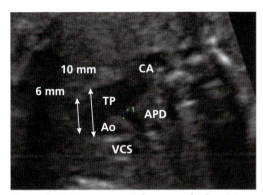

Figura 6.85. Tronco arterial comum de tipo A4 com aorta ascendente hipoplásica (e interrupção do arco aórtico), tronco pulmonar e canal arterial (CA) dilatados.
VCS: veia cava superior; APD: artéria pulmonar direita.

que torna particularmente difícil a análise do arco aórtico quando esta está hipoplásica ou interrompida.

Diagnóstico diferencial

O erro mais frequente é a confusão entre TAC e atresia pulmonar com septo aberto, sobretudo nos tipo II e III de Colett e Edwards. Essas duas malformações compartilham, de fato, uma CIV por mau alinhamento, uma "aorta" grande e aparentemente única e ramos pulmonares mais ou menos hipoplásicos.

Favorecem um tronco arterial comum:

- a ausência de câmara de ejeção ventricular direita;
- a ausência de "espaço" para um aparelho valvar pulmonar atrésico;
- a ausência de tronco pulmonar, mesmo muito hipoplásico, em posição habitual;
- o caráter muitas vezes anormal (prolapsado ou estenótico) da valva troncal;
- principalmente, o caráter anterógrado e normal do fluxo registrado em Doppler (pulsado ou colorido) nos ramos pulmonares.

Malformações associadas

São frequentes (de 1/3 à metade dos casos) e devem, portanto, ser sistematicamente pesquisadas.

Anomalias cardíacas

- Anomalias do arco aórtico:
    - um arco aórtico direito (20 a 35% dos casos) e/ou uma artéria subclávia aberrante, detectados na incidência dos 3 vasos, levam particularmente a investigar uma deleção 22q11;
    - o mesmo vale na presença de uma interrupção do arco aórtico (aproximadamente 15%

Manual Prático de Ecocardiografia Fetal

dos casos). Na maioria das vezes, é uma interrupção do tipo B, em um arco à esquerda;

- mais raramente, é observado duplo arco aórtico ou uma hipoplasia da aorta sem interrupção.

- Uma artéria pulmonar pode estar ausente, como visto anteriormente.
- Uma insuficiência tricúspide de origem malformativa é possível (ver anteriormente "Embriologia e anatomia").
- Por fim, podem estar presentes diversas outras anomalias, de acordo com associações não específicas: canal atrioventricular, atresia tricúspide, CIV múltiplas, coarctação etc.

Anomalias extracardíacas

Não específicas, seriam frequentes e observadas em cerca de 40% dos casos [173].

Anomalias genéticas

- Uma trissomia (13, 18 ou 21) está presente em aproximadamente 5% dos casos.
- Uma microdeleção 22q11 é claramente mais frequente, sendo encontrada em cerca de 30 a 40% dos casos [173, 174].

Prognóstico

Trata-se de uma malformação teoricamente curável, com restauração de uma circulação fisiológica com dois ventrículos. Muitas vezes, é necessário interpor um material protético para reconstituir a via pulmonar e a sua continuidade com o ventrículo direito, o que pressupõe uma ou mais reintervenções posteriores à mudança do tubo ventrículo direito-artéria pulmonar. O resultado cirúrgico pode ser considerado como bom nas formas favoráveis, principalmente as TAC de tipo II.

Quando o diagnóstico é feito *in utero*, vários elementos podem vir a piorar o prognóstico pré-natal ou neonatal:

- a presença de uma estenose ou de uma regurgitação das valvas troncais é de prognóstico ruim. Em particular, uma regurgitação, já constatada no pré-natal, enquanto que as resistências arteriais são baixas, tem todos os riscos de se agravar fortemente após o nascimento. Ela pode ser a causa de uma morte fetal *in utero*;
- os tipo II e III, bem como a presença de uma interrupção do arco aórtico, aumentam os riscos e dificuldades da cirurgia pós-natal;
- o prognóstico e a atitude dos pais serão igualmente condicionados pelas malformações e anomalias cromossômicas associadas, frequentes.

Assim, nas 15 TAC em que a gestação foi prosseguida na série de Volpe *et al.* [173], duas apresentaram morte fetal *in utero* e foram contabilizados apenas cinco sobreviventes após cirurgia (33%), uma sobrevida comparável àquela relatada por Duke *et al.* [175].

6.6.5. Interrupção do arco aórtico

Aspectos gerais

A interrupção do arco aórtico (IAAo) é uma malformação rara, representando menos de 1% das cardiopatias detectadas no feto [176]. Investigar esta malformação durante o exame pré-natal apresenta, no entanto, duas grandes importâncias: de um lado, uma IAAo pode estar associada a uma anomalia cromossômica e, mais particularmente, a uma microdeleção 22q11 e, portanto, constituir um sinal indicativo em sua pesquisa; por outro lado, é uma cardiopatia que será ducto-dependente no nascimento e necessitará, pois, muito rapidamente, de atendimento em centro médico-cirúrgico de cardiologia pediátrica. Da mesma forma que na transposição dos grandes vasos, é uma urgência neonatal e, portanto, uma indicação eletiva de transferência *in utero* para um parto programado em um centro adaptado.

Anatomia e embriologia

De acordo com o local do efeito, são distinguidas três formas de interrupção do arco aórtico (figura 6.86):

- o tipo A, em que a interrupção se produz após a origem de artéria subclávia esquerda;
- o tipo B, em que ela se localiza entre a carótida esquerda e a subclávia esquerda. É o tipo mais comum;
- o tipo C, quando a interrupção é proximal, antes do início da carótida esquerda. É uma eventualidade muito rara, que representa menos de 5% dos casos.

O mecanismo de interrupção difere de acordo com a sua localização:

- no tipo A, invoca-se um mecanismo hemodinâmico como causa da falha de desenvolvimento do segmento atrésico, normalmente oriundo da aorta dorsal;
- no tipo B, o segmento que causa a falha geralmente deriva do 4º arco faríngeo/branquial, e a anomalia estaria, portanto, relacionada com uma falha de migração das células da crista neural [177].

Ecocardiografia

Sinais indicativos

Esta anomalia geralmente passa despercebida quando se realiza apenas a análise do corte das 4 câmaras, já que a frequente assimetria entre os ventrículos permanece pouco marcada e, mutias vezes, nos limites da normalidade, particularmente nas IAAo de tipo B.

É durante a exploração dos vasos, por meio do corte eixo curto do CTE *(Comité Technique d'Écographie Fœtale)* ou incidência dos três vasos, que se chama a atenção para uma assimetria entre os grandes vasos, em detrimento da aorta, cujo diâmetro é diminuído.

Sinais diagnósticos

Assimetria entre o tronco pulmonar e a aorta ascendente

A aorta está menor que o normal, ao passo que a via direita (que garante a maior parte do débito) está dilatada. Essa assimetria é mais marcada nos tipo B do que nos tipos A, em que a interrupção é mais distal. Ela é bem analisada na incidência dos três vasos, em que a razão tronco pulmonar/aorta, normalmente próxima de 1, ultrapassa 2 nas IAAo de tipo A e se aproxima de 3 nas de tipo B [178].

Trajeto inicial da aorta ascendente

Nas formas de tipo B, a aorta ascendente apresenta um trajeto retilíneo com um aspecto em Y no nascimento do tronco arterial braquiocefálico (TABC) e da carótida. No tipo A, a aorta conserva uma curvatura depois do TABC, até a subclávia esquerda, com um aspecto em W no nascimento dos três vasos com destino cefálico.

Presença quase constante de uma CIV (> 90% dos casos)

Na maior parte das IAAo, e geralmente nas de tipo B, trata-se de uma CIV por mau alinhamento com deslocamento para a esquerda e para trás do septo conal.

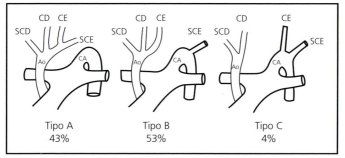

Figura 6.86. Os diferentes tipos de IAAo segundo a classificação de Celoria e Patton (1959).
Em cada forma, a artéria subclávia direita pode ser retroesofágica e nasce além da interrupção. Ao: aorta ascendente; CA: canal arterial; CD: carótida direita; CE: carótida esquerda; SCD: subclávia direita; SCE: subclávia esquerda.

Às vezes, o septo conal pode estar totalmente ausente, e a CIV pode estar localizada diretamente sob os dois vasos (*doubly-committed VSD*), o que seria bastante específico das formas associadas a uma microdeleção 22q11 [179].

Quando o septo conal continua presente, mas está desviado para trás e para a esquerda, ele cria um obstáculo subaórtico [179]. Esta eventualidade é frequente em caso de deleção 22q11 e aumenta o risco operatório [180].

A presença de uma CIV pode explicar a ausência de assimetria marcada entre os ventrículos, autorizando um enchimento e um desenvolvimento pouco alterados no ventrículo esquerdo, apesar da hipoplasia aórtica [181]. Uma assimetria clara entre os dois ventrículos seria, portanto, mais frequente nas IAAo de tipo A, cuja CIV é menor do que nas de tipo B. Ela pode-se tornar bem marcada na formas com CIV ausente (excepcional) ou restritiva, ou quando coexistir uma anomalia mitral [179].

Assim, a associação de uma CIV e de uma razão dos diâmetros aorta/tronco pulmonar diminuída, enquanto os ventrículos permanecem relativamente bem equilibrados (isto é, o contrário do que é observado em uma tetralogia de Fallot ou em uma APSO) seria muito sugestiva de uma interrupção do arco aórtico [181].

Estudo do arco aórtico

O estudo atento do arco aórtico permite confirmar a interrupção da aorta e especificar sua localização (figura 6.87). Porém, esse estudo é difícil, em razão da proximidade do arco ao canal arterial, que está frequentemente dilatado e que se sobrepõe mais ou menos à aorta. Contanto que sejam alvo de um tratamento de imagem adequado e prudente (com risco de falso-positivo), a ecografia 3D e 4D/STIC podem auxiliar nesta análise arterial [179, 182]. A aorta é interrompida após o início da carótida esquerda nos tipos B e após a subclávia esquerda nos tipos A, mas, em todos os casos, não é possível mostrar uma continuidade com a aorta descendente.

Origem anormal da subclávia direita

Em cerca da metade das interrupção de tipo B, a subclávia direita possui uma origem anormal [179]. Pode-se tratar ou de uma artéria subclávia que nasce da aorta descendente e que descreve, em seguida, um trajeto retroesofágico (ASDA), ou de um nascimento anormalmente alto, cervical, dessa artéria. Uma artéria subclávia cervical seria específica de uma microdeleção 22q11 [183]. Esse diagnóstico frequentemente deixa de ser visto em 2D e seria facilitado pelo 4D/STIC.

Anomalias associadas

Anomalias cardíacas

As séries cirúrgicas relatam aproximadamente 50% de formas ditas complexas em que a IAAo está associada a outras anomalias, como um tronco arterial comum, uma dupla via de saída do ventrículo direito, uma transposição dos grandes vasos, uma janela aortopulmonar etc. [180]. Esta associação complica a cirurgia e aumenta seu risco, esteja-se considerando a IAAo ou a cardiopatia associada, cuja cura adquire, *de fato*, um caráter de urgência neonatal.

Anomalias extracardíacas

Um atraso de crescimento pode estar presente e seria bastante específico de uma microdeleção 22q11 [176]. Diversas anomalias extracardíacas não específicas puderam ser encontradas em ambos os tipos.

Anomalias cromossômicas

Uma microdeleção 22q11 está muito frequentemente associada a uma IAAo de tipo B (50 a 80% dos casos [184]), ao passo que é excepcionalmente encontrada nos tipos A

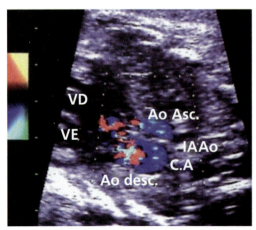

Figura 6.87. Interrupção do arco aórtico.
Aspecto em Doppler colorido.
Imagem do doutor Lépinard, com os nossos agradecimentos.

Capítulo 6. Malformações cardíacas

(uma observação de Volpe *et al.* [176]) ou nas formas associadas a um outro defeito cardíaco importante. Sua presença nas IAAo de tipo C, muito raras, permanece de frequência indeterminada, mas possível [185].

Um denominador comum das formas associadas a uma microdeleção 22q11 é a presença de um septo conal anormal [185] ou ausente [179]. De fato, na observação da IAAo de tipo A associada a uma deleção de 22q11 de Volpe, o septo conal estava ausente, com uma CIV presente sob os dois vasos (*doubly-committed VSD*).

Em algumas séries, outras anomalias cromossômicas puderam ser observadas, uma de cada vez ou quase: trissomia 21 [181, 185], trissomia 18 [179] ou síndrome de Holt-Oram (mutação 12q2) [186], ambas em associação a uma IAAo de tipo B, síndrome de Turner [181], como na observação pioneira de Marasini *et al.* [187], ou deleção do cromossomo 4 [181].

Uma IAAo também pode coexistir com uma síndrome CHARGE ou uma associação VACTERL [181].

Tabela 6.27. Tabela recapitulativa das principais diferenças entre as IAAo do tipo A e do tipo B (segundo [179, 181])

	IAAo tipo A	IAAo tipo B
Frequência	43%	53%
Assimetria ventricular	Frequente marcada	Menos marcada ou ausente
Assimetria arterial	Moderada	Importante
Trajeto do aorta ascendente	Ligeira curvatura Aspecto em W	Retilíneo ascendente Aspecto em Y
Razão Ap/Ao [178] (incidência dos 3 vasos)	2,1 ± 0,09	2,9 ± 0,2
CIV	70% [179] Perimembranosa	100% [179] Conal
Anomalia associada [180, 183]	Outra cardiopatia (DVSVD, TGV, TAC, VU, janela aortopulmonar etc.)	Subclávia direita anormal (ASDA, nascimento cervical)
Microdeleção 22q11	Excepcional	Frequente (50-80%)

Ao: aorta ascendente; CA: canal arterial; CD: carótida direita; CE: carótida esquerda; CIV: comunicação interventricular; SCD: subclávia direita; ASDA: subclávia direita aberrante; SCE: subclávia esquerda; TAC: tronco arterial comum; TGV: transposição dos grandes vasos; DVSVD: dupla via de saída de ventrículo direito ; VU: ventrículo único.

Informação aos pais, prognóstico e tratamento

Em todos os casos, uma amniocentese é indicada, mais particularmente nos tipos B. A descoberta de uma deleção 22q11 (a mais comum *de novo*) indica uma consulta genética, mas, em um plano unicamente cirúrgico, pouco agrava o prognóstico operatório.

Se não for nulo, o risco de morte fetal *in utero* permanece muito baixo (1 caso em 15 na série de Volpe *et al.* [179]), é privilégio das formas complexas.

Ao nascimento, o atendimento deve ser o mais precoce possível, por isso a importância de uma transferência *in utero* e de um parto programado em um centro médico-cirúrgico especializado em cardiologia neonatal.

Em geral, uma perfusão de prostaglandinas é feita para manter o canal arterial aberto até a intervenção, que é feita nos 10 primeiros dias, salvo exceção [180].

O restabelecimento de uma continuidade do arco aórtico pode ser obtido de várias formas:

- por anastomose direta, com ou sem interposição de um *patch* [188]. Parece que o cirurgião pode evitar usar um *patch* na maioria dos casos, o que preserva o crescimento da aorta e expõe menos às reestenoses (aproximadamente 20% na ausência de *patch* e até 80% na sua presença [189]), mas pode favorecer o aparecimento de uma broncomalacia por compressão do brônquio principal esquerdo [188];

- por interposição de um tecido vascular, usando a artéria carótida esquerda dobrada sobre o defeito nas IAAo de tipo B (sem consequência negativa aparente no desenvolvimento neurológico [190]) ou a artéria subclávia esquerda nas interrupções de tipo A [191]. Neste caso, também, o risco, em termos de mortalidade operatória ou de estenose residual, é elevada se a artéria "protética" for de calibre demasiadamente pequeno [192];

- por fim, o uso de tecido arterial pulmonar em forma de *patch* [189] ou remodelado em forma de um tubo [193]. Esta última técnica parece diminuir o risco de reestenose e apresenta a vantagem de preservar o capital arterial de destino cefálico.

As séries cirúrgicas relatam uma mortalidade imediata inferior a 10% e próximo de 0% quando a malformação é isolada, sendo os fatores de prognóstico ruim a presença de anomalia(s) cardíaca(s) associada(s), de um obstáculo subaórtico [180], de uma síndrome de DiGeorge ou de uma bicúspide aórtica [188].

Os resultados imediatos podem, portanto, ser qualificados como bons, mas, no geral, as reintervenções são frequentes em razão de uma estenose no local da anastomose ou a lesões associadas na via aórtica (bicúspide) ou no ventrículo esquerdo (estenose subaórtica) [190]. É por isso que um estudo recente do colégio dos cirurgiões cardíacos congênitos concluiu que é preciso considerar a IAAo uma doença crônica [194].

6.6.6. Agenesia das valvas pulmonares

Aspectos gerais

A agenesia das valvas pulmonares (figura 6.88) é caracterizada pela presença de um aparelho valvar pulmonar rudimentar ou muito displásico, local de uma estenose e, ao mesmo tempo, de uma regurgitação frequentemente maciça, responsável por uma dilatação importante do tronco pulmonar e das artérias pulmonares proximais. Essa malformação é, na maioria das vezes, associada a uma tetralogia de Fallot (da qual é considerada uma variante pelos autores de língua inglesa) e, em geral, mas nem sempre, a uma ausência de canal arterial.

Essa cardiopatia é rara, mas sua incidência é, provavelmente, mais alta no feto do que no pós-natal, em que é observada em 3 a 6% das crianças portadoras de uma tetralogia de Fallot. Antes do nascimento, sua frequência seria de aproximadamente 1/1.000 gestações exploradas em um centro de cardiologia fetal [195] e ela representaria pouco menos de 1% das malformações cardíacas fetais [196].

Capítulo 6. Malformações cardíacas

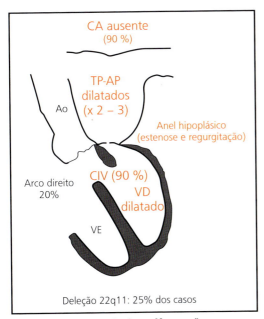

Figura 6.88. Anatomia da malformação.

Fisiopatologia

Dilatação da via pulmonar

Classicamente, essa dilatação aneurismal do tronco e das artérias pulmonares era explicada pela ausência de canal arterial e, portanto, de via de descarga suficiente para o ventrículo direito. Na verdade, mesmo que seja rara e mesmo que a dilatação da via pulmonar seja frequentemente menos marcada, a malformação pode existir, enquanto o canal arterial está presente e permeável (10 a 20% dos casos). Recentemente, Berg et al. [197] observaram que as agenesias das valvas pulmonares com canal arterial permeável apresentavam sinais de insuficiência cardíaca precoces, desde o 1º trimestre. A partir daí, eles aventam a hipótese de que, se as formas com canal arterial ausente são as mais frequentes no 2º e 3º trimestres, isto resulta apenas de um fenômeno de seleção.

Por fim, essa dilatação talvez esteja ligada aos movimentos de vaivém do fluxo através do anel pulmonar, ainda mais quando o volume ejetado pelo ventrículo direito é aumentado proporcionalmente à importância da insuficiência pulmonar. O fenômeno poderia ser agravado pela presença de anomalias histológicas das paredes arteriais pulmonares que se assemelham àquelas observadas na doença de Marfan.

Repercussão hemodinâmica

A regurgitação pulmonar maior, às vezes associada a uma inversão do *shunt* ao nível do canal arterial (com passagem de sangue da aorta para o tronco pulmonar), é responsável por uma sobrecarga importante do ventrículo direito e por uma elevação das pressões venosas com cardiomegalia e hidropisia, causa das mortes fetais *in utero* cuja frequência é bem diversamente avaliada (15 a 80% dos casos [196-198]).

Repercussão respiratória

A compressão das vias aéreas pelas artérias pulmonares dilatadas e pela cardiomegalia é responsável por uma broncomalacia, que está na origem de um sofrimento respiratório a partir do nascimento e é causa principal das mortes pós-natais.

Diagnóstico ecográfico

Sinal indicativo

Geralmente é um diagnóstico do 2º trimestre, cujo sinal indicativo é a constatação de uma cardiomegalia na incidência das 4 câmaras. Esta é desenvolvida principalmente em detrimento das câmaras direitas. O ventrículo direito apresenta, com frequência, uma contratilidade diminuída, com, às vezes, presença de uma insuficiência tricúspide significativa.

Sinais diagnósticos

São trazidos pelo estudo da via de ejeção ventricular direita, que atinge, de imediato, por um aspecto aneurismal do tronco pulmonar:

- o tronco pulmonar está tão fortemente dilatado que sua identificação é hesitante à primeira vista; questiona-se a natureza dessa "cavidade" excedente, mas esta está bem em continuidade com o ventrículo direito a montante e os brônquios pulmonares a jusante (figura 6.89);
- os próprios brônquios pulmonares, às vezes comprimidos, estão constantemente dilatados, além do percentil 95;
- o anel pulmonar está pequeno, e o aparelho valvar aparece espessado.

A dilatação da via pulmonar parece progredir no decorrer da gestação. Se ela estiver sempre evidente desde a 22 SA, ela pode fazer falta em exames anteriores [199].

Em Doppler colorido, é registrado um movimento de vaivém através dessas valvas. Na sístole, durante a ejeção, o fluxo é acelerado (*aliasing*), confirmando um efeito estenótico constante. Um fluxo de velocidade aparentemente normal confirma, na verdade, uma alteração da contratilidade do ventrículo direito (figura 6.90). Na diástole, observa-se um fluxo de regurgitação importante, senão maciço, do tronco pulmonar no ventrículo direito (figura 6.90).

Anomalias cardíacas associadas

A mais frequente é a presença de uma CIV do tipo Fallot, com uma aorta cavalgando sobre dois ventrículos, menos dilatada que na tetralogia de Fallot "normal" (figura 6.91). Em geral, neste caso, o canal arterial está ausente (80 a 90% dos casos) e um arco aórtico direito está presente em 20% dos casos.

É possível, assim, distinguir duas formas de agenesia da valva pulmonar (tabela 6.28):

- a mais comum, que é acompanhada por uma CIV, mas em que o canal arterial está ausente;
- uma mais rara, em que a anomalia pulmonar está isolada, sem CIV e com um canal arterial permeável.

Outras anomalias, não específicas, foram relatadas: arco aórtico à direita, persistência da veia cava superior esquerda, comunicação interatrial etc.

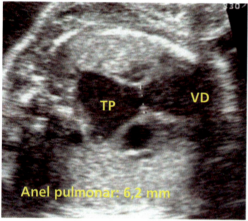

Figura 6.89. Tronco pulmonar aneurismal.

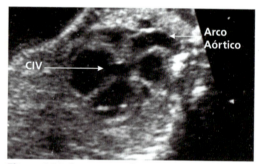

Figura 6.91. Aorta ascendente menos dilatada do que em uma tetralogia de Fallot habitual.

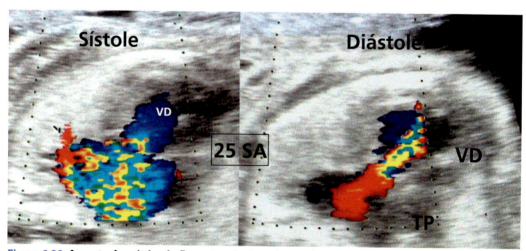

Figura 6.90. Aspecto de vaivém do fluxo através das valvas pulmonares.

Capítulo 6. Malformações cardíacas

Tabela 6.28. As duas formas de agenesia das valvas pulmonares: principais diferenças

	Canal arterial ausente	Canal arterial presente
1º trimestre	Translucência nucal normal [199]	Translucência nucal aumentada Insuficiência cardíaca e MFIU frequentes Fluxos arteriais reversos (aorta, ACM, artéria umbilical)
2º- 3º trimestres	80-90% dos casos – dilatação pulmonar maior – CIV constante – arco aórtico direito (25%)	10-20% dos casos – dilatação pulmonar menor – CIV rara
Deleção 22q11	Frequente: ± 25%	Não observada (investigar uma deleção 18q)

ACM: artéria cerebral média; CIV: comunicação interventricular; MFIU: morte fetal *in utero*.

Devemos assinalar, por fim, duas associações raras, mas possíveis:

- a de uma agenesia das valvas pulmonares e de uma atresia ou estenose tricúspide. Neste caso, o septo interventricular está intacto e o miocárdio ventricular direito muito remanejado, invadido por tecido fibroso e sinusoides [200];
- a de uma agenesia combinada das valvas pulmonares e das valvas aórticas, em geral, associada a outras malformações cardíacas graves, bem como a múltiplas anomalias extracardíacas [201].

Genética

Uma anomalia cromossômica frequentemente está presente, basicamente, uma microdeleção 22q11, com uma frequência que vai de 25% [195, 196, 199] a 75% dos casos [202]. Outras anomalias cromossômicas são possíveis (trissomia 13 ou 18, triploidia, deleção do braço longo do cromossomo 6 etc.), sendo a cardiopatia um dos elementos da síndrome polimalformativa comum a essas aneuploidias.

Uma microdeleção 22q11 jamais seria encontrada nas formas de agenesia associadas a um septo íntegro e um canal arterial presente. Estas levam a investigar, mais especificamente, uma deleção 18q [203].

Apenas para registrar, foi relatada uma observação associando em uma criança de 2 anos trissomia 21, agenesia das valvas pulmonares e defeito de septo atrioventricular [204].

Prognóstico

No geral, o prognóstico desta malformação é muito negativo, muito mais quando o diagnóstico tiver sido feito *in utero*.

Uma MFIU não é excepcional (15%), muitas vezes em um quadro de hidropisia. Este risco permanece presente ao longo da gestação.

O período neonatal representa também um marco difícil com até 25% de mortes, em razão de distúrbios respiratórios importantes ligados à broncomalacia e à compressão das vias aéreas pela árvore pulmonar dilatada. Após diagnóstico *in utero*, a decisão de continuar a gestação implica organizar um parto em maternidade de nível III com a possibilidade de fazer o atendimento do recém-nascido por uma unidade de reanimação.

A cirurgia é sempre indicada, muitas vezes precocemente, no primeiro mês de vida. O objetivo da intervenção não é tanto corrigir a anomalia valvar pulmonar, mas tirar a compressão das vias aéreas por plastia e plicatura do tronco pulmonar e dos ramos pulmonares [205]. Geralmente, as crianças conservam uma broncomalacia e capacidades respiratórias diminuídas. No geral, menos de 1/4 dos diagnósticos pré-natais sobrevivem após a idade de um ano [195, 199].

A ecocardiografia não traz indicador prognóstico realmente confiável durante a gestação. Em particular, um ventrículo direito ou uma via pulmonar pouco dilatadas não são garantia de um prognóstico melhor.

6.6.7. Dupla via de saída de ventrículo direito

Definição e frequência

O termo dupla via de saída de ventrículo direito (DVSVD) faz referência a um conjunto de malformações em que os dois grandes vasos saem do ventrículo direito.

Em uma definição muito restritiva, os dois grandes vasos devem-se encontrar unicamente com relação ao ventrículo direito, e persiste um duplo cone, subpulmonar e subaórtico. O ventrículo esquerdo só se comunica com um desses vasos por intermédio de uma comunicação interventricular (CIV) (figura 6.92) [206]. As definições admitidas atualmente são menos rigorosas, incluindo no grupo das DVSVDs, os casos em que um vaso cavalga parcialmente (a menos de 50%) o ventrículo esquerdo e onde existe uma continuidade entre o vaso posterior e a valva mitral (ausência de duplo cone) [207].

Porém, na prática, sujeitar-se a exigir a presença de um duplo cone (isto é, a perda da continuidade normalmente presente entre a valva mitral e o grande vaso que é adjacente a ele) permite evitar classificar, por engano, como DVSVD, algumas tetralogias de Fallot ou transposições de grandes vasos e evitar, assim, erros por excesso [208].

Com esta restrição, a DVSVD é uma entidade rara, que representa, aproximadamente, 1% das cardiopatias congênitas e encontrada em 0,09/1.000 recém-nascidos [209]. A frequência é certamente mais alta no feto (2,6% das cardiopatias significativas diagnosticadas *in utero* em nosso serviço, 1,9% na experiência de Kim *et al.* [210]). É uma das cardiopatias que pode complicar uma gestação em mãe diabética[4].

Embriologia, anatomia e classificação

Embriologia

A dupla via de saída de ventrículo direito corresponde a uma etapa precoce da embriologia cardíaca normal, antes que ocorra o fenômeno de convergência levar ao cavalgamento sobre o futuro septo de um lado do canal atrioventricular primitivo, por um movimento para frente e a direita; por outro lado, o *conotruncus*, por um deslocamento anterior para a esquerda (figura 6.93). O deslocamento do conotruncus poderia estar ou ausente, ou limitado por uma orientação anormal da valva tricúspide [212].

De acordo com a etapa embriológica defeituosa, as DVSVDs podem ser classificadas conforme três grupos [213]:

- grupo III: por anomalia da alça, portanto, muito precoce e causadora das síndromes de heterotaxia;
- grupo II: as "DVSVD precoces" por interrupção do desenvolvimento no estágio da alça. Neste grupo, a CIV não é conal, mas é muscular, membranosa ou posterior (de entrada) e existe, na

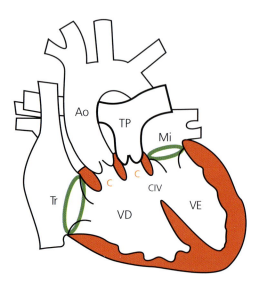

Figura 6.92. Exemplo de DVSVD com CIV subpulmonar e vasos transpostos.
Notar a presença de um duplo cone (C) subpulmonar e subaórtico na origem de uma descontinuidade entre os anéis atrioventriculares (Mi e Tr) e os anéis aórtico e pulmonar. *Segundo [213]*.

---

[4]O primeiro diagnóstico de DVSVD *in utero*, relatado na literatura em 1985, foi feito em um feto de mãe diabética [211].

Capítulo 6. Malformações cardíacas

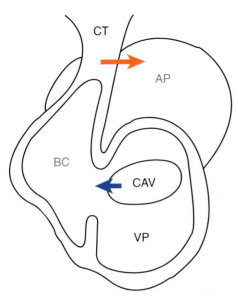

Figura 6.93. A DVSVD é uma etapa normal da embriogênese.
BC: *bulbus cordis*; CAV: canal atrioventricular (DSAV: defeito de septo atrioventricular); CT: *conotruncus*; AP: átrio primitivo; VP: ventrículo primitivo.
Segundo [213].

maioria das vezes, anomalias dos ventrículos (VG hipoplásico) e das valvas atrioventriculares (atresia mitral, canal atrioventricular);
- grupo I: as "DVSVD tardias" por falha de nivelamento de um aparelho sigmoide entre as futuras valvas mitral e tricúspide *(wedging)*. O aparelho sigmoide envolvido normalmente é a valva aórtica, mas pode ser a valva pulmonar em caso de ausência de rotação (como na transposição dos

grandes vasos). Neste grupo, persiste um cone sob os dois vasos (duplo cone) e a CIV é de tipo conal. Apenas as DVSVD deste grupo correspondem a uma anomalia conotruncal.

Anatomia

A DVSVD designa um espectro de malformações na medida em que podem variar a posição respectiva dos grandes vasos, a posição da CIV e a presença de anomalias obstrutivas nos grandes vasos, aorta e artéria pulmonar. Assim, é descrito:

- quatro tipos de relação vascular conforme a aorta é direita e posterior, direita e anterior, direita e lateral ("lado a lado" ou *side by side*) ou, por fim, esquerda e anterior com relação à artéria pulmonar;
- quatro tipos de CIV conforme existe ou não um septo contal e o posicionamento deste (figura 6.94). A CIV pode, assim, estar situada sob a aorta (caso mais frequente), sob a artéria pulmonar (frequente), sob os dois vasos ao mesmo tempo (*doubly-committed VSD*, raro) ou distante dos vasos (*non-committed VSD* quando se trata de uma CIV muscular, membranosa ou se integrando no quadro de um defeito de septo atrioventricular);
- a existência possível ou não de lesões obstrutivas na via pulmonar ou aórtica.

Classificação

Podemos classificar as DVSVD segundo sua fisiologia (tabela 6.29). No entanto, é a posição da CIV com relação aos grandes vasos (subaórtica, subpulmonar, *doubly-committed* ou *non-committed*) que determinará a es-

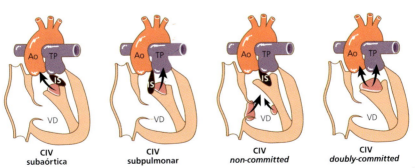

Figura 6.94. Os diferentes tipos de CIV encontrados na DVSVD de acordo com a presença ou não de um septo conal (IS: *infundibular septum*) e sua localização.
Segundo [213].

Manual Prático de Ecocardiografia Fetal

Tabela 6.29. Principais formas de dupla via de saída de ventrículo direito (segundo [214, 215])

DVSVD	Tipo CIV	Tipo transposição (Taussig-Bing)	Tipo Fallot
Frequência (no feto)	A mais frequente (64%)	Frequente (10%)	Menos frequente (26%)
CIV	Subaórtico (85%) *Doubly-committed* (11%) Múltiplo (12%)	Subpulmonar	Subaórtico (92%)
Posição aorta/ tronco pulmonar	Posterodireito (90%) Paralelos	Anterodireito (92%) Posterodireito Paralelos	Posterodireito (normal: 87%)
Cromossomos	Trissomias 18 e 13 frequentes		

tratégia cirúrgica. A localização da CIV é independente da posição dos grandes vasos um em relação ao outro.

- *CIV subaórtica*: a sintomatologia se assemelha à de uma CIV (pouco ou nenhuma cianose, mas risco de insuficiência cardíaca) ou de uma tetralogia de Fallot (cianose) se uma estenose subpulmonar estiver associada.

- *CIV subpulmonar ou anomalia de Taussig-Bing*: a fisiologia é a de uma transposição dos grandes vasos.

- *CIV doubly-committed por ausência de um septo conal*: a fisiologia se une, com frequência, à de uma CIV.

- *CIV non-committed*: a frequência das hipoplasias ventriculares associadas e a dificuldade para o cirurgião de associar o ventrículo esquerdo e a aorta (tunelização VG-Ao) geralmente dificultam uma reparação de dois ventrículos.

Diagnóstico ecográfico

A incidência das 4 câmaras permanece, em geral, normal na presença de uma DVSVD, exceto se anomalias associadas estiverem na origem de uma assimetria ventricular [214].

Sinal indicativo

Observa-se melhor na incidência das 5 câmaras, em que se constata:

- a ausência de grandes vasos nascendo unicamente do ventrículo esquerdo;

- a perda da continuidade septo-aórtica, portanto, a presença de uma CIV.

Sinais diagnósticos

São pesquisados na incidência das 5 câmaras e por inclinação desta e a incidência dos 3 vasos, que permitem analisar a origem e o trajeto dos grandes vasos [214].

Os dois vasos saem do ventrículo direito. Se o vaso posterior permanecer cavalgando sobre a CIV, mais de 50% de seu anel está com relação ao VD.

Os dois anéis valvares estão em um mesmo plano (figura 6.95), consequência da persistência de um duplo cone, subpulmonar (normal) e subaórtico.

As relações entre os dois vasos são variáveis (ver, anteriormente, em "Anatomia"); são transpostos ou não, mas, em todos os casos, são paralelos em sua origem (figura 6.96) [216].

Será feito um esforço para determinar o tamanho e o posicionamento da CIV, subvascular ou distante dos vasos. É mais difícil afirmar sua situação subaórtica, subpulmonar ou sob os dois vasos [214]. Com o auxílio do Doppler colorido, é possível, pelo menos, tentar precisar a direção preferencial do fluxo que a atravessa.

Também é observada a perda da continuidade mitroaórtica: o anel mitral não está mais em continuidade com o anel aórtico, mas mantido à distância pela persistência de um cone subvascular.

Diagnóstico diferencial

É feito, basicamente, com a tetralogia de Fallot, na qual a continuidade mitroaórtica é respeitada, e a transposição dos grandes vasos associada a uma CIV é dada pelo trajeto paralelo da aorta e da artéria pulmonar.

Pesquisa de anomalias cardíacas associadas

São frequentes e envolvem os diferentes estágios.

Certo grau de assimetria em detrimento do ventrículo esquerdo é comum, sobretudo no decorrer do 3º trimestre [214], mas permanece moderado. O ventrículo esquerdo pode-se tornar francamente hipoplásico, ou porque a CIV está ausente, o que é excepcional [217], ou porque existe um obstáculo mitral, podendo chegar à atresia (4 casos em 19 em nossa série) [218].

Os grandes vasos podem ser o local de lesões obstrutivas. Estas serão suspeitas diante de uma assimetria de calibre e poderão, às vezes, ser confirmadas pelo estudo em Doppler colorido ou Doppler pulsado (figuras 6.97 e 6.98). A obstrução sedia, na maioria das vezes, na via pulmonar (25 a 35% dos casos [215, 219]) e geralmente ligado à persistência de um cone subaórtico hipertrofiado. O hipodébito que resulta disso pode favorecer o aparecimento de uma coarctação da aorta ou de uma hipoplasia do conjunto da aorta ascendente, mas estas, da mesma forma que uma interrupção do arco aórtico, podem-se desenvolver de maneira independente (13% dos casos [219]).

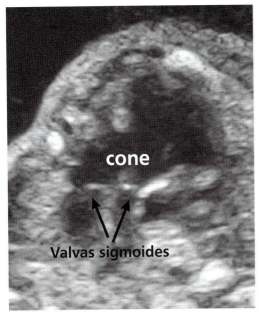

Figura 6.95. Valvas sigmoides em mesmo plano horizontal e persistência de um duplo cone subvascular.

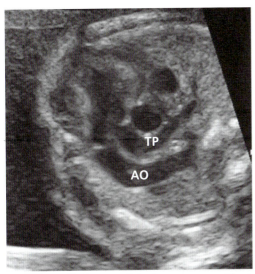

Figura 6.96. Trajeto paralelo dos vasos na saída do VD.

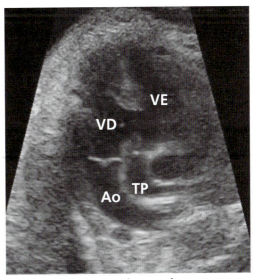

Figura 6.97. Assimetria dos grandes vasos em detrimento do tronco pulmonar e aspecto obstrutivo do cone subpulmonar em eco-2D.

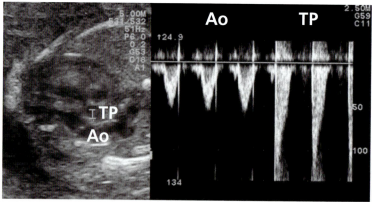

Figura 6.98. Estudo em Doppler pulsado (mesmo feto da figura 6.97).
Uma exploração entre a aorta e o tronco pulmonar mostra clara aceleração do fluxo neste último, a favor de um obstáculo subpulmonar. Assimetria de grandes vasos em detrimento do tronco pulmonar e aspecto obstrutivo do cone subpulmonar em eco-2D. Gradiente ao nascimento: 30 mmHg; gradiente aos 4 meses: 70 mmHg.

A valva mitral pode ser ou atrésica ou malformada e apresentar o espectro das anomalias do canal atrioventricular, os defeitos do septo atrioventricular (3 casos em 19 em nossa série), especialmente em caso de isomerismo. Uma heterotaxia favorece, também, a presença de anomalias de retornos venosos, pulmonares (RVPAT) ou sistêmicos (persistência de uma veia cava superior esquerda).

Por fim, um arco aórtico à direita estaria presente em 15% dos casos.

Anomalias associadas

As anomalias cardíacas foram abordadas acima.

As *anomalias extracardíacas*, não específicas de um órgão, parecem extremamente frequentes, já que foram relatadas em 2/3 [219] a 3/4 [210] das observações. Elas devem ser pesquisadas de maneira muito mais meticulosa e exaustiva quando condicionam em grande parte o prognóstico.

As *anomalias cromossômicas* são igualmente frequentes (21% na série de Kim *et al.* [210]), salvo se uma heterotaxia estiver presente. As mais frequentes são a trissomia 18, a trissomia 13 e uma microdeleção 22q11. As DVSVD de tipo CIV apresentariam, com mais frequência, uma trissomia 18 ou 13 do que as formas de tipo Fallot ou transposição [215]. Uma trissomia 21, uma deleção 22q11 e uma síndrome de Klinefelter também foram descritas [215, 218].

Prognóstico e informação aos pais

A morte fetal *in utero* não é excepcional (11%) e seria preocupante a partir do momento que existisse uma regurgitação tricúspide, mesmo aparentemente insignificante [215].

Após o nascimento, o prognóstico é, no geral, reservado, mas difere individualmente conforme existe ou não uma anomalia cromossômica e/ou das malformações extracardíacas e conforme a complexidade das anomalias cardíacas.

Esquematicamente, é possível dizer que o prognóstico é:

- muito negativo em caso de anomalia cromossômica, já que esta é, na maioria das vezes, uma trissomia 13 ou 18;
- igualmente negativo quando coexistem outras anomalias extracardíacas, particularmente no quadro de uma heterotaxia. Elas serão a causa da maioria das mortes que ocorrem no período neonatal [220];
- muito reservado quando a DVSVD está associada a uma heterotaxia em razão da frequência e da complexidade das anomalias cardiovasculares associadas (CAV, atresia mitral, RVPAT etc.) ou quando existir um obstáculo aórtico [215].

Basicamente, é nas formas isoladas que se discutirá com uma expectativa razoável um manejo ativo no nascimento [221].

Assim, no estudo de Gelehrter *et al.* [222], se a mortalidade neonatal precoce era, no geral, de 24%, ela ultrapassava 50% em casos de anomalias genéticas ou extracardíacas e caía para apenas 8% em sua ausência. Isso pode explicar a alta frequência das interrupções médicas de gestação (da ordem de 50%, quando a legislação autoriza, no momento do diagnóstico [210]).

Quando a intervenção cirúrgica é uma opção, os resultados podem ser qualificados como bons com uma sobrevida de 10 anos da ordem de 80%, sem reintervenção em 65% dos casos, mas a metade das crianças deverá sofrer uma ou mais intervenções paliativas antes da reparação completa [219]. Esta é, com frequência, uma reparação de dois ventrículos, ou com a confeção de um tubo intracardíaco colocando em continuidade a aorta e o ventrículo esquerdo, ou associado a um *switch* arterial quando a implantação desse tubo não for possível. O surgimento de um bloqueio atrioventricular pós-operatório e, portanto, da implantação de um marca-passo não é raro (aproximadamente 10% dos casos). Nas formas complexas (*straddling* [compartilhamento] de uma valva, hipoplasia marcada de um ventrículo etc.), a reparação não pode ser biventricular e, neste caso, geralmente uma intervenção de Fontan alterada é proposta [219].

No geral, apenas a metade das crianças nascidas com DVSVD sobrevivem a médio prazo, e isso independente do tipo – CIV, Fallot ou transposição – e também mesmo que não haja heterotaxia [215].

Agradecemos ao doutor L. Houyel pela sua preciosa ajuda na redação deste capítulo.

6.7. Anomalias do coração esquerdo

6.7.1. Conduta diante de um pequeno ventrículo esquerdo

É frequente, especialmente durante o 3º trimestre da gestação, observar assimetria dos ventrículos desenvolvida em detrimento do ventrículo esquerdo. Tal assimetria é fisiológica a partir de 28 SA, contanto que permaneça moderada (Capítulo 2). Para além disso, ela leva a investigar malformação do coração esquerdo e, mais particularmente, um obstáculo aórtico, dos quais o mais frequente é a coarctação da aorta.

O primeiro elemento a ser verificado é que a impressão visual é a correta e que é, efetivamente, o ventrículo esquerdo que apresenta um diâmetro diminuído e não o ventrículo direito que está dilatado. Não há nada teórico nesta etapa preliminar (figura 6.99).

Uma vez confirmado que é mesmo o ventrículo esquerdo que está anormal, a pesquisa da causa deve ser conduzida de maneira sistemática e o jeito mais simples para não esquecer de nada é fazê-la de acordo com um estudo segmentar que vai das entradas do coração esquerdo até sua saída, isto é, a junção da aorta descendente e do canal arterial (tabela 6.30).

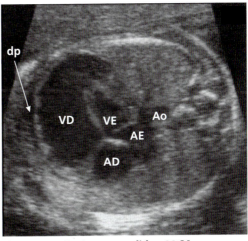

Figura 6.99. Paciente atendida a 22 SA por suspeita de hipoplasia do ventrículo esquerdo.

A ecografia de referência mostra, na verdade, que o conjunto do coração esquerdo está normalmente formado e funcional, com um ventrículo cujo diâmetro está no limite inferior da normalidade. Trata-se, na verdade, de uma dilatação muito importante do ventrículo direito, globalmente hipocinética, atribuída, finalmente, a uma provável malformação de Uhl. dp: derrame pericárdico.

Manual Prático de Ecocardiografia Fetal

Tabela 6.30. Estudo segmentar de um pequeno ventrículo esquerdo

Entradas (obstáculo ao enchimento do VE)		
Forame oval	Forame oval restritivo	Frequente, mas este deve ser um diagnóstico de exclusão (Capítulo 4.3)
	Fechamento prematuro do forame oval	Excepcional
Retorno venoso pulmonar	RVPA parcial	Raro, diagnóstico difícil, VE normal ou subnormal (Capítulo 6.12.1)
	RVPA total	Raro, mas deve ser pesquisado sistematicamente em razão de sua gravidade (urgência neonatal) (Capítulo 6.12.2)
Presença de um obstáculo no átrio esquerdo	Persistência da veia cava superior esquerda responsável por dilatação do seio coronário	Frequente Sua presença não exclui a coexistência de um obstáculo a jusante, especialmente uma coarctação (Capítulo 6.11.2)
	Membrana submitral, coração triatrial	Muito rara ou excepcional
Valva mitral	Atresia mitral	Insere-se no espectro de uma hipoplasia do ventrículo esquerdo (Capítulo 6.7.3)
	Estenose mitral	Rara, diagnóstico difícil (Capítulo 6.7.3)
Saída (obstáculo à ejeção do ventrículo esquerdo)		
Valvas aórticas	Atresia aórtica	Insere-se no espectro de uma hipoplasia do ventrículo esquerdo (Capítulo 6.7.4)
	Estenose aórtica	Menos frequente que a coarctação Diagnóstico difícil nas formas moderadas a médias (Capítulo 6.7.4)
Aorta inicial	Hipoplasia aórtica difusa	Frequentemente associada à estenose valvar aórtica (Capítulo 6.7.6)
	Interrupção do arco	Geralmente associada à comunicação interventricular (Capítulo 6.6.5)
Aorta horizontal e descendente	Coarctação da aorta ± localizada	Frequente, de diagnóstico difícil, geralmente é necessário se contentar com uma suspeita (Capítulo 6.7.6)
O próprio ventrículo esquerdo		
	Hipoplasia "verdadeira" do ventrículo esquerdo	O diagnóstico só deve ser confirmado quando pelo menos três critérios dos seis possíveis forem reunidos (Capítulo 6.7.2)

RVPA: retorno venoso pulmonar anômalo.

6.7.2. Hipoplasia do ventrículo esquerdo

Aspectos gerais e frequência

A síndrome da hipoplasia do coração esquerdo se refere a uma anomalia de desenvolvimento das estruturas cardíacas esquerdas que acabam em uma restrição ou interrupção do fluxo sanguíneo na via de ejeção aórtica.

Sua frequência está estimada entre 0,16 e 0,36 para 1.000 nascidos vivos [223], ou seja, 2 a 4% das cardiopatias congênitas. Na verdade, esta cardiopatia é, provavelmente, mais frequente, sendo a grande maioria dos casos descoberta antes do nascimento e levando a uma interrupção médica da gestação, pelo menos na França.

Embriologia

Uma hipoplasia do ventrículo esquerdo pode, teoricamente, resultar de dois mecanismos:

- ou uma falha de desenvolvimento primitivo do ventrículo esquerdo, apesar de uma septação ventricular normal. Este mecanismo é incriminado quando a malformação é descoberta durante uma ecografia precoce, a partir de 12 SA;
- ou uma falha de desenvolvimento ou de uma regressão secundária a uma diminuição do fluxo sanguíneo no coração esquerdo ("a função cria o órgão").

Este segundo mecanismo pode ser reproduzido, experimentalmente, por meio de redução do fluxo através do forame oval, da valva mitral ou criação de um obstáculo aórtico. Ele também foi observado *in vivo*, em algumas observações privilegiadas [224, 225]. Na prática, e muito particularmente em caso de antecedente familiar, ver 4 câmaras no exame de 12 SA infelizmente não é suficiente para tranquilizar os pais definitivamente.

Anatomia e fisiopatologia

Forma típica e completa

Ela associa uma atresia mitral, uma cavidade ventricular esquerda virtual ou ausente, uma atresia das valvas aórticas e uma hipoplasia extrema da aorta ascendente até a origem do tronco braquiocefálico. Paralelamente, as cavidades atrial e ventricular direitas estão fortemente dilatadas, bem como o tronco pulmonar e o canal arterial. O istmo aórtico aparece mais desenvolvido que o normal (figura 6.100).

Nesta forma, nenhum fluxo pode ser observado através da valva mitral, no ventrículo esquerdo e através das valvas aórticas. O istmo aórtico é o local de um fluxo retrógrado vindo do canal arterial, que alimenta os vasos da base e a aorta ascendente. Esta se comporta, na verdade, como um *bypass* aortocoronariano que garante a alimentação das artérias coronárias (figura 6.101). A montante, no átrio esquerdo frequentemente pequeno, o fluxo que vem das veias pulmonares é drenado no átrio direito através do forame oval, cujo *shunt* é, portanto, inverso, esquerdo-direito (figura 6.102).

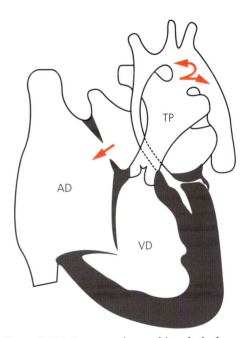

Figura 6.100. Esquema de uma hipoplasia do ventrículo esquerdo em sua forma completa.
TP: tronco pulmonar.

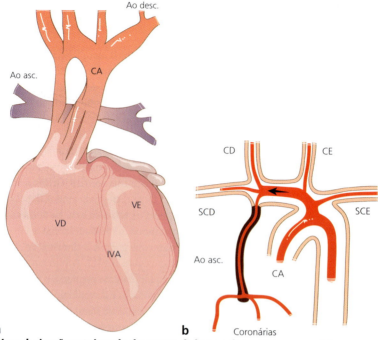

Figura 6.101. Vascularização retrógrada dos vasos da base e das artérias coronárias.
Ao asc.: aorta ascendente; Ao desc: aorta descendente; CA: canal arterial; CD: carótida direita; CE: carótida esquerda; IVA: artéria interventricular anterior; SCD: subclávia direita; SCE: subclávia esquerda.

Formas parciais

Atresia aórtica isolada

Neste caso, o anel mitral é hipoplásico, mas a valva mitral aparece permeável e um fluxo pode ser observado na cavidade ventricular esquerda, igualmente hipoplásica, globulosa, mas presente. Esse fluxo não ultrapassa as valvas aórticas atrésicas e não só consegue escapar do ventrículo refluindo por meio de uma insuficiência mitral (figura 6.103a).

Ventrículo esquerdo "boneco (disfuncional?)"

Este qualificativo é aplicado a formas em que o ventrículo esquerdo aparece hipoplásico, mas garante, contudo, um fluxo anterógrado na aorta ascendente:

- ou porque as valvas mitrais e aórticas, ainda que pouco desenvolvidas, permanecem permeáveis e funcionais (figura 6.103b);
- ou porque, apesar da presença de uma atresia mitral, o ventrículo esquerdo permanece alimentado por uma comunicação interventricular (figuras 6.103c e 6.104).

Diagnóstico ecográfico

O diagnóstico geralmente é sugerido na incidência das 4 câmaras diante de uma dilatação importante do coração direito como um todo (átrio, ventrículo direito e tronco pulmonar) contrastando com cavidades esquerdas muito pequenas ou não distinguíveis.

Critérios diagnósticos (tabela 6.31)

Considerando sua gravidade, um diagnóstico de hipoplasia ventricular esquerda só pode ser confirmado com a coexistência de vários critérios precisos. Não conseguir ver uma estrutura não é suficiente para afirmar que ela é inexistente. Uma assimetria marcada dos ventrículos pode ser observada no contexto de anomalias perfeitamente curáveis ao nascimento; em suma, observar se um ventrículo esquerdo está hipoplásico (no sentido de hipodesenvolvido) não basta para classificá-lo como "hipo-VE".

Capítulo 6. Malformações cardíacas

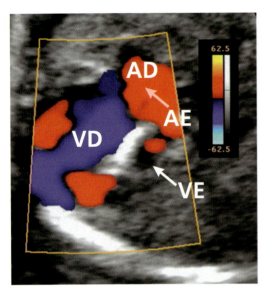

Figura 6.102. Fluxo esquerdo-direito exclusivo na altura do forame oval (*seta*) e ausência de fluxo de enchimento (*em azul*) na altura do ventrículo esquerdo.

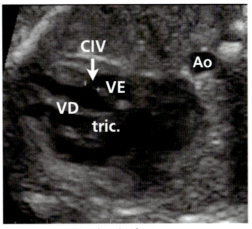

Figura 6.104. Atresia mitral.
Presença de uma comunicação interventricular (CIV) alimentando o VE explicando o registro de um fluxo anterógrado da aorta ascendente (visível em um outro plano de corte).

Para realizar o diagnóstico, é preciso tornar obrigatório o destaque de, no mínimo, três dos seis critérios a seguir:

- *forame oval anormal:* a membrana do forame oval bate no átrio direito (e não no átrio esquerdo, como de costume), com o realce em Doppler colorido de um fluxo de orientação esquerda-direita predominante, senão exclusivo (figura 6.102). Em 6 a 19% dos casos, o forame oval aparece restritivo, até mesmo ausente, com septo interatrial íntegro. O estudo do fluxo venoso pulmonar em Doppler permite descobrir essa eventualidade, de prognóstico particularmente negativo (ver adiante);

Tabela 6.31. Hipoplasia do ventrículo esquerdo: critérios diagnósticos

Exigir, no mínimo, 3 dos 6 critérios
Membrana do forame oval batendo no átrio direito
Atresia da valva mitral
Ventrículo esquerdo não funcional
Atresia das valvas aórticas
Aorta ascendente filiforme
Fluxo retrógrado no istmo aórtico

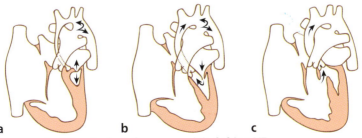

Figura 6.103. Esquemas das três principais formas parciais de hipo-VE.

199

- atresia da valva mitral: o elemento constante é a ausência de fluxo em Doppler colorido ou Doppler pulsado através dessa valva. O anel valvar continua reduzido, às vezes indistinguível quando o átrio esquerdo está igualmente hipoplásica. A própria valva pode adquirir diversos aspectos: espesso ou fino, mas sempre imóvel e sem movimento de abertura;
- ventrículo esquerdo não funcional: geralmente não é registrado nenhum fluxo em Doppler pulsado ou colorido na cavidade ventricular esquerda. Se existir um fluxo, será necessário identificar qual estrutura está alimentando o ventrículo: ou uma valva mitral hipoplásica, mas permeável (e existe, conjuntamente, insuficiência mitral com fluxo em vaivém no nível desta valva), ou uma comunicação interventricular. Anatomicamente, a cavidade ventricular esquerda é de volume variável. Na maioria das vezes virtual, ela pode ser de diâmetro não desprezível em alguns casos que podem resultar da evolução recente de uma estenose aórtica severa para a atresia. Às vezes, seu endocárdio aparece brilhante e espesso, coberto por uma fibroelastose subendocárdica que pode progredir, invadir o aparelho subvalvar mitral e reduzir, assim, a cavidade restante (figura 6.105). Mais do que o aspecto anatômico do ventrículo, o elemento diagnóstico importante é a ausência de fluxo nessa cavidade;
- atresia das valvas aórticas: também neste caso, o próprio anel está hipoplásico, e as valvas imóveis, mais ou menos espessadas, não podem ser analisadas na maioria das vezes;
- hipoplasia da aorta ascendente: esta porção da aorta pode ser difícil de ser visualizada. A incidência eixo curto que desenrola as cavidades direitas em torno da aorta permite confirmar que esta se encontra no lugar, mas está muito reduzida, com um diâmetro de, no máximo, 1 a 2 mm. Uma incidência bicaval alterada para visualizar os três grandes vasos da base (na ordem, a veia cava superior, a aorta e o tronco pulmonar) permite, também, confirmar a hipoplasia extrema da aorta ascendente (figura 6.106). Geralmente, é impossível registrar um fluxo em sua luz. Se fosse o caso, esse fluxo seria retrógrado, vindo da aorta horizontal (figura 6.100). Por fim, o corte dos 3 vasos mostra uma assimetria marcada entre o tronco pulmonar dilatado e a aorta hipoplásica (figura 6.107);
- fluxo retrógrado na aorta ístmica (figura 6.108): a presença de um fluxo sistólico retrógrado no istmo é consequência de uma redução importante do débito no coração esquerdo.

Nas formas de "ventrículo esquerdo boneco (disfuncional)", em que persiste um fluxo anterógrado na

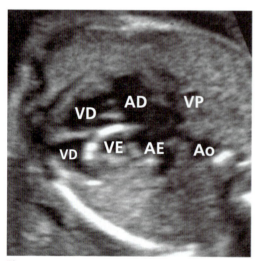

Figura 6.105. Aspecto em ecografia 2D com um VD dilatado fazendo, amplamente, a ponta, um VE apresentando uma cavidade reduzida e paredes hiperecogênicas (fibroelastose).
VP: veia pulmonar.

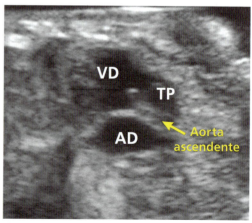

Figura 6.106. Aorta hipoplásica.
TP: tronco pulmonar.

aorta ascendente, a existência de um fluxo retrógrado no istmo fornece razões para se preocupar com o fato de o débito esquerdo ficar insuficiente após o nascimento e a sobrevida da criança depender da persistência de um *shunt* direito-esquerdo pelo canal arterial [226].

Se menos de três critérios forem preenchidos, pode-se tratar de um hipodesenvolvimento do ventrículo secundário a uma causa curável, como uma coarctação da aorta ou uma estenose aórtica grave (Capítulo 6.7.1).

Elementos ecográficos úteis ao prognóstico

Uma vez realizado o prognóstico, se a opção dos pais for prosseguir com a gestação e um manejo ativo ao nascimento, é importante investigar diversas anomalias que poderiam comprometer o resultado de uma intervenção de Norwood ou de uma intervenção "híbrida" (ver os anexos 6.1 e 6.2 na p. 303).

Forame oval

Pode estar restritivo, até mesmo intacto em 6 a 19% dos casos [227, 228]. Esta eventualidade é responsável, no feto, por hiperpressão venosa pulmonar com lesões vasculares secundárias irreversíveis que agravam, consideravelmente, o prognóstico neonatal [229].

Um forame restritivo é sugerido em um registro Doppler das veias pulmonares que mostra: (i) aumento de amplitude e duração da onda A retrógrada durante a contração atrial; (ii) clara diminuição da razão das superfícies fluxo anterógrado/fluxo retrógrado. Uma razão inferior a 5 seria sensível e, ao mesmo tempo, específica de um forame oval restritivo [227]. Ao máximo, o fluxo pulmonar descreve um movimento de vaivém, com ondas sistólicas e inver-

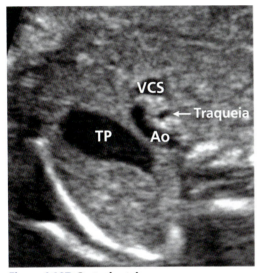

Figura 6.107. Corte dos três vasos.
TP: tronco pulmonar; VCS: veia cava superior.

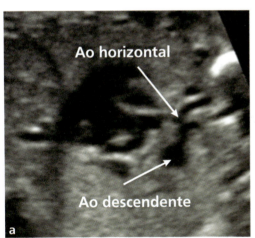
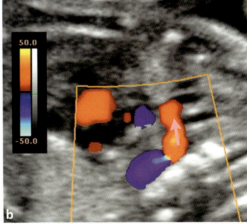

Figura 6.108. a. Aorta horizontal muito hipoplásica, contrastando com o calibre normal da aorta descendente para além do destino do canal arterial. **b.** Doppler colorido nesta aorta mostrando fluxo retrógrado (seta) na porção horizontal da aorta, que sai do canal arterial.

sas de velocidade aumentada e um fluxo diastólico quase ausente [229]. Se a gestação continuar, a constatação de um forame restritivo ou ausente indicaria a realização de uma septectomia no recém-nascido ou, melhor, durante a vida fetal [230, 231], para descomprimir o átrio esquerdo e diminuir a repercussão pulmonar.

Anomalias do coração direito

A valva tricúspide aparece mais ou menos displásica em mais da metade dos casos [232] e, ainda que o ventrículo direito apresente desempenho miocárdico aumentado, demonstrou-se que o débito cardíaco total fica diminuído em 20% com relação ao normal [233]. Nas intervenções paliativas propostas atualmente, o ventrículo direito é chamado a uma função de ventrículo sistêmico; também, uma regurgitação tricúspide, uma disfunção do ventrículo direito ou uma estenose pulmonar são elementos igualmente desfavoráveis a esse tipo de correção, podendo obrigar a um recurso ao transplante, com todas as dificuldades deste no período neonatal.

Anomalias associadas

Anomalias extracardíacas, de todo tipo, estão presentes em aproximadamente 15 a 30% dos casos. Uma translucência nucal aumentada é notada em cerca de 30% dos casos no exame de 12 SA [228].

Uma anomalia cromossômica (trissomias 21, 13 e 18, mas também síndromes de Turner, Noonan, Smith-Lemli-Opitz ou Holt-Oram) é encontrada em aproximadamente 15% dos casos [223, 234]. Ela só seria causa para preocupação em caso de anomalia extracardíaca associada, tornando a indicação de amniocentese discutível nas formas isoladas para Galindo et al. [228].

É preciso saber que, em caso de continuação da gestação e de manejo ativo do recém-nascido, a presença de anomalia extracardíaca ou genética agrava, muito nitidamente, o prognóstico. Isto ocorre, particularmente, para a associação a uma síndrome de Turner, que duplica a mortalidade após intervenção de Norwood (sobrevida de 10 anos de 25%, em vez de 54%) [235].

Prognóstico

Na ausência de anomalia cromossômica, o risco de morte fetal *in utero* parece muito baixo [228, 236], mas essa malformação é constantemente fatal nos primeiros dias de vida, sendo a sobrevida extrauterina possível apenas por meio da persistência dos *shunts* fetais.

Na França, as hipoplasias do ventrículo esquerdo são, com frequência, alvo de uma interrupção médica da gestação ou de um manejo compassivo no nascimento, em decorrência da particular gravidade da malformação e da ausência de solução cirúrgica realmente curativa. Um manejo ativo é, no entanto, possível e amplamente utilizado em outros países. Ele se baseia na intervenção de Norwood ou similar, o transplante cardíaco em período neonatal ou, mais recentemente, um método de tratamento híbrido que combina cateterismo intervencional no período neonatal seguido de cirurgia depois de alguns meses [237] (ver anexos 6.1 a 6.3 na p. 303). Atualmente, a sobrevida após transplante cardíaco é inferior àquela observada após intervenção de Norwood... quando se tem a chance de encontrar um doador – ainda que o transplante cardíaco não possa ser apresentado como uma opção terapêutica *a priori*. A informação dos pais quanto às chances e ao futuro de seu filho após cirurgia paliativa é um exercício difícil quando é feito "com sinceridade". Em termos de mortalidade, os progressos são reais e inegáveis (ver anexos 6.1 a 6.3 na p. 303), mas, por definição, os resultados publicados dizem respeito apenas às crianças operadas e passam despercebidas as mortes neonatais precoces ou as contraindicações a essa cirurgia, não raras. Por fim, estes são resultados sobre a mortalidade a curto e médio prazos. O que se pode dizer da sobrevida e da qualidade de vida na adolescência e na idade adulta?

Paralelamente, é preciso ter em mente a repercussão potencialmente negativa de uma hipoplasia do ventrículo esquerdo no desenvolvimento cerebral do feto. Independentemente das consequências de um sofrimento neonatal e das eventuais sequelas ligadas à cirurgia, foi demonstrado efeito desfavorável da malformação, que se traduz por uma diminuição do perímetro craniano e a presença de lesões na substância branca, formadas antes mesmo do nascimento [238].

Risco de recorrência

O risco de recorrência entre os irmãos é alto. A hipoplasia do ventrículo esquerdo não é cromossômica (ainda que seja observada conjuntamente a uma trissomia 13 ou 18), mas gênica, de penetrância variável, que pode, por exemplo, afetar dois gêmeos durante uma gestação monocoriônica monoamniótica [239].

Uma recidiva de hipoplasia do ventrículo esquerdo seria observada em 2 a 8% das gestações posteriores. O risco de recorrência seria ainda mais elevado, entre 14 e 22%, se fossem consideradas outras formas de malformação do coração esquerdo, como uma estenose aórtica, uma coarctação da aorta ou uma biscuspidia aórtica [232, 233, 236, 238-240].

6.7.3. Anomalias da valva mitral

A valva mitral pode ser analisada em diversas incidências:

- a incidência das 4 câmaras permite estudar o diâmetro do anel mitral (figura 6.109), sua posição posterior com relação ao anel tricúspide e sua ausência de sobreposição sobre o plano do septo e o ventrículo direito. Normalmente, as duas valvas mitrais estão bem visíveis, finas e dotadas de uma amplitude de excursão comparável à da valva tricúspide na diástole. Na sístole, a valva mitral normalmente é continente, sem regurgitação (ao contrário da valva tricúspide), a justaposição dos dois folhetos se fazem na frente ou no plano do anel, mas não atrás deste;
- a incidência das 5 câmaras (longo) permite verificar a continuidade entre o anel mitral e o anel aórtico. Uma descontinuidade comprovaria a presença de um cone subaórtico, como pode ser observado na dupla via de saída de ventrículo direito (Capítulo 6.6.7);
- uma incidência eixo curto permite verificar a presença de dois músculos papilares inseridos lateralmente nas paredes do ventrículo esquerdo.

Atresia mitral

A atresia mitral é um dos componentes da hipoplasia do ventrículo esquerdo abordado anteriormente (Capítulo 6.7.2). Ela também pode ser observada em outras circunstâncias como a dupla via de saída de ventrículo direito (e outras anomalias extracardíacas são frequentes) ou associada a uma comunicação interventricular (CIV) que permite ao ventrículo esquerdo e à aorta serem alimentados e apresentar certo grau de crescimento (figura 6.110).

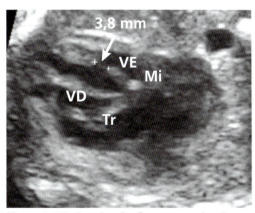

Figura 6.110. Atresia mitral com comunicação interventricular (CIV).
O ventrículo esquerdo está hipoplásico, mas funcional, alimentado por uma CIV. Neste feto, a aorta estava apenas moderadamente hipoplásica, e era onde se localizava um fluxo anterógrado.

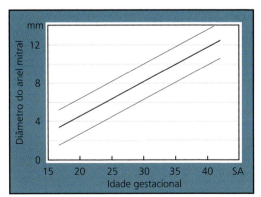

Figura 6.109. Diâmetro do anel mitral em função da idade gestacional.

O diagnóstico é feito na incidência das 4 câmaras. O aparelho mitral, geralmente espesso, não apresenta nenhum movimento de abertura. Às vezes mais fino, ele se comporta como uma membrana em prolapso no ventrículo esquerdo na diástole, mas tanto em um caso como no outro, nenhum fluxo de enchimento pode ser registrado em Doppler colorido.

A montante, o átrio esquerdo geralmente é pequeno e, ao contrário da normal, a membrana do forame oval bate no átrio direito com um *shunt* interatrial exclusivamente esquerda-direita. A jusante, o grau de hipoplasia do ventrículo esquerdo e da aorta é variável, função do tamanho da CIV quase sempre presente. Se esta for grande, o ventrículo esquerdo pode conservar dimensões próximas do normal e formar a ponta.

Confirmar a presença de uma atresia mitral permite prever que, se houver tentativa de reparação cirúrgica, esta poderá ser somente uma reparação de tipo univentricular.

Estenose mitral

A estenose mitral é uma das malformações a serem pequisadas antes da constatação de um pequeno ventrículo esquerdo. De fato, na sua presença, o *shunt* direito-esquerdo através do forame oval está diminuído, com redistribuição do retorno venoso sistêmico para o coração direito, que aparece mais ou menos dilatado.

Tipicamente, o anel mitral é menor que o normal; os dois folhetos da valva aparecem espessados e displásicos; eles mal se abrem, uma assimetria dos fluxos de enchimento entre as duas valvas atrioventriculares é evidente (figuras 6.111 e 6.112).

Na prática, o diagnóstico frequentemente é difícil. A diminuição do tamanho tanto do anel como das cavidades adjacentes (átrio e ventrículo esquerdos) dificulta a análise da estrutura e do movimento das valvas. O mesmo ocorre para a análise dos músculos papilares e a pesquisa de uma valva mitral em paraquedas se ligando a um músculo papilar único. A aceleração esperada de um fluxo de enchimento em Doppler pulsado ou contínuo (ou a presença de um *aliasing* em Doppler colorido) muitas vezes é ocultado pela diminuição do débito no coração esquerdo [245]. O risco de ignorar uma estenose mitral no pré-natal é grande e o de subestimá-la é, por sua vez, constante, ainda mais quando a estenose mitral pode estar associada a outras anomalias obstrutivas do coração esquerdo mais frequentes – coarctação da aorta ou estenose aórtica, por

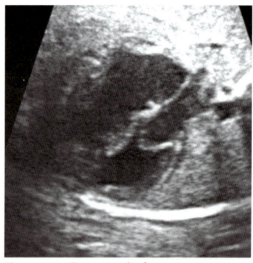

Figura 6.111. Estenose mitral.
Imagem de diástole mostrando falha de abertura da valva mitral, enquanto os folhetos tricúspides se apagaram totalmente (criança operada aos 3 meses de vida).

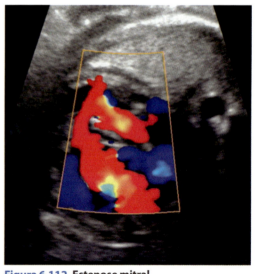

Figura 6.112. Estenose mitral.
Imagem mostrando a assimetria dos fluxos de enchimento em detrimento do VE. Uma CIV coexiste, onde se localiza um *shunt* direito-esquerdo permanente (mesma criança da figura 6.111).

exemplo, que bastam para dar conta da assimetria ventricular. Seu diagnóstico é, no entanto, dos mais importantes na medida em que, das três anomalias mencionadas acima, é a mais difícil de ser corrigida nos primeiros meses de vida.

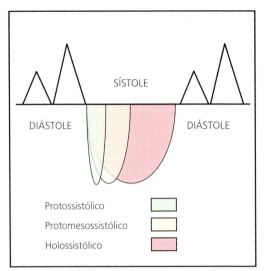

Figura 6.113. Intensidade da regurgitação mitral de acordo com a duração do fluxo de regurgitação em Doppler.

Tabela 6.32. Principais causas de insuficiência mitral

Anomalias mitrais primitivas
Displasia valvar
Ruptura do cordão ou músculo papilar
Aumento das pressões ventriculares esquerdas
Estenose valvar ou subvalvar aórtica
Hipoplasia da aorta ou coarctação aórtica
Hipertensão arterial
Insuficiência ventricular esquerda (e dilatação do anel mitral)
Cardiomiopatia
Miocardite
Alteração com ritmo prolongado
Fístula arteriovenosa subdiafragmática
Agenesia do ducto venoso

Insuficiência mitral

A presença de uma insuficiência mitral é facilmente afirmada na incidência das 4 câmaras pela demonstração de um fluxo regurgitante durante a sístole em Doppler colorido, confirmado por Doppler pulsado.

A gravidade de uma insuficiência mitral é avaliada de acordo com os mesmos critérios de duração (figura 6.113) e de amplitude dos de uma regurgitação tricúspide (Capítulo 6.4.1). É assim que uma dilatação do átrio e do ventrículo esquerdo comprovam *a priori* uma regurgitação importante. A medida do gradiente a partir da velocidade do fluxo de regurgitação permite estimar a pressão sistólica predominante no ventrículo esquerdo (e a aorta na ausência de estenose aórtica), mas não a gravidade da regurgitação.

Uma insuficiência mitral pode ser primitiva, por displasia das valvas ou fragilidade do aparelho subvalvar com ruptura de um músculo papilar [246]. Ela também pode ser secundária a aumento de pressão no ventrículo esquerdo, isto é, por uma deficiência desse ventrículo com dilatação do anel valvar (tabela 6.32).

Straddling da valva mitral

Um *straddling* ou *overriding* (compartilhamento?) da valva mitral corresponde a um aparelho mitral mal posicionado, cujo anel está cavalgando sobre os dois ventrículos. Trata-se de uma eventualidade rara, não particularmente ligada a uma anomalia do *situs* ou um isomerismo. Um *straddling* é observado em malformações cardíacas mais ou menos complexas, em que ele complica a cura cirúrgica. Deve-se investigar mais particularmente na presença de um hipodesenvolvimento do ventrículo esquerdo e da aorta em um contexto de anomalia conotruncal ou de anomalia do canal atrioventricular [247].

6.7.4. Atresia aórtica, estenose valvar aórtica e insuficiência aórtica

Atresia aórtica

Este parágrafo é voluntariamente sucinto, sendo a atresia aórtica um dos elementos constitutivos do quadro de hipoplasia ventricular esquerda abordada anteriormente (Capítulo 6.7.2). Entretanto, atresia aórtica e hipoplasia do ventrículo esquerdo não são sinônimos, na medida em que uma atresia das valvas aórticas pode ser observada, enquanto o ventrículo esquerdo permanece funcional, especialmente graças à presença de uma comunicação interventricular (CIV).

Uma atresia aórtica pode ser um dos elementos de uma cardiopatia mais complexa: transposição dos grandes vasos, transposição corrigida dos grandes vasos (ou dupla discordância) e ventrículo único de tipo esquerdo, por exemplo.

Diagnóstico ecográfico

É fundamentado em argumentos anatômicos e funcionais (figuras 6.114 e 6.115).

Anatomicamente, a ecografia 2D mostra um orifício aórtico de tamanho pequeno dentro do qual as valvas aparecem espessadas e imóveis. A jusante, a aorta ascendente é igualmente mais ou menos hipoplásica. A montante, salvo exceção, existe uma assimetria marcada das cavidades em detrimento do ventrículo situado sob a aorta. Uma comunicação interventricular geralmente está presente, de local variável, frequentemente infundibular.

Funcionalmente, nenhum fluxo pode ser registrado em Doppler no nível desse anel. A jusante, não é possível evidenciar um fluxo anterógrado na aorta ascendente. Um fluxo retrógrado vindo do canal arterial irriga a aorta horizontal e os vasos cefálicos, mas geralmente não pode ser registrado na aorta ascendente, ainda que também participe da alimentação da rede coronária.

Prognóstico

Certamente, depende do contexto malformador, mas, por si só, uma atresia aórtica é suficiente para predizer um prognóstico negativo. Ao nascimento, a cardiopatia será ducto-dependente e as possibilidades de reparação serão calcadas nas de uma hipoplasia do ventrículo esquerdo, isto é, uma cirurgia reconstrutora da via aórtica que se conclui em uma reparação univentricular (intervenção de Norwood).

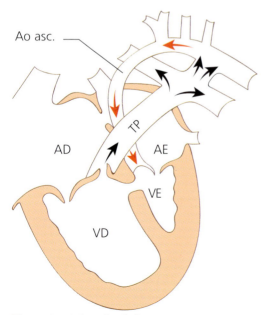

Figura 6.114. Atresia aórtica.

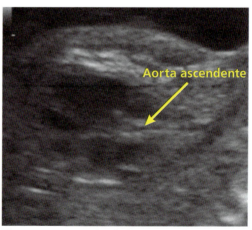

Figura 6.115. Atresia aórtica: ecografia de 22 SA.

Capítulo 6. Malformações cardíacas

Este prognóstico muito negativo torna legítimo um pedido de interrupção de gravidez, que seria formulado pela simples constatação da presença de uma atresia aórtica.

Estenose valvar aórtica

Aspectos gerais

Frequência

As estenoses aórticas representam, classicamente, 3 a 8% das cardiopatias congênitas, com uma predominância no sexo masculino. Na verdade, seriam muito mais frequentes se fosse incluída neste grupo a bicuspidia aórtica, grande geradora de estenose valvar no adolescente maior ou no adulto, presente, por si só, em mais de 1% da população.

Anatomia

As estenoses da via de ejeção esquerda podem-se localizar em três níveis: subvalvar, valvar e supravalvar.

A localização subvalvar é raramente observada no feto, basicamente em caso de síndrome de Shone. As estenoses supravalvares são ainda mais raras. São observadas, principalmente, na síndrome de Williams-Beuren, da qual não conhecemos nenhuma descrição fetal. As estenoses detectadas no feto são, portanto, essencialmente – senão exclusivamente – de localização valvar. Elas se desenvolvem em valvas displásicas, na maioria das vezes bicúspides, às vezes monocúspides.

Diagnóstico ecográfico

A apresentação ecográfica de uma estenose valvar é variável e podem ser distinguidos, esquematicamente, três quadros de acordo com o termo do exame.

Estenose presente a 12 SA

Uma estenose já presente a 12 SA, raramente diagnosticada nesse termo, será uma forma grave com uma repercussão importante no crescimento do ventrículo esquerdo. Ela evolui para um quadro de hipoplasia ventricular esquerda constituída nos exames de 18 a 22 SA [248];

Estenose presente a 22 SA

Um estenose descoberta no exame de 22 SA provavelmente se formou ou se agravou mais lentamente do que a forma anterior. Geralmente trata-se de uma estenose severa, que põe em risco o prognóstico fetal e com relação à qual será possível discutir a realização de um gesto de dilatação valvar *in utero* [249]. Dois quadros são possíveis:

- o de uma estenose aórtica "compensada": o ventrículo esquerdo está claramente hipertrófico, com uma cavidade mais reduzida que o normal. Sua contratilidade parece normal ou pouco diminuída; não há insuficiência mitral significativa. As próprias valvas aórticas aparecem mais ou menos espessadas e não se apagam completamente durante a sístole, em que adquirem, tipicamente, um aspecto de abóbada. O anel aórtico e a aorta ascendente geralmente conservam um diâmetro nos limties da normalidade, pelo menos durante o 2° trimestre. O fluxo Doppler através das valvas aórticas é o local de um *aliasing* em Doppler colorido e mostra um pico de velocidade anormalmente elevado no Doppler contínuo, podendo alcançar até 4 m/s. Esse pico de velocidade é proporcional ao grau de estenose que permite quantificar pela medida do gradiente (= quadrado do pico de velocidade × 4);

- o de uma estenose "descompensada": o ventrículo esquerdo aparece dilatado e sua contratilidade está francamente alterada. O endocárdio e os músculos papilares do aparelho mitral estão espessados e hiperecogênicos, sugerindo uma fibroelastose associada . A amplitude de abertura da valva mitral está diminuída proporcionalmente ao aumento da pressão telediastólica ventricular (ou porque uma estenose mitral está associada à estenose aórtica), e uma regurgitação mitral não é rara. Muito enérgica, sua velocidade comprova a elevação do gradiente de pressão entre o átrio e o ventrículo esquerdo na sístole. A medida do pico de velocidade através das valvas aórticas é falsamente tranquilizadora.

Esse pico é pouco elevado em razão de uma diminuição do débito ventricular esquerdo e não reflete mais a gravidade do obstáculo. Na presença de um ventrículo esquerdo dilatado e hipocinético, o menor *aliasing*, a menor aceleração (entre 1 e 2 m/s) devem sugerir estenose fechada.

Elementos prognósticos

A descoberta de uma estenose aórtica nesse termo obriga a um acompanhamento cuidadoso da gestação (toda semana ou a cada 15 dias) com uma dupla preocupação.

Sobre o prognóstico fetal a curto prazo

Além da dilatação e da hipocinesia do ventrículo esquerdo, ambos comprovando sua alteração, informações prognósticas são dadas pelo estudo do fluxo através do forame oval e do istmo aórtico (ver adiante).

Através do forame oval, geralmente existe uma diminuição do *shunt* direito-esquerdo e um aumento do *shunt* esquerdo-direito. Em alguns casos, o forame pode estar obstruído. O resultado disso é uma forte dilatação do átrio esquerdo e aumento da razão cardiotorácica.

Sobre o prognóstico fetal a médio prazo e o prognóstico neonatal

Alguns elementos fazem preocupar que o quadro não evolua para uma hipoplasia ventricular esquerda, não permitindo considerar uma reparação biventricular pós-natal.

No exame inicial:

- presença de estenose mitral associada;
- forte diminuição do *shunt* através do forame oval;
- aspecto arredondado e dilatado do ventrículo esquerdo, com contratilidade diminuída a partir do início do 2º trimestre [250].

Durante um acompanhamento cuidadoso (15 dias), o mesmo ocorre se for observado pouco ou nenhum crescimento do ventrículo esquerdo (avaliado em seu diâmetro transversal ou, melhor, seu volume, figura 6.116), do anel aórtico (figura 6.117) ou do anel mitral, com aumento progressivo da razão dos diâmetros VD/VE.

O estudo do fluxo a nível do istmo aórtico é igualmente útil para o prognóstico. Na presença de uma estenose aórtica, a queda do débito no coração esquerdo é acompanhada por uma diminuição do fluxo sistólico anterógrado normal. Paralelamente, o au-

mento compensatório do débito direito acentua a influência retrógrada do fluxo que chega pelo canal. Se o fluxo ístmico, ainda que reduzido, permanecer anterógrado, é possível concluir daí que o volume de ejeção ventricular esquerdo continua suficiente para garantir a perfusão da região supradiafragmática e, em parte, da região subdiafragmática. Se esta situação perdurar, esse ventrículo provavelmente estará apto a garantir um manejo total do débito sistêmico após o nascimento.

Por outro lado, a presença de um fluxo sistólico retrógrado no istmo representa uma redução severa do débito no coração esquerdo; há razões de sobra para se preocupar com o fato o débito esquerdo

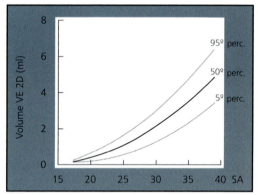

Figura 6.116. Variações do volume ventricular esquerdo no decorrer da gestação.
Segundo [251].

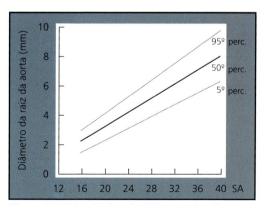

Figura 6.117. Variações do diâmetro da raiz aórtica no decorrer da gestação.
Segundo [251].

ser insuficiente no pós-natal e que a sobrevida da criança dependerá da persistência de um *shunt* direito-esquerdo pelo canal arterial [252].

Estenoses descobertas no 3º trimestre

São menos severas de imediato para o feto. Elas passam facilmente despercebidas em razão das particularidades da circulação fetal (ver anexo 6.4 na p. 304). Seu diagnóstico (ou, pelo menos, sua suspeita) é, no entanto, dos mais úteis, a exemplo daquele de coarctação, pois podem-se agravar muito rapidamente e necessitar de uma conduta cirúrgica no mês seguinte ao nascimento.

Ela chama a atenção para um aspecto anatômico particular, comum às diferentes formas de obstáculo do coração esquerdo:

- disparidade entre uma aorta menos que o esperado nesse termo e tronco pulmonar de aspecto dilatado;
- assimetria ventricular em detrimento do ventrículo esquerdo, mais marcado do que de costume nesse termo.

A suspeita de estenose aórtica é trazida pela constatação:

- de um arco aórtico perfeitamente permeável e de calibre homogêneo, o que joga, *a priori,* contra uma coarctação da aorta, mais frequente que a estenose aórtica;
- de valvas aórticas muito bem visíveis (em absoluto ou em comparação com as sigmoides pulmonares) e cuja abertura parece incompleta;
- de um diâmetro do anel aórtico frequentemente reduzido (figura 6.118);
- de uma dilatação da porção inicial da aorta ascendente, muito sugestiva, mas rara (figura 6.119);
- de um *aliasing*, ainda que mínimo, em Doppler colorido no nível das valvas.

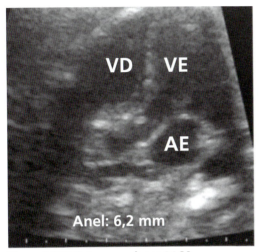

Figura 6.118. Estenose valvar a 34 SA.
Pequeno anel aórtico e valvas um pouco espessadas. Gradiente inicial a 35 mmHg, passando para 55 mmHg no nascimento e 80 mmHg em 1 mês de vida.

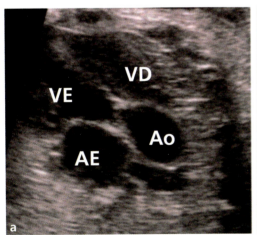 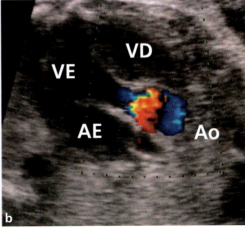

Figura 6.119. Estenose valvar aórtica a 34 SA.
a. Dilatação da aorta inicial contrastando com pequeno anel aórtico. **b.** Discreto *aliasing* em Doppler colorido. Gradiente aórtico a 50 mmHg ao nascimento.

A evidenciação de uma bicuspidia aórtica traria um argumento complementar a favor de um obstáculo esquerdo (coarctação ou estenose valvar), mas este diagnóstico, ainda que possível [253], permanece, na prática, aleatório no feto, mesmo neste termo.

A certeza que seria trazida pela medida de um gradiente significativo raramente é obtida. Entretanto, dar-se-á valor a um gradiente ainda que mínimo, uma vez que é acompanhado por franca disparidade dos fluxos de enchimento direito e esquerdo, sugeridos em suas superfícies em Doppler colorido e eventualmente quantificados pela razão da medida da integral tempo-velocidade (ITV) do fluxo mitral sobre a ITV do fluxo tricúspide na diástole (reflexo dos débitos esquerdo e direito, pelo menos enquanto os anéis valvares permanecerem com diâmetros semelhantes) [254].

Apesar disso, e como ocorre com a coarctação da aorta, o que ocorre com mais frequência é se contentar com uma suspeita, mas esta possui a enorme importância de desencadear um manejo particular: nascimento em maternidade de nível III e acompanhamento pediátrico desde os primeiros dias de vida.

Anomalias associadas

Uma estenose valvar aórtica pode ser observada no decorrer das síndromes de Noonan, Turner ou Jacobsen. As anomalias do cariótipo são raras: trissomia 13 ou 18, geralmente suspeitada com outros sinais indicativos.

Risco de recorrência

Seria ligeiramente superior a 2%.

Insuficiência aórtica

É raro observar uma insuficiência aórtica no feto, e esta é sempre patológica.

Doença valvar aórtica

Neste caso, a regurgitação está associada a uma estenose valvar aórtica. As valvas aórticas (monocuspidia ou bicuspidia) aparecem displásicas e espessadas. A aorta ascendente geralmente está dilatada, muitas ve-

zes de maneira importante. O ventrículo esquerdo adquire aspecto variável conforme predomina a (que tende a aumentar o volume diastólico) ou a estenose (que tende a diminuí-lo) e o estágio evolutivo (evolução para um ventrículo dilatado e hipocinético) [255]. Quando a regurgitação é importante, a cardiomegalia se torna maciça com um risco de hipoplasia pulmonar e um prognóstico dos mais reservados.

Insuficiência aórtica por dilatação do anel

Pode ser observada na doença de Marfan e síndromes similares (Capítulo 10.3). O acometimento cardíaco presente na osteogênese imperfeita associa, tipicamente, uma dilatação do anel aórtico e uma regurgitação das valvas do coração esquerdo (aórtico e mitral) [256].

Agenesia das valvas aórticas

Ao contrário da agenesia das valvas pulmonares, à qual ela pode estar associada, uma agenesia das valvas aórticas aparece excepcional, com uma dezena de observações relatadas até o presente, das quais apenas duas no feto [257]. Ela é sempre observada no contexto de uma malformação cardíaca complexa (dupla via de saída de ventrículo direito, hipoplasia do ventrículo esquerdo, transposição dos grandes vasos etc.) e, na maioria das vezes, está associada a malformações extracardíacas.

Quando os dois aparelhos valvares estão ausentes, a anomalia se revela precocemente, antes de 22 SA, diante de um quadro de retardo de crescimento intenso associado a uma insuficiência cardíaca. A regurgitação aórtica é maciça, responsável por um fluxo diastólico inverso na aorta descendente e as artérias umbilicais e suprimindo toda perfusão placentária diastólica. A morte *in utero* seria constante, sobretudo quando essa anomalia se integra em uma síndrome polimalformadora severa, cardíaca e extracardíaca [257].

Quando apenas o aparelho aórtico é atingido, a regurgitação seria menos importante, e a insuficiência cardíaca, mais tardia [258].

Sua patogenia é desconhecida, mas deve-se notar que as 10 observações relatadas diziam respeito a fetos masculinos.

6.7.5. Túnel aortoventricular

Aspectos gerais

Trata-se de uma malformação rara, que representa 0,001% das cardiopatias malformadoras [259] e está ligada à existência de uma comunicação direta entre a aorta ascendente e o ventrículo esquerdo em forma de um túnel mais ou menos largo, geralmente situado com relação ao seio de Valsalva direito e que contorna as valvas sigmoides aórticas (figura 6.120). Portanto, é, na verdade, um diagnóstico diferencial da insuficiência aórtica, estando a regurgitação paravalvar e não no nível das próprias valvas.

Cerca de quinze diagnósticos *in utero* foram relatados [259-267]. A importância de um diagnóstico pré-natal se deve ao fato de que, ao contrário de uma insuficiência valvar aórtica, esta malformação pode-se beneficiar com sucesso de uma cirurgia reparadora muito precoce, pouco após o nascimento.

Diagnóstico ecográfico
(figura 6.121)

Durante uma ecografia de 22 SA, esse diagnóstico pode ser sugerido na incidência das 5 câmaras diante da constatação de uma dilatação da aorta ascendente e do ventrículo esquerdo associada a uma insuficiência aórtica visível em Doppler colorido. Ao diminuir e otimizar o ganho do Doppler, observa-se que esse fluxo regurgitante não é produzido através das valvas, mas ao lado delas. As próprias valvas aórticas podem aparecer espessadas.

As formas diagnosticadas *in utero* estão, frequentemente, entre as mais graves [261], e os sinais de repercussão são frequentes: a presença de um fluxo reverso diastólico na aorta descendente comprova uma regurgitação importante e é acompanhada por uma dilatação marcada do ventrículo esquerdo, às vezes hipocinética. Uma hidropisia é possível [259, 261].

Anomalias associadas

São frequentes, tocando o aparelho valvar aórtico em forma de bicuspidia, estenose ou atresia em 20% dos

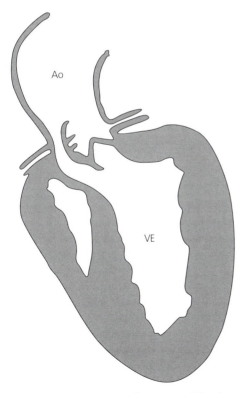

Figura 6.120. Representação esquemática de um túnel aortoventricular.

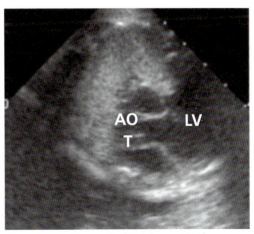

Figura 6.121. Ecografia fetal de um túnel aortoventricular (T).

Segundo Henaine R, Di Filippo S, Dauphin C et al. Simple repair of aortico-left ventricular tunnel in a newborn with early prenatal diagnosis. J Card Surg 2008; 23: 366-84. Com a gentil autorização de John Wiley & Sons, Inc.

casos e, principalmente, as artérias coronárias, em especial a coronária direita, próxima do túnel, em 45% dos casos [262, 265, 268, 269].

Prognóstico

Mesmo que uma oclusão espontânea do túnel pareça possível [268], essa malformação necessita de uma cirurgia precoce, seja por sutura direta, seja por *patch*, geralmente realizada a partir dos primeiros dias de vida quando o diagnóstico pôde ser feito *in utero*.

O prognóstico operatório é bom; entretanto, mesmo após uma intervenção inicial satisfatória, as crianças necessitam de um acompanhamento a longo prazo em virtude do risco de reaparecimento de uma regurgitação aórtica ligada a anomalias de estrutura da via de ejeção ventricular e da raiz aórtica [270], que afetariam até 50% dentre eles [271].

6.7.6. Coarctação da aorta

A coarctação da aorta é definida como um encolhimento vascular mais ou menos extenso que se situa no arco aórtico. Quando é localizada, a estenose geralmente está situada na região do istmo aórtico, entre a origem da artéria subclávia esquerda e o canal arterial (figura 6.122). Quando é mais difusa, ela compreende um segmento mais ou menos longo da porção terminal da aorta ascendente e do arco (hipoplasia tubular do arco), sendo que a aorta retoma um calibre normal além do destino do canal arterial. Excepcionalmente, são observadas coarctações da aorta abdominal, frequentemente associadas a uma estenose das artérias renais.

A coarctação representa entre 6 a 8% das cardiopatias e é a 5ª a 6ª por ordem de frequência.

Como a maioria dos obstáculos do coração esquerdo, ela é mais frequente nos meninos, em uma razão de 1,3 a 1,7.

Embriologia e gênese

Várias teorias, pré- ou pós-natais, tentam explicar a gênese da coarctação.

Teorias pré-natais

Substrato anatômico

A coarctação seria ou a consequência de uma anomalia de segmentação dos arcos aórticos, ou ligada à persistência de tecidos anormais após a migração para o alto da artéria subclávia esquerda entre as SA 6 e 10.

Substrato hemodinâmico

Fisiologicamente, a proporção do débito cardíaco fetal que passa na aorta horizontal e o istmo é reduzido (aproximadamente 10% do débito fetal). Por falta de estímulo, o istmo aparece menos desenvolvido no feto e no recém-nascido do que as porções ascendente e descendente da aorta. Uma diminuição suplementar do débito aórtico por ocasião de uma redistribuição dos débitos direito e esquerdo limita ainda mais o crescimento dessa região. Uma ilustração dessa teoria é trazida pela frequência relativa da associação coarctação-persistência de um veia cava superior esquerda, a dilatação do seio coronário (onde termina a veia anormal) limitando o fluxo de enchimento ventricular esquerdo.

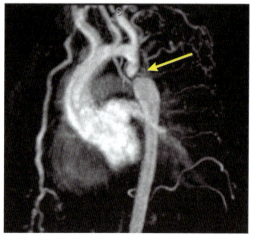

Figura 6.122. Aspecto típico (localizado) de coarctação da aorta em uma criança de 5 anos (imagem por tomografia).

Teoria pós-natal

A teoria segundo a qual a presença de tecido de origem ductal (portanto, contrátil) na parede ístmica seria responsável pela formação de uma coarctação tende a ser abandonada. Ela não pode, de fato, dar conta das coarctações observadas apesar da persistência de um canal arterial largamente aberto ou em outras localizações (abdominais, por exemplo)... mas as teorias pré-natais não explicam melhor essas formas.

Esta teoria também foi incriminada na gênese das recoarctações que seriam favorecidas por uma ressecção demasiadamente limitada no momento da cura inicial, mas, atualmente, os cirurgiões sugerem mais uma causa técnica (sutura, alongamento dos segmentos arteriais) que histológica na origem deste fenômeno.

Diagnóstico ecográfico
(tabela 6.33)

Sinais indicativos

Incidência das 4 câmaras

O sinal indicativo clássico é a constatação de uma assimetria das cavidades ventriculares em detrimento do ventrículo esquerdo (figura 6.123). Essa assimetria está ligada a uma hipoplasia relativa do ventrículo esquerdo, estando o ventrículo direito de dimensões normais ou aumentadas. Este sinal será muito mais preditivo quando for observado cedo, antes de 25 SA, e que é indiscutível, com uma razão VD/VE superior a 1,5 [272, 273]. Ele perde muito de seu valor se for observado apenas no decorrer do 3º trimestre, cerca de 9 fetos de 10 com um coração normal ao nascer [274]. A assimetria ventricular pode, no entanto, continuar ausente ou bem modesta na presença de autênticas coarctações.

Em contrapartida, se a coarctação for o primeiro diagnóstico a ser suspeitado diante uma assimetria ventricular (em razão de sua frequência), não é o único possível, e a exploração ecográfica de um "pequeno coração esquerdo" deve ser perfeitamente sistematizado (Capítulo 6.7.1).

Além de parecer menor, o ventrículo esquerdo pode adquirir uma morfologia incomum, com uma borda livre mais retilínea ("menos carnuda") que o normal, dando-lhe um perfil em triângulo, e não mais elipsoide.

Tabela 6.33. Elementos que levantam a suspeita de uma coarctação da aorta

Sinais de redistribuição dos fluxos direito e esquerdo (não específicos)		
Assimetria VD/VE	VD/VE > 1,5	Sobretudo antes de 25 SA
Assimetria TP/Ao	TP/Ao > 1,5	
Pequeno anel aórtico	< 4,5 mm após 23 SA	
Razão dos fluxos	ITV tricúspide/ITV mitral > 2 (normal ≤ 1,8)	
Anomalias morfológicas do arco aórtico		
Normal	Patológica	
Arco com curvatura harmoniosa ("romana") e de calibre regular	Arco deformado, quadrado ou fortemente angulado ("ogival")	Indentação localizada diante do canal arterial
Sinais evocadores distantes		
Bicuspidia aórtica		
Veia cava superior esquerda		
Ventrículo esquerdo triangular		

ITV: integral tempo-velocidade; TP/Ao: razão tronco pulmonar/aorta.

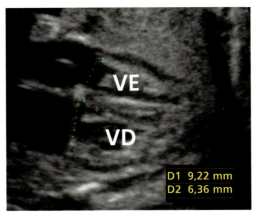

Figura 6.123. Assimetria ventricular com um pequeno ventrículo esquerdo.

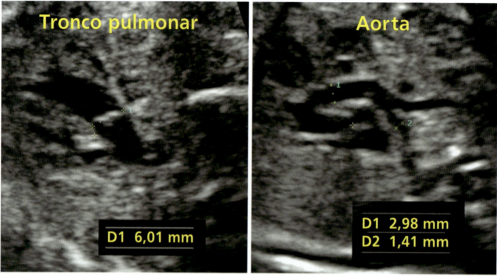

Figura 6.124. Assimetria dos grandes vasos em sua origem (feto de 23 SA, coarctação confirmada no nascimento).

Constatação de uma assimetria entre os grandes vasos da base em detrimento da aorta

A assimetria ventricular se prolonga de maneira mais específica no nível dos grandes vasos (figura 6.124). O tronco pulmonar aparece, assim, dilatado, ao passo que a aorta ascendente tende a diminuir de diâmetro, com uma razão tronco pulmonar/aorta superior a 1,5. Um anel aórtico inferior a 4,5 mm após 23 SA é uma boa comprovação de hipoplasia aórtica e sua associação a uma assimetria ventricular muito favorece uma coarctação.

Esta assimetria é bem evidenciada na incidência de 3 vasos em que a razão tronco pulmonar/aorta geralmente não ultrapassa 1,5 [275] (figura 6.125). Nesta incidência, o diâmetro da aorta e o do canal arterial normalmente são idênticos em sua zona de confluência [276].

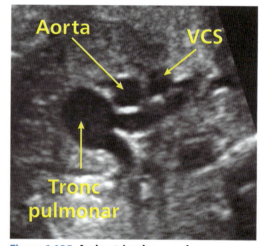

Figura 6.125. Assimetrias dos grandes vasos na incidência dos 3 vasos (mesmo feto da figura 6.124).
VCS: veia cava superior.

Estudo Doppler

A origem hemodinâmica dessa assimetria é certificada pela análise dos fluxos de enchimento mitral (diminuído) e tricúspide (aumentado) em Doppler pulsado. A razão dos fluxos, normalmente inferior ou igual 1,8, excederia, constantemente, 2 em caso de coarctação [277].

Capítulo 6. Malformações cardíacas

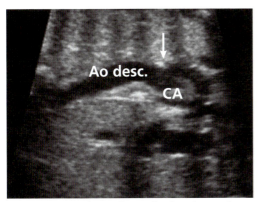

Figura 6.126. **Indentação no destino do canal arterial.**

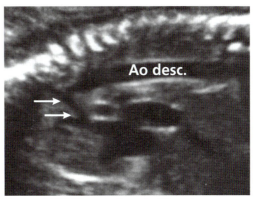

Figura 6.127. **Hipoplasia mais difusa do arco aórtico.**

Ao fim do 1º trimestre, a constatação de uma assimetria ventricular na incidência das 4 câmaras e de uma assimetria vascular na dos 3 vasos (importância do Doppler colorido) deve sugerir uma possível coarctação. Neste caso, a coexistência de um higroma cístico ou de uma hidropisia precoce joga a favor de uma síndrome de Turner, ao passo que uma restrição de crescimento em um contexto polimalformativo fará investigar uma trissomia 18, sendo uma coarctação frequente em ambos os casos [278].

Sinais diretos de coarctação

Serão pesquisados em uma incidência longitudinal estendendo o arco e o istmo aórtico.

Quando a estenose é localizada, o diagnóstico é difícil, sugerido diante da constatação de uma indentação localizada da parede aórtica com relação ao canal arterial (figura 6.126). Este aspecto raramente é observado antes do nascimento.

Quando a coarctação é mais difusa, a atenção é chamada para um aspecto fino e, às vezes, tortuoso da aorta horizontal, que pode-se prolongar sobre a porção terminal da aorta ascendente (figura 6.127).

Uma hipoplasia do arco pode ser confirmada quando seu diâmetro é inferior ao percentil 3 [279] (figura 6.128). Seu prognóstico é negativo quando esse diâmetro é inferior a 50% daquele da carótida comum [280] (figura 6.129). Estas medidas serão, contudo, muito mais delicadas quando a aorta for pequena e vier se sobrepor a ela uma via de ejeção direita (tronco pulmonar e canal arterial) dilatada (figura 6.130).

Assim como uma medição instantânea, é importante seguir o crescimento da aorta durante exames sucessivos. Em caso de coarctação, esta é mais frequentemente desacelerada, com um diâmetro aórtico distanciando-se cada vez mais das curvas, mesmo que a aorta pareça inicialmente normal [277].

Por fim, segundo Stos et al. [281], os principais fatores preditivos de coarctação são a associação de:

- uma assimetria ventricular observada precocemente durante a gestação;
- uma razão tronco pulmonar/aorta > 1,6;
- a presença de uma veia cava superior esquerda;
- a constatação de uma bicuspidia aórtica, cujo diagnóstico é raramente feito antes do nascimento (figura 6.131).

O valor preditivo positivo desta associação seria de 90% enquanto que a de uma assimetria isolada das cavidades cardíacas é de apenas 20%.

Manual Prático de Ecocardiografia Fetal

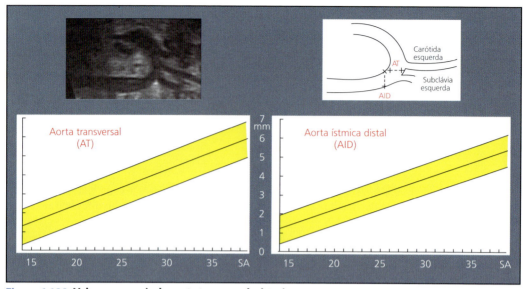

Figura 6.128. Valores normais da aorta transveral e ístmica.
Segundo [286].

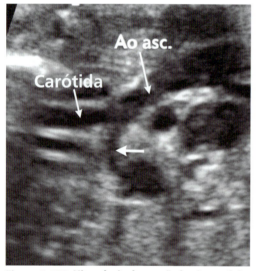

Figura 6.129. **Hipoplasia da porção horizontal do arco cujo calibre é inferior ao da carótida.**

Diagnóstico diferencial

São todas as outras causas de "pequeno coração esquerdo" (Capítulo 6.7.1). Em caso de coarctação, a contratilidade do ventrículo esquerdo é conservada, e a valva mitral fica bem permeávvel.

Devemos observar que a presença de uma hérnia diafragmática pode simular os sinais de uma coarctação, sendo a assimetria ventriculoarterial ligada ou à compressão extrínseca das cavidades esquerdas, ou a um hipodébito do retorno venoso pulmonar.

Lesões associadas

Uma restrição de crescimento seria frequente (1/4 dos casos na série de Paladini *et al.* [282]), mesmo na ausência de anomalia cromossômica ou extracardíaca, e tende a agravar o prognóstico operatório da coarctação.

Outra anomalia cardíaca estaria presente em cerca de 90% das formas graves de coarctação, as mais suscetíveis de serem descobertas antes do nascimento. As mais frequentes são:

- uma bicuspidia aórtica (até 85% dos casos), de diagnóstico difícil, mas, às vezes, possível antes do nascimento;
- a presença de uma CIV, perimembranosa, muscular ou por mau alinhamento (síndrome de coarctação, figura 6.132), que é importante de ser pesquisada, pois deteriora radicalmente a

Capítulo 6. Malformações cardíacas

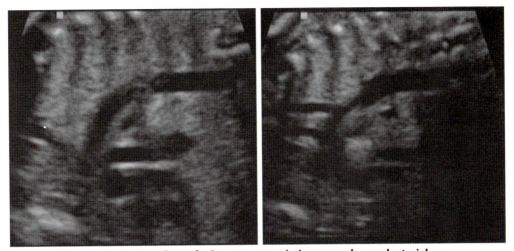

Figura 6.130. Ilustração do risco de confusão entre arco aórtico e arco do canal arterial.
Estas duas imagens de um mesmo *cineloop*. Conforme o tempo do ciclo cardíaco, visualiza-se o arco aórtico (*à direita*, identificável nos vasos cefálicos) ou o arco do canal arterial (*à esquerda*).

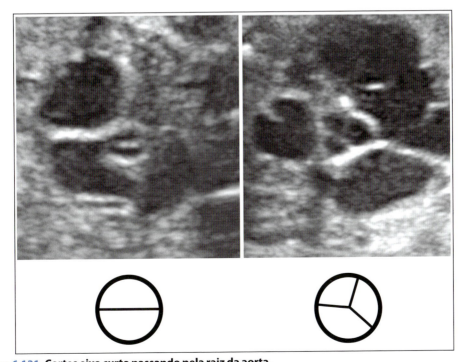

Figura 6.131. Cortes eixo curto passando pela raiz da aorta.
À esquerda, aspecto de bicuspidia aórtica (confirmada no nascimento). *À direita*, aspecto normal com três sigmoides aórticas.

Manual Prático de Ecocardiografia Fetal

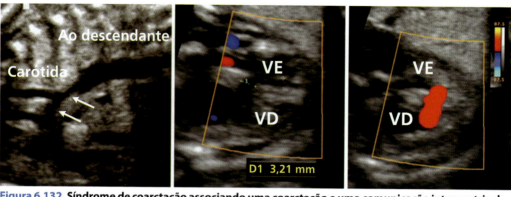

Figura 6.132. Síndrome de coarctação associando uma coarctação e uma comunicação interventricular.

tolerância neonatal da malformação. Na presença de uma coarctação, o *shunt* através da CIV perde seu caráter bidirecional habitual para se tornar exclusivamente esquerdo-direito;

- outras anomalias do coração esquerdo, às vezes sobrepostas (síndrome de Shone, quadro 6.5):
    - estenose mitral por anel supravalvar, displasia valvar ou valva mitral em paraquedas (sendo o "paraquedista" um músculo papilar único),
    - estenose valvar ou subvalvar aórtico.

Com exceção da CIV, essas anomalias são de diagnóstico pré-natal, muito mais difícil quando se está no estágio inicial da gestação e a cavidade ventricular esquerda está reduzida. Entretanto, é de extrema importância pesquisá-las durante cada controle, pois são passíveis de modificar completamente o prognóstico e transformar uma malformação aparentemente simples em uma verdadeira "corrida de obstáculos", com múltiplas intervenções durante a vida inteira.

Durante a própria gestação, a hipoplasia aórtica pode evoluir e se agravar, pelo menos proporcional-

---

QUADRO 6.5

Síndrome de Shone

Esta denominação agrupa, tipicamente, a associação de quatro malformações do coração esquerdo, mas existem formas incompletas. Essas malformações são:
- uma membrana supravalvar mitral;
- uma valva mitral em paraquedas;
- uma estenose subvalvar aórtica (membrana ou túnel muscular);
- uma coarctação da aorta.

A origem desta síndrome seria uma falha de desenvolvimento da câmara de ejeção ventricular esquerda, ligada a uma obstrução valvar mitral. Secundariamente, esta falha de enchimento leva a um hipodesenvolvimento do conjunto do ventrículo esquerdo e ao aparecimento de obstáculos eventualmente dispostos na ejeção.
O diagnóstico pode ser sugerido no feto com a constatação simultânea de uma pequeno ventrículo esquerdo e de diâmetros do anel mitral, do anel aórtico e da raiz aórtica diminuídos. A malformação mitral pode ser suspeitada na presença de folhetos valvares espessados e de um orifício estreito, mas a análise precisa do aparelho subvalvar (pilares e cordões) é geralmente impossível.

No Doppler, o fluxo de enchimento mitral apresenta velocidade normal e não acelerada, como esperado, na presença de uma estenose, estando o débito transmitral reduzido por redistribuição no nível do forame oval. O gradiente de enchimento só será patente após o nascimento e a passagem de circulação a um modo em série (modo adulto) e não mais paralelo (modo fetal).
A gravidade da síndrome e as possibilidades cirúrgicas de reparação dependem, essencialmente, da gravidade do obstáculo mitral, mal apreciado antes do nascimento, é muito difícil formular um prognóstico "confiável" aos pais durante a gestação.

Shone JD, Sellers RD, Anderson RC *et al.* The developmental complex of "parachute mitral valve", supravalvar ring of the left atrium, subaortic stenosis and coarctation of the aorta. *Am J Cardiol* 1963;11:714-25. Zucker N, Levitas A, Zalstein E. Prenatal diagnosis of Shone's syndrome: parental counseling and clinical outcome. *Ultrasound Obstet Gynecol* 2004;24:629-32.

mente às outras estruturas, levando a uma involução do ventrículo esquerdo, que se junta ao quadro da hipoplasia ventricular esquerda ou, pelo menos, impedindo uma reparação biventricular ao nascimento. A dificuldade de avaliar as lesões associadas e uma evolução que pode ser espontaneamente desfavorável são motivos suficientes para um acompanhamento regular e cuidadoso[283].

Por outro lado, uma coarctação pode estar presente em inúmeras cardiopatias: canal atrioventricular, transposição dos grandes vasos, simples ou corrigida, ventrículo direito com dupla via de saída etc. Geralmente, ela agrava o seu prognóstico, complica o tratamento e deve, portanto, ser pesquisada sistematicamente.

Anomalias genéticas

Esta malformação é, na maioria das vezes, esporádica, mas, em um feto feminino, deve levantar o temor de uma síndrome de Turner, em que uma coarctação está presente em 15 a 35% dos casos.

Mais raramente, uma coarctação pode ser um dos elementos da síndrome polimalformadora acompanhando uma trissomia 13, 18 ou 21 [282].

Prognóstico e conselho aos pais

A coarctação da aorta tem uma reputação de malformação "benigna" ou, em todo caso, "perfeitamente curável", mesmo que uma intervenção cirúrgica ainda seja indicada. Esta afirmação é, muitas vezes, ilegítima, e impõe-se a prudência durante a discussão com os pais sobre o futuro da criança, por vários motivos.

As formas diagnosticadas (ou, pelo menos, suspeitadas) no pré-natal geralmente são formas graves, com hipoplasia mais ou menos longa do arco aórtico; na maioria das vezes, não poderão ser reparadas por uma simples intervenção de Crafoord (secção da zona coarctada e anastomose terminoterminal da aorta suprajacente e subjacente).

Estas formas apresentam risco de malformações associadas não desprezível, principalmente no coração esquerdo. No feto, essas anomalias podem ser de diagnóstico muito mais difícil quando, de um lado, estando o ventrículo esquerdo reduzido, é difícil analisar corretamente a valva mitral (sobretudo o seu aparelho subvalvar) e quando, por outro lado, a diminuição relativa do fluxo no ventrículo esquerdo tende a diminuir, ou até mascarar totalmente as consequências de uma estenose valvar, mitral ou aórtica. Por fim, algumas dessas anomalias – por exemplo, a membrana subaórtica – são evolutivas no tempo e podem aparecer apenas vários anos depois do nascimento.

Uma coarctação é passível de descompensar de maneira brutal, em algumas horas, e dramaticamente (estado de choque cardiogênico) no fechamento do canal arterial, portanto, nos primeiros dias de vida. Isto explica a atitude geralmente adotada diante de uma suspeita de coarctação: transferência *in utero* e parto em uma maternidade de nível III com acompanhamento ecográfico diário do recém-nascido, pelo menos até o o fechamento do canal arterial. Foi mostrado que essa ação melhora o prognóstico da coarctação [284]. Assim como os outros [286], aconselhamos continuar o acompanhamento durante o ano seguinte ao nascimento, mesmo que uma suspeita de coarctação não esteja confirmada no período neonatal, isto em razão do duplo risco de revelação tardia tanto da coarctação como das anomalias associadas eventuais [285].

Enfim, até 5% dos pacientes acometidos por coarctação apresentariam microaneurismas cerebrais [278] com risco de ruptura na adolescência ou na idade adulta. Este risco é ampliado pela existência de uma hipertensão arterial residual, muito mais preocupante quando se produz uma recoarctação, mas possível mesmo na ausência desta.

Classicamente, o risco de recoarctação é muito maior (5 a 10%) quando a cirurgia tiver sido precoce, feita antes da idade de 1 mês. Na verdade, a influência da idade da cirurgia parece ser discutida nas séries mais recentes.

Risco de recorrência

É avaliado de várias formas, mas sempre superior à frequência observada na população geral com:

- um risco teórico de recorrência de 2,4%;
- uma frequência observada nos irmãos de 1,8%;
- uma frequência observada na descendência de 2,7%.

6.8. Anomalias da septação ventricular

6.8.1. Comunicações interventriculares

Aspectos gerais

A presença de uma comunicação interventricular (CIV) é a malformação cardíaca mais frequente (depois da bicuspidia aórtica). Sozinhas, as CIVs representam mais de 30% das malformações cardíacas diagnosticadas após o nascimento [287]. Na prática, trata-se de um grupo heteróclito. De fato, o diagnóstico *in utero* de algumas CIV é importante em razão de suas implicações diagnósticas e prognósticas, ao passo que outras podem passar despercebidas sem que isto prejudique o feto ou o recém-nascido. De forma geral, uma CIV isolada, mesmo volumosa, não tem repercussão negativa sobre o desenvolvimento da gestação. Ela constitui apenas um *shunt* complementar interposto entre o forame oval e o canal arterial. Tampouco ameaça o prognóstico neonatal imediato e não necessita, portanto, alterar as modalidades, a hora e o local do parto. Somente uma minoria necessitará de fechamento cirúrgico, em regra, perto do 4º mês de vida [288]. Antes do nascimento, a implicação prognóstica de uma CIV se deve, basicamente, às anomalias que estão associadas a ela, principalmente as cromossômicas.

Embriologia e classificação

O septo interventricular é o resultado da reunião de quatro componentes principais: o septo primitivo, o septo de entrada (ou posterior) oriundo dos ramos subendocárdicos, o septo conal oriundo do cone subpulmonar e o septo membranoso situado na zona de confluência dos anteriores (figura 6.133). É possível considerar que o desenvolvimento harmonioso, o alinhamento, seguido da fusão desses componentes, é um "pequeno milagre" que pode conter falhas em cada uma de suas etapas.

Logicamente, é possível propor uma classificação simplificada das CIV em função da localização do defeito e de sua origem:

- as CIV musculares ou CIV trabeculadas localizadas no septo primitivo;

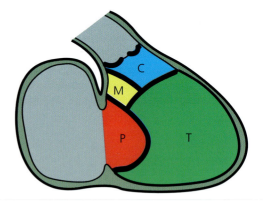

Figura 6.133. Componentes de septo interventricular.
C: septo conal; M: septo membranoso; T: septo trabeculado ou muscular; P: septo posterior ou de entrada.

- as CIV posteriores ou CIV do septo de entrada localizadas na proximidade imediata das valvas atrioventriculares;
- as CIV subvasculares situadas na origem da aorta ou da via pulmonar;
- as CIV membranosas.

Diagnóstico ecográfico

Incidências

A exploração do conjunto do septo interventricular necessita do recurso a vários planos de corte e é preciso notar desde já que a incidência clássica das 4 câmaras permite diagnosticar algumas CIV musculares, as menos importantes a serem rastreadas *in utero*, e sobre as CIV do septo de entrada, de significado prognóstico muito mais importante, pois constituem sinal indicativo considerável a favor de uma trissomia 21 (tabela 6.34).

De forma geral, uma CIV será mais bem vista quando o ângulo entre o feixe de ultrassons e o plano do septo interventricular (que não é plano...) é grande. Em decorrência da resolução lateral ruim dos ultras-

Tabela 6.34. Incidências de avaliação do septo interventricular

Porção	Incidência
Septo trabeculado	4 câmaras
Septo de entrada	4 câmaras
Septo conal	5 câmaras. Eixo curto transaórtico
Septo membranoso	Intermediário entre 4 e 5 câmaras

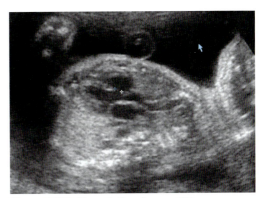

Figura 6.134. Diagnóstico de uma CIV.
O ideal é estudar o septo no plano mais perpendicular possível no feixe de ultrassons. Aspecto em ecografia 2D com um defeito franco com bordas um pouco hiperecogênicas.

sons, uma CIV corre grande risco de passar despercebida (ou, ao contrário, falsamente construída) em um coração cuja ponta estiver situada perfeitamente "em cima" ou "embaixo". Além disso, o fluxo que passa pela CIV, sendo neste caso perpendicular no feixe de ultrassons, não será codificado em Doppler colorido.

Por fim, já que o septo interventricular não é plano, será necessário explorá-lo por lentes inclinadas em ambos os lados dos planos de corte "clássicos" utilizados.

Sinais diagnósticos

Na *ecografia 2D*, a presença de CIV se traduzirá por um ou mais defeitos no septo, tamanho variável. Mais uma vez, falsos defeitos podem ser observados se o septo estiver demasiadamente vertical ou, mais raramente, se uma porção do septo se localizar em uma zona oculta. Será muito mais possível ter certeza de que realmente se trata de uma CIV se:

- o defeito for encontrado enquanto se altera ligeiramente o plano de observação ou, melhor, em duas incidências diferentes (exemplo: incidência das 5 câmaras e incidência eixo curto passando pela aorta no caso de uma CIV subaórtica);
- suas bordas forem abruptas e um pouco menos ecogênicas que o resto do septo (figura 6.134).

No *Doppler colorido*, é possível evidenciar um fluxo que atravessa o defeito. Sendo fraca a diferença de pressões entre os ventrículos, esse fluxo será de baixa velocidade, e será necessário, portanto, pesquisá-lo, tendo regulado a escala de codificação colorida nas velocidades baixas (aproximadamente 15 cm/s, como para as veias pulmonares) (figura 6.135). É preciso, também, cuidar para otimizar o ganho de cor (em regra, diminuindo-o) para evitar que a cor não "transborde" e crie, assim, falsamente a impressão de uma continuidade entre as duas cavidades ventriculares.

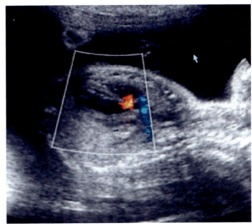

Figura 6.135. Aspecto em Doppler colorido confirmando a passagem de sangue através do defeito (mesmo feto da figura 6.134).

O sentido e a velocidade desse fluxo dão, indiretamente, uma noção das diferenças de pressão predominante entre os ventrículos. Na maioria das vezes, o *shunt* é direito-esquerdo exclusivo. Com menor frequência, é bidirecional, com um componente esquerdo-direito quando a pressão telediastólica está aumentada no ventrículo esquerdo (figura 6.136). Um *shunt* esquerdo-direito exclusivo é patológico no feto e leva à investigação de um obstáculo na ejeção do ventrículo esquerdo associado ou uma falha de enchimento do ventrículo direito pela valva tricúspide. De acordo com o mesmo raciocínio, um fluxo de sentido normal, mas acelerado, leva à investigação ou de um

Manual Prático de Ecocardiografia Fetal

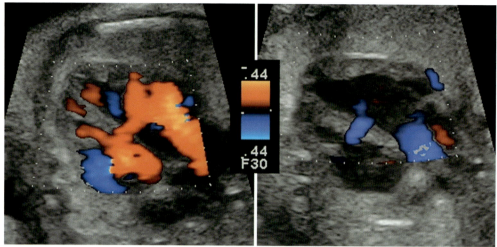

Figura 6.136. CIV muscular com *shunt* esquerda-direita durante a diástole e *shunt* direita-esquerda durante a sístole.

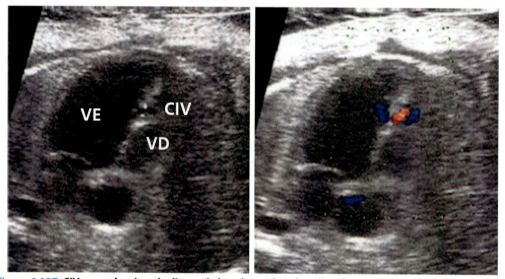

Figura 6.137. CIV muscular situada diante da banda moderadora (localização mais frequente).

obstáculo de ejeção do ventrículo direito, ou de uma falha de enchimento do ventrículo esquerdo, ligada a estenose mitral, por exemplo.

Conduta diagnóstica e prognóstico em função da localização

CIV musculares ou trabeculadas

São as mais frequentes. São diagnosticadas por uma inclinação de lado a lado da incidência das 4 câmaras clássica.

Na maioria das vezes, a CIV é única e pequena, inferior ou igual a 2 mm, e se localiza na proximidade da banda moderadora do ventrículo direito (figura 6.137). Sem consequência, ela permanecerá bem tolerada após o nascimento, com uma probabilidade elevada de fechamento espontâneo no primeiro ano de vida. Um fechamento espontâneo pode, aliás, já ocorrer *in utero*, durante o 3º trimestre [289, 290] (ver tabela 6.35). Essas CIV geralmente são isoladas e, neste caso, não justificam a realização de uma amniocentese.

Capítulo 6. Malformações cardíacas

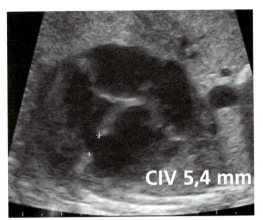

Figura 6.138. Grande CIV muscular (fechamento cirúrgico aos 4 meses de idade).

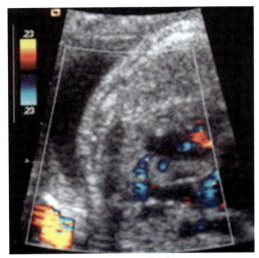

Figura 6.139. CIV apicais múltiplas

Quando a CIV é grande, superior a 3 mm a 22 SA ou 5 mm a 32 SA, é bastante provável que será responsável por manifestações de insuficiência cardíaca que aparecem no mês seguinte ao nascimento e necessitam de um fechamento cirúrgico (figura 6.138). O mesmo ocorre quando se evidenciam vários defeitos, próximos da ponta, mesmo que cada um pareça pequeno (CIV "em forma de queijo *gruyère*") (figura 6.139). Essas CIV estimulam, fortemente, a investigar outras malformações cardíacas e, principalmente, extracardíacas e, em caso de dúvida, a propor um estudo do cariótipo fetal.

CIV posteriores ou do septo de entrada

Também são pesquisadas na incidência das 4 câmaras e aparecem como um defeito mais ou menos grande na proximidade imediata das valvas atrioventriculares (figura 6.140). Essas CIV traduzem uma anomalia do desenvolvimento dos ramos subendocárdicos e, nesse sentido, requerem:

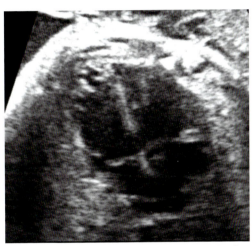

Figura 6.140. CIV de entrada ou posterior, sinal indicativo de uma trissomia 21.

- investigar outras anomalias do canal atrioventricular, comunicação interatrial do tipo *ostium primum*, fenda mitral etc.;
- a propor um estudo do cariótipo fetal em busca de uma trissomia 21, das quais constituem grande sinal indicativo.

Já nesta etapa, os pais poderão ser informados de que essa CIV não poderá se fechar espontaneamente e será cirúrgica.

CIV subvasculares

Localizam-se, na maioria das vezes, sob o vaso posterior, portanto, normalmente à aorta. A incidência de escolha para pesquisá-las é a incidência das 5 câmaras, que permite estudar bem a câmara de ejeção do ventrículo esquerdo e a continuidade entre o septo e a borda anterior da aorta. Elas aparecem como um defeito septal situado imediatamente sob as valvas aórticas (figura 6.141). Não é necessário se deixar abusar por uma falsa imagem de CIV ligada à perda de ecogenicidade da ori-

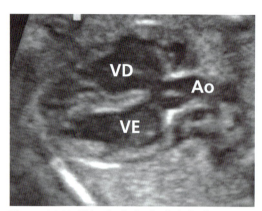

Figura 6.141. CIV subaórtica isolada (veia pulmonar normal).

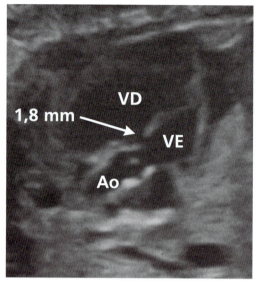

Figura 6.142. Pequena CIV membranosa.

gem da parede anterior da aorta, secundária à dextroposição fisiológica desse vaso. Essa falsa CIV é reconhecida pelo fato de o defeito se localizar entre o ventrículo direito e a aorta a jusante das sigmoides aórticas, e não a montante (Capítulo 13).

Essas CIV resultam de uma falha do desenvolvimento do cone e raramente são isoladas. Nesse sentido, requerem investigar mais particularmente:

- a presença de uma dextroposição patológica da aorta e/ou de anomalia da via de ejeção do ventrículo direito que entra no quadro das cardiopatias conotruncais (Capítulo 6.6);
- a presença de uma anomalia cromossômica, das quais as mais comuns são uma microdeleção 22q11 e uma trissomia 21. A indicação de amniocentese é obrigatória.

Uma CIV por mau alinhamento posterior é frequente, embora nem sempre associada a uma interrupção do arco aórtico de tipo B [291].

CIV membranosas (figura 6.142)

Essas comunicações se localizam entre as duas anteriores. Como a parte membranosa do septo é muito limitada, essas CIVs geralmente transbordam essa estrutura para se estender até o septo de entrada e/ou o septo muscular. Elas serão evidenciadas em uma incidência intermediária, entre a incidência das 4 câmaras e a das 5 câmaras. Teoricamente, elas se diferenciam das CIV subaórticas pelo fato de que o defeito se localiza sob a valva septal da tricúspide e de que esta última deve estar nitidamente visível (o que não ocorre em uma incidência das 5 câmaras). Em contrapartida, a valva mitral permanece longe dessas comunicações, diferentemente das CIV posteriores. Na verdade, enquanto o seu diagnóstico é fácil após o nascimento, ele é difícil de ser confirmado in utero, exceto nos raros casos em que já se vê desenvolver um aneurisma do septo membranoso (ASM) ao olhar para ele (figura 6.143). Um ASM se apresenta como uma bolsa, mais ou menos completa, formada em detrimento de tecidos subtricúspides e que tende a obstruir o defeito. É graças a esse mecanismo que as CIVs membranosas podem-se reduzir ou se fechar espontaneamente nos anos seguintes ao nascimento e que um fechamento cirúrgico só será necessário para 10 a 20% delas [292].

Observação
Não se pode confundir um aneurisma do septo membranoso com um aneurisma do septo muscular (Capítulo 6.14.5). Este último pode-se desenvolver de maneira autônoma e ser (excepcionalmente) observado desde a vida fetal. Embora a maioria permaneça assintomática, algumas podem ser a porta de entrada para um quadro de cardiomiopatia dilatada e hipocinética com prognóstico muito negativo [293].

Capítulo 6. Malformações cardíacas

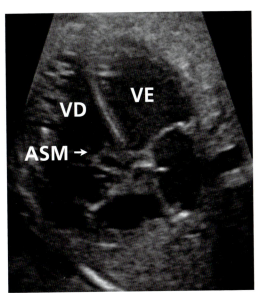

Figura 6.143. CIV membranosa com aneurisma do septo membranoso (ASM) (feto de 37 SA).

Tabela 6.36. Avaliação de 209 CIV membranosas de diagnóstico pós-natal (série pessoal)

Fechamento cirúrgico	23 (11%)
Anomalias cromossômicas	15 (7,4%)
Trissomia 21	9 (4,4%)
Deleção 22q11	2
Outros	4

to, é recomendável propor uma amniocentese em razão, de um lado, da dificuldade de confirmar que não se trata de uma CIV posterior ou subaórtica e, por outro lado, pelo fato de que essa localização pode ser encontrada em um feto portador de uma trissomia 21 (tabela 6.36).

A tabela 6.35 faz o balanço de 161 CIV isoladas de diagnóstico pré-natal.

Amniocentese ou não?

As CIV membranosas são muito frequentes e, geralmente, não possuem significado genético. Entretan-

Risco de recorrência [294]

- Frequência na população geral: 0,03%.
- Risco teórico de recorrência: 5%.
- Frequência observada nos irmãos: 4,4%.
- Frequência observada na descendência: 4%.

Tabela 6.35. Avaliação de 161 CIV isoladas* de diagnóstico pré-natal (série pessoal)

Localização	Número	MFIU IMG	FEIU	Anomalias cromossômicas
Membranosa	25	–	9 (36%)	Trissomia 21 (1)
Muscular	97	4	16 (16%)	Trissomia 9 (1) Deleção 18p (1)
Subvascular	21	4	–	Trissomia 18 (5) Trissomia 21 (2) Triploidia (1)
Posterior	11	3	–	Trissomia 16 (1) Trissomia 18 (1) Trissomia 13 (2) Trissomia 21 (3)
Não especificada	7	1	2	Trissomia 18 (4)
Total	161	12	27 (17%)	24 (15%)

*CIV isolada: a CIV é a única anomalia cardíaca observada, mas é, eventualmente, associada a anomalias extracardíacas.
MFIU: morte fetal *in utero*; IMG: interrupção médica de gestação; FEIU: fechamento espontâneo *in utero*.

6.8.2. Coração univentricular

Definições e terminologia

Várias classificações foram propostas para caracterizar as situações em que o coração apresenta somente um ventrículo funcional. Abordaremos neste capítulo apenas o ventrículo único e o ventrículo comum, sendo que as hipoplasias valvares e/ou ventriculares que levam a um coração com um único ventrículo funcional, como a atresia tricúspide ou as hipoplasias dos ventrículos esquerdo ou direito, serão abordadas em outro momento.

Com esta restrição, podemos definir este grupo de cardiopatias de acordo com os seguintes critérios:

- o conjunto dos retornos venosos, sistêmicos e pulmonares, é feito em uma única cavidade ventricular, por intermédio de um ou dois átrios e de um ou dois orifícios atrioventriculares. Quando esssa valva é única, pode-se tratar ou de uma valva comum direita e esquerda (canal atrioventricular, ou da atresia de um dos dois aparelhos valvares;
- esta cavidade ventricular garante sozinha a função contrátil normalmente observada no nível dos dois ventrículos direito e esquerdo;
- os vasos da base saem ou desse ventrículo funcional único, ou de uma cavidade "cauda de passarinho" em comunicação com ele:
  - no ventrículo único, um dos vasos sai desse ventrículo (cavidade principal) e o outro da cavidade "cauda de passarinho" (cavidade acessória) (figura 6.144),
  - no ventrículo comum, os dois vasos saem da cavidade principal (e, em geral, única) (figura 6.145).

A diversidade desse grupo se deve às inúmeras variações possíveis no nível dos átrios, das valvas atrioventriculares e da disposição dos grandes vasos, sem contar as anomalias do *situs* e, sobretudo, da lateralização (heterotaxias), frequentes.

Frequência

O ventrículo único representa 0,5 a 1% das cardiopatias vistas após o nascimento. Sua frequência provavelmente não é muito maior *in utero*.

Embriologia e anatomia

O ventrículo único seria a consequência de uma falha de migração do canal atrioventricular durante o fenômeno de convergência (figura 6.146); o ventrículo comum seria, por sua vez, secundário a uma falha de septação dos ventrículos.

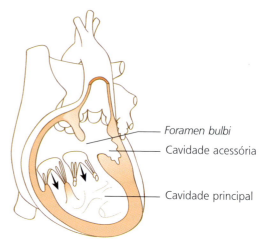

Figura 6.144. Ventrículo único

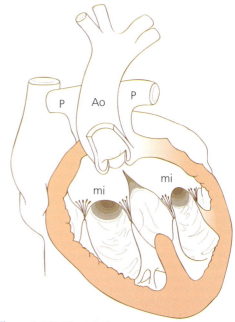

Figura 6.145. Ventrículo comum.

Ventrículo único

Normalmente o canal atrioventricular (CAV) e o átrio primitivo migram para trás do maciço ventricular até o *conotruncus* (figura 6.146, flecha azul) e vêm se colocar cavalgando com relação ao futuro septo interventricular. O *bulbus cordis* (BC) formará o VD, o ventrículo primitivo (VP) formará o VE.

O ventrículo único corresponde a uma migração anormal do CAV, seja por falta (o mais frequente), seja por excesso (raro), na origem de diversas variedades anatômicas, muito mais numerosas que podem-se combinar a essa anomalia:

- uma insuficiência de migração do cone (figura 6.146, flecha vermelha);
- um erro de rotação da alça (alça L – *loop* L – em mais de 60% dos casos);
- uma má posição vascular.

Em caso de rotação normal da alça (*loop* D) (figura 6.147)

Ventrículo esquerdo com dupla via de entrada (80% dos casos)

É a forma mais frequente (figura 6.147a). A migração do CAV está ausente, a cavidade principal é de tipo esquerda e recebe as duas valvas atrioventriculares, ambas de tipo mitral (dois folhetos). O ventrículo direito, hipoplásico, é alimentado somente pelo *forame bulbi* (CIV) e dá saída à aorta (na forma mais frequente).

Se a migração é apenas moderadamente insuficiente, a valva atrioventricular direita não vem se posicionar inteiramente acima do VD, mas permanece cavalgada sobre o septo (*straddling* tricúspide). A cavidade principal permanece de tipo esquerda (figura 6.147b).

Ventrículo direito com dupla via de entrada (10% dos casos)

Se a migração for moderadamente excessiva, a valva mitral se desloca parcialmente acima do VD (*straddling* mitral). A cavidade principal é agora de tipo direito (figura 6.147c).

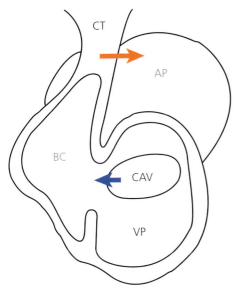

Figura 6.146. Fenômeno de convergência (ver texto).
BC: *bulbus cordis*; CAV: canal atrioventricular;
CT: *conotruncus*; AP: átrio primitivo; VP: ventrículo primitivo.

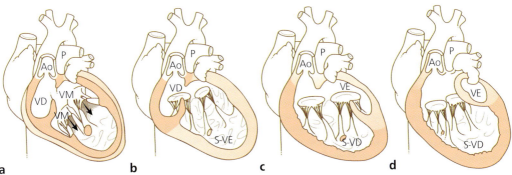

a   b   c   d

Figura 6.147. Diferentes tipos de ventrículo único observados em caso de alça normal (D-*loop*), conforme a importância do problema de migração do canal atrioventricular primitivo.
Segundo [295].

Se a migração for francamente excessiva, as duas valvas atrioventriculares se posicionam acima do VD, que constitui a cavidade principal. Esse excesso de migração do CAV tende a se opor à migração do cone (que se produz normalmente em sentido inverso) e a bloqueia: os dois grandes vasos continuam acima do ventrículo direito, que é, portanto, um VD com dupla via de entrada e dupla via de saída. O ventrículo esquerdo está hipoplásico, sem entrada nem saída (figura 6.147d).

Em caso de rotação anormal da alça (alça L – *loop* L – com inversão ventricular)

Os fenômenos observados são o espelho dos anteriores (figura 6.148).

Ventrículo comum (10% dos casos)

O desenvolvimento de um ventrículo comum estaria ligado à perda da maior parte do septo interventricular, tendo os dois ventrículos apresentado um crescimento normal.

Neste caso também, as duas valvas atrioventriculares são de tipo mitral (dois folhetos, dois músculos papilares).

Anomalias associadas

Elas são frequentes e condicionam, em grande parte, a tolerância da malformação:

- estenose valvar pulmonar (ou subpulmonar ligada a um *foramen bulbi* restritivo);
- estenose subaórtica pelo *foramen bulbi* (em caso de má posição vascular);
- coarctação ou hipoplasia do arco aórtico, que é vista, sobretudo, nas formas sem estenose pulmonar e em que a aorta sai da câmara acessória;
- atresia de uma valva atrioventricular;
- valva atrioventricular única de tipo CAV (frequentemente associada a um átrio único);
- problema condutivo com bloqueio atrioventricular, ligado ao trajeto anormal das vias de condução na ausência de septo interventricular.

Diagnóstico ecográfico

Sinal indicativo

É observado na incidência das 4 câmaras, em que chama-se atenção para o fato de que só se vê um único ventrículo, geralmente grande.

Outra circunstância de descoberta seria a constatação de uma bradicardia fetal, sendo que o ventrículo único faz parte das raras malformações cardíacas suscetíveis de dar um bloqueio atrioventricular *in utero*.

Sinais diagnósticos

O diagnóstico se baseia na análise das conexões atrioventriculares e ventriculoarteriais.

Na forma típica, existem dois átrios e duas valvas atrioventriculares, ambas se abrindo nessa cavidade ventricular. Isto pode ser avaliado na incidência das 4 câmaras (figura 6.149) ou em uma incidência eixo curto passando pelas valvas e mostrando claramente a ausência de interposição de um septo interventricular entre os dois aparelhos valvares (figura 6.150).

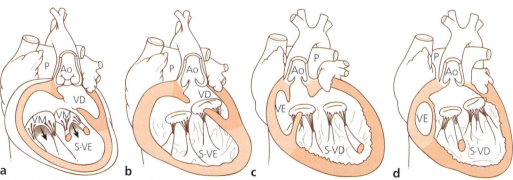

Figura 6.148. Diferentes tipos de ventrículo único observados em caso de alça anormal (L-*loop*), conforme a importância do problema de migração do canal atrioventricular primitivo. Segundo [295].

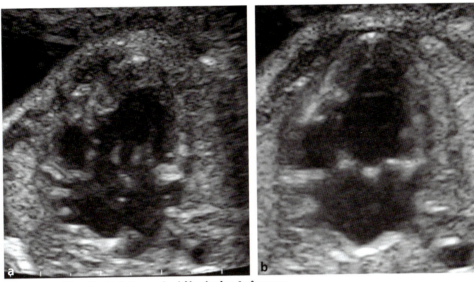

Figura 6.149. Ventrículo único na incidência das 4 câmaras.
As duas valvas atrioventriculares se abrem em uma única e mesma cavidade ventricular. **a.** Valvas abertas; **b.** Valvas fechadas.

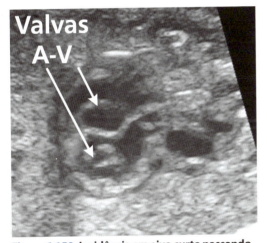

Figura 6.150. Incidência em eixo curto passando pelas duas valvas atrioventriculares (AV).
Imagem tirada na diástole. As duas valvas se abrem bem em uma única e mesma cavidade ventricular.

lar) leva, muito particularmente, à investigação de um isomerismo, direito ou esquerdo [296].

Após ter identificado os dois grandes vasos, busca-se determinar sua origem (conexões ventrículo-arteriais) com duas possibilidades:

- os dois vasos saem desse mesmo ventrículo único. Trata-se de um ventrículo comum;
- um dos vasos nasce exatamente desse ventrículo, mas a origem do outro é mais difícil de evidenciar. Seguindo seu trajeto "por trás" e "virando" em torno da cavidade ventricular, termina-se por evidenciar pequena cavidade anexa a partir da qual sai esse grande vaso[5]. Trata-se de um ventrículo único com uma cavidade principal e uma cavidade acessória. Ambas comunicam-se entre si por uma "CIV" mais ou menos estreita (*foramen bulbi*). Excepcionalmente, os dois vasos podem ter origem da cavidade acessória.

Quando uma valva atrioventricular está ausente, o posicionamento teórico de seu anel se encontra com relação a essa cavidade ventricular e não deslocado lateralmente (como em uma atresia tricúspide). A presença de uma CAV (defeito de septo atrioventricu-

---
[5]Teoricamente, essa cavidade acessória está situada na frente no caso de ventrículo único de tipo esquerdo e atrás em caso de ventrículo único de tipo direito. Na prática, ela pode ser deslocada para a direita ou a esquerda em ambos os casos [297].

Manual Prático de Ecocardiografia Fetal

O diagnóstico da natureza esquerda ou direita do ventrículo único é mais difícil. Não pode ser feito a não ser julgando o aspecto das paredes, lisas em caso de ventrículo esquerdo, trabeculadas em caso de ventrículo direito. *Em caso de ventrículo único, não é possível deduzir a natureza do ventrículo a partir do estudo das valvas atrioventriculares e das ligações de seus cordões e músculos papilares (ver. anteriormente, "Embriologia e anatomia").*

Sinais prognósticos

O prognóstico, tanto imediato como a longo prazo, depende da "fluidez" da circulação intracardíaca entre as veias, tanto pulmonares como sistêmicas, na entrada do coração e as artérias em sua saída.

As duas valvas atrioventriculares geralmente são do mesmo diâmetro e bastante funcionais. No caso contrário, a anomalia se localiza quase sempre na valva tricúspide, que tende a ser estenótica em caso de alça L e regurgitante em caso de alça D normal [298].

Em caso de atresia de uma valva atrioventricular, é necessário garantir que o forame oval seja amplamente permeável e permita esvaziamento correto do átrio que possui um orifício.

Em caso de CAV (defeito de septo atrioventricular), uma regurgitação importante da valva única levanta a preocupação de uma descompensação ventricular rápida após o nascimento, até mesmo *in utero*.

Em caso de *foramen bulbi* nitidamente restritivo, o vaso que sai da cavidade acessória será subperfundido com uma falha de desenvolvimento. Na maioria das vezes, trata-se da aorta com o risco de formação de uma coarctação (aproximadamente 20% [296]) ou de uma hipoplasia, até mesmo de uma interrupção do arco aórtico. Raramente, podem existir vários defeitos entre as duas cavidades [298].

A tolerância pós-natal dependerá muito da posição dos grandes vasos, frequentemente transpostos (86% dos casos [298]), e da existência de lesões obstrutivas pulmonares (valvares ou subvalvares), observadas em 2/3 dos casos na presença de um isomerismo [296].

A forma mais mal tolerada é mais frequentemente, aquela em que a artéria pulmonar sai da cavidade principal e não apresenta obstáculo valvar. A criança estará pouco ou nada cianosada, mas apresenta-

rá hiperdébito pulmonar importante, responsável por hipertensão arterial pulmonar e insuficiência cardíaca. A forma mais bem tolerada corresponde àquele que é denominada "coração de Holmes[6]", em que a artéria pulmonar nasce da cavidade acessória e apresenta uma estenose valvar ou uma estenose subvalvar ligada a um *foramen bulbi* restritivo. Após o nascimento, os pulmões serão protegidos por essa estenose, e a criança sobreviverá ao custo de uma cianose mais ou menos marcada.

O exame Doppler colorido e, eventualmente, o Doppler pulsado podem ajudar a precisar esses diferentes elementos.

Armadilhas ecográficas

> **O mais importante**
> Não confundir um aparelho subvalvar hipertrofiado com um septo interventricular. O erro é frequente e leva ao diagnóstico errôneo de assimetria ventricular. Para evitá-lo, convém verificar, cuidadosamente, a porção basal dessa aparente divisão. Se for realmente um septo, ele vem se ligar à cruz do coração, entre as duas valvas atrioventriculares. Se for um aparelho subvalvar, essa "divisão" é interrompida na extremidade de uma das valvas atrioventriculares (figura 6.151).

O fato de ver apenas um ventrículo durante um exame ecográfico não é sinônimo de ventrículo único, e outra armadilha é confundir um ventrículo único com atresia de uma valva atrioventricular com uma atresia tricúspide ou uma hipoplasia ventricular, esquerda ou direita. No caso de um ventrículo único, os átrios estão ambos situados com relação a esse ventrículo e, ao lado do anel valvar permeável, persiste um "local" para o anel da valva controlateral, seja atrésica ou não (figura 6.152a). Em uma atresia tricúspide, o átrio direito está deslocado para a direita com relação ao ventrículo (esquerdo) e, a seu respeito, podemos, na maioria

---

[6]A primeira descrição de um ventrículo único é atribuída a Andrew F. Holmes em 1824. Era um ventrículo de tipo esquerdo, com vasos normalmente apresentados/estabelecidos [299].

Capítulo 6. Malformações cardíacas

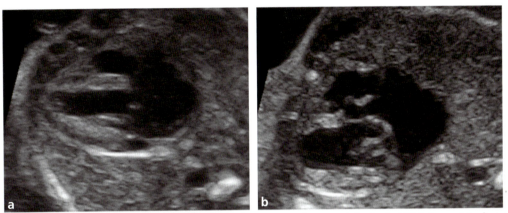

Figura 6.151. a. Sístole ventricular: falsa imagem de um septo interventricular. **b.** Diástole ventricular: a falsa imagem de septo é interrompida na extremidade de uma valva atrioventricular aberta.

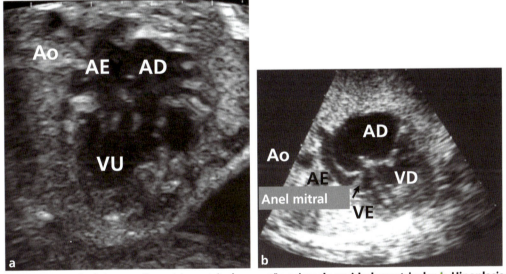

Figura 6.152. a. Os dois aparelhos atrioventriculares estão acima da cavidade ventricular. **b.** Hipoplasia do ventrículo esquerdo. O átrio esquerdo e o anel mitral, ambos hipoplásicos, se encontram ao lado da cavidade ventricular.

das vezes, distinguir um ventrículo direito hipoplásico. Em uma hipoplasia ventricular esquerda, o átrio esquerdo, na maioria das vezes também hipoplásico, está situado à esquerda do ventrículo funcional (direito), que é contornado ao mínimo por massa muscular sem luz correspondente ao ventrículo esquerdo hipoplásico (figura 6.152b).

Anomalias associadas

As anomalias cardiovasculares são frequentes e podem ser múltiplas, sendo o ventrículo único apenas um dos elementos de uma cardiopatia complexa; somente uma análise segmentar rigorosa poderá desmembrar. Um ventrículo único se integra frequentemente em

Manual Prático de Ecocardiografia Fetal

um conjunto malformador ligado a um problema da lateralização (heterotaxia). Isto é particularmente verdadeiro quando existe um CAV (defeito de septo atrioventricular) ou quando ventrículo único é de tipo direito, com isomerismo direito em 12 das 19 pacientes da série de Sinzobahamvya *et al.* [300].

Um ventrículo único não sugere anomalia genética em especial, e o cariótipo raramente é anormal (trissomia 18, Klinefelter [301]) nas formas isoladas.

Anomalias extracardíacas são possíveis, mas pouco frequentes.

Prognóstico e conselho aos pais

Durante a vida fetal, a tolerância permanece boa, contanto que as valvas atrioventriculares não estejam atrésicas ou sejam o local de uma regurgitação importante. Na ausência de bloqueio atrioventricular, as mortes fetais *in utero* são, portanto, raras, e um ventrículo único não é um fator de prematuridade [302].

Após o nascimento, e como isto foi abordado anteriormente (sinais prognósticos), a tolerância é muito variável, indo de um quadro de hipóxia severa ao de uma insuficiência cardíaca refratária. É difícil prever, durante a ecografia fetal, quais são os recém-nascidos que apresentarão uma ducto-dependência [303]. Portanto, recomenda-se que o parto ocorra, no mínimo, em uma materniade de nível III.

Em sua forma que associa uma artéria pulmonar que sai da cavidade acessória e um obstáculo valvar ou subvalvar por um *foramen bulbi* restritivo que protege os pulmões, um ventrículo único pode permanecer bem compensado, sem o menor tratamento, até uma idade avançada [304]. Uma gravidez é até possível nas mulheres que são portadoras. Isto significa como é difícil a informação comunicada aos pais e a ambiguidade de nosso discurso, alimentada pelas nossas incertezas (mais do que nossas certezas) diante de uma malformação tão impressionante, pode explicar a frequência das interrupções de gravidez, da ordem de 50% quando não são limitadas pela legislação [301].

Quando necessário, e fora os raros casos em que um tentativa de septação seria possível [305], o tratamento cirúrgico do ventrículo único é apenas paliativo, geralmente de acordo com o procedimento de Fontan, isto é, com, no mínimo, duas intervenções sucessivas à idade de 6 meses e depois aos 3 anos. Quando existir má posição vascular, uma intervenção de Norwood (ver anexo 6.1 da p. 303) pode ser realizada, com melhores resultados do que na hipoplasia do ventrículo esquerdo (sobrevida de 73% aos 5 e 10 anos em vez de aproximadamente 50% [306]). Uma cirurgia complementar, mais precoce, pode ser necessária para regular o fluxo pulmonar (alça ou anastomose) ou tratar uma anomalia associada (coarctação-hipoplasia da aorta ascendente etc.). Na série de 65 ventrículos únicos de tipo esquerdo relatada por Tham *et al.* [301], a sobrevida dos ventrículos únicos seria de 82% a 1 ano, 79% aos 5 anos e 76% aos 10 anos, com uma mortalidade inicial de 12% no primeiro mês de vida. Um prognóstico negativo não se deve tanto às anomalias associadas, mas à necessidade de intervir cirurgicamente a partir do período pré-natal, independente da intervenção que será realizada.

Risco de recorrência

O risco de recidiva entre os irmãos é baixo para as formas comuns de ventrículo único (< 1%). Ele aumenta para aproximadamente 5% nas formas mais complexas e se torna importante, até 30%, em caso de isomerismo esquerdo associado [307].

6.9. Más posições vasculares

6.9.1. Transposição dos grandes vasos (discordância ventriculoarterial)

Aspectos gerais e definição

A transposição dos grandes vasos (TGV) ou discordância ventriculoarterial é caracterizada por má posição dos vasos da base como a aorta que sai do ventrículo direito e artéria pulmonar do ventrículo esquerdo (figura 6.153). Ela pode ser isolada ou se integrar em um quadro mais complexo que faz parte do grupo das malformações conotruncais e, nesse sentido, requer a pesquisa de uma microdeleção 22q11.

A TGV isolada representa de 5 a 7% das cardiopatias congênitas e é a mais frequente das cardiopatias cianogênicas do recém-nascido, antes da tetralogia de Fallot [308]. Sua incidência é estimada entre 20 e 30 para 100.000 nascimentos, seja 150 a 220 novos casos na França todo ano. Ela acomete 2 a 3 vezes mais os meninos que as meninas. Espontaneamente, esta cardiopatia é rapidamente mortal nos poucos dias após o nascimento, mas os diferentes tratamentos lhes são opostos desde 1965 mudaram radicalmente seu prognóstico, permitindo hoje uma expectativa de "cura" na grande maioria dos casos.

É uma das malformações cardíacas que mais se beneficiou do diagnóstico pré-natal por ecografia fetal, sendo que este permite organizar ao máximo o manejo dessa verdadeira urgência neonatal [309].

Embriologia, anatomia e fisiopatologia

Embriologia

A teoria comumente admitida é aquela proposta por van Praagh [310], de um desenvolvimento anormal do cone, interposto entre o ventrículo primitivo e o tronco arterial.

Normalmente, o cone apresenta uma evolução diferente em sua porção subpulmonar, que cresce, e sua parte subaórtica, que, por sua vez, tende a regredir. Essa reabsorção do cone subaórtico, junto com fenômeno de convergência, leva o anel aórtico para baixo, para trás e para a esquerda, e o posiciona abaixo do ventrículo esquerdo, em continuidade com o anel valvar mitral. A persistência do cone subpulmonar desloca o anel valvar pulmonar para cima, para a direita e para frente, acima do ventrículo direito. A torção do tronco arterial primitivo (truncus) secundária a esse crescimento assimétrico é responsável por um enrolamento dos vasos da base e de seu cruzamento no espaço.

Na TGV, o cone subpulmonar se reabsorve, e o cone subaórtico se mantém. O anel aórtico está, portanto, situado em cima e na frente, acima do ventrículo direito, e separado do anel tricúspide por um cone mais ou menos bem desenvolvido, ao passo que o anel

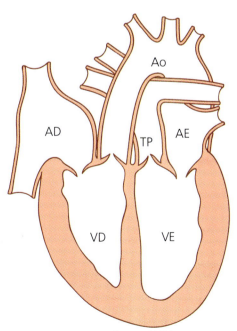

Figura 6.153. Esquema de uma TGV.
TP: tronco pulmonar.

pulmonar permanece acima do ventrículo esquerdo, em continuidade com o anel mitral. Os vasos perdem seu cruzamento e permanecem paralelos em sua porção inicial (figura 6.153).

Essa parte do "cruzamento fisiológico" dos grandes vasos é o sinal indicativo ecográfico principal da anomalia.

Anatomia [308]

A aorta que nasce do ventrículo direito geralmente é estritamente anterior ou ligeiramente à frente e à direita do tronco pulmonar que sai do ventrículo esquerdo. Raramente ela pode-se situar atrás e à direita deste (figura 6.154). É uma má posição D.

Quando essa má posição vascular é isolada, fala-se de transposição simples dos grandes vasos ou de "D-TGV isolada". É o caso mais frequente (≥60%). Por extensão, esse qualificativo designa, também, as TGV associadas à mínima comunicação interventricular (CIV).

Uma D-TGV pode estar associada a outras malformações cardíacas, especialmente uma CIV, uma estenose subpulmonar ou uma coarctação da aorta. A presença de uma grande CIV contribui para melhor tolerância ao nascimento, mas tende a complicar mais ou menos o tratamento cirúrgico da TGV.

Por fim, esta malposição vascular pode ser apenas um dos componentes de uma malformação mais complexa.

As artérias coronárias nascem das duas valvas que ficam diante do tronco pulmonar em mais de 99% dos casos, mas podem apresentar diversas variações de origem e de trajeto [311, 312] (figura 6.155). Em aproximadamente 3% dos casos, uma das artérias coronárias apresenta trajeto intramural em sua porção inicial, complicando ainda mais sua transferência durante a intervenção de destransposição.

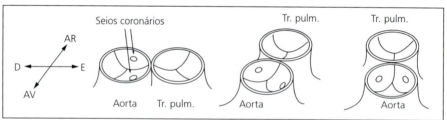

Figura 6.154. Disposições relativas dos grandes vasos na D-TGV em *situs solitus*.
À esquerda, disposição lado a lado. *No meio*, disposição oblíqua anterodireita, a mais frequente. *À direita*, disposição estritamente anteroposterior.
Segundo [308].

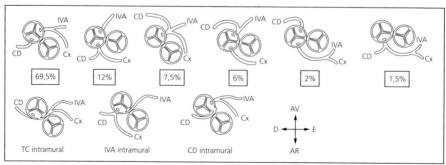

Figura 6.155. Variantes da disposição das artérias coronárias na D-TGV em *situs solitus*.
CD: coronária direita; Cx: circunflexa; IVA: interventricular anterior; TC: tronco comum esquerdo.
Segundo [308].

Fisiopatologia

Durante os dois primeiros trimestres da gestação, essa malformação não apresenta consequência hemodinâmica em razão das particularidades da circulação fetal. O crescimento fetal é ainda mais normal quando a associação das anomalias extracardíacas é rara, menos de 10% dos casos [313]. A composição do sangue destinado ao cérebro é, porém, profundamente alterada com relação ao normal (figura 6.156a) e pode levantar a preocupação de um hipodesenvolvimento cerebral, até de lesões comparáveis àquelas observadas nos fetos acometidos por hipoplasia do coração esquerdo (figura 6.156b). Paralelamente, a quantidade aumentada de glicose na aorta descendente seria acompanhada por uma hiperplasia das ilhotas de Langerhans e da corticossuprarrenal semelhante àquela encontra nos fetos de mães diabéticas [308].

No decorrer do 3º trimestre, vários fatores podem concorrer para deteriorar a tolerância neonatal imediata. O sangue circulante no tronco pulmonar é mais oxigenado que o normal, o que pode levar a uma constrição prematura do canal arterial. Isto, por sua vez, traz duas consequências:

- um aumento do débito na árvore arterial pulmonar, responsável por hipertensão arterial pulmonar e lesões vasculares pulmonares por hiperplasia das células musculares lisas arteriolares, às vezes irreversíveis;

- um aumento do retorno venoso pulmonar no átrio esquerdo, levando a uma elevação das pressões intra-atriais e a uma restrição do forame oval. No período neonatal, o diâmetro do forame oval é o fator principal que determina a oxigenação sistêmica durante a perfusão de Prostina® [314].

A variabilidade deste fenômeno de um feto a outro poderia estar ligada à quantidade da sangue venoso umbilical que passa pelo ducto venoso (e, portanto, dirigida, preferencialmente, para o átrio esquerdo). Rudolph [315] levanta a hipótese de que uma obstrução do ducto venoso no feto permitiria interromper esse círculo vicioso.

No nascimento, as duas circulações, sistêmica e pulmonar, são separadas e independentes; a sobrevida imediata é condicionada pela persistência das comunicações que existiam entre os corações direito e esquerdo antes do nascimento: o forame oval e o canal arterial. Elas sozinhas permitirão uma mistura dos sangues dessaturado e oxigenado. Esses *shunts* fetais estão detinados a se fecharem em um prazo não previsível que vai de alguns minutos a 48-72 horas após o nascimento. A TGV é, portanto, uma cardiopatia "ducto-dependente" e, sobretudo, "átrio-dependente" (o aporte de sangue oxigenado no coração direito e a aorta estão ligados, basicamente, à presença de uma comunicação entre os átrios). Seu tratamento é uma real urgência neonatal.

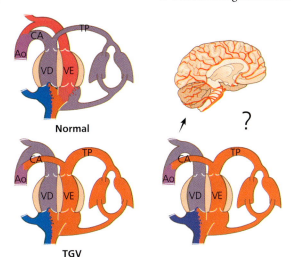

Figura 6.156. Particularidades da hematose fetal na presença de uma TGV.
O sangue saturado é dirigido, preferencialmente, à circulação pulmonar (aumentada) e a aorta descendente (via o canal arterial), com possíveis consequências no desenvolvimento cerebral.
CA: canal arterial; TP: tronco pulmonar.

Manual Prático de Ecocardiografia Fetal

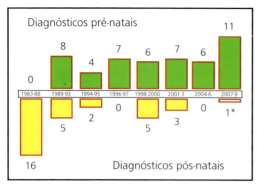

Figura 6.157. Evolução do diagnóstico pré-natal de TGV (± CIV) na região de Angers [França] entre 1983 e 2009.
1* = ausência de ecografia *in utero*.

As formas associadas a uma CIV frequentemente são mais bem toleradas no nascimento na medida em que a CIV, sobretudo se for grande, não se fechará com tanta rapidez e permitirá melhor mistura sanguínea, mas às custas de insuficiência cardíaca. Historicamente, as únicas formas que podiam sobreviver espontaneamente alguns meses ou alguns anos eram as TGV associadas a uma grande CIV e a uma estenose subpulmonar moderada, esta última limitando a importância da insuficiência cardíaca.

Diagnóstico ecográfico

O diagnóstico de TGV é cada vez mais frequentemente feito antes do nascimento, na maioria das vezes durante o exame "morfológico" feito a 22 SA (figura 6.157). É possível realizá-lo antes, a partir de 12-14 SA, quando as condições de exame forem favoráveis.

Como as estruturas estritamente intracardíacas geralmente são normais, o diagnóstico não pode ser sugerido na incidência das 4 câmaras. Ele necessita, obrigatoriamente (e logicamente), de uma exploração dos grandes vasos que passe por outros planos de corte mais acima situados no tórax [316].

Sinal indicativo

O sinal indicativo mais comum é a perda do cruzamento dos grandes vasos.

Normalmente, a aorta e o tronco pulmonar se cruzam pouco após sua saída do coração e é impossível desenrolar os dois vasos em um mesmo plano de corte. Quando a aorta é vista longitudinalmente, o tronco pulmonar aparece apenas em secção transversa ("aorta em longo, tronco pulmonar em redondo") e vice-versa.

Na D-TGV simples, os vasos possuem um trajeto paralelo e podem, portanto, ser visualizados de acordo com seu eixo longo de maneira simultânea (figuras 6.158 e 6.159).

Confirmação

É obtida por meio da análise dos grandes vasos e de suas conexões com os ventrículos. A aorta é caracterizada pelo fato de que descreve um arco, dá origem aos vasos com destino cefálico e é o vaso que sobe mais no

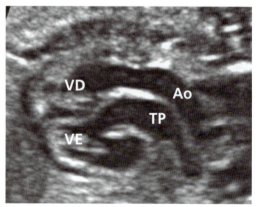

Figura 6.158. Trajeto paralelo dos grandes vasos vistos em secção longitudinal no mesmo eixo.

Capítulo 6. Malformações cardíacas

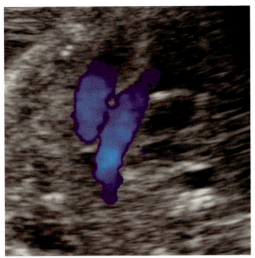

Figura 6.159. Grandes vasos paralelos: aspecto em Doppler colorido.

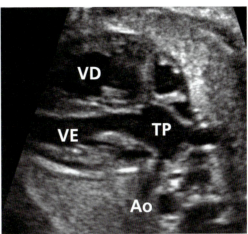

Figura 6.161. Tronco pulmonar, reconhecível em sua bifurcação precoce, oriundo do ventrículo esquerdo.

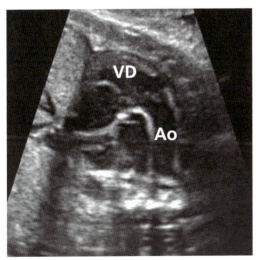

Figura 6.160. Aorta anterior, oriunda do ventrículo direito.

tórax. Na D-TGV, é o vaso mais anterior, oriundo do ventrículo direito (figura 6.160), e seu arco apresenta um raio de curvatura maior que o normal.

O tronco pulmonar é caracterizado por sua bifurcação precoce em dois ramos. Ele sai do ventrículo esquerdo (figura 6.161).

Na incidência dos 3 vasos, a artéria pulmonar, a aorta e a veia cava superior não estão mais alinhadas como de costume. Em geral, a aorta aparece deslocada para frente; às vezes, apenas dois vasos permanecem visíveis: a aorta e a veia cava superior [316] (figura 6.162).

Pesquisa das anomalias associadas

Cerca da metade das D-TGV são perfeitamente isoladas. Quando isso não ocorre, as anomalias mais frequentes são a presença de uma CIV ou de um obstáculo na ejeção do ventrículo esquerdo, portanto, da via pulmonar.

Uma CIV está presente em aproximadamente 40% dos casos. Um terço deles é pequeno o bastante para não ter um significado real. Única na maioria das vezes, a comunicação pode-se localizar em qualquer ponto do septo. Com frequência, é perimembranosa subvascular ($\approx$ 30%), muscular ($\approx$ 30%) ou por falha de alinhamento ($\approx$ 30%).

Em caso de CIV subvascular, é útil verificar que o músculo interaortopulmonar aparece bem alinhado com o resto do septo e não desviado para uma das câmaras de ejeção. Se ele formar um obstáculo subaórtico, pode ser a causa de hipoplasia da aorta ou de uma coarctação, até de uma interrupção do arco aórtico (aproximadamente 5% dos casos).

Atualmente, salvo exceção [317], é ilusório esperar descrever a anatomia coronária durante a eco-

Manual Prático de Ecocardiografia Fetal

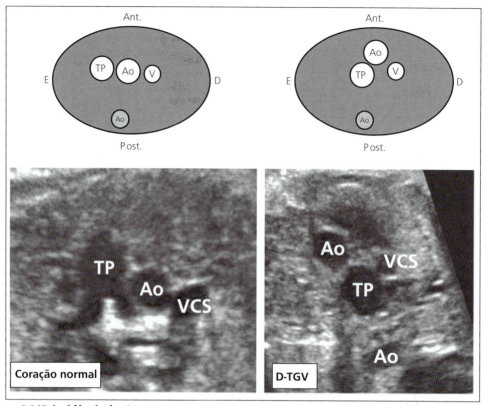

Figura 6.162. Incidência dos 3 vasos.
Disposição mais frequente dos vasos da base em caso de D-TGV. TP: tronco pulmonar; V/VCS: veia cava superior direita.

grafia fetal, mas pode ser útil tentar especificar as posições relativas da aorta e da artéria pulmonar na medida em que uma disposição coronária normal seria observada em cerca de 75% dos casos quando a aorta é anterodireita ou estritamente anterior ao tronco pulmonar, contra menos de 40% dos casos em que os vasos estão lado a lado [312]. A ecografia 4D poderia ser uma ajuda preciosa para essa finalidade [318]. Uma distribuição coronária incomum é igualmente mais preocupante em caso de CIV associada [312].

Por outro lado, como mostra a figura 6.154, há chances fortíssimas de que a distribuição coronária seja normal se chegarmos a evidenciar que a coronária direita apresenta nascimento isolado e não comum com a interventricular anterior e/ou a circunflexa (figura 6.163).

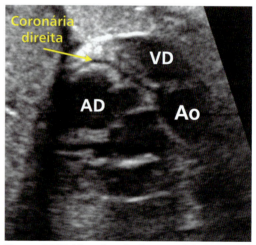

Figura 6.163. Visualização da coronária direita no sulco atrioventricular direito.

Capítulo 6. Malformações cardíacas

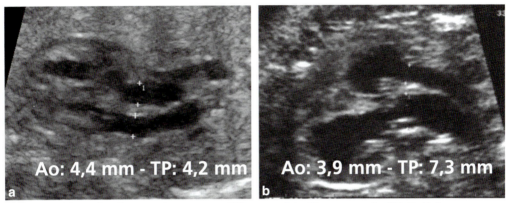

Figura 6.164. Exemplos de vasos "congruentes" (à esquerda) e "incongruentes" (*à direita*) em uma D-TGV simples.

Elementos de intenção prognóstica

Elementos anatômicos

Eles condicionam a factibilidade e a qualidade da reparação cirúrgica. Além da pesquisa de anomalias associadas e, principalmente, de uma eventual CIV da qual serão especificados o tamanho e a localização, a disposição respectiva da aorta e do tronco pulmonar condicionado ao risco de disposição coronária atípica (*ver anteriormente*), é útil precisar os diâmetros dos grandes vasos em sua origem e verificar que são semelhantes ("congruentes"). Uma diferença de calibre importante ("discrepância") complicaria o *switch* arterial e poderia até mesmo contraindicá-lo (figura 6.164). Além disso, ela requeria investigar anomalia associada como uma coarctação se a hipoplasia interessa à aorta.

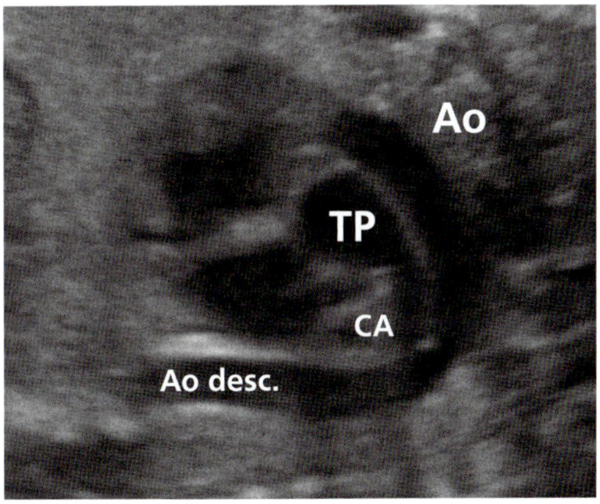

Figura 6.165. Canal arterial de pequeno calibre em fim da gestação.
Notar o raio de curvatura do arco aórtico, maior que o normal.

Elementos funcionais

Serão estudados, mais particularmente, no 3º trimestre e logo antes do termo. Trata-se da presença de um forame oval e/ou de um canal arterial restritivo (figura 6.165) (Capítulo 4.3 e 6.13.1). Ambos deixam prever um péssima tolerância desde o nascimento e a necessidade de realizar uma manobra de Rashkind nos minutos após este, eventualmente na sala de parto. Recentemente, Punn e Silvermann [319] identificaram dois outros sinais que sugeriam péssima tolerância neonatal precoce: a presença de um "*septum primum* hipermóvel", definida como membrana do forame oval oscilando entre os dois átrios, e a de um fluxo inverso no canal arterial, independentemente de sua permeabilidade. Para estes autores, esses dois sinais seriam pouco sensíveis, mas muito específicos, com valores preditivos respectivos de 1 e 0,89.

Gestão da gravidez

O diagnóstico de TGV simples não deve alterar o decurso da gravidez. O crescimento e o desenvolvimento do feto não costumam ser perturbados, mesmo que persistam dúvidas sobre uma possível reper-

Manual Prático de Ecocardiografia Fetal

cussão no desenvolvimento cerebral, como visto anteriormente.

Na ausência de anomalia cardíaca ou extracardíaca associada, o risco de anomalia genética identificável é considerada muito baixa, senão nula [313]. Portanto, não há indicação formal na realização de uma amniocentese. Considerando a qualidade habitual da reparação cirúrgica, não há motivo para a discussão de uma eventual interrupção da gestação, salvo em situação excepcional.

O parto pode-se dar normalmente, por via baixa, mas será programado, geralmente após transferência *in utero*, em um centro que reúna as competências obstétricas, de cardiologia pediátrica intervencional, cirurgia cardíaca e reanimação neonatal que permita um manejo ideal ao recém-nascido.

Manejo do recém-nascido

Idealmente, isto é, quando o diagnóstico foi feito *in utero*, o manejo se inicia imediatamente após o nascimento, na sala de parto ou em proximidade imediata. Na maioria das vezes, ela associa:

- a colocação de uma perfusão de prostaglandina (PGE1) para manter o canal arterial aberto;
- a realização de uma "atriosseptostomia" pela manobra de Rashkind. Esta, nem sempre neces-

sária, visa a manter e aumentar o *shunt* do forame oval criando uma (grande) CIA "permanente".

A intervenção de destransposição (ou *switch* arterial) é realizada nos 10 dias seguintes, com um risco de mortalidade inferior a 5%, até 1%, para as equipes mais eficientes [320, 321]. O prognóstico cirúrgico é, portanto, globalmente muito favorável, mas permanece influenciado pela disposição anatômica das artérias coronárias (atualmente não precisada pela ecografia pré-natal). Um trajeto intramiocárdico ou interaorticopulmonar, presente em 3 a 4% dos casos, modifica e agrava francamente esse prognóstico.

A criança ganha alta no final do primeiro mês de vida, geralmente sem tratamento médico e sem perspectiva de reintervenção posterior, salvo exceções ligadas a um acometimento das artérias coronárias ou a uma patologia evolutiva das valvas e da base aórtica (na verdade, de origem pulmonar).

Risco de recorrência

O risco de recidiva durante uma gestação posterior está estimado entre 1 e 2%, com um fator familiar muito provável, um antecedente familiar de cardiopatia (na maioria das vezes, TGV ou dupla discordância) sendo encontrado em 10% das crianças acometidas [322].

6.9.2. Transposição corrigida dos grandes vasos (dupla discordância)

A transposição corrigida dos grandes vasos (TGVc) associa uma dupla discordância entre os átrios e os ventrículos de um lado, e entre os ventrículos e os grandes vasos de outro [333]. É uma malformação rara cuja prevalência está estimada em 0,03 para 1.000 nascimentos (0,05% das cardiopatias congênitas) [334]. Na verdade, essa frequência, provavelmente, é subestimada, por um lado em razão da frequente ocorrência de mortes fetais *in utero* (MFIU) nas for-

mas complicadas [333]; por outro lado, porque, em contrapartida, um certo número de TGVc permanece assintomático e, portanto, passa despercebido até em uma idade avançada [335]. De fato, cada discordância tende a eliminar os efeitos hemodinâmicos desfavoráveis do outro, ainda que as circulações sistêmica e pulmonar sejam normais, exceto que são o ventrículo direito e a valva tricúspide que devem enfrentar as altas resistências sistêmicas.

Capítulo 6. Malformações cardíacas

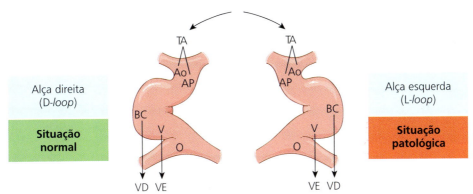

Figura 6.166. Torção do tubo cardíaco primitivo e formação da alça cardíaca.
Segundo Van Praagh.

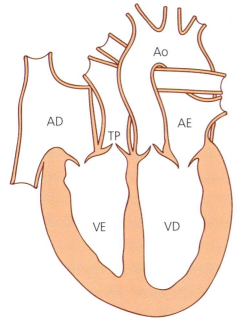

Figura 6.167. Esquema da dupla discordância, átrioventricular e ventriculoarterial.

Embriologia e anatomia

O *primum movens* aparece precocemente, durante a formação da alça do tubo cardíaco primitivo, esta se produzindo para a esquerda (*loop* L) e não para a direita (*loop* D), como de costume (figura 6.166). Esse sentido de rotação anormal leva o ventrículo morfologicamente esquerdo para a direita e o ventrículo de morfologia direita para a esquerda. Disso resulta, também, uma horizontalização do septo interventricular, com ventrículos dispostos de acordo com uma relação mais superoinferior do que anteroposterior [334].

O termo "dupla discordância" se refere à coexistência de uma discordância atrioventricular e de uma discordância ventriculoarterial (figura 6.167).

Discordância atrioventricular

O átrio direito (normalmente situado à direita no tórax, exceto nos 5% dos casos que apresentam um *situs inversus*) está em continuidade com o ventrículo morfologicamente esquerdo, por intermédio de um aparelho valvar mitral de dois músculos papilares (ele próprio anormal em 10% dos casos).

O átrio esquerdo comunica, por sua vez, com o ventrículo morfologicamente direito por intermédio de um aparelho valvar tricúspide. Essa valva tricúspide é quase sempre anormal, principalmente seu folheto septal, em um grau variável, mas que pode chegar a uma forma severa de malformação de Ebstein.

Discordância ventriculoarterial

A aorta está situada na frente e à esquerda do tronco pulmonar e dá sequência ao ventrículo morfologicamente direito. O aparelho valvar aórtico é separado do aparelho tricúspide por um infundíbulo completo.

O tronco pulmonar sai do ventrículo morfologicamente esquerdo e existe, na maioria das vezes, continuidade entre as valvas pulmonares e mitral. Situada no estreito entre as valvas atrioventriculares, a via de ejeção pulmonar frequentemente é o local de uma obstrução.

Anomalias cardíacas associadas

São frequentes e observadas em mais de 80% das formas diagnosticadas após o nascimento. Trata-se, basicamente, da presença de:

- comunicação interventricular (CIV) presente na metade dos casos, geralmente perimembranosa e ampla;
- valva tricúspide quase sempre displásica, mas que pode permanecer perfeitamente funcional. Em uma série pediátrica, uma regurgitação significativa afetava essa valva em pouco menos da metade dos casos [336];
- obstrução da via de ejeção pulmonar (30-50% dos casos), coexistindo, geralmente, com as duas anomalias anteriores.

Devemos assinalar, separadamente, as anomalias particulares da rede coronariana e do tecido de condução intracardíaco. Ela vem, eventualmente, complicar uma intervenção e explicam a frequência dos distúrbios de condução em geral e do bloqueio atrioventricular completo em particular. Este último é particularmente preocupante em caso de cirurgia, mas também pode ser espontâneo e aparecer ainda na vida fetal.

Diagnóstico ecográfico

Sinal indicativo

É, na maioria das vezes, a descoberta de má posição dos grandes vasos pela perda de seu cruzamento normal. Não será preciso se deter no diagnóstico de transposição simples dos grandes vasos, ainda mais quando a orientação destes é incomum (transposição L e não transposição D).

Diagnóstico de confirmação

É relativamente fácil de se obter a partir do momento em que se restringe a uma análise segmentar e metódica dos diferentes estágios cardíacos. A incidência das 4 câmaras é essencial. Ela permite o diagnóstico da discordância atrioventricular e de investigar duas das principais complicações: uma displasia tricúspide e a presença de uma CIV.

> **Lembrete**
> As valvas atrioventriculares estão "ligadas" aos seus ventrículos e não aos átrios. Identificar a valva tricúspide (em sua posição apical) permite identificar o ventrículo direito.

- Uma dextrocardia é frequente (25% dos casos)[337].
- Os retornos venosos sistêmicos permitem identificar o átrio direito, geralmente em posição normal;.
- O átrio esquerdo... é o outro átrio. Ela recebe bem, aliás, as veias pulmonares, bem como o fluxo do forame oval.
- O ventrículo direito normalmente é o mais fácil de ser identificado, por dois motivos:
  - a presença de uma banda moderadora que vem barrar seu terço apical;
  - seu aparelho valvar atrioventricular se encontra em posição mais apical que o do outro ventrículo, sendo a diferença mitrotricúspide frequentemente mais marcada do que em um coração normal (figura 6.168). O aparelho

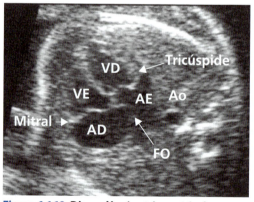

Figura 6.168. Discordância atrioventricular: o ventrículo direito sucede o átrio esquerdo e o ventrículo esquerdo ao átrio direito.

subvalvar possui suas ligações ao ápice do ventrículo e não em suas paredes laterais, como ocorre com os dois músculos papilares da valva mitral.

Este ventrículo está relacionado com o átrio esquerdo: existe, portanto, discordância atrioventricular.

- O ventrículo esquerdo é aquele que sucede ao átrio direito. Ele adquire uma morfologia particular em razão da persistência de um cone (e, portanto, de um infundíbulo).

- A análise dos grandes vasos mostra que coexiste uma discordância ventriculoarterial. O tronco pulmonar, reconhecido em sua bifurcação, sai do ventrículo esquerdo (figura 6.169), ao passo que a aorta, que dá o arco aórtico, nasce do ventrículo direito. O anel aórtico está na frente e à esquerda do anel pulmonar: trata-se de uma transposição L (figura 6.170).

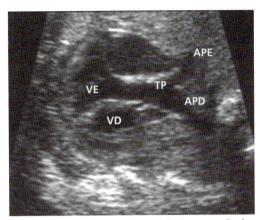

Figura 6.169. Tronco pulmonar (TP) nascendo do ventrículo esquerdo e dando origem às artérias pulmonares direita (APD) e esquerda (APE).

Elementos prognósticos

As anomalias extracardíacas são raras e seriam principalmente renais [337].

O prognóstico está basicamente ligado às anomalias cardíacas associadas. Um ventrículo direito pode assumir a função de ventrículo sistêmico durante vários anos "tanto que é só isso que ele faz". Uma falha desse ventrículo é preocupante mais ou menos rapidamente depois do nascimento a partir do momento que coexistirem:

- uma CIV, principalmente se ela for grande e sem obstrução na via pulmonar;

- uma displasia nítida da valva tricúspide, com espessamento dos folhetos e/ou deslocamento apical marcado (tipo malformação de Ebstein). Mesmo na ausência de insuficiência tricúspide fetal, é preocupante que essa valva se torne incontinente ao nascimento com a elevação das resistências sistêmicas. Uma regurgitação já presente *in utero* é ainda mais negativa;

- um obstáculo sobre a via de ejeção aórtica, rara, mas possível: hipoplasia aórtica, coarctação da aorta [338], interrupção do arco aórtico [339].

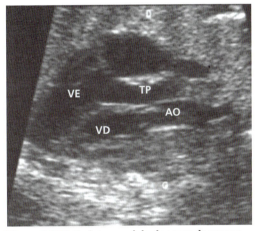

Figura 6.170. Trajeto paralelo dos grandes vasos em sua origem, assinalando a má posição arterial.
TP: tronco pulmonar.

A partir do período fetal, as anomalias do tecido de condução podem ser responsáveis por uma bradicardia por problema condutivo (bloqueio atrioventricular completo), aparecendo, principalmente, no 3º trimestre e causadora de morte fetal em quadro de hidropisia [337, 340].

Mais raras, outras anomalias comprometem com ainda mais certeza o prognóstico: hipoplasia de um ventrículo, atresia de uma valva atrioventricular, ventrículo direito com dupla via de saída etc.

Conselho aos pais

A TGVc raramente é acompanhada por uma anomalia cromossômica [337], mesmo que pareça existir certo vínculo de parentesco com a transposição simples dos grandes vasos. As duas anomalias podem, de fato, coexistir na mesma família, principalmente em caso de consanguinidade. Nas gestações de gêmeos, um feto pode ser acometido e o outro, não [341].

Durante o diagnóstico, duas situações devem ser consideradas:

1. a TGVc não está isolada ou já é acompanhada de manifestação de má tolerância. O prognóstico é, então, muito negativo, com um risco elevado de MFIU em caso de problema condutivo ou morte nos primeiros meses de vida em caso de insuficiência tricúspide, com poucas possibilidades cirúrgicas;
2. a TGVc aparece isolada durante o diagnóstico, com uma tricúspide bem continente. A apresentação do prognóstico deve, entretanto, permanecer sob reservas [342].

Um acompanhamento rigoroso da gestação é obrigatório em razão do risco da ocorrência de um bloqueio atrioventricular no 3º trimestre.

Na sua ausência, o parto (por via baixa) pode ser organizado em uma maternidade de nível II para acompanhamento do recém-nascido durante a transição entre a circulação fetal e a circulação pós-natal (marcada por um aumento das resistências vasculares sistêmicas). Se esta fase passar sem incidentes, a criança continua ameaçada pelo aparecimento inesperado de um problema condutivo que exija a implantação de uma marca-passo ou, mais raramente, de distúrbios do ritmo [337, 342].

As TGVc que passam esse marco podem ter uma sobrevida prolongada e de boa qualidade. Os indivíduos jovens apresentam uma capacidade de esforço nos limites da normalidade [343], e as mulheres, eventualmente, levam gestações a termo. A expectativa de vida desses pacientes permanece, no entanto, reduzida pelo aparecimento habitual de [344]:

- uma regurgitação da valva atrioventricular sistêmica a partir da 3ª ou 4ª década;
- uma insuficiência cardíaca entre 40 e 50 anos sem que se possa, facilmente, compartilhar a responsabilidade da insuficiência valvar e da deterioração da função do ventrículo direito sistêmico em sua gênese;
- distúrbios do ritmo atriais, secundárias à regurgitação valvar, ou ventriculares, secundárias a uma deterioração miocárdica. Esta pode ser consequência da sobrecarga ligada à regurgitação tricúspide ou, eventualmente, de uma isquemia [343]. A capacidade de um ventrículo direito de garantir uma função sistêmica prolongada permanece discutida. Cerca de 20 observações de sobrevida prolongada, até os 80 anos, parecem demonstrar que isso é possível [335, 345].

Diferentes soluções cirúrgicas podem ser propostas, pelo menos teoricamente [336, 339].

A correção completa da malformação passa por uma inversão dos circuitos atrioventriculares (intervenção de Senning ou de Mustard, usada até os anos 1980 para tratar a transposição simples dos grandes vasos) e ventriculoarteriais (por uma destransposição dos grandes vasos ou *switch* arterial, procedimento atual de tratamento da transposição simples). Ela possui a vantagem de recolocar o ventrículo direito na circulação a baixa pressão e diminuir as consequências de uma eventual regurgitação tricúspide. Somente pode ser considerada na ausência de obstáculo significativo na via pulmonar (que se tornaria um obstáculo subaórtico). Em razão dos limites e complicações próprias à intervenção de Senning (distúrbios do ritmo atriais, obstrução dos neocanais venosos sistêmico e sobretudo pulmonar) [346], essa intervenção raramente é realizada.

A correção cirúrgica somente da regurgitação tricúspide é possível, mas necessita, em geral, de uma substituição valvar, já que o caráter displásico dessa valva praticamente não serve para um manejo de plastia duradouro [347].

A retirada de uma obstrução pulmonar é difícil, sendo esta mais de localização subvalvar (infundibular) que valvar. A manutenção de certa hiperpressão no ventrículo esquerdo pode, aliás, ser benéfica na geometria septal e, secundariamente, nas funções do ventrículo direito e da tricúspide [336].

Risco de recorrência

O risco de recorrência de cardiopatia entre irmãos é estimado em cerca de 5% [341].

6.10. Anomalias da aorta

6.10.1. Anomalias dos arcos aórticos: aspectos gerais

As anomalias dos arcos aórticos reúnem diversas anomalias de posição ou de origem do arco aórtico e dos vasos que dele saem.

Algumas anomalias são puramente posicionais e frequentemente assintomáticas, mas outras podem constituir um anel vascular, completo ou não, que prende e comprime a traqueia e o esôfago. Estes podem ser a causa de um quadro de sofrimento respiratório a partir do período neonatal ou provocar vários sintomas (estridor, dispneia, disfagia), às vezes aparecendo somente na idade adulta.

Uma anomalia do arco aórtico pode estar isolada, mas frequentemente se associa a outras patologias cardíacas ou mais gerais, como uma microdeleção 22q11 [348].

Embriologia

J. E. Edwards propôs um modelo hipotético de arcos aórticos simétricos a partir do qual pode ser explicada a maioria das anomalias observadas, resultando da regressão de estruturas que devem, normalmente, persistir e/ou da persistência de estruturas que devem desaparecer durante o desenvolvimento embriológico (figura 6.171).

O lado direito ou esquerdo do arco aórtico ou do canal arterial faz referência à sua posição com relação à traqueia.

Normalmente, o arco aórtico e o canal arterial esquerdos persistem, ao passo que o canal arterial e o arco aórtico direitos regridem. A parte inicial do arco aórtico direito dá o tronco braquiocefálico, a carótida direita e a subclávia direita (figura 6.172).

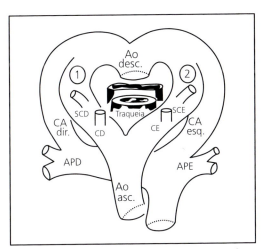

Figura 6.171. Modelo hipotético de Edwards de duplo arco aórtico.
Ao asc.: aorta ascendente ventral; Ao desc: aorta descendente dorsal; APD: artéria pulmonar direita; APE: artéria pulmonar esquerda; CA dir.: canal arterial direito; CA esq.: canal arterial esquerdo; CD/CE: carótidas primitivas direita/esquerda; SCD/SCE: subclávias direita e esquerda. 1: arco aórtico direito; 2: arco aórtico esquerdo.
Segundo [358].

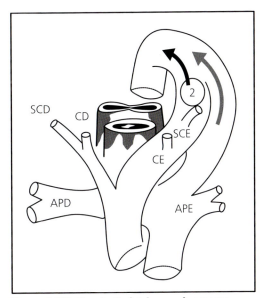

Figura 6.172. Circulação fetal normal com arco aórtico à esquerda da traqueia.
APD: artéria pulmonar direita; APE: artéria pulmonar esquerda; CD/CE: carótidas primitivas direita/esquerda; SCD/SCE: subclávias direita e esquerda. 2: arco aórtico esquerdo.
Segundo [358].

Exame ecográfico do arco aórtico [349]

Este exame se baseia em uma exploração progressiva do mediastino superior, de baixo para cima no plano transversal.

No início dessa exploração, normalmente visualiza-se a aorta ascendente à direita, o tronco pulmonar, seguido da aorta descendente à esquerda (figura 6.173).

Uma angulação suplementar do sensor para cima leva à incidência dos 3 vasos e da traqueia descrita por Yagel *et al.* [350], passando pelo tronco pulmonar, a aorta e veia cava superior. Alguns graus de inclinação são suficientes para passar do plano do arco ázigo (figura 6.147b) ao da convergência da aorta e do tronco pulmonar (figura 6.147c), depois ao plano que passa pelo canal arterial (figura 6.174d). Em todos os casos, o arco aórtico e o canal arterial que sai do tronco pulmonar estão situados à esquerda da traqueia, sua confluência na aorta descendente que desenha um aspecto em V ou Y.

Uma angulação suplementar para cima faz aparecer o único teto da cruz aórtica, que adquire um aspecto de "salsicha", sempre situado à esquerda da traqueia (figura 6.175).

Geralmente, nenhuma estrutura vascular passa por trás da traqueia. Toda exceção é patológica.

Também pode ser útil explorar essa zona em um plano coronal oblíquo que passa pela bifurcação traqueal. Neste plano, o arco aórtico é visto em corte acima do brônquio principal esquerdo, à esquerda da traqueia. O canal arterial é um pouco mais lateral e está abaixo do arco (figura 6.176).

Por fim, tanto o arco aórtico quanto o arco do canal podem-se estender por planos sagitais contíguos, conforme foi visto no Capítulo 2.1.

Vasos da base – Variantes fisiológicas

Normalmente, os três vasos com destino cefálico nascem separadamente do arco aórtico, formando, respectivamente, o tronco braquicefálico (direita), a carótida primitiva esquerda e a artéria subclávia esquerda.

Variantes, não patológicas, são, entretanto, possíveis em aproximadamente 30% dos casos, sendo a mais frequente (13%) a existência de um nascimento comum do tronco braquiocefálico direito e da carótida comum esquerda (figura 6.177).

Anomalias dos arcos aórticos e anel vascular

O termo "anel vascular" se aplica às anomalias dos arcos aórticos que cercam a traqueia e o esôfago e podem comprimi-los.

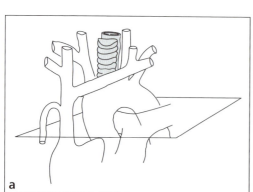 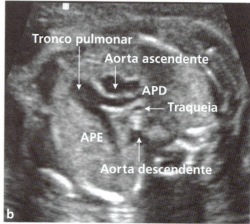

Figura 6.173. Corte passando pelo tronco pulmonar e a aorta ascendente.
APD: artéria pulmonar direita; APE: artéria pulmonar esquerda.

Capítulo 6. Malformações cardíacas

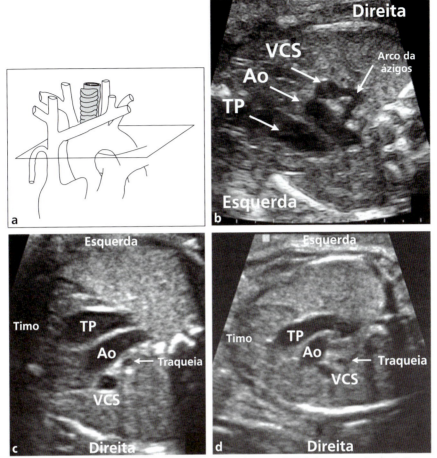

Figura 6.174. Corte dos 3 vasos passando pelo tronco pulmonar (TP) (e/ou o canal arterial), a aorta ascendente e a veia cava superior (VCS) (na qual termina a veia ázigos).

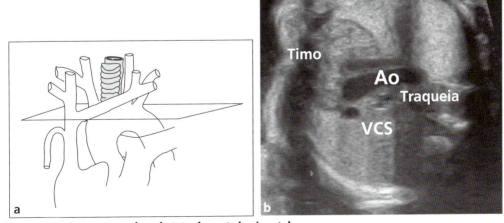

Figura 6.175. Corte passando pelo teto da aorta horizontal.
VCS: veia cava superior.

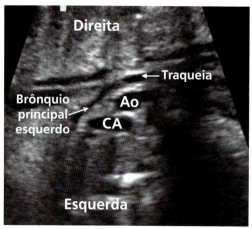

Figura 6.176. Corte coronal passando pela bifurcação traqueal.
A aorta é vista em corte à esquerda da traqueia. CA: canal arterial.

Após o nascimento, um anel vascular é responsável por dificuldades respiratórias em mais de 90% dos casos com estridor laríngeo inspiratório (> 75%), chiado, tosses desde o nascimento, infecções de repetição, cianose e distúrbios digestivos (40%) de tipo disfagia ou vômitos, até crises de sufocamento ou de cianose durante a alimentação [351]. Essas manifestações geralmente começam muito cedo depois do nascimento.

A tabela 6.37 detalha o caráter de alça ou não das anomalias mais frequentes. Deve-se notar que o diagnóstico pode-se tornar difícil, até mesmo impossível, tanto na ecografia como na RMN ou na tomodensitometria (após o nascimento) quando uma das estruturas vasculares incriminadas está hipoplásica ou atrésica e, portanto, não visível. Pelo menos em teoria, o diagnóstico de anel vascular deveria ser mais fá-

Tabela 6.37. Caráter de alça ou não das principais anomalias dos arcos aórticos (segundo [349])

Anomalias dos arcos aórticos	Anel vascular
Arco aórtico direito "em espelho"	
– Com CA esquerdo	Não
– Com CA direito (originando-se da aorta)	Não
Arco aórtico direito com SCE	
– Com CA esquerdo originando-se do SCE	Completo
– Com CA direito originando-se da aorta	Incompleto
Arco aórtico esquerdo com SCD anormal	
– Com CA esquerdo originando-se da aorta	Incompleto
– Com CA direito originando-se do SCD	Completo
Duplo arco aórtico	
– Com CA esquerdo	Completo
– Com CA direito	Completo
Arco aórtico circunflexo retroesofágico	Completo ou incompleto

CA: canal arterial; SCE/SCD: artéria subclávia esquerda/direita.

cil no pré-natal do que no pós-natal na medida em que o(s) canal(is) arterial(is) são permeáveis e visíveis no Doppler colorido, ao contrário do ligamento fibroso que o substitui após o nascimento.

Anomalias dos arcos aórticos e genética

Essas anomalias estão associadas a uma trissomia 21 ou a uma microdeleção 22q11 em 15 a 24% dos casos, sendo que este risco é encontrado mesmo na ausência

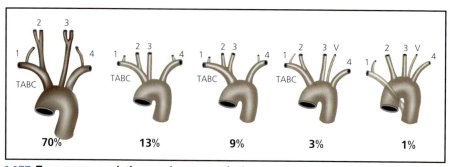

Figura 6.177. Troncos supra-aórticos: variantes anatômicas.
TABC: tronco arterial braquiocefálico; V: artéria vertebral; 1: subclávia direita; 2: carótida primitiva direita; 3: carótida primitiva esquerda; 4: subclávia esquerda.

de outra malformação cardíaca [348, 352]. Uma microdeleção 22q11 é muito mais preocupante quando coexiste uma hipoplasia ou uma atresia de uma das artérias pulmonares proximais ou, no caso de um duplo arco aórtico, quando o arco menos desenvolvido está atrésico e não permeável [348].

Este risco justifica a proposta sistemática de uma amniocentese diante da descoberta de uma anomalia dos arcos aórticos, mesmo isolada, com exceção dos arcos aórticos direitos com artéria subclávia aberrante isolada em que a indicação é mais discutida [353, 355].

6.10.2. Anomalias do arco aórtico: arco aórtico à direita

Frequência e aspectos gerais

Um arco aórtico à direita seria observado em 0,1% da população [356]. A frequência parece sensivelmente idêntica no feto (19 para 18.000 gestações [357]). No entanto, ela, provavelmente, é subestimada em decorrência das formas que passam despercebidas antes do nascimento e assintomáticas após este.

A importância do diagnóstico pré-natal de arco aórtico à direita se deve não tanto à sintomatologia ocasionada por esse trajeto anormal (raros fenômenos de compressão do eixo traqueoesofágico) e mais ao sinal indicativo de anomalias cardíacas ou extracardíacas que ele constitui, especialmente a microdeleção 22q11, mesmo quando está isolado.

Anatomia

Normalmente, a aorta segue um trajeto ascendente diante da artéria pulmonar direita, depois oblíqua para a esquerda e para trás, passando para frente da traqueia para se unir à borda esquerda da espinha dorsal no nível da 4ª vértebra dorsal (figura 6.178a).

Quando o arco aórtico está à direita, a aorta ascendente segue um trajeto para a frente do brônquio principal direito, depois se dirige para trás, ficando à

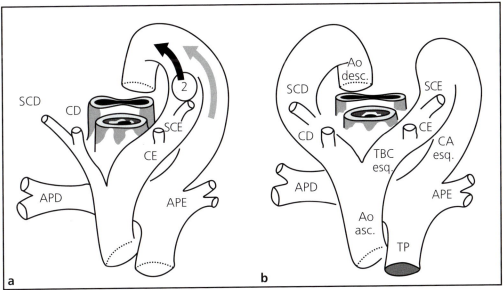

Figura 6.178. a. Disposição normal. b. Arco aórtico à direita em imagem de espelho.
Ao asc.: aorta ascendente ventral; Ao desc: aorta descendente dorsal; APD: artéria pulmonar direita; CA esq.: canal arterial esquerdo; CD/CE: carótidas primitivas direita/esquerda; SCD/SCE: subclávias direita e esquerda; TP: tronco pulmonar; TBC esq.: tronco arterial braquiocefálico esquerdo; 2: arco aórtico esquerdo.
Segundo [358].

Manual Prático de Ecocardiografia Fetal

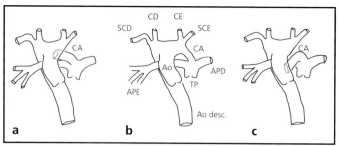

Figura 6.179. Disposição do canal arterial em caso de arco aórtico direito.
Ao asc.: aorta ascendente ventral; Ao desc.: aorta descendente; APD: artéria pulmonar direita; APE: artéria pulmonar esquerda; CA: canal arterial; CD/CE: carótidas primitivas direita/esquerda; SCD/SCE: subclávias direita e esquerda.

direita da traqueia e do esôfago. São distinguidos dois tipos anatômicos principais: o arco aórtico direito isolado "em espelho" e o arco à direita com componente retroesofágico.

Arco aórtico direito isolado "em espelho"

É a imagem em espelho da normalidade em que:

- o arco se situa à direita do eixo traqueoesofágico;
- a aorta torácica descendente está situada à direita da coluna (ela só passará para a esquerda na parte baixa do tórax);
- os vasos da base possuem uma disposição de imagem em espelho da normalidade: o primeiro vaso é um tronco braquiocefálico esquerdo, ao passo que há um nascimento separado das artérias carótida e subclávia direitas (figura 6.178b).

Essa forma é a mais frequentemente associada a outras anomalias cardíacas (90% dos casos).

Diversas disposições do canal arterial são possíveis:

- canal arterial situado à direita, ligando a concavidade do arco à artéria pulmonar direita. É a verdadeira imagem em espelho da distribuição normal (figura 6.179a);
- canal esquerdo, caso mais frequente [359]. Pode estar conectado entre o teto do tronco pulmonar e a extremidade do tronco braquiocefálico esquerdo (artéria inominada esquerda) (figura 6.179b) ou entre a aorta descendente e a artéria pulmonar esquerda (figura 6.179c);
- duplo canal arterial, que ainda estaria associado a outra malformação, em particular uma tetralogia

de Fallot ou um tronco arterial comum (90% dos casos).

Arco à direita com componente retroesofágico (divertículo de Kommerell)

Muito mais frequente que a anterior, ela está ligada à regressão do arco aórtico esquerdo, entre a origem da carótida esquerda e a da subclávia esquerda (figura 6.180).

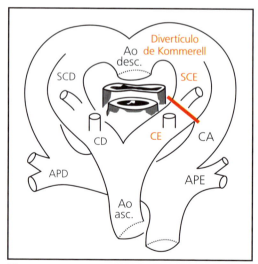

Figura 6.180. Arco à direita com divertículo de Kommerell.
Ao asc.: aorta ascendente ventral; Ao desc.: aorta descendente dorsal; APD: artéria pulmonar direita; APE: artéria pulmonar esquerda; CA: canal arterial; CD/CE: carótidas primitivas direita/esquerda; SCD/SCE: subclávias direita e esquerda.
Segundo [358].

Nesta forma, o primeiro vaso do arco é a carótida esquerda, seguida da carótida direita e da subclávia direita. A artéria subclávia esquerda nasce a partir de um divertículo (divertículo de Kommerell) que se situa na origem da aorta descendente e recebe, igualmente, o canal arterial. Ela segue um trajeto para trás da traqueia e do esôfago (artéria subclávia esquerda aberrante).

Essa distribuição constitui um anel vascular formado pela aorta ascendente na frente, o arco aórtico à direita, o divertículo de Kommerell e a artéria subclávia esquerda atrás, o canal arterial à esquerda, às vezes responsável por uma compressão traqueoesofágica na infância (1 caso em 15 na série de Galindo et al. [359]).

Esta forma é isolada em 50 a 90% dos casos [358, 359].

Malformações associadas

Na prática, é preciso convir que são geralmente essas anomalias que são detectadas primeiro e que levam, no quadro da avaliação, à investigação de um arco aórtico à direita.

A forma isolada em espelho, assintomática por si só, é mais frequentemente associada (≥ 90%) a uma outra cardiopatia que entra no quadro das malformações conotruncais e que pode revelar uma microdeleção 22q11:

- tetralogia de Fallot (30 a 50% dos casos [358]);
- tronco arterial comum (15 a 36% dos casos);
- ventrículo direito com dupla via de saída;
- transposição dos grandes vasos (TGV) (8% dos casos);
- TGV com comunicação interventricular (CIV) e estenose pulmonar (16% dos casos).

Ela também pode ser observada em associação a uma transposição corrigida dos grandes vasos, uma atresia pulmonar com septo íntegro, uma CIV (5% dos casos) ou uma coarctação (4% dos casos), mais rara do que na presença de um arco esquerdo normal [360].

Mesmo quando nenhuma malformação intracardíaca está presente, um arco aórtico à direita em espelho pode estar acompanhado com uma frequência incomum de um hipodesenvolvimento da artéria pulmonar esquerda responsável por estenose ou atresia desta [356].

Por fim, um arco aórtico direto não é raro em caso de isomerismo direito (até 50%) ou esquerdo (até 25%) [361], principalmente sob uma forma de imagem em espelho (19 casos em 21 na série de Berg et al. [362]).

A forma associada a um divertículo de Kommerell geralmente, por sua vez, isolada (88% dos casos), mas, como visto anteriormente, pode acarretar fenômenos de compressão.

Diagnóstico ecográfico

Ele se baseia principalmente no estudo da aorta no corte dos 3 vasos [353].

Na forma com divertículo de Kommerell, é observado um anel vascular em torno da traqueia, adquirindo a forma de um U cuja base é o divertículo de Kommerell (figura 6.181). A artéria subclávia esquerda nasce da aorta descendente perto de sua confluência com o canal arterial.

Na forma em espelho, o arco aórtico está igualmente situado à direita da traqueia, mas não se encontra esse aspecto em U, estando o canal e o arco situados do mesmo lado da traqueia e não associados a um trajeto aberrante da subclávia esquerda [361].

Quando esse arco à direita está associado a uma tetralogia de Fallot, o canal arterial é visualizado com dificuldade, pois, muitas vezes, está pouco desenvolvido e é local de um fluxo inverso ou bidirecional [358].

A exploração pode ser utilmente completada por meio de planos cefálicos oblíquos e cortes coronais

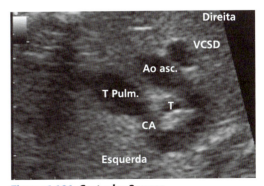

Figura 6.181. Corte dos 3 vasos.
Anel vascular em U formado pela aorta ascendente, pelo divertículo de Kommerell e pelo canal arterial, cercando a traqueia. CA: canal arterial; T: traqueia; VCSD: veia cava superior direita (normal).

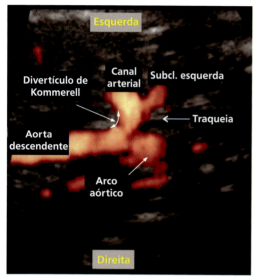

Figura 6.182. Corte coronal no eixo da traqueia e da aorta descendente.
Aspecto em Y cuja base é constituída pelo divertículo de Kommerell e os dois ramos pelo canal arterial e a subclávia aberrante.
Segundo [363].

longitudinais focalizados na coluna vertebral [363]. Nessas incidências, o arco aórtico se situa à direita da traqueia, e a conexão com um divertículo de Kommerell aparece como uma estrutura vascular em Y, posterior à traqueia (figura 6.182).

Os vasos com destino cefálico que saem do arco podem ser visualizados em incidências mais ventrais. Em razão do seu trajeto horizontal, serão mais bem analisados pelo Doppler de amplitude *("power Doppler")* do que somente pelo Doppler colorido [363].

Na prática
A descoberta de um arco aórtico à direita requer, antes de mais nada, investigar outras malformações, principalmente conotruncais, que indicariam formalmente a pesquisa de uma microdeleção 22q11. Quando o arco à direita aparece perfeitamente isolado, uma amniocentese sistemática é mais discutível [362-364].

Um arco aórtico geralmente é assintomático (mesmo com um divertículo de Kommerell) e não requer nenhuma medida particular quanto ao andamento da gravidez ou à escolha do local do parto. Após o nascimento, seu diagnóstico poderá ser confirmado por meio de trânsito esofágico (traços vasculares anormais), tomodensitometria ou imagem por ressonância magnética. Somente as formas sintomáticas poderiam justificar um tratamento cirúrgico (secção do canal arterial ou do ligamento fibroso por um acesso anterolateral esquerdo).

6.10.3 Duplo arco aórtico

Aspectos gerais

Um duplo arco aórtico é resultado da persistência dos 4º arcos branquiais direito e esquerdo (e, portanto, da falha de regressão normal do arco direito) (figuras 6.183 e 6.184).

Anatomicamente, ele se caracteriza pela presença de dois arcos, direito e esquerdo, que nascem da aorta ascendente, passando de um lado a outro do eixo traqueoesofágico e se unindo atrás para confluir na aorta descendente. Em sua parte superior, esta última está situada à direita ou à esquerda (caso mais frequente) da coluna.

Os dois arcos possuem um calibre variável, na maioria das vezes assimétrico (90%). Um dos dois pode-se reduzir a uma faixa fibrosa, impossibilitando, assim, o diagnóstico ecográfico do arco duplo.

Em geral, o arco anteroesquerdo é o menor dos dois (> 70% os casos) [365]. Frequentemente, é hipoplásico ou atrésico em caso de microdeleção 22q11.

De cada lado, a carótida e artéria subclávia nascem de maneira separada. O canal arterial geralmente está situado à esquerda, em posição normal, mas pode estar à direita ou bilateral (duplo canal arterial). A aorta descendente normalmente está desviada do lado do canal arterial.

Esta anomalia é muito mais rara que o arco aórtico à direita. Berg et al. [366] relatam duas delas em uma série com 79 casos de arcos aórticos à direita.

Capítulo 6. Malformações cardíacas

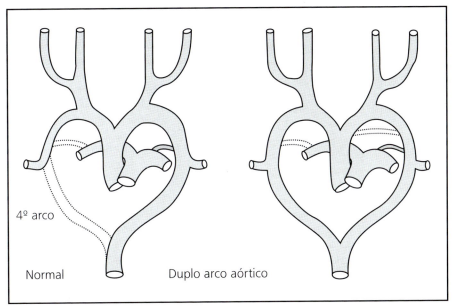

Figura 6.183. Esquema embriológico.

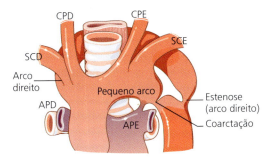

Figura 6.184. Esquema anatômico original segundo Dry TJ et al. Dis Chest 1953;23:36-42.
APD/APE: artérias pulmonares direita/esquerda; CPD/CPE: carótidas primitivas direita/esquerda; SCD/SCE: subclávias direita/esquerda.

Sendo estes observados em 0,1% da população, podemos deduzir que a frequência do duplo arco seria de aproximadamente 0,03 ‰.

Genética

A frequência de uma anomalia genética subjacente é diversamente apreciada. Uma deleção 22q11 estaria presente em 20% dos casos. Em 81 pacientes portadores de um duplo arco, Alsenaidi et al. [365] encontram duas deleções 22q11, uma trissomia 21 e uma trissomia 18. A associação de duas aneuploidias (Klinefelter e trissomia 21) em um mesmo sujeito, excepcional na presença de uma cardiopatia, foi relatada na presença de um duplo arco [367].

Malformações associadas

Um duplo arco aórtico raramente está associado a outra malformação cardíaca (0,5 a 21% dos casos). Em 1968, Higashino et al. [368] encontraram apenas 17 observações, em sua maioria cardiopatias cianógenas (tabela 6.38).

Um duplo arco aórtico pode ser observado conjuntamente a uma associação VACTERL (malformações vertebral, cardíaca, traqueal, esofágica, renal e dos membros) ou CHARGE (coloboma posterior, cardiopatia, atresia de coanas, anomalias genitais e atriais).

Devemos ressaltar à parte a associação de um duplo arco e de uma atresia do esôfago, cuja cura cirúrgica é dificultada pela presença da anomalia vascular.

Tabela 6.38. Associações de um duplo arco aórtico e de uma cardiopatia relatados na literatura (n = 42)

	n	Ref.
Tetralogia de Fallot	14	365, 368
Transposição dos grandes vasos	7	368, 369
DVSVD com anomalias dos retornos venosos	1	368
Tronco arterial comum	1	370
Coarctação (unilateral ou bilateral)	3	371-373
Comunicação interatrial	5	365, 368
Comunicação interventricular	10	365, 368
Canal atrioventricular (defeito de septo atrioventricular)	1	368

DVSVD: dupla via de saída de ventrículo direito.

Duplo arco aórtico e anel vascular (*vascular ring*)

Em caso de duplo arco aórtico, o anel é composto pelas duas aortas ascendentes, sejam elas igualmente desenvolvidas ou uma menor ou atrésica, pela aorta descendente (situada à direita ou à esquerda) e, por fim, pelo canal arterial, situado à esquerda geralmente, mas que pode também estar à direita ou bilateral.

Diagnóstico ecográfico [374]

Os cortes transversais do mediastino superior (corte dos 3 vasos) visualizam o anel vascular ligado à presença do duplo arco, rodeando o eixo traqueal (figura 6.185). Como os dois arcos não estão necessariamente no mesmo plano horizontal (o arco direito geralmente se situa mais acima), uma exploração para cima ou para baixo pode ser útil. O anel vascular e o canal arterial geralmente desenham uma imagem em "6" ou "9".

O diagnóstico de duplo arco é impossível se um de seus componentes estiver atrésico. Neste caso, somente será possível diagnosticar uma anomalia de implantação dos ramos.

Nos cortes coronais que passam pelo eixo traqueobrônquico, os dois arcos aparecem em seções situadas de lado a lado da traqueia. Esse aspecto não é

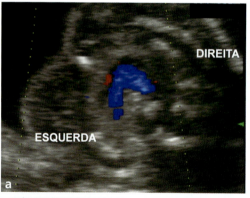

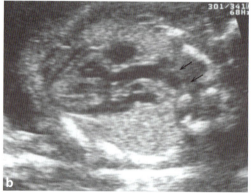

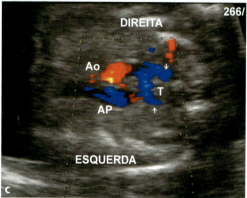

Figura 6.185. a. Incidência dos três vasos. Aspecto em Doppler colorido (T: traqueia). b. Incidência sagital. Aspecto em ecografia 2D (*setas*: início dos arcos direito e esquerdo). c. Incidência sagital. Aspecto em Doppler colorido (*setas*: arcos direito e esquerdo; AP: tronco pulmonar; T: traqueia; Ao: aorta ascendente).

Imagens ecográficas do dr. Lépinard.

unívoco: poderia também ser construído por um simples arco (direito ou esquerdo) associado a uma artéria subclávia anormal e um canal arterial do lado desta artéria [374].

Como essas estruturas vasculares ficam imóveis, a ecografia 3D e a reconstrução 3D do Doppler em amplitude permitem obter imagens de uma qualidade diagnóstica comparáveis àquelas obtidas com os outros procedimentos de imagem após o nascimento [375, 376].

Prognóstico

Após o nascimento, um duplo arco aórtico é responsável por dificuldades respiratórias em mais de 90% dos casos com estridor laríngeo inspiratório (> 75%), sibilância, tosses desde o nascimento, infecções de repetição, cianose e distúrbios digestivos (40%) como disfagia ou vômitos, indo até crises de sufocamento ou cianose durante a alimentação [365].

Essas manifestações geralmente se iniciam muito cedo após o nascimento. Raramente, podem aparecer somente na idade adulta, ou nunca [377].

O diagnóstico de duplo arco, sugerido por um trânsito esofágico (cada vez menos praticado), é confirmado pela ecografia e, principalmente, a imagem por tomodensitometria X ou por ressonância magnética, que especificam melhor a anatomia dos arcos e dos ramos (figura 6.186).

Uma intervenção cirúrgica é indicada, salvo nas raras formas que não causam compressão. Geralmente, ela é precoce, aparecendo nos primeiros meses de vida. Por meio de uma toracotomia lateral esquerda (exceto se houver lesão associada), o cirurgião secciona o canal arterial e alarga a "pinça" arterial, resseccionando a parte distal do arco menor (figura 6.187). A mortalidade operatória é baixa (< 5%) [365], mas persistem, com muita frequência, sintomas respiratórios (> 50%) na infância, ligados a uma estenose traqueal ou uma traqueomalacia. As sequelas digestivas são nitidamente mais raras (< 5%).

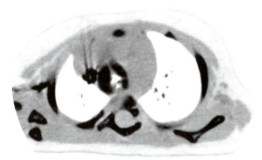

Figura 6.186. Aspecto de duplo arco em tomografia.
Observe a semelhança com as figuras 6.185a e c.

Resumo
Trata-se de uma anomalia vascular rara, mas cujo diagnóstico pré-natal é interessante por dois motivos: leva à investigação de uma microdeleção 22q11 e evita os erros e atraso diagnósticos diante dos distúrbios respiratórios, muitas vezes graves, que aparecem desde o período neonatal. Nesse sentido, se um nascimento em uma maternidade de nível II não for formalmente imposto, não deixa de ser aconselhado. A cura cirúrgica desta anomalia é possível com uma baixa mortalidade e um bom resultado, mesmo que persistam, com frequência, distúrbios respiratórios, pelo menos na infância.

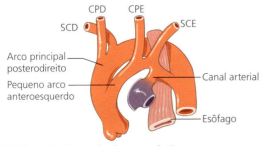
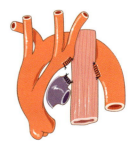

Figura 6.187. Cirurgia de um duplo arco aórtico.
CPD/CPE: carótidas primitivas direita/esquerda; SCD/SCE: subclávias direita/esquerda.
Segundo os esquemas do professor J.L. De Brux.

6.10.4. Artéria subclávia direita aberrante

Uma artéria subclávia direita aberrante (ASDA) constitui a anomalia (ou a variante da normalidade) observada com maior frequência em arco aórtico esquerdo. Assim, ela estaria presente em 0,4 a 2,3% da população geral, na maioria das vezes sem consequência [378]. Seria mais frequente, da ordem de 3%, em caso de cardiopatia [379]. A importância de pesquisá-la durante uma ecografia fetal se deve ao fato de que uma ASDA parece constituir um sinal indicativo menor a favor de uma anomalia cromossômica e, entre as mais comuns, uma trissomia 21 ou uma microdeleção 22q11.

Embriologia e anatomia

Esta anomalia resulta da regressão anormal do 4º arco aórtico associado à persistência de uma parte da aorta dorsal direita sobre a qual se conectam, respectivamente, a 7ª artéria intersegmentar esquerda, que forma a subclávia esquerda, seguida da 7ª artéria intersegmentar direita, que forma a subclávia direita (figura 6.188) [380].

Anatomicamente, o arco aórtico forma normalmente, a três vasos, sucessivamente o tronco braquicefálico, a carótida comum esquerda e a artéria subclávia esquerda. Existem quatro vasos em caso de ASDA, respectivamente: a carótida comum direita, a carótida comum esquerda, a subclávia esquerda e, por fim, a subclávia direita, que é, portanto, o ramo mais distal do arco (figura 6.189).

Em 60% dos casos, essa artéria apresenta uma deformação sacular em sua origem, conhecida pelo termo "divertículo de Kommerell" [378]. Depois, ela atravessa o mediastino superior, da esquerda para a direita, para se juntar ao braço direito, passando, tipicamente, por trás da traqueia e do esôfago e, nos 5% restantes, na frente da traqueia (situação em que seria mais compressiva). A existência de um divertículo de Kommerell assinala a presença de um ligamento arterial com relação ao nascimento dessa subclávia e, portanto, de um anel vascular eventualmente compressivo após o nascimento.

Diagnóstico ecográfico

Não há um sinal indicativo propriamente dito, e o diagnóstico só pode ser feito após uma pesquisa espe-

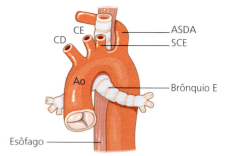

Figura 6.189. Esquema anatômico do arco aórtico na presença de uma ASDA.
CD/CE: carótida direita/esquerda; SCE: subclávia esquerda.

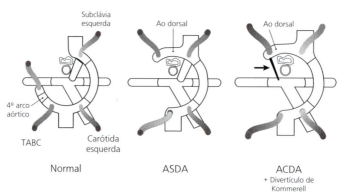

Figura 6.188. Embriologia.

cífica. Isto é feito a partir de um corte dos 3 vasos e necessita, geralmente, do emprego do Doppler colorido, regulado em velocidades baixas, da ordem de 10-15 cm/s.

A ASDA aparece, então, como um vaso pulsátil excedente, que atravessa o mediastino passando por trás da traqueia, enquanto uma subclávia direita normal nasce mais à direita e na frente da traqueia (figura 6.190).

Anomalias associadas

As únicas que interessam considerar são as anomalias genéticas que, às vezes, estão associadas.

Trissomia 21

A descoberta de uma ASDA é considerada um sinal indicativo a favor de uma trissomia 21, em que ela estaria presente em 29 a 38% dos casos [378, 381, 382]. Na verdade, a frequência de uma ASDA só é anormalmente elevada de verdade (entre 14 e 17% somente nas séries autópsicas [383, 384]) quando existe uma malformação cardíaca associada, em especial um canal atrioventricular [379, 385]. Isolada, uma ASDA é observada em apenas 4 a 8% dos fetos portadores de uma trissomia 21 [384].

Tabela 6.39. **ASDA e microdeleção 22q11 (segundo [386])**

	Microdeleção 22q11
Malformação conotruncal e ASDA	81%
Arco aórtico esquerdo + ASDA	85%
Arco aórtico direito + ASDA	75%
Malformação conotruncal sem ASDA	17%
Arco aórtico esquerdo sem ASDA	13%
Arco aórtico direito sem ASDA	28%

Microdeleção 22q11

Rauch *et al.* [386] mostraram que a presença de uma artéria subclávia anormal (ASDA, mas também subclávia cervical, ou que nasce de uma artéria pulmonar) em um feto, aliás, portador de uma anomalia conotruncal trazia um forte argumento a favor de uma microdeleção 22q11 [386] (tabela 6.39).

Prognóstico

Essa variante anatômica expõe, teoricamente, a duas complicações, sobretudo se for acompanhada de um divertículo de Kommerell e, portanto, de um anel vascular:

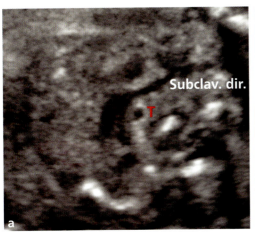 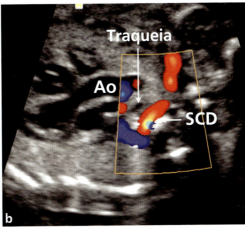

Figura 6.190. Incidência dos 3 vasos.
a. Subclávia normal, nascendo da parte direita do arco e na frente da traqueia (T). **b.** Subclávia aberrante, nascendo à esquerda do arco, com um divertículo de Kommerell em sua origem e um trajeto retrotraqueal.

Manual Prático de Ecocardiografia Fetal

- uma compressão traqueal com estridor, principalmente para as raras formas que passam pela frente da traqueia;
- uma compressão esofágica, causadora de disfagia (*dysphagia lusoria*).

Na infância, os casos sintomáticos seriam muito raros e estariam não tanto ligados ao trajeto da subclávia, mas mais à presença concomitante de outras anomalias, em especial um trajeto pré-traqueal da carótida comum esquerda. Nos raros casos em que a ASDA passa entre a traqueia e o esôfago, a associação com um trajeto aberrante da carótida pode provocar uma sintomatologia respiratória [387].

Na idade adulta, a disfagia pode ser favorecida pela ateroesclerose e uma dilatação aneurismal da artéria [388]. Essa eventualidade deve ser rara, uma vez que, na série cirúrgica de Kieffer *et al.* [389], considerada como a maior série, os autores levaram 16 anos para reunir 33 casos.

6.11. Anomalias das veias sistêmicas
6.11.1. Aspectos gerais

Embriologia [390, 391]

Na 4ª SA, o embrião possui três sistemas venosos em pares e simétricos, dos quais dois extraembrionários, que terminam, todos os três, nos cantos esquerdo e direito do seio venoso situado na parte posterior do átrio primitivo:

- as veias vitelinas ou onfalomesentéricas provindas da vesícula vitelina são as primeiras a aparecerem. Elas se juntam ao seio venoso, passando pelas sinusoides hepáticas;
- as veias umbilicais que drenam o sangue vindo das vilosidades coriônicas. Pares em sua origem, elas se fundem no cordão, pois se desdobram novamente na entrada do embrião e vão diretamente para o seio venoso desviando-se do fígado. Secundariamente, elas formam conexões com as sinusoides hepáticas;
- as veias cardinais, que pertencem ao próprio feto.

O desenvolvimento do fígado fetal desempenha um papel importante na remodelagem das redes vitelina e umbilical. Assim, as veias umbilicais estabelecem, por sua vez, conexões com as sinusoides hepáticas; as veias vitelinas, interrompidas pelas sinusoides hepáticas, são compartilhadas em um segmento distal situado entre a vesícula vitelina e o fígado, formará as veias portas e um segmento proximal, situado entre o fígado e o coração, que dará as veias supra-hepáticas.

O desenvolvimento assimétrico do coração e a rotação do intestino estão na origem de mudanças maiores que terminam na formação de um fluxo sanguíneo único, orientado da esquerda para a direita com:

- regressão das porções proximal esquerda e distal direita das veias vitelinas;
- regressão completa da veia umbilical direita;
- regressão parcial, distal, da veia umbilical esquerda ligada ao desenvolvimento dos lobos hepáticos que vêm se interpor em seu trajeto. A veia umbilical esquerda se drena nas sinusoides hepáticas e perde toda conexão com o coração se não fosse pela intermediação do ducto venoso, que se desvia das sinusoides hepáticas.

A porção proximal das veias vitelinas originam as veias supra-hepáticas, ao passo que suas porções distais, anastomosadas entre si em torno do duodeno primitivo, se fundem por uma involução seletiva para dar a veia porta. Uma involução excessiva pode resultar em uma ausência de veia porta.

As veias cavas inferior e superior e o sistema ázigo saem das veias cardinais. Ao contrário dos dois sistemas anteriores, a regressão afeta, principalmente, o lado esquerdo, bem como as veias cardinais posteriores.

A 8ª SA, a parte distal da veia cardinal esquerda degenera, e sua porção proximal se drena na veia cardinal anterior direita (futura veia cava superior direita) por um tronco venoso braquiocefálico esquerdo. Sua parte toda distal forma o seio coronário. Sua persistência, anormal, daria uma veia cava superior esquerda.

Capítulo 6. Malformações cardíacas

A embriogênese da veia cava inferior é mais complexa. Esta veia é formada por quatro partes distintas:

- uma porção supra-hepática oriunda da veia subcardinal direita;
- uma parte intra-hepática oriunda de anastomose entre as sinusoides hepáticas e veia vitelina direita;
- uma parte renal por anastomose entre as duas veias subcardinais;
- por fim, uma parte sub-renal oriunda da veia sacrocardinal direita.

A veia cardinal posterior direita forma a veia ázigo e a esquerda forma as veias hemiázigo e ázigo acessória.

Ducto venoso (ou canal de Arantius)

O ducto venoso garante a junção entre a circulação venosa de origem porta e umbilical, de um lado, e a veia cava inferior de outro. Ele drena a metade do sangue oxigenado vindo da veia umbilical. A outra metade passa pelas sinusoides hepáticas, preferencialmente através do lobo esquerdo do fígado. Uma pequena porção do fluxo porta, dirigido, essencialmente, para o lobo direito do fígado, é drenado no ducto venoso.

A circulação hepática é, portanto, garantida:

- pelas artérias hepáticas;
- a veia umbilical e as sinusoides hepáticas, principalmente para o lobo esquerdo;
- a veia porta, essencialmente para o lobo direito.

Classificação das anomalias venosas

As anomalias venosas observadas no feto poderiam resultar de dois mecanismos: um primário, ligado a um problema da evolução ou na criação de certas anastomoses "críticas"; a outra por obstrução secun-

dária, eventualmente ligada a um fenômeno tromboembólico.

Achiron *et al.* [392] propuseram uma classificação pragmática dessas anomalias:

- anomalias de conexão das veias cardinais:
  - interrupção da veia cava inferior e continuação ázigo (± poliesplenia),
  - persistência da veia cava superior esquerda;
- anomalias de conexão das veias pulmonares:
  - veia pulmonar comum comunicando com a rede venosa sistêmica subdiafragmática (+ asplenia e anomalias cardíacas graves),
  - retorno venoso pulmonar anômalo total ou parcial;
- anomalias da veia umbilical:
  - falha de conexão parcial ou total na rede porta,
  - conexão extra-hepática (veia cava inferior, veia ilíaca, veia renal, veia cava superior esquerda, átrio direito, átrio esquerdo) com agenesia do ducto venoso,
  - persistência da veia umbilical direita associada ou não a uma agenesia do ducto venoso,
  - obliteração secundária do ducto venoso;
- anomalias das veias vitelinas:
  - agenesia total do sistema porta,
  - agenesia parcial do ramo porta direito ou esquerdo (*shunt* portossistêmico),
  - obstrução secundária de um ramo porta.

> **Observação**
>
> As anomalias de desenvolvimento dos sistemas umbilical, porta e hepático, raramente são associadas a outras anomalias, ao passo que aquelas que afetam o sistema venoso cava podem estar associadas a anomalias cardíacas ou digestivas e são observadas com frequência no quadro de um problema de lateralização que termina em um isomerismo direito ou esquerdo [390].

6.11.2. Veia cava superior esquerda

Frequência

A persistência de uma veia cava superior esquerda (VCSE) é observada de maneira isolada em 0,3% a 0,5% da população geral e está presente em 4 a 11% das cardiopatias [393, 394].

Embriologia e anatomia

A persistência de uma veia cava superior esquerda corresponde a uma falha de involução da veia cardinal comum esquerda.

Em 90% dos casos, essa veia cava termina no átrio direito (AD) pelo seio coronário. Ela nasce entre a veia jugular interna esquerda e a veia subclávia esquerda, depois desce verticalmente na frente do arco aórtico, da artéria pulmonar esquerda e das veias pulmonares esquerdas. Ela recebe uma veia hemiázigo (em 20% dos casos), penetra no pericárdio e cruza a parede posterior do átrio esquerdo (AE) para se unir ao seio coronário, mais desenvolvido do que o normal (figuras 6.191 e 6.192).

Quando a VCSE termina não no AD, mas no AE, a anomalia é excepcionalmente isolada e se encontra na presença de outras anomalias, frequentemente complexas, associando, em particular, comunicação interatrial e heterotaxia. Ela é responsável, no pós-natal, por um *shunt* direito-esquerdo geralmente moderado, e o seio coronário está, na maioria das vezes, ausente.

O diâmetro da VCSE depende da coexistência ou não:

- de uma veia cava superior direita, normal, frequentemente ausente em caso de isomerismo direito;
- do tronco venoso inominado, ausente em 40 a 65% dos casos.

Sinais indicativos ecográficos
[395, 396]

A persistência de uma VCSE é suspeitada:

- em uma incidência das 4 câmaras baixa demais, pela visualização de um seio coronário dilatado,

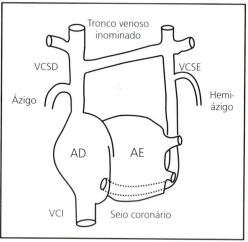

Figura 6.191. Esquema da forma comum da veia cava superior esquerda.

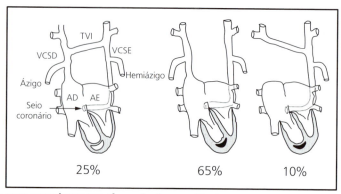

Figura 6.192. Veia cava superior esquerda: variações anatômicas.

Capítulo 6. Malformações cardíacas

visível com demasiada facilidade e cujo diâmetro ultrapassa 3 mm (figura 6.193);
- em uma incidência das 4 câmaras correta ou o corte das 5 câmaras pela evidenciação de uma imagem cavitária arredondada excedente situada na parte inferior da parede externa do átrio esquerdo, perto do anel mitral (figura 6.194);
- no corte dos 3 vasos, pela presença de uma 4ª luz vascular situada à esquerda do tronco pulmonar (sobre um coração em *situs solitus* sem má posição vascular) figura 6.195);
- no plano bicaval, diante de uma veia cava superior direita pouco desenvolvida ou ausente (sinal inconstante).

Diagnóstico de confirmação

A exploração em um incidência torácica longitudinal próxima daquela que visualiza a aorta descendente permite fazer a junção entre esse 4º vaso e o seio coronário dilatado, mostrando estrutura vascular descendente ao longo da coluna e da aorta. O estudo de seu fluxo em Doppler pulsado confirma sua natureza venosa, sendo esse fluxo dirigido no mesmo sentido que o da aorta (fluxo descendente) (figuras 6.196 e 6.197).

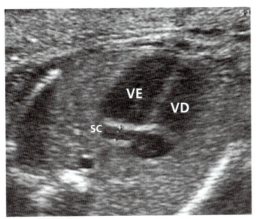

Figura 6.193. VCSE: seio coronário dilatado desenrolado em uma incidência das 4 câmaras baixa demais.

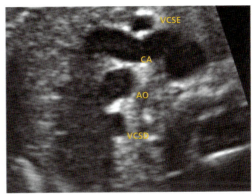

Figura 6.195. VCSE: presença de um 4º vaso na incidência dos 3 vasos.

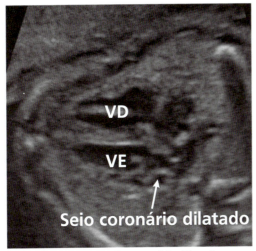

Figura 6.194. VCSE: seio coronário dilatado saliente no AE atrás do aparelho mitral.

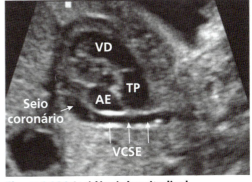

Figura 6.196. Incidência longitudinal desenrolando todo o trajeto da VCSE até seu destino no seio coronário.

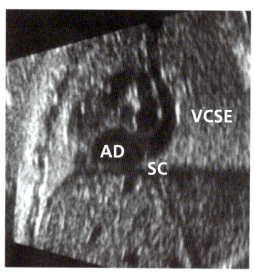

Figura 6.197. VCSE encontrando o seio coronário em incidência longitudinal (próxima do plano do esquema).

Diagnóstico diferencial

É feito:

- na incidência das 4 câmaras, com as outras causas de dilatação do seio coronário: estenose do *ostium* do seio ou *retorno venoso pulmonar anômalo* no seio coronário, ambos muito mais raros ou excepcionais [395];

- na incidência longitudinal, com o coletor de um retorno venoso pulmonar anômalo total supracardíaco, mas o fluxo seria, então, ascendente, dirigido ao tronco venoso inominado. *Stricto sensu*, aliás, esse coletor é uma veia cava superior esquerda (Capítulo 6.12);

- na incidência dos 3 vasos com um dolicocanal arterial em que uma tortuosidade do canal pode formar, também, uma 4ª luz vascular (Capítulo 6.13.2).

Sobretudo, é importante não confundir um seio coronário dilatado com uma comunicação interatrial do tipo *ostium primum* de um canal atrioventricular (Capítulo 6.3).

Conduta

Pesquisa de malformações associadas

Uma veia cava superior esquerda pode ser observada em três circunstâncias:

1. *de maneira isolada* (0,3% da população geral). Neste caso, trata-se de uma particularidade anatômica sem nenhuma consequência, tanto antes quanto depois do nascimento [397, 398]. É preciso "banalizar". Sugerimos, entretanto, propor um controle nos 10 dias seguintes ao nascimento, para não deixar passar despercebida uma eventual coarctação ou uma comunicação interatrial associada (*ver adiante*);

2. *no quadro de uma síndrome de heterotaxia*. A VCSE é apenas um epifenômeno dentro de uma síndrome malformadora mais ou menos complexa, que frequentemente comporta:
    - um canal atrioventricular (Capítulo 6.3),
    - um ventrículo direito com dupla via de saída (Capítulo 6.6.7),
    - um obstáculo no coração direito (Capítulos 6.5 e 6.6);

3. *forma de uma heterotaxia*, a constatação de uma VCSE requer um exame completo e meticuloso do coração [393], particularmente em busca de:
    - um obstáculo esquerdo: a saliência do seio coronário dilatado no átrio esquerdo pode impor um obstáculo ao enchimento do ventrículo esquerdo [399] e favorecer uma falha de desenvolvimento de todo o coração esquerdo (hipoplasia do ventrículo esquerdo) ou de uma das estruturas (estenose valvar ou, sobretudo, *coarctação da aorta*) [400, 401] (Capítulo 6.7.6),
    - uma anomalia conotruncal, em especial uma tetralogia de Fallot (uma VCSE está presente em 20% das tetralogias de Fallot) (Capítulo 6.6.2),
    - uma comunicação interatrial, em especial de tipo seio venoso (Capítulo 6.2.1).

Genética

Não foi descrita anomalia cromossômica especificamente associada à persistência de uma VCSE *isolada* [397, 398], mesmo que, incidentalmente, uma VCSE possa ser observada em uma trissomia 21 [395] ou uma síndrome de Turner (observação pessoal). Um estudo do cariótipo fetal só será discutido, portanto, na presença de anomalia(s) associada(s).

6.11.3. Agenesia do ducto venoso

Aspectos gerais

O ducto venoso (DV) é um segmento venoso curto de um diâmetro de 2 mm, no máximo, que comunica a veia umbilical e a veia porta de um lado e, de outro, a veia cava inferior (figura 6.198). Nas condições normais e conforme o termo da gestação, ele deriva 20 a 40% do fluxo venoso umbilical diretamente para a veia cava inferior e o coração, proporção que é capaz de modular por um "esfíncter" situado em sua porção ístmica, modificando seu calibre sob diversos estímulos [402]. Ele desempenha, assim, um papel na redistribuição sanguínea durante os estados de hipóxia fetal ou durante uma diminuição do retorno venoso placentário [403].

Em seu nível, uma alta velocidade sanguínea (até 75 cm/s) cria um fluxo preferencial de sangue oxigenado dirigido ao forame oval, o coração esquerdo e o cérebro. Essa corrente se mistura pouco ao fluxo menos veloz de sangue dessaturado que vem da veia cava inferior.

A agenesia do ducto venoso foi observada pela primeira vez por Monde, em 1826, em um feto nati-morto cuja veia umbilical contornava o fígado para terminar diretamente no átrio direito. O primeiro diagnóstico pré-natal data de 1992, realizado em um feto que apresentava várias outras anomalias.

A pesquisa de uma agenesia do ducto venoso faz parte da sondagem etiológica clássica de um grande coração ou de uma hidropisia.

Frequência

A ausência de ducto venoso é uma eventualidade provavelmente rara. Em 2006, Berg et al. [404] contabilizaram 86 casos publicados, dos quais apenas 13 na forma intra-hepática. Acherman et al. [405] numeraram 6 em 1.000 fetos explorados para grande coração, dilatação da veia cava inferior ou outra anomalia extracardíaca.

Formas anatomoclínicas

São distinguidas duas formas: intra- e extra-hepática, conforme a agenesia do DV se associa ou não a anomalias da veia umbilical.

- A forma intra-hepática (20% dos casos relatados [406]): a agenesia do DV está isolada com uma conexão normal da veia umbilical na veia porta esquerda. O excesso de vascularização das sinusoides hepáticas que dela resulta é a causa de uma congestão do sistema porta e de uma ascite fetal.

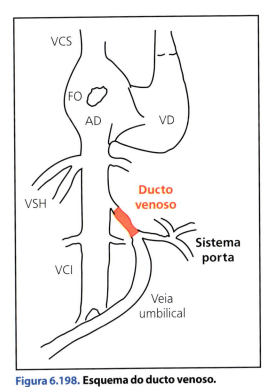

Figura 6.198. Esquema do ducto venoso.
FO: forame oval; VCI: veia cava inferior; VCS: veia cava superior; VSH: veia sub-hepática.

Manual Prático de Ecocardiografia Fetal

- A forma extra-hepática é diagnosticada com maior frequência. Neste caso, associa-se uma anomalia de conexão da veia umbilical (esquerda habitual ou direita persistente anormal) que termina diretamente em uma veia ilíaca interna, a veia cava inferior, em seu segmento supra-hepático, uma veia renal ou diretamente no átrio direito. Excepcionalmente, foi descrito um destino no átrio esquerdo ou no seio coronário. Na medida em que o fígado está totalmente contornado, o débito venoso umbilical não está mais limitado pelas resistências hepáticas ou próprias ao DV e chega ao coração sem a menor restrição. Esse afluxo sanguíneo pode ser responsável por uma insuficiência cardíaca fetal.

Diagnóstico ecográfico

Forma intra-hepática

É a mais difícil de ser diagnosticada, mas Berg *et al.* [404] estimam que é, provavelmente, a mais frequente. Este diagnóstico pressupõe uma análise sistemática do ducto venoso e da rede porta por ecografia em Doppler colorido.

Os sinais indicativos ecográficos são:

- dilatação importante das veias portas;
- morfologia trifásica do fluxo venoso umbilical, associado a velocidades elevadas;
- fluxo unicamente anterógrado nas veias hepáticas ao longo do ciclo cardíaco.

Forma extra-hepática

Os sinais indicativos diretos são vasculares:

- trajeto anormal e dilatação da veia umbilical, sem encolhimento em todo o seu trajeto, confirmando o aumento de seu débito;
- aspecto anormal no exame Doppler do fluxo venoso da veia umbilical em sua porção intra-abdominal, com morfologia trifásica comparável à de um ducto venoso e velocidades aumentadas;
- dilatação da veia receptora, veia cava inferior ou veia ilíaca;
- ausência de individualização do "esfíncter" do DV.

Associam-se a ela, de maneira variável, sinais que atestam a má tolerância fetal a esse aumento de débito:

- grande coração e insuficiência cardíaca com débito elevado;
- polidrâmnio (1/3 dos casos), explicado por um aumento da perfusão renal e da secreção de fator atrial natriurético [407];
- ascite;
- hepatomegalia.

Anomalias associadas e genética

A associação a outras anomalias, cardíacas ou extracardíacas, parece ser frequente, entre 1 e 2/3 dos casos, de acordo com as séries.

- *Anomalias cardíacas:* basicamente comunicação interatrial, mas também defeito de septo atrioventricular, cardiomiopatia hipertrófica e outras anomalias da rede venosa sistêmica [402].
- *Anomalias extracardíacas:* artéria umbilical única, atresia do esôfago[7], malformação de Dandy-Walker, microcefalia, artrogripose, fendas labiais, anomalias renais ou digestivas, síndrome polimalformativa.
- *Agenesia parcial ou completa da rede venosa porta:* assim como a cardiomegalia, esta eventualidade parece ser bem específica das formas extra-hepáticas [404], em que surge em 20 a 25% dos casos em vez de 2% para a forma intra-hepática. Ela é responsável por uma alteração da circulação êntero-hepática, sendo que o retorno venoso visceral é feito diretamente no circuito venoso sistêmico, conectando o "filtro" hepático. Uma agenesia parcial da rede porta é compatível com um desenvolvimento pós-natal normal, mas pode, também, acarretar diversas complicações: insuficiência cardíaca e edema pulmonar, falha de desenvolvimento e alteração das funções hepáticas, hiperplasia nodular focal, tumores hepáti-

---

[7]É durante o mesmo estágio embrionário que podem surgir diversos erros que terminam na ausência de involução da veia umbilical direita, uma artéria umbilical única direita, a persistência de uma veia cava superior esquerda e uma atresia do esôfago.

cos, hiperamoniemia e, em casos raros, o surgimento de uma encefalopatia portossistêmica. A frequência real de todas essas complicações ainda não foi definida.

- A *associação a uma anomalia cromossômica* (trissomias 18 e 21, síndrome de Turner e síndrome de Noonan) foi relatada sem que fosse estabelecida relação de causa e efeito [406, 408]. Uma proposição de amniocentese para estudo do cariótipo fetal parece, portanto, válida.

Essas enumerações não devem, no entanto, ocultar que, na maioria dos casos, a agenesia do DV permanece isolada, com excelente prognóstico pós-natal [402].

Prognóstico e evolução

As formas intra-hepáticas parecem de bom prognóstico, sem morte *in utero* nem sequela posterior ligada, especificamente, à agenesia na revisão de Berg *et al.*

[404]. Seu prognóstico depende, portanto, basicamente, das anomalias associadas.

O prognóstico das formas extra-hepáticas depende essencialmente da presença de uma insuficiência cardíaca fetal (30% de morte pré-natal ou perinatal) e anomalias associadas. Este prognóstico é favorável, sem sequela, se a insuficiência cardíaca estiver ausente ou for compensada.

Conclusão

A descoberta de uma agenesia do ducto venoso leva a investigar cuidadosamente outras anomalias associadas e a um acompanhamento por ecografias repetidas, semanal nos primeiros meses, para avaliar sua repercussão. A constatação de um grande coração, de uma regurgitação atrioventricular ou *a fortiori* de uma hidropisia deve levantar a discussão sobre uma extração prematura. O prognóstico pós-natal é bom, salvo consequências possíveis de uma atresia portal associada.

6.11.4. Veia cava inferior ausente – Retorno venoso ázigo

Retornos venosos ázigos normais

O sistema venoso ázigo corresponde aos resquícios das veias cardinais posteriores. No coração normal, ele constitui a segunda rede venosa de drenagem após o sistema venoso caval. Quando a veia cava inferior está ausente, ele anormalmente é desenvolvido e garante, então, por si só, o retorno venoso da parte inferior do corpo (ver abaixo).

Anatomia (figuras 6.199 e 6.200)

Grande veia ázigo

É formada pela reunião, no 11º espaço intercostal direito, de uma raiz externa (reunião da veia lombar ascendente direita e da 12º veia intercostal) e de uma raiz interna, inconstante, que nasce da face posterior da veia cava inferior ou, mais raramente, da veia renal direita.

Ela sobe sobre a face anterodireita da coluna vertebral até a altura da D4, jogando-se, em seguida, na veia cava superior após ter descrito a "cruz da ázigo". Esta, dirigida para frente, passa por cima do pedículo pulmonar e termina na parede posterior da veia cava superior.

A grande veia ázigo recebe a veia brônquica direita posterior, veias esofágicas e pericárdicas, as veias intercostais direitas e as veias pequenas ázigos.

Pequenas veias ázigos ou hemiázigos

A pequena veia ázigo superior ou a veia hemiázigo acessória desce sobre o flanco esquerdo da coluna vertebral, fora da aorta até a 6ª ou 7ª costela, curvando-se, em seguida, para a direita, passa atrás da aorta, e se joga na grande veia ázigo. Ela recebe as seis ou sete primeiras veias intercostais esquerdas e as veias brônquicas superiores esquerdas.

Manual Prático de Ecocardiografia Fetal

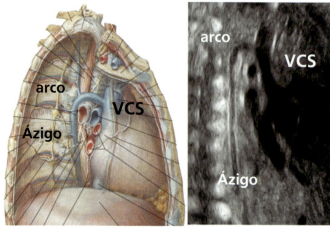

Figura 6.199. Anatomia do sistema ázigo.
VCS: veia cava superior.
Segundo H. Rouvière. Anatomie. Masson; 1967.

A pequena veia ázigo inferior ou veia hemiázigo sobe no flanco esquerdo da aorta fora da aorta e na frente das artérias intercostais, até a 7ª ou 8ª vértebra dorsal, dirigindo-se, em seguida, para a direita, passa sob a aorta e o canal torácico e termina na grande veia ázigo.

Ecografia

A veia ázigo e seu arco podem ser visualizados a partir do plano bicaval, como uma estrutura posterior ao longo da coluna (figuras 6.199 e 6.201). Na incidência das 4 câmaras, ela aparece no espaço retrocardíaco como uma luz vascular de pequeno calibre situada à direita da aorta (figura 6.202). A veia hemiázigo superior é reconhecida em Doppler colorido em uma incidência longitudinal que passa pela aorta descendente como uma estrutura venosa cujo fluxo contínuo de velocidade baixa ou média é oposto ao da aorta (figura 6.201).

Ausência da veia cava inferior e retorno venoso ázigo

Frequência

Um retorno venoso ázigo anormal seria observado durante 2,9% dos cateterismos cardíacos e seria raro em um coração normal.

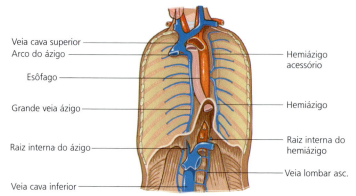

Figura 6.200. Corte sagital no plano bicaval mostrando a veia ázigo ascendente e seu arco.
Segundo H. Rouvière. Anatomie. Masson; 1967.

Capítulo 6. Malformações cardíacas

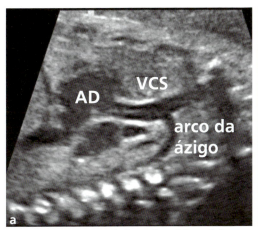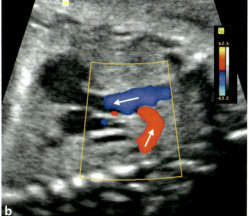

Figura 6.201. Corte sagital no plano bicaval: *à esquerda*, aspecto em eco 2D; *à direita*, aspecto em Doppler colorido.
VCS: veia cava superior.

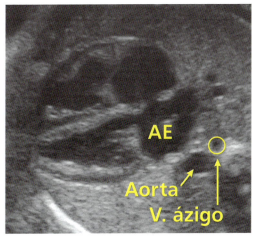

Figura 6.202. Veia ázigo à direita da aorta na incidência das 4 câmaras.

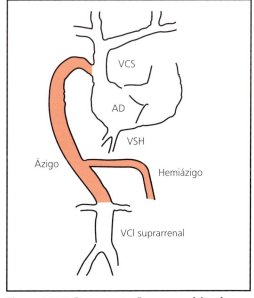

Figura 6.203. Representação esquemática de uma drenagem ázigo na ausência de veia cava superior suprarrenal.
VCS: veia cava superior; VCI: veia cava inferior; VSH: veias supra-hepáticas.

Anatomia (figura 6.203)

O segmento suprarrenal da veia cava inferior está ausente e as veias supra-hepáticas terminam diretamente no átrio direito.

A veia ázigo, situada à direita da coluna vertebral e mais desenvolvida do que o normal, passa ao longo da aorta descendente e se joga na veia cava superior (ou em uma veia cava superior esquerda, no caso de uma continuação hemiázigo da veia cava inferior).

Diagnóstico ecográfico

É o estudo no plano bicaval que permite afirmar a ausência da veia cava inferior em seu segmento suprarrenal. Ele apenas visualiza as veias supra-hepáticas que se drenam diretamente no átrio direito (figura 6.204).

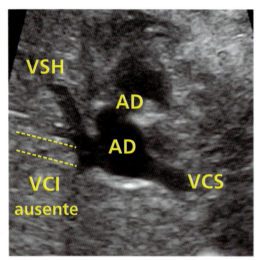

Figura 6.204. Ausência de veia cava inferior no plano bicaval.
VCS: veia cava superior; VCI: veia cava inferior; VSH: veias supra-hepáticas.

O retorno venoso ázigo aparece como uma estrutura vascular excedente[8] situada na exploração direita da coluna, ao lado da aorta descendente e de um diâmetro comparável a esta (aspecto de "dupla aorta abdominal"), local de um fluxo de tipo venoso ascendente centrípeta e de sentido oposto ao da aorta (figura 6.205).

Na incidência das 4 câmaras, a presença de dois vasos de calibre similar situados atrás do coração em vez apenas da aorta como normalmente deve levantar a hipótese de um retorno venoso ázigo, sendo o diagnóstico diferencial o de um coletor no quadro de um retorno venoso pulmonar total infradiafragmático [409] (figura 6.206).

> Na prática, a não visualização da veia cava inferior leva a verificar bem o *situs* abdominotorácico e a investigar outras anomalias associadas, cardíacas e extracardíacas (figura 6.207).

Anomalias associadas e genética

Não foi descrita anomalia cromossômica especificamente associada a um retorno venoso ázigo. Um retorno venoso ázigo raramente é isolado, pelo menos classicamente[9].

Na maioria das vezes, ele se associa a uma malformação cardíaca mais grave, principalmente um canal atrioventricular, um retorno venoso pulmonar anômalo, um ventrículo direito com dupla via de saída, uma estenose ou atresia pulmonar. A cardiopatia pode ser complexa e se integrar ao quadro de um isomerismo esquerdo cujo retorno venoso ázigo é um marcador [410].

Um retorno venoso ázigo pode ser observado em associação:

- anomalias do *situs* cardíaco ou abdominal (*situs inversus*);
- uma polisplenia (mas não foi descrita, até onde sabemos, associação à asplenia) [411];
- anomalias da drenagem caval superior (como ilustrado pela figura 6.204).

Prognóstico fetal e neonatal

Trata-se de uma anomalia silenciosa e sem consequência funcional no feto ou recém-nascido por si só. O prognóstico depende das anomalias cardíacas e/ou extracardíacas associadas.

> **Na prática**
> A descoberta de uma interrupção da veia cava inferior leva a um estudo morfológico completo do feto (ecografia de referência) na pesquisa de outras malformações, principalmente de um isomerismo esquerdo.
> Quando é isolada, o que é raro, sua presença não altera o decurso da gestação nem as modalidades do parto ou o manejo do recém-nascido.

---

[8] Na verdade, essa veia ázigo existe no feto normal, mas, como é menos desenvolvida, ela é frequentemente ignorada.

[9] Talvez esta afirmação esteja ligada a um viés de recrutamento. As descrições feitas até agora foram, essencialmente, após cateterismo cardíaco ou autópsia, duas circunstâncias que raramente coincidem (!) em indivíduos normais. Na experiência da CPDPN de Angers, alguns diagnósticos de retorno venoso ázigo aparentemente isolados foram feitos no pré-natal, sem más notícias ao nascimento.

Capítulo 6. Malformações cardíacas

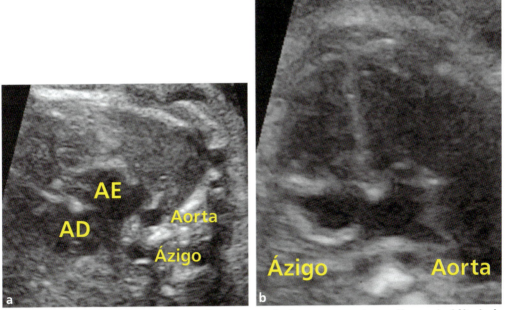

Figura 6.205. Presença de duas luzes vasculares comparáveis no espaço retrocardíaco na incidência das 4 câmaras.

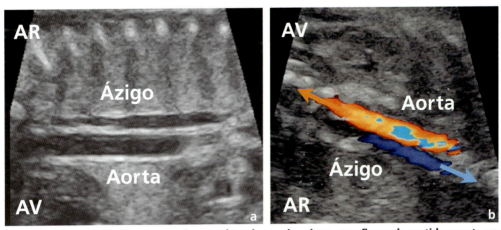

Figura 6.206. Aspecto de "dupla aorta" correndo ao longo da coluna, com fluxos de sentido oposto em Doppler colorido.

Manual Prático de Ecocardiografia Fetal

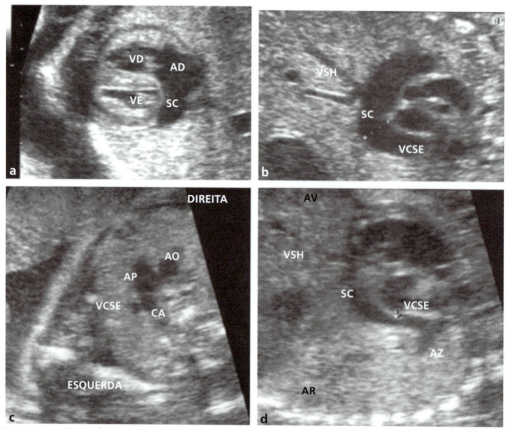

Figura 6.207. Exemplo de anomalia do retorno venoso sistêmico associando uma ausência da veia cava inferior e uma ausência da veia cava superior direita.

Os retornos venosos são feitos pela veia hemiázigo e uma veia cava superior esquerda. **a.** Presença de um seio coronário fortemente dilatado (7,5 mm) levantando a suspeita da presença de uma veia cava superior esquerda. **b.** No átrio direito, não se vê terminar a VCI normal nem a VCS direita normal. O AD recebe as veias supra-hepáticas e uma veia cava superior esquerda (VCSE) por meio do seio coronário dilatado. **c.** Na incidência dos 3 vasos, não se evidencia veia cava superior direita, normalmente situada à direita da aorta. Se virmos bem um terceiro vaso, ele estará situado à esquerda do tronco pulmonar e corresponde a veia cava superior esquerda. **d.** Visualização de uma veia hemiázigo situada atrás da VCSE e ali terminando, formando uma cruz. Esta incidência reúne todos os retornos venosos sistêmicos: veias supra-hepáticas, veia hemiázigo e veia cava superior esquerda. AZ: veia hemiázigo; VCS: veia cava superior; VCSE: veia cava superior esquerda; VCI: veia cava inferior; VSH: veias supra-hepáticas.

Imagens do doutor Lépinard, com os nossos agradecimentos.

6.11.5. Persistência da veia umbilical direita

Frequência

Esta particularidade seria encontrada durante 0,15 a 0,46% das ecografias pré-natais, mas ela, provavelmente, passa despercebida com frequência [412-414].

Embriologia e anatomia

As veias umbilicais transportam para o embrião o sangue rico em nutrientes e em oxigênio vindo das vilosidades placentárias.

Normalmente, a veia umbilical ímpar do cordão umbilical se funde no nível da inserção do cordão umbilical com as duas veias umbilicais intraembrionárias que se encaminham até o coração de lado a lado do celoma umbilical, para se jogar nos dois cornos sinusais com as veias vitelinas medianas (figura 6.208).

Durante o desenvolvimento, essas veias são integradas ao fígado, que está em rápida expansão e formam anastomoses com o plexo capilar hepático. Nesse momento, o sangue das veias umbilicais direita e esquerda chegam ao seio venoso de um lado diretamente, de outro lado através das anastomoses hepáticas (figura 6.208).

A parte extra-hepática das veias umbilicais regredirá rapidamente. O sangue das veias umbilicais não alcança mais o seio venoso a não ser quando misturado com o das veias vitelinas através do fígado, e no nível pós-hepático, por meio da veia vitelina direita durante a regressão do corno sinusal esquerdo.

Simultaneamente, um novo *shunt* se forma no fígado, o ducto venoso. Ele contorna diretamente uma parte do sangue das veias umbilicais até o coração e, depois, o cérebro (figura 6.209).

Durante a 7ª semana de embriogênese, a veia umbilical direita pré-hepática regride totalmente e todo o sangue provindo da placenta alcança o fígado por meio da veia umbilical esquerda, que segue um

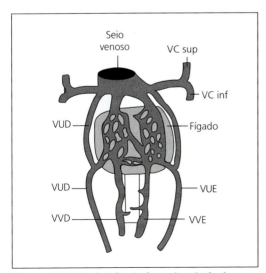

Figura 6.208. Embriologia das veias sistêmicas.
VC sup/inf: veias cardinais superior/inferior; VUD: veia umbilical direita; VUE: veia umbilical esquerda; VVD: veia vitelina direita; VVE: veia vitelina esquerda.

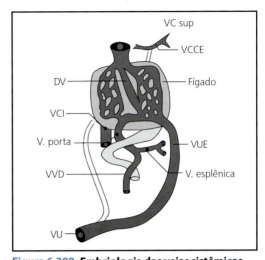

Figura 6.209. Embriologia das veias sistêmicas.
DV: ducto venoso; VCI: veia cava inferior; VC sup: veia cardinal superior; VCCE: veia cardinal comum esquerda; VU: veia umbilical; VUE: veia umbilical esquerda; VVD: veia vitelina direita.

trajeto mediano que ocupa a borda livre do ligamento falciforme (figura 6.209).

Depois do nascimento, a veia umbilical esquerda pré-hepática e o canal venoso se obliteram e formam o ligamento venoso.

Patologicamente, uma falha, com frequência mais parcial do que completa, das anastomoses entre as veias vitelinas e veias umbilicais pode levar a anomalias destas últimas. Se a falha for completa, o retorno venoso umbilical será redirigido diretamente para a rede venosa sistêmica e contornará o fígado. Quando a falha é incompleta, a anomalia mais frequente é a persistência da veia umbilical direita e a degenerescência da veia umbilical esquerda.

Três variantes são possíveis [414]:

- o tipo 1 ou intra-hepático (o mais frequente, 95% dos casos): a veia umbilical passa à direita da vesícula biliar, se funde à veia porta direita, curvando-se, em seguida, para a esquerda e o estômago. Esta forma tem pouca incidência hemodinâmica, sendo que somente 20 a 30% provém da veia umbilical que se junta diretamente ao coração por meio do ducto venoso;
- o tipo 2 extra-hepática (5% dos casos): a veia umbilical direita contorna totalmente o fígado e há uma ausência de ducto venoso. Nesta forma,

a veia umbilical termina nas veias ilíacas ou diretamente no átrio direito ou na porção adjacente da veia cava inferior. Essas formas extra-hepáticas seriam constantemente associadas a outras malformações [414]. Em virtude da ausência do ducto venoso, elas têm uma repercussão hemodinâmica negativa, com alto risco de insuficiência cardíaca fetal e hidropisia;
- o tipo 3, excepcional, em que persistem as duas veias umbilicais direita e esquerda (cordão umbilical de quatro vasos).

Observação
É durante o mesmo estágio embrionário que podem surgir diversos erros que terminam na: ausência de involução da veia umbilical direita; uma artéria umbilical única direita; a persistência de uma veia cava superior esquerda; uma atresia do esôfago.

Diagnóstico ecográfico
(figura 6.210)

É um diagnóstico do 2º semestre.

Na ecografia 2D

A exploração é feita no plano de corte abdominal usado para a medida do perímetro abdominal, visualizando o estômago e a vesícula biliar.

Os elementos diagnósticos associam [413-415]:

- uma veia umbilical passando à direita da vesícula e não em posição mediana;
- uma vesícula desviada para uma posição mediana, entre a veia umbilical, à sua direita, e o estômago, à sua esquerda;
- uma conexão anormal da veia umbilical na veia porta direita;
- uma veia porta direita se curvando para o estômago em vez de conservar um trajeto paralelo a este, para o lobo hepático direito.

Exame Doppler

No eco-Doppler colorido, eventualmente completado por um estudo do fluxo em Doppler pulsado para afirmar seu tipo venoso, confirma o diagnóstico. Ele permite, sobretudo, especificar o local de drenagem dessa veia e verificar se o ducto venoso está bem presente [416, 417].

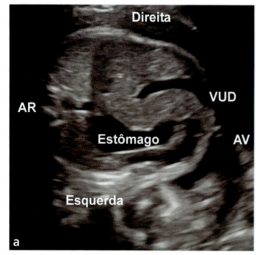 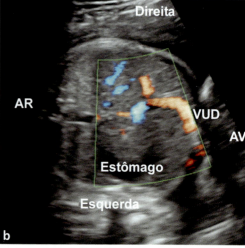

Figura 6.210. a. Curvatura anormal do trajeto de uma veia umbilical direita (VUD), para a esquerda e o estômago. b. Mesmo aspecto em Doppler colorido.
Imagem dos doutor Allory, com os nossos agradecimentos.

Capítulo 6. Malformações cardíacas

Diagnóstico diferencial

Trata da presença de varizes da veia umbilical, de uma duplicação da vesícula biliar, de um cisto hepático ou de anomalias de trajeto da veia porta ou de seus ramos [414].

Malformações associadas

Inicialmente, atribuía-se um significado negativo a esta anomalia. Na verdade, as malformações associadas são relativamente raras, 25% dos 302 casos reunidos na literatura por Weichert *et al.* [414] em 2011, com uma frequência provavelmente superestimada em razão de um viés de recrutamento. Elas não são específicas e podem envolver os sistemas cardiovascular e nervoso central ou os aparelhos musculoesquelético, urogenital e digestório (tabela 6.40). Uma artéria umbilical única também é possível, junto com outra anomalia (6 casos em 10 na série de Weichert *et al.* [414]).

Tabela 6.40. Ordem de frequência das anomalias observadas na preseça de uma veia umbilical direita (exceto heterotaxias) (segundo [414])

As porcentagens expressam a frequência relativa das anomalias entre si e não sua frequência na presença de uma veia umbilical direita

Coração e vasos	60%
Tubo digestório	13%
Rim	15%
Cérebro	15%
Membros	8%

Em contrapartida, a persistência da veia umbilical direita protegeria da gastrosquise, que poderia ser atribuída a uma regressão prematura desta estrutura vascular.

Genética

Para a maioria dos autores, um cariótipo fetal só está indicado em caso de malformação associada.

Nenhuma aberração cromossômica em uma série de 69 casos (dos quais 60 isolados) foi relatada por Blazer *et al.* [418].

As raras anomalias relatadas são uma trissomia 18, em que a persistência da veia umbilical direita era apenas um elemento da síndrome polimalformadora [414-419] e um mosaico de Turner isolado [414].

6

> **Na prática**
> A descoberta de uma persistência da veia umbilical direita leva a um estudo morfológico completo do feto (ecografia de referência para a pesquisa de outras malformações. Quando está isolada, não requer a realização de uma amniocentese e deve ser considerada uma variante anatômica não patológica, sem consequência funcional no decurso da gestação se a veia umbilical estiver bem conectada ao sistema porta do feto [417].

> **Leitura recomendada**
> Revisão recente dos 302 casos relatados até o presente na literatura de língua inglesa: Weichert J, Hartge D, Germer U *et al.* Persistent right umbilical vein: a pré-natal condition worth mentioning? *Ultrasound Obstet Gynecol* 2011;37:543-8.

6.11.6. *Shunt* portossistêmico — Ausência de veia porta

Revisão anatômica

O sistema porta drena normalmente o sangue que vem da veia esplênica e das veias mesentéricas superior e inferior (figura 6.211).

Um *shunt portossistêmico* pode ser completo (tipo I, sempre congênito) ou parcial (tipo II, às vezes adquirido). Entre os *shunts* de tipo I, são distinguidas duas formas dependendo se a veia mesentérica superior e a veia esplênica, normalmente na origem da veia porta, convergem (forma a) ou se drenam separadamente no sistema cava (forma b) (tabela 6.41).

A *ausência de veia porta* é uma anomalia extremamente rara, muitas vezes associadas a outras malformações, em que o sangue que vem da veia umbilical se drena diretamente na veia cava inferior.

A ausência de veia porta e a falha de desenvolvimento das sinusoides hepáticas ou sua comunicação com a veia umbilical são acompanhadas de uma má perfusão hepática responsável por uma falha de desenvolvimento do fígado e eventuais lesões benignas ou malignas de origem isquêmica.

Sinais ecográficos

O diagnóstico pode ser sugerido com a constatação de [420]:

- uma dilatação da veia umbilical em seu segmento intra-abdominal, local de um fluxo pulsátil de alta velocidade, comparável ao de um ducto venoso. Isto não é constante e, na observação relatada por Venkat-Raman *et al.* [420], a veia umbilical apresentava um calibre normal e um fluxo monofásico igualmente normal em seu segmento extra-abdominal;
- uma dilatação da veia cava inferior;
- zonas hiperecogênicas intra-hepáticas, inconstantes, ligadas a calcificações de origem isquêmica.

Como consequência desse *shunt*, o átrio direito fica dilatado, e o coração aparece hipercinético [421].

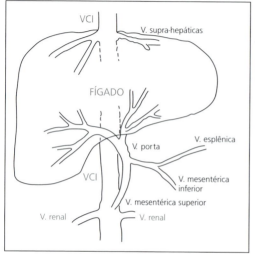

Figura 6.211. Esquema anatômico do sistema porta.
VCI: veia cava inferior.

Tabela 6.41. Classificação dos *shunts* portossistêmicos.

Tipo I: completo congênito	Forma a	Forma b
Tipo II: parcial	Congênito ou adquirido	

VCI: veia cava inferior; VMI/VMS: veia mesentérica inferior/superior; VE: veia esplênica.

Capítulo 6. Malformações cardíacas

Sinais associados

Outras anomalias estão frequentemente associadas, atingindo o coração (comunicações interventricular e interatrial etc), a veia cava inferior (retorno ázigo ou hemiázigo) e o esqueleto (hemivértebra).

Uma síndrome de Goldenhar (displasia oculoatriovertebral) também foi observada.

Prognóstico

Por analogia ao que é observado em caso de *shunt* adquirido, deve-se temer o aparecimento de uma insuficiência hepática e de uma encefalopatia em um feto que apresente essa malformação. Na verdade, parece que o prognóstico é muito variável e é bom, na maioria dos casos. Em especial, uma encefalopatia seria muito rara [421]. A constatação de focos hiperecogênicos intra-hepáticos *in utero* pode levantar a preocupação do aparecimento pós-natal de lesões malignas ou benignas que adquirem o aspecto de uma hiperplasia nodular regenerativa. Ela leva a um acompanhamento prolongado após o nascimento, por eco-Doppler hepático e dosagem das alfafetoproteínas.

Na observação relatada por Manning *et al.* [421], os autores assinalam que essa malformação não havia provocado disfunção hepática nem encefalopatia nem lesão hepática no primeiro ano de vida da criança acometida.

6.12. Anomalias dos retornos venosos pulmonares

Um retorno venoso pulmonar é anormal (RVPA) quando todas ou parte das quatro veias pulmonares estão conectadas não ao átrio esquerdo, como de costume, mas a uma estrutura venosa sistêmica – átrio direito, sistema venoso cava ou sistema venoso porta. O RVPA pode ser total (RVPAT) ou parcial se esta anomalia de conexão afeta somente uma ou duas veias pulmonares, geralmente aquelas que retornam do pulmão direito. Um RVPA parcial faz parte da síndrome da cimitarra.

6.12.1. Retorno venoso pulmonar anômalo total

Frequência

Um RVPAT isolado é uma malformação rara, observada em 0,3 (séries clínicas) a 0,6 para 1.000 (séries autópsicas) da população. Ela representa entre 1 e 1,5% das cardiopatias congênitas [422], isto é, uma incidência de 30 a 40 novos casos a cada ano na França (1/17.000 a 1/20.000 nascimentos).

Embriologia

Normalmente, o plexo venoso esplâncnico diferencia-se em sistemas venosos pulmonar e sistêmico. Após uma ruptura das conexões com a rede sistêmica, a veia comum cresce, recebendo as quatro veias pulmonares, em seguida se incorpora aos poucos aos tetos do átrio esquerdo do qual formará, por fim, a metade posterior (figura 6.212).

Um retorno venoso pulmonar anômalo resulta de uma falha de incorporação da veia pulmonar comum ao teto do átrio esquerdo, com persistência de uma (ou excepcionalmente mais) conexão com o sistema vitelino ou cardinal [423].

> **Observação**
> Excepcionalmente, as veias pulmonares podem perder sua conexão à rede venosa sistêmica sem criar conexão com o átrio esquerdo. Esta anomalia, a agenesia da veia pulmonar comum, é rapidamente letal no nascimento. Pelo que sabemos, o diagnóstico jamais foi realizado *in utero*.

Anatomia (figura 6.123)

As veias pulmonares direitas e esquerdas confluem na veia pulmonar comum (VPC) que não apresenta nenhuma conexão com o átrio esquerdo. De acordo com o local de destino da veia pulmonar comum, são distinguidas cinco formas principais de RVPAT [423]. Em todos os casos, o átrio esquerdo é alimentado apenas a favor de uma CIA ou da persistência de um forame oval permeável, indispensável à sobrevida pós-natal.

RVPAT supracardíaco (40% dos casos)

A veia pulmonar comum se drena por um coletor no tronco braquiocefálico esquerdo, ou tronco venoso inominado (TVI), e se junta ao átrio direito pelo sistema caval superior. Nesta forma, o coletor é muito raramente obstrutivo e o quadro clínico no nascimento é o de um *shunt* esquerdo-direito importante, relativamente bem suportado.

RVPAT intracardíaco (15% dos casos)

A veia pulmonar comum se drena por um coletor no seio coronário (SC) e termina, assim, diretamente no átrio direito. Neste caso, também, o coletor é raramente obstrutivo e o quadro clínico é o de um *shunt* esquerdo-direito maciço no estágio atrial.

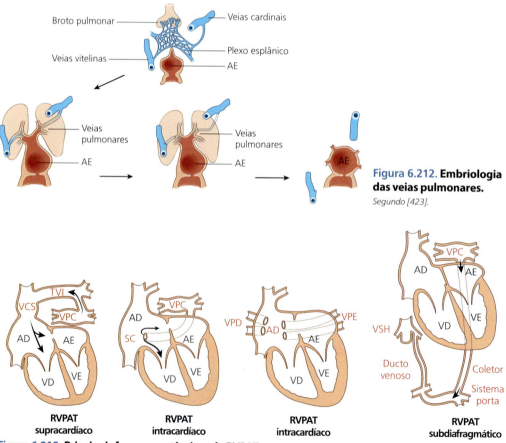

Figura 6.212. Embriologia das veias pulmonares. *Segundo [423].*

Figura 6.213. Principais formas anatômicas de RVPAT.
SC: seio coronário; TVI: tronco venoso inominado; VCS: veia cava superior; VPC: veia pulmonar comum; VPD/VPE: veia pulmonar direita/esquerda; VSH: veia supra-hepática.
Segundo [423].

RVPAT retrocardíaco (15% dos casos)

As veias pulmonares direitas e esquerdas terminam direta e separadamente na parede superior do átrio direito. Não existe um coletor propriamente dito, e esta forma, portanto, jamais é obstrutiva após o nascimento, mas reproduz o mesmo quadro do *shunt* esquerdo-direito que as formas anteriores.

RVPAT infracardíaco (25% dos casos)

A veia pulmonar comum se drena em um longo coletor que, ao passar por trás do átrio esquerdo e do ventrículo esquerdo, se dirige para baixo, atravessa o diafragma e termina no sistema porta, o ducto venoso, a veia cava inferior ou uma veia hepática.

Antes do nascimento, esse sistema, que garante apenas um baixo débito, se drena sem grande problema para o sistema cava inferior através do sistema porta, seguido do ducto venoso.

Após o nascimento, o fechamento do canal de Arantius e o importante aumento do débito pulmonar concorrem, ambos, a um fenômeno de bloqueio do retorno venoso no sistema porta ou o ducto venoso. Esse bloqueio é responsável por uma hipertensão venosa pulmonar e secundariamente de uma hipertensão arterial pulmonar (HTAP) maior, simultaneamente pré- e pós-capilar. Também é acompanhado por uma hipóxia cada vez mais grave e refratária, apesar de uma assistência ventilatória. O quadro clínico, associando pulmões rádio-opacos (aspecto de "vidro fosco"), HTAP, com deficiência direita e hipóxia severa, impõe, frequentemente, uma infecção neonatal grave, atrasando tanto o diagnóstico como a intervenção cirúrgica que, porém, é urgente. O quadro é menos dramático em caso de destino na veia cava inferior ou uma veia hepática.

Formas mistas (5% dos casos)

As veias pulmonares apresentam vários locais de drenagem. Lee *et al.* [424] relatam, assim, um caso em que existia dupla drenagem em uma veia cava superior esquerda.

Diagnóstico ecográfico

Sinais indicativos

- *Assimetria das cavidades:* um RVPAT é acompanhado de um aumento de débito no coração direito e uma queda de débito no coração esquerdo. Este diagnóstico deve, portanto, ser sugerido (para ser eliminado na maioria das vezes) diante de uma assimetria das cavidades ventriculares, com relação a um pequeno ventrículo esquerdo e/ou uma dilatação do ventrículo direito. Função dos débitos na árvore pulmonar e atráves do forame oval, este sinal indicativo geralmente é pouco marcado, até mesmo ausente, exceto no final da gestação [425].
- *Aspecto de pequeno átrio esquerdo e aumento do espaço entre o átrio esquerdo e a aorta descendente:* como mostra a figura 6.124, o átrio esquerdo parece amputado de sua parte superior (normalmente derivada da veia pulmonar comum).
- Variante do sinal anterior, Inamura *et al.* [426] descreveram, recentemente, o *sinal do "duplo balão"*, visível atrás do átrio esquerdo. Esses "balões" são espaços vasculares, sendo coletor o mais próximo do átrio (pode até fazer protrusão no teto do átrio), o mais longe sendo a aorta descendente (figura 6.215).

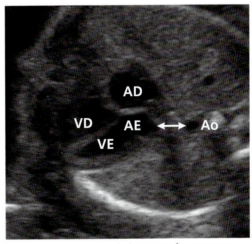

Figura 6.214. Pequeno átrio esquerdo e aumento do espaço interaórtico-atrial (*seta de duplo sentido*).

- Dilatação de uma estrutura venosa direita: pode-se tratar do seio coronário (figura 6.216), da veia cava superior ou da veia cava inferior [427]. Em uma observação pessoal, o sinal indicativo era um aspecto de "tumor hepático" hipervascularizado que se revelou ser, na verdade, a zona de confluência do coletor no sistema porta (figura 6.217).

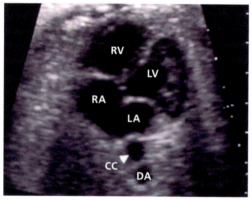

Figura 6.215. Sinal de duplo balão, ligado à presença do coletor (CC) e da aorta descendente (DA) atrás do átrio esquerdo.
Segundo Inamura N, Kado K, Kita T, Kayatani F. Fetal echocardiographic imaging of total anomalous pulmonary venous connection. Pediatr Cardiol 206;27:391-2.
Com a gentil autorização da Springer Science and Business Media.

Apenas estes sinais, inconstantes e não específicos, não bastariam ao diagnóstico [427].

Sinal evocador

Para eliminar esse diagnóstico, não podemos nos prender apenas à presença de uma estrutura venosa no teto do átrio esquerdo, mas temos de verificar que esta é exatamente uma veia pulmonar e que está efetivamente conectada ao átrio, isto graças ao estudo de seu fluxo em Doppler pulsado ou Doppler colorido.

A impossibilidade de visualizar a entrada do fluxo de, no mínimo, uma veia pulmonar no átrio esquerdo em Doppler colorido é a chave do diagnóstico de RVPAT.

Sinal de confirmação

É a demonstração do coletor, cujo trajeto e local de destino estudaremos. Isso permite especificar o tipo de RVPAT e traz, portanto, um elemento prognóstico importante. Para tanto, teremos o auxílio do Doppler colorido ou do Doppler pulsado.

Em caso de RVPAT, as veias pulmonares apresentam um fluxo menos pulsátil e de velocidade menor que o normal [428]. O fluxo pode até se tornar contínuo e turbulento no coletor e adquirir um aspecto contínuo e monofásico nas veias pulmonares [429]. Isto seria particularmente verdadeiro nas for-

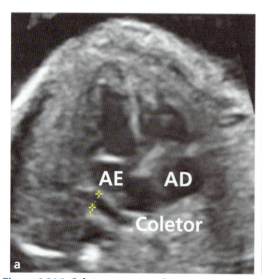
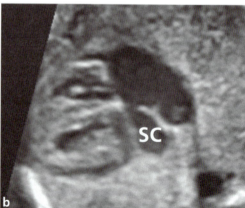

Figura 6.216. Coletor encontrando um seio coronário dilatado em um RVPAT intracardíaco.
SC: seio coronário.

mas passíveis de se bloquear no nascimento[430] e, portanto, para os RVPAT subdiafragmáticos[431]. Um monitoramento desse fluxo durante o último trimestre pode, pois, se revelar útil (figura 6.128).

Malformações associadas e genética

Um RVPAT frequentemente é observado na presença de um isomerismo direito (asplenia), mas pode-se associar também a outras anomalias cardíacas [432]. Uma mutação no 4q12 pôde ser observada em vários casos de RVPAT. Pode ser encontrado na trissomia ou tetrassomia 22 parcial (*cat eye syndrome* ou síndrome dos olhos de gato, prevalência: 1/74.000, transmissão autossômica dominante).

Formas isoladas – Prognóstico e atitude prática

O rastreamento pré-natal das formas isoladas adquire importância muito particular. De fato, ao nascimento, o quadro clínico de RVPAT bloqueado é enganoso e, muitas vezes, interpretado como o de uma infecção neonatal grave, atrasando, assim, a intervenção cirúrgica.

Nas formas subdiafragmáticas, em que o coletor termina no sistema porta ou no ducto venoso, as mais graves, essa intervenção pode ser uma verdadeira urgência cirúrgica, a ser realizada nas horas seguintes ao parto [433]. A exemplo do diagnóstico pré-natal de transposição dos grandes vasos, o diagnóstico de RVPAT subdiafragmático justifica, portanto, uma transferên-

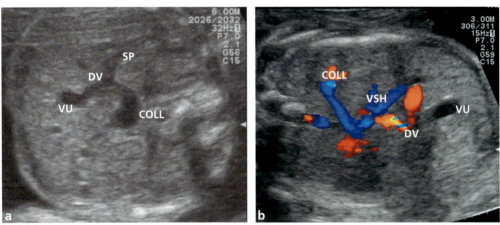

Figura 6.217. Coletor encontrando o sistema porta em um RVPAT subdiafragmático.
Aspecto em ecografia 2D (**a**) e em Doppler colorido (**b**).

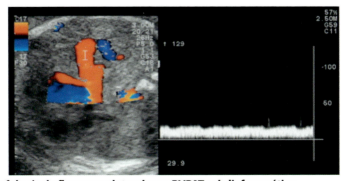

Figura 6.218. Morfologia do fluxo no coletor de um RVPAT subdiafragmático.

Manual Prático de Ecocardiografia Fetal

cia *in utero* na proximidade imediata de um centro de cirurgia cardíaca neonatal.

A intervenção (anastomose da veia pulmonar comum no teto do átrio esquerdo e ligadura do coletor) visa restabelecer uma anatomia "normal" e deixa esperar a cura da criança (porém, com um risco de reestenose no local da anastomose, que pode necessitar de uma reintervenção). Atualmente, a mortalidade dessa cirurgia é inferior a 10% nas formas isoladas [423].

6.12.2. Retorno venoso pulmonar anômalo parcial

Frequência

As estimativas variam entre 0,3 para 1.000 (séries clínicas) e 0,6 para 1.000 (séries autópsicas). Metade não seria, portanto, reconhecida clinicamente. Não há preponderância em função do sexo.

Anatomia

Os RVPA parciais são muito mais frequentes à direita do que à esquerda. Como atingem apenas uma veia, geralmente é a veia pulmonar superior.

Em geral, os RVPA direitos se drenam na veia cava superior (VCS), o átrio direito (AD) ou a veia cava inferior (VCI); os RVPA esquerdos se drenam na veia cava superior esquerda (VCSE) ou no seio coronário. Entretanto, retornos cruzados são raros, mas possíveis.

Em ordem de frequência, podemos descrever:

- o RVPA parcial direito na VCS (em sua junção com o AD), geralmente associada a uma comunicação interatrial (CIA), tipo seio venoso (Capítulo 6.2.1);

- o RVPA parcial direito no AD: duas ou três veias pulmonares direitas se jogam no AD. Esta forma também está frequentemente, associada a uma CIA (do tipo *ostium secundum* ou seio venoso);

- o RVPA parcial direito na VCI: atinge duas veias (60% dos casos) ou apenas a veia superior direita (40% dos casos). Geralmente, não há CIA desta forma, parte integrante da "síndrome da cimitarra", assim denominada em razão do aspecto curvado do tronco das veias pulmonares direitas que se unem à VCI sob o diafragma e acima da zona de inserção das veias supra-hepáticas;

- o RVPA parcial esquerdo no tronco venoso inominado esquerdo, geralmente isolado.

Diagnóstico ecográfico
(figura 6.219)

O diagnóstico de RVPA parcial é raramente feito antes do nascimento (aliás, costuma passar despercebido depois dele...), mais frequentemente no quadro da avaliação exaustiva de uma síndrome ou de outra malformação cardíaca (ver adiante).

Genética

Um RVPA parcial não parece estar ligado a uma anomalia cromossômica particular, mas foram relatados casos em famílias [425].

Malformações associadas

São o ponto que chamam a uma pesquisa de RVPA parcial:

- CIA, em especial quando é de tipo seio venoso, mas o seu diagnóstico pré-natal raramente é feito;

- síndrome da cimitarra: esta anomalia é sugerida diante de uma dextrocardia e uma hipoplasia relativa à artéria pulmonar direita [430]. Tipicamente, nesta síndrome, o pulmão direito está hipoplásico, e sua vascularização é de origem sis-

Capítulo 6. Malformações cardíacas

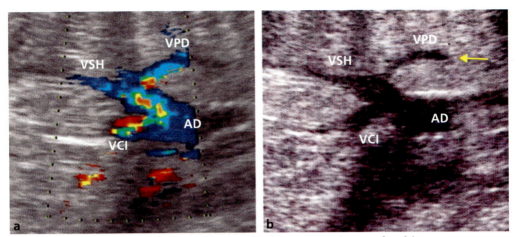

Figura 6.219. RVPA parcial de uma veia pulmonar direita em uma veia supra-hepática.
Tratava-se de uma forma isolada, de descoberta fortuita.
VCI: veia cava inferior; VPD: veia pulmonar direita; VSH: veia supra-hepática.

têmica. Outras anomalias podem estar associadas a ela: comunicação interventricular, coarctação da aorta, tetralogia de Fallot;
- síndrome de isomerismo (direito ou esquerdo), com asplenia ou polisplenia em que uma anomalia do retorno venoso pulmonar é frequente.

Consequências funcionais

Após o nascimento, um RVPAT parcial é responsável por um *shunt* esquerdo-direito comparável ao que é causado por uma CIA, mais ou menos importante de acordo com o número de veias pulmonares envolvidas. Quando é moderado, esse *shunt* geralmente passa despercebido.

Resumo
Em razão da raridade das RVPATs isoladas, um ecografista de primeira intenção tem poucas chances de realizar o seu diagnóstico. No mínimo, ele deve ser obrigado a objetivar o destino de, pelo menos, uma veia pulmonar no átrio esquerdo em todo feto examinado e propor uma ecocardiografia de referência quando não o consegue. Guardadas todas as proporções (quantitativas), o diagnóstico pré-natal de RVPAT é tão importante quanto o da transposição dos grandes vasos, já que ambas as malformações compartilham as mesmas características: urgência neonatal absoluta e prognóstico espontâneo dramático transformado pelo tratamento em uma quase-cura.

6.13. Anomalias do canal arterial

6.13.1. Constrição do canal arterial

Uma constrição do canal arterial durante a vida fetal é favorecida pela tomada, por parte da mãe, de medicamentos anti-inflamatórios e, em especial, de inibidores da ciclo-oxigenase (indometacina) após a 27ª semana de amenorreia. Essa constrição é dose-dependente e reversível após a interrupção do tratamento. Talvez por mais pitoresco que pareça, o consumo regular do chá de camomila poderia ser responsável por uma constrição do canal arterial, igualmente reversível [434]. Muito mais raramente, um fechamento prematuro do canal arterial pode ser idiopático [435], especialmente quando o canal arterial é muito sinuoso [436].

As consequências disso são potencialmente graves: hidropisia fetal, morte fetal *in utero* e hipertensão pulmonar no recém-nascido [437].

Ecografia

Sinal indicativo

É a descoberta de um ventrículo direito hipertrófico, mais ou menos hipocinético, aparentemente isolado, isto é, sem obstáculo aparente na veia pulmonar (figura 6.220).

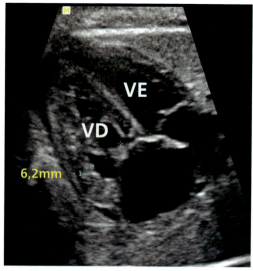

Figura 6.220. **Hipertrofia isolada do ventrículo direito (espessura da parede: 6,2 mm a 38 SA).**

Sinais diagnósticos

Dois elementos devem ser pesquisados no nível do canal arterial, marcando diretamente sua constrição:

- uma diminuição do calibre do canal arterial com relação aos valores normais para o termo. Essa diminuição pode estar localizada em apenas uma parte do canal (figuras 6.221 e 6.222a);
- a aceleração do fluxo nessa zona estreitada. O fluxo se torna turbulento e mais ou menos contínuo, com velocidade sistólica superior a 140 cm/s e velocidade diastólica superior a 30 cm/s [438, 439] (figuras 6.222b e 6.223).

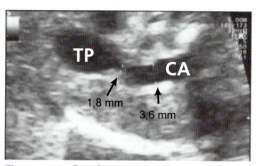

Figura 6.221. **Estreitamento localizado do canal arterial (CA) a 32 SA.**
Não houve consumo de medicamentos, evolução espontaneamente favorável. TP: tronco pulmonar.

Sinais prognósticos

A avaliação da repercussão passa pela pesquisa dos seguintes sinais:

- uma cardiomegalia de aparecimento rápido por dilatação do átrio e do ventrículo direito, com presença de um derrame pericárdico nas formas evoluídas;
- uma hipertrofia do ventrículo direito que se torna hipocinética [439];
- uma redução da abertuda da valva tricúspide, com aumento de amplitude da onda A e diminuição da razão E/A, representando uma elevação da pressão diastólica no ventrículo direito [438];
- uma insuficiência tricúspide, moderada a grave;
- uma insuficiência pulmonar.

A presença de derrame pericárdico, de ventrículo direito muito hipocinético e de insuficiência pulmonar maciça com movimento de vaivém do fluxo e dilatação do tronco pulmonar indica uma extração de urgência.

Capítulo 6. Malformações cardíacas

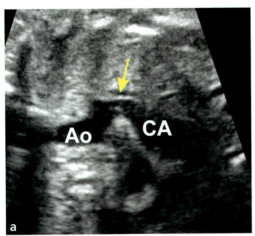 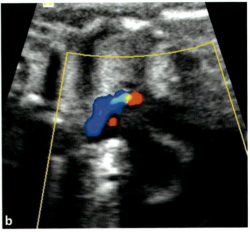

Figura 6.222. Constrição localizada do canal arterial (CA) em seu destino na aorta (mesmo feto da figura 6.220).
a. Aspecto em ecocardiografia 2D. **b.** Aspecto em Doppler colorido, mostrando uma aceleração do fluxo neste nível com *aliasing*.

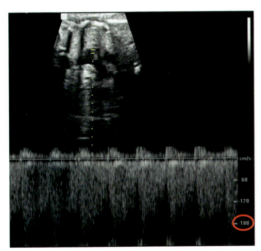

Figura 6.223. Aspecto do fluxo em Doppler pulsado mostrando uma velocidade acelerada (≥ 1,8 m/s) e velocidades permanecendo elevadas durante a diástole e dando aspecto de fluxo contínuo.

Após o nascimento, os primeiros dias de vida podem ser perturbados por hipertensão arterial pulmonar, falha de complacência e obstáculo à ejeção do ventrículo direito, de localização medioventricular ou infundibular. Esses distúrbios tendem a regredir no 1º mês de vida e não costumam deixar sequelas (figura 6.224).

Exemplos de medicamentos incriminados em um fechamento prematuro do canal arterial
- Indometacina (Indocid®)
- Diclofenaco (Voltarem®)
- Ibuprofeno (Advil®)
- Aspirina de dose anti-inflamatória
- ... e chá de camomila!

Evolução e prognóstico

A ecografia permite observar um retorno à situação anterior desses diferentes parâmetros após o término do tratamento [438, 439].

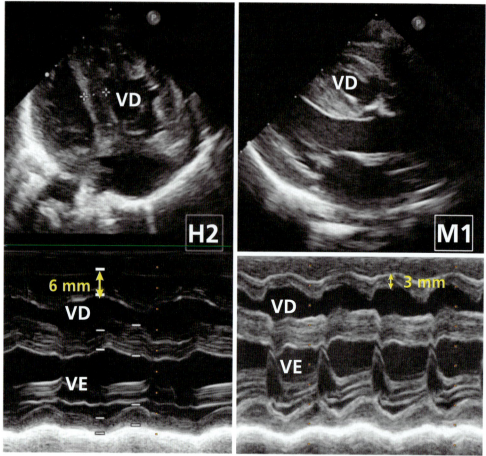

Figura 6.224. Mesmo paciente das figuras 6.222 e 6.223. Ecografias no nascimento (H2, *à esquerda*) mostrando uma hipertrofia ventricular direita importante, regredindo completamente durante o controle feito a um mês de vida (*à direita*).

6.13.2. Canal arterial atípico – Canal arterial ausente

O canal arterial pode adquirir diversos aspectos atípicos, mas não patológicos por si sós (tabela 6.42). Em razão de suas complicações possíveis, o aneurisma do canal arterial é alvo de um capítulo separado (Capítulo 6.13.3). Essas atipias serão mais bem visualizadas na incidência dos 3 vasos e no corte que descreve a "cruz do canal".

Ausência de canal arterial

O canal arterial está ausente na agenesia das valvas pulmonares (Capítulo 6.6.6) e pode estar ausente em algumas formas de atresia pulmonar com septo íntegro, em que se desenvolvem importantes colaterais aortopulmonares (MAPCA) (Capítulo 6.6.3).

Capítulo 6. Malformações cardíacas

Tabela 6.42. Canais arteriais atípicos

Canal ausente	Agenesia das valvas pulmonares (critério diagnóstico)
	Atresia pulmonar com septo íntegro com colaterais aortopulmonares (MAPCA)
Canal de diâmetro diminuído	Tetralogia de Fallot
Dolicocanal	Frequente no 3º trimestre
Duplo canal arterial	Duplo arco aórtico

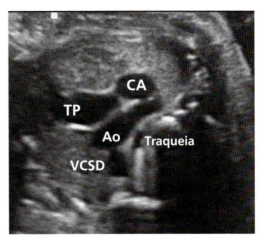

Figura 6.225. **Dolicocanal arterial na incidência dos 3 vasos.**
CA: canal arterial; TP: tronco pulmonar; VCSD: veia cava superior direita.

Diminuição do calibre

Uma diminuição do diâmetro pode ser observada fora de qualquer constrição em caso de redução do fluxo na artéria pulmonar, como é observada na tetralogia de Fallot.

Canal sinuoso ou dolicocanal

(figuras 6.225 e 6226)

É uma eventualidade frequente no final da gestação e geralmente não tem consequência para o feto [437]. Um dolicocanal muito sinuoso pode, entretanto, apresentar um aspecto de torção responsável por uma constrição por vezes significativa [440].

Atenção: não interpretar, erroneamente, como um vaso excedente (veia cava superior esquerda) ou de localização anormal (anomalia dos arcos aórticos) no corte dos 3 vasos.

Duplo canal arterial

Esta eventualidade pode ser observada em caso de duplo arco aórtico, sendo que os canais arteriais vêm

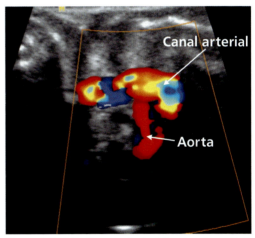

Figura 6.226. **Dolicocanal arterial em corte sagital.**
Doppler colorido mostrando a desproporção entre a aorta e o canal.

contribuir à formação de um anel vascular completo que pode comprimir o esôfago e a traqueia.

285

6.13.3. Aneurisma do canal arterial

Um aneurisma do canal arterial corresponde a uma dilatação sacular ou fusiforme, com alongamento do canal arterial (figura 6.227). A fronteira entre aneurisma do canal e dolicocanal permanece imprecisa... e parece ultrapassada por certos autores [441, 442].

Com a reserva anterior, sua frequência seria da ordem de 0,8 a 1% no recém-nascido e de 1,8% no feto, guardando como critério um diâmetro do canal superior ou igual a 2 DS [443].

Um aneurisma do canal arterial se desenvolve tardiamente. É sempre uma descoberta do 3º trimestre. Sua patogenia ainda não foi elucidada, mas, pelo menos, alguns deles poderiam resultar de uma falha de formação dos coxins intimais ou da distribuição de elastina. Nesse sentido, os fetos acometidos por uma doença de Marfan ou de Ehlers-Danlos estão particularmente expostos [444].

Ao contrário do que foi inicialmente descrito no recém-nascido, a maioria dos aneurismas do canal arterial permanece assintomática e passaria despercebida na ausência de um exame ecográfico. Em uma série multicêntica de 24 observações apenas 4 apresentaram uma sintomatologia com relação ao aneurisma, das quais 3 complicações pós-natais conforme descritas abaixo [444].

Para Tsang e Yan [445], uma dilatação aneurismática da porção aórtica do canal arterial (em média, 8 mm de diâmetro) seria uma variante da normal, observada em cerca de 8% dos fetos no final da gestação.

Seria tentador pensar que os "pequenos" aneurismas permanecem assintomáticos, ao passo que os maiores teriam mais possibilidades de se complicar. Isto é parcialmente falso: a única ruptura observada ocorreu em um aneurisma de um diâmetro de 8 mm [444].

Associações descritas

- Feto de mãe diabética [442].
- Síndromes de Marfan, Ehlers-Danlos, Larsen [437].
- Trissomias 21 e 13, síndrome de Smith-Lemli-Opitz [444].

Possíveis complicações

- Ruptura, especialmente nos pacientes acometidos por conectivite.
- Trombose, com possível extensão para o tronco pulmonar ou para a aorta.
- Infecção.
- Compressão das estruturas vizinhas, vasos, vias aéreas ou nervo recorrente.

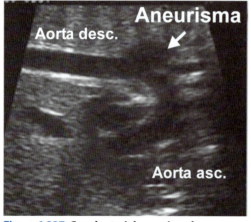

Figura 6.227. Canal arterial aneurismal em ecografia 2D (corte sagital).

Na prática

A descoberta de um aneurisma no pré-natal impõe acompanhamento e uma supervisão no período neonatal, e uma ressecção cirúrgica do aneurisma merecerá ser discutida se [443]:

- o canal arterial aneurismal permanece permeável no período neonatal;
- o aneurisma surgir em um recém-nascido que apresenta uma conectivite;
- o aneurisma for o local de uma trombose que se estende aos vasos adjacentes ou fenômenos tromboembólicos;
- o aneurisma for compressivo, com essa compressão persistindo para além de 4 a 6 SA após o nascimento.

6.14. Malformações raras
6.14.1. Aneurisma e divertículo do ventrículo esquerdo

Trata-se de duas entidades diferentes, ainda que muitas vezes confundidas na literatura. Marijon *et al.* [446] tiveram o mérito de propor diversos critérios que permitem distingui-los (tabela 6.43).

Tabela 6.43. Critérios distintivos entre aneurismas e divertículos e, para este, em função de sua localização (segundo [446])

Os "?" correspondem a afirmações contraditórias por outros autores

	Aneurisma	Divertículo	
Morfologia	Bolsa arredondada, ± volumosa, conectada ao ventrículo por um colo grande	Geralmente menor, em dedo de luva, conectado ao ventrículo por um colo estreito	
Histologia	Parede fibrosa, desprovida em todo ou em parte de miócitos	Parede constituída pelas três túnicas habituais (endocárdio, miocárdio, epicárdio)	
Função	Acinético ou com expansão sistólica	Contratilidade conservada, sincronizada com a do ventrículo	
Localização	Apical ou diante da parede lateral	Apical	Lateral
Associações	Isolado (sempre)	Defeito da linha mediana (sempre?)	Isolado (sempre)
		Outra(s) malformação(ões) cardíaca(s)	
Evolução Prognóstico	Variável, geralmente complicado	Depende das associações	Em geral, não complicado (?) e favorável

6.14.2. Divertículos cardíacos

Um divertículo aparece como uma cavidade anexada a uma das cavidades cardíacas normais, comunicando-se com esta por um colo estreito. Esta cavidade excedente geralmente é de tamanho moderado, com uma forma em dedo de luva. Essas três características o diferenciam de um aneurisma (*ver acima*).

Duas situações devem ser distinguidas, na medida em que seus prognósticos são radicalmente diferentes, os divertículos apicais e os divertículos laterais [446]:

- os divertículos apicais fazem parte, em geral, de uma síndrome da linha mediana e são acompanhados de outras malformações extracardíacas e cardíacas;
- os divertículos que se localizam diante de uma parede lateral, ventricular ou atrial geralmente são isolados, mas podem repercutir no desenvolvimento dos órgãos vizinhos (principalmente os pulmões)[446, 447].

Diagnóstico

Pode ser realizado em duas circunstâncias:

- pela constatação fortuita da presença de uma cavidade acessória, frequentemente na incidência das 4 câmaras. Esse divertículo pode-se localizar diante dos ventrículos ou dos átrios. De tamanho geralmente modesto, mas isto não é uma regra absoluta,[10] ele apresenta uma contração sincrônica à da cavidade que estava ligado por um colo estreito, local de um fluxo em vaivém em Doppler colorido. Na maioria das vezes, não repercute de forma importante na função cardíaca ou nos órgãos vizinhos;

---

[10]Em uma observação, um divertículo situado diante de um átrio esquerdo tinha tamanho semelhante ao do coração [450].

Manual Prático de Ecocardiografia Fetal

- diante da descoberta de um derrame pericárdico, geralmente abundante e de aparecimento precoce, a partir do final do 1º trimestre, com descoberta secundário do divertículo. Nesta eventualidade, o prognóstico está ligado à importância do derrame (transudato), que pode justificar uma evacuação (pericardocentese) *in utero*. É preciso, porém, saber que esse derrame pode desaparecer espontaneamente em algumas observações [448, 449]. Depois da evacuação, o derrame pericárdico não tende a se reproduzir [447].

Prognóstico

Geralmente, é favorável quando o divertículo está isolado, mesmo que seja volumoso, e a criança raramente necessita de uma conduta cirúrgica em seguida,

Esta regra conhece exceções quando coexiste um derrame pericárdico abundante na origem de uma insuficiência cardíaca ou de uma hipoplasia pulmonar. Existe indicação para drenar o derrame *in utero*.

É muito mais incerto quando o divertículo se localiza no ápice, em razão das anomalias que geralmente estão associadas a esta localização. Ele pode estar inserido no quadro de uma síndrome de Cantrell e associada a outros defeitos maiores (onfalocele) ou menores (pequena hérnia diafragmática) da linha mediana. Na série de Marijon *et al.* [446], todos os divertículos apicais estavam acompanhados de má rotação cardíaca (mesocardia ou dextrocardia) ou de uma malformação cardíaca (tetralogia de Fallot, comunicação interventricular, ventrículo único, atresia tricúspide). Em outra observação, o feto era portador de trissomia 18 [449].

6.14.3. Aneurismas do ventrículo esquerdo e do átrio direito

Aneurismas do ventrículo esquerdo

Foram relatados cerca de vinte diagnósticos *in utero* desta malformação rara (5 casos em um milhão de nascimentos) [451, 452]. Sua causa não está evidente e acusa a presença de um obstáculo (brida amniótica, deiscência pericárdica localizada) ou um mecanismo isquêmico por anomalia da microcirculação mais do que dos grandes vasos coronários).

O diagnóstico se baseia na evidenciação de uma bolsa mais ou menos volumosa, de parede fina e não contrátil, às vezes expansiva na sístole e que se comunica com a cavidade ventricular por um grande colo.

Este aneursima geralmente se localiza no ápice, mas também pode-se desenvolver diante da parede lateral do ventrículo esquerdo, sob a valva mitral [452].

Em Doppler colorido, observa-se um movimento de vaivém entre o aneurisma e a cavidade principal.

O principal diagnóstico diferencial é o de um divertículo que se apresenta como uma bolsa pediculada, de colo mais estreito e cuja parede, contrátil, conserva a estrutura normal do miocárdio.

O prognóstico é variável e depende essencialmente do tamanho do aneurisma durante o diagnóstico e de sua capacidade de crescer ou não, justificando, assim, um acompanhamento cuidadoso (tabela 6.44). Na metade dos casos relatados, o aneurisma, pouco volumoso, permaneceu sem consequência durante a vida fetal ou na infância; na outra metade, a evolução foi marcada por uma morte fetal ou por uma morte neonatal, sendo que 4 destes casos motivaram uma interrupção da gestação [452].

Quando é volumoso, o aneurisma comprime os pulmões e compromete seu desenvolvimento. Ele

Tabela 6.44. **Aneurisma do ventrículo esquerdo: fatores de mau prognóstico [452]**

Descoberta precoce (< 26 SA)	7/9 de mortes
Volume aneurisma/cavidade ventricular esquerda	> 1:8/11 mortes
	< 1:6/7 assintomáticos
Presença de sinais de insuficiência cardíaca	
Aumento de volume durante o acompanhamento	

Aneurisma do átrio direito

Ainda mais rara que as anteriores, apresenta-se como uma bolsa acinética desenvolvida na face externa do átrio direito. Na observação relatada por Gross *et al.* [456], essa bolsa tinha tamanho comparável ao do átrio. Não conhecemos direito o prognóstico, na medida em que, nesta observação, uma interrupção de gestação foi realizada mesmo sem que o feto apresentasse sinal de má tolerância cardíaca.

pode, igualmente, ser a causa de uma disfunção ventricular esquerda com problema maior do enchimento e inversão do *shunt* no estágio atrial, sobretudo quando se localiza sob as valvas atrioventriculares. Ele pode, por fim, comprimir as cavidades direitas e ser a causa de uma hidropisia e de uma morte fetal [453].

Por analogia ao que é observado em pós-natal, um aneurisma também pode ser fonte de problema do ritmo ventricular [454] ou supraventricular [455], independentemente de seu volume.

6.14.4. Aneurisma do septo interventricular muscular

Ao contrário dos aneurismas do septo membranoso, modo frequente de fechamento das CIV desta localização, os aneurismas do septo muscular são raros, mas várias observações foram relatadas no feto.

Eles podem estar isolados e, por isso, na maioria das vezes, não têm consequência. Em uma observação, entretanto, o aneurisma descoberto a 19 SA evolui progressivamente para um quadro de cardiomiopatia que justificou um transplante em período neonatal [457].

Seriam, muitas vezes, associados a uma malformação severa do coração direito, como atresia pulmonar com septo íntegro ou agenesia das valvas pulmonares [458]. Por si sós, elas não modificariam o prognóstico da malformação.

Várias observações em famílias foram relatadas, sugerindo, de um lado, uma origem genética (autossômica dominante?) e, por outro lado, a necessidade de explorar os outros membros (masculinos) da família, quando esse diagnóstico é realizado [459-462].

6.14.5. Ventrículo direito de câmara dupla

O ventrículo direito de câmara dupla é uma malformação particularmente rara, representando entre 0,75 e 1,5% das malformações cardíacas [463]. É, na verdade, uma forma extrema de estenose medioventricular direita em que o ventrículo direito é dividido em duas câmaras, uma proximal, de forte pressão, e outra distal de pressão mais baixa, por uma ou mais bandas musculares que poderiam corresponder a uma hipertrofia da banda moderadora. Geralmente diagnosticado na infância, podemos questionar sobre o caráter congênito ou adquirido da anomalia.

Seu diagnóstico é feito na incidência das 4 câmaras no 2° ou 3° trimestre. O ventrículo direito se apresenta hipertrofiado como um todo, estando sua cavidade barrada por uma grande banda muscular que separa uma câmara proximal próxima da tricúspide e uma câmara distal na direção do ápice.

Outras anomalias podem estar associadas, basicamente uma comunicação interventricular (80% dos casos [464]), comunicando-se com a cavidade distal. A observação relatada no feto por Becker *et al.* [463] comportava, igualmente, um divertículo apical do septo interventricular (figura 6.228).

O prognóstico depende da gravidade da estenose medioventricular.

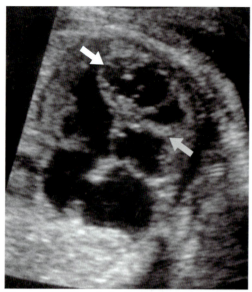

Figura 6.228. Ventrículo direito com câmara dupla.
Segundo Becker S, Hofbeck M, Kendziorra H et al. Double-chamber right ventricle associated with severe fetal cardiac failure. Ultrasound Obstet Gynecol 2004;23:411-3.
Com a gentil autorização de John Wiley & Sons, Inc.

Nas três observações relatadas no feto [463, 465, 466], duas delas estavam acompanhadas de um quadro de hidropisia, com morte fetal *in utero* e óbito pós-natal imediato.

Nas formas diagnosticadas após o nascimento, um tratamento cirúrgico (ressecção muscular) geralmente é possível, com excelente prognóstico a longo prazo (90% de sobrevida de 10 anos, sem gradiente residual nem reintervenção) [464].

Um diagnóstico pré-natal estimula, portanto, a prosseguir a gestação tanto quanto possível.

6.14.6. Alça da artéria pulmonar esquerda

Aspectos gerais

Trata-se de uma variedade rara de anel vascular em que a artéria pulmonar esquerda nasce da parede posterior da artéria pulmonar direita, passa por cima do brônquio principal direito, em seguida se dirige para trás e para a direita, passando entre o esôfago e a traqueia, "alçando[11]" e, na maioria das vezes, comprimindo esta. Esta anomalia, que representa 3 a 6% do conjunto das anomalias dos arcos aórticos [467], pode permanecer assintomática [468, 469], mas em 90% dos casos, ela se revela por meio de distúrbios respiratórios que podem ser graves desde o período neonatal. Esses distúrbios são secundários à compressão traqueobrônquica extrínseca pela artéria aberrante e/ou a anomalias estruturais intrínsecas da traqueia [469]. Seu diagnóstico é possível no feto [470; observação pessoal].

Embriologia

Normalmente, as artérias pulmonares definitivas são formadas pela reunião de dois ramos: um broto vascular derivado do 6° arco aórtico que dá a porção central da artéria e um broto pulmonar derivado dos vasos pós-branquiais que dão sua parte periférica. A anomalia seria secundária a uma falha de conexão entre os ramos esquerdos, normalmente na origem da artéria pulmonar esquerda e na criação de uma conexão entre o broto pulmonar esquerdo e o 6° arco aórtico direito [471].

Anatomia e lesões associadas [472]

Diversas variantes são possíveis. Paralelamente à forma mais frequente descrita acima, foi relatada uma forma em que a artéria pulmonar esquerda é implantada na face anterior da artéria pulmonar direita (*pseudopulmonary sling* ou *criss-crossed pulmonary arteries*). Existem, também, formas parciais em que, ao lado de

---

[11] Daí a denominação, na língua inglesa, *left pulmonary artery sling* e não *ring*.

uma artéria pulmonar esquerda normal, coexiste um ramo excedente com destino ao pulmão esquerdo cercando a traqueia.

A própria forma clássica (nascimento posterior da artéria pulmonar esquerda) se subdivide em duas variantes:

- tipo I, em que a alça da artéria pulmonar esquerda (APE) está logo acima da carina, normalmente situado diante do T4-T5. A artéria está em contato da porção distal da traqueia e do brônquio principal direito, que ela pode comprimir. Uma traqueobroncomalacia é possível, mas a estrutura da traqueia é normal;
- tipo II ou a APE também está diante da carina, mas esta está mais baixa que o normal, diante do T5-T6, com uma divisão brônquica frequentemente anormal e uma estenose intrínseca longa da traqueia em seu segmento compreendido entre os locais teórico e real da carina. Este tipo II seria mais frequente.

Em aproximadamente 2/3 dos casos, coexiste uma estenose traqueal mais ou menos longa e, em 50% dos casos, esta estenose corresponde a uma hipoplasia traqueal congênita [471].

Um terço das APE operadas está associado a uma aplasia ou a uma agenesia pulmonar direita [473] (quadro 6.6).

Por fim, outra anomalia cardíaca ou vascular não é rara: em uma revisão da literatura (130 casos), Gikonyo et al. [474] relataram 30% de anomalias maiores, como comunicação interventricular (CIV), comunicação interatrial, tetralogia de Fallot, ventrículo único, coarctação da aorta ou persistência do canal arterial (no pós-natal). A persistência de uma veia cava superior esquerda também parece frequente [475].

QUADRO 6.6	Agenesia ou aplasia pulmonar
	A ausência unilateral de um pulmão é uma anomalia congênita rara cuja prevalência é da ordem de 1/15.000 nascimentos [471]. Distingue-se a aplasia de um pulmão, em que persiste um brônquio rudimentar da agenesia pulmonar, daquela em que ele não existe. A ausência de pulmão direito tem prognóstico mais severo do que a do pulmão esquerdo, em razão do deslocamento mais importante do mediastino, responsável pela distorção das vias aéreas e dos grandes vasos.

Diagnóstico

Sinal indicativo

O estudo dos ramos arteriais pulmonares não faz parte do exame morfológico padrão, mas sua origem e seu trajeto proximal são geralmente bem visualizados na incidência do cruzamento dos grandes vasos preconizada pelo CTE, especialmente para a artéria pulmonar direita (figuras 6.229 e 6.230).

Daí concluímos que seria recomendável garantir sua normalidade quando uma outra anomalia cardíaca for descoberta – CIV, tetralogia de Fallot ou cardiopatia mais complexa.

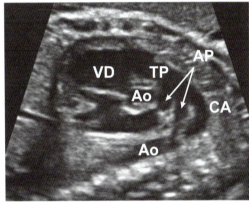

Figura 6.229. Aspecto normal das artérias pulmonares na incidência do canal arterial.
AP: artérias pulmonares; CA: canal arterial; TP: tronco pulmonar.

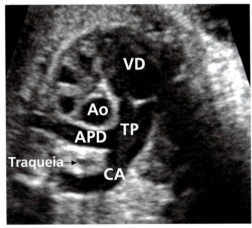

Figura 6.230. Aspecto normal do corte eixo curto do CTE.
APD: artéria pulmonar direita; CA: canal arterial; TP: tronco pulmonar.

Em sua observação, Yorioka *et al.* [470] tiveram a atenção chamada pela não visualização da artéria pulmonar esquerda em sua posição esperada. Na nossa, onde existia uma ausência de pulmão direito, fixamo-nos na pesquisa da presença de uma eventual artéria pulmonar direita e descobrimos, assim, o trajeto aberrante da esquerda.

Sinal diagnóstico

É a constatação de uma artéria pulmonar esquerda que nasce da porção proximal da artéria pulmonar direita, dirigindo-se, em seguida, para trás e para a esquerda passando por trás da traqueia para se unir ao campo pulmonar esquerdo. Para evitar uma confusão com a veia pulmonar satélite, será verificado o caráter arterial desse vaso mostrando que ele é o local de um fluxo pulsátil e centrífugo, dirigido à periferia (figuras 6.231 e 6.232).

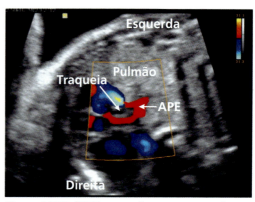

Figura 6.232. APGE em um feto apresentando uma agenesia pulmonar direita (29 SA). Aspecto em Doppler colorido. APE: artéria pulmonar esquerda.

Genética

Não há causa genética reconhecida como causa desta anomalia, mesmo que possam ter sido relatadas observações em gêmeos ou na presença de uma trissomia 13 e 21. Entretanto, deve-se observar que uma APE é encontrada com um frequência anormal na síndrome de Mowat-Wilson, que ela leva, portanto, a investigar (quadro 6.7).

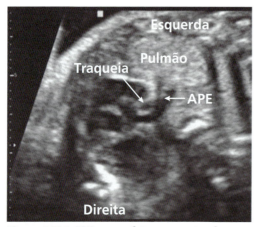

Figura 6.231. APE em um feto apresentando uma agenesia pulmonar direita (19 SA).
Trajeto aberrante da artéria pulmonar, que nasce no início da artéria pulmonar direita, dirigindo-se, em seguida, para trás e para a esquerda, cercando a traqueia. APE: artéria pulmonar esquerda.

QUADRO 6.7

Síndrome de Mowat-Wilson[a,b]

A síndrome de Mowat-Wilson associa:

▸ de maneira constante:
- uma dismorfia facial com testa grande, protuberância frontal, grandes sobrancelhas cheias nas laterais, mas escassos no meio, hipertelorismo, grandes olhos fundos, orelhas com lóbulos grandes, nariz em sela com uma extremidade redonda proeminente, boca aberta com um lábio superior em M e sorriso frequente, queixo proeminente, estreito e triangular,
- agenesia do corpo caloso,
- um déficit intelectual moderado a severo com epilepsia quase constante;

▸ de maneira frequente:
- uma doença de Hirschsprung, muito frequente, mas não indispensável ao diagnóstico,
- malformações geniturinárias (em particular, uma hipospadia),
- malformações cardíacas, em 52% dos casos, predominantes na árvore arterial pulmonar,
- anomalias oculares.

Esta síndrome se deve a mutações ou deleções heterozigóticas no gene ZEB2 (zinc finger E-box-binding homeobox 2), antes chamado de ZFHX1B (SIP1). Mais de 100 mutações ou deleções foram descritas. A maioria dos casos de síndrome de Mowat-Wilson é esporádica, e o risco de recorrência é baixo, ainda que raros casos de recorrência entre consanguíneos já tenham sido descritos.

[a]Cerruti Mainard P, Garavelli L, Lyon-Caen O. Syndrome de Mowat-Wilson. Site Internet Orphanet: http://www.orphanet.net/
[b]Dastot-Le Moal F, Wilson M, Mowat D et al. ZFHX1B mutations in patients with Mowat-Wilson syndrome. *Hum Mutat* 2007; 4: 313-21.

Manejo neonatal

Quando a anomalia é responsável por manifestações respiratórias, estas geralmente apresentam nos primeiros meses de vida, espontaneamente ou durante um episódio infeccioso, e indicam uma correção cirúrgica rápida.

A avaliação das lesões, particularmente traqueobrônquicas, é mais bem realizada por *scanner* helicoidal (com reconstrução 3D) e endoscopia traquebrônquica [471].

Ao contrário do que a maioria das intervenções em anomalia dos arcos aórticos, a abordagem é feita por esternotomia mediana, sob circulação extracorporal. O cirurgião disseca amplamente a artéria pulmonar esquerda até o hilo e a reimplanta na borda esquerda do tronco pulmonar, na frente da traqueia. Um gesto complementar na traqueia é quase sempre indispensável, seja ressecção de anéis traqueais e anastomose terminoterminal quando a estenose for curta, seja plastia ("por deslizamento") quando for mais longa.

Se coexistir uma aplasia do pulmão direito, o cirurgião transpõe sem reimplantar a artéria na frente da traqueia seccionada previamente [471-476]. Um gesto de plastia traqueal, frequentemente indicado, permanece possível, porém mais arriscado [477].

De acordo com a gravidade e a extensão da traqueomalacia inicial, a criança pode conservar distúrbios respiratórios e uma hiper-reatividade brônquica durante alguns meses ou anos, geralmente não necessitando de retomada cirúrgica, exceto nos casos em que, inicialmente, não havia sido feita uma conduta de plastia traqueal [478].

> **Uma breve história**
> 1897: primeira descrição autópsica de APE (Glaevecke e Doehle).
> 1953: primeira cura cirúrgica (Willis Potts).
> 1958: Contro propõe o termo "alça vascular" (*vascular sling*), pois não se trata de um verdadeiro anel vascular completo (*vascular ring*).
> 1999: Backer *et al.* [478] codificam as bases da técnica atual de reparação.

6.14.7. Comunicação entre a artéria pulmonar direita e o átrio esquerdo

Trata-se de uma anomalia muito rara da qual só foi relatada uma observação no feto [479].

O mecanismo embriológico desta malformação é mal conhecido. A comunicação poderia resultar da existência de uma fístula entre a artéria e veia pulmonar primitiva, antes da incorporação desta última ao átrio esquerdo.

Quatro tipos são descritos em função da anatomia das veias pulmonares e de seu local de destino.

Na observação feita *in utero*, o sinal indicativo era um aumento de volume das quatro cavidades e, especialmente, do átrio esquerdo. Esta apresentava aspecto aneurismal diante de sua parede posterior, no contato da artéria pulmonar direita, que aparecia muito dilatada.

A comunicação foi descoberta pelo estudo em Doppler colorido, com um jato turbulento e contínuo, orientado da artéria para o átrio. Este jato apresentava-se com velocidades elevadas, 2,5 m/s na sístole e 1,5 m/s na diástole.

Nesta observação, os pais decidiram interromper a gestação.

Dados os casos relatados depois do nascimento e na infância, optar por uma atitude mais conservadora parece, no entanto, fundamentada se, durante a vida fetal, a comunicação se apresentar isolada e parecer pequena, sem sinal de má tolerância. Neste caso, de fato, a sintomatologia no nascimento será moderada (*shunt* direito-esquerdo responsável por cianose) e a comunicação poderá ser obstruída por cirurgia ou cateterismo.

6.14.8. Feto acárdico

A acardia designa a ausência de coração em um feto. Ela é observada somente em uma gestação múltipla, na medida em que a circulação sanguínea do feto acometido só pode ser garantida pelo seu gêmeo através de anastomoses vasculares.

É uma eventualidade rara, encontrada em 1% das gestações múltiplas monozigóticas monocoriais (principalmente dos fetos femininos) monoamnióticas ou diamnióticas, ou seja, 1/35.000 nascimentos. Seria mais frequente entre as nulíparas e durante gestações de gêmeos monocoriônicos monoamnióticos [480].

Patogenia

A patogenia desta anomalia letal permanece em discussão. Para alguns, tratar-se-ia de uma falha primária da embriogênese cardíaca (agenesia cardíaca) com desenvolvimento secundário das anastomoses vasculares com o outro gêmeo. Para outros, em contrapartida, a anomalia causadora seria a criação das anastomoses vasculares entre fetos que provocaria uma elevação da pressão arterial em um deles (o doador) e uma inversão do fluxo e uma atrofia secundária do coração no outro (o receptor: *TRAP sequence* para *twin reverse arterial perfusion* na literatura de língua inglesa (figura 6.233). Uma observação privilegiada de Coulam e Wright [481] é a favor desta segunda hipótese: estes autores puderam observar dois embriões com uma atividade cardíaca embrionária entre 5 e 7 SA, com desaparecimento desta em um deles em 7 SA e desenvolvimento secundário de um fluxo reverso no cordão umbilical do gêmeo acárdico. Isto explicaria, também, o fato de se poder observar diferentes graus na malformação cardíaca, em que o coração, no entanto, é não funcional em todos os casos [482].

Gêmeo acárdico

Além da ausência de coração funcional, ele apresenta anomalias de desenvolvimento mais ou menos marcadas dos outros órgãos, em particular do polo cefálico (em razão da inversão de fluxo, a parte inferior do corpo recebe um sangue mais saturado que a extremidade cefálica).

Assim, é possível distinguir o feto acárdico-acéfalo que não apresenta nenhum desenvolvimento cefálico (figura 6.234), o feto acárdico-anceps no qual pode-se reconhecer algumas estruturas cranianas e/ou a presença de tecido nervoso, o feto acárdico-acormus, que apresenta polo cefálico, mas pouco ou nenhum desenvolvimento do tronco e, por fim, o feto acárdico-amorfo, forma mais severa pela ausência de qualquer desenvolvimento do polo cefálico ou do tronco [483].

Nas formas extremas, nenhuma estrutura pode ser reconhecida macroscopicamente e é, então, realizado o diagnóstico diferencial com outra patologia da gestação ainda mais excepcional: o teratoma placen-

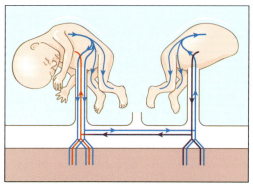

Figura 6.233. Representação esquemática das anastomoses vasculares entre gêmeos.
A veia umbilical do gêmeo acárdico é alimentada por sangue dessaturado proveniente da artéria umbilical do gêmeo bombeador. Após circulação, o sangue, ainda mais dessaturado, transita pela artéria umbilical única do acárdico para voltar à veia umbilical do gêmeo bombeador.

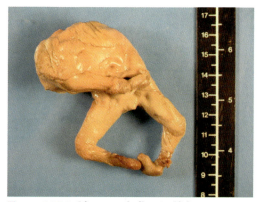

Figura 6.234. Gêmeo acárdico-acéfalo.
Foto do Doutor Triau, com os nossos agradecimentos.

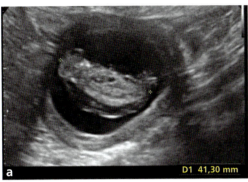 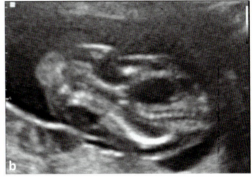

Figura 6.235. Gêmeo acárdico em ecografia a 13 SA.
a. Gêmeo acárdico apresentando um edema importante. Comprimento cabeça-nádegas de 41 mm a 13 SA. **b.** Mesmo gêmeo crescido: supõe-se um polo cefálico à esquerda e um esboço de coluna vertebral à direita.

tário[484]. Um dos elementos discriminantes entre essas duas patologias é a presença ou não de um cordão umbilical.

Na ecografia, geralmente é possível reconhecer, no mínimo, um eixo vertebral e um esboço de membros inferiores (figura 6.235). Como visto anteriormente, a presença de um cordão umbilical com dois vasos [480], em que a veia e a artéria são o local de fluxos inversos e pulsáteis, com índices de resistência elevados no exame Doppler, é um dos elementos importantes do diagnóstico [485].

Gêmeo doador (ou gêmeo bombeador)

O gêmeo que apresenta uma atividade cardíaca só é em si malformado em 9% dos casos, mas tem grandes riscos de ter distúrbios hemodinâmicos severos (com eventuais sequelas neurológicas) durante uma interrupção espontânea da perfusão do gêmeo acárdico, ou seja, insuficiência cardíaca com hidropisia e polidrâmnio favorecendo uma ruptura prematura das membranas e uma prematuridade. A mortalidade perinatal espontânea do gêmeo bombeador é alta, de 35 a 50% [480-484].

Prognóstico e conduta

A partir de uma revisão exaustiva envolvendo 189 casos, Healy individualizou como fatores de mau prognóstico os aspectos morfológicos seguintes: forma *acardius anceps* da anomalia, presença de braços, ore-

lhas, laringe, traqueia, pâncreas, rim ou intestino delgado no gêmeo acárdico, isto é, formas em que o gêmeo acárdico apresenta um desenvolvimento relativamente avançado [480].

De maneira mais geral, na ausência de anomalia cromossômica ou de malformação do gêmeo bombeador, o prognóstico espontâneo seria "excelente" se o peso estimado do gêmeo acárdico fosse inferior a 1/4 do peso do gêmeo bombeador. Ainda é preciso poder estimar o peso do acárdico na ausência de diâmetro biparietal e enquanto o fêmur é severamente curto. Uma estimativa básica é possível por meio da comparação dos perímetros abdominais dos dois fetos. O risco de insuficiência cardíaca do gêmeo bombeador aumenta proporcionalmente com o peso do acárdico e ultrapassa 90% quando alcança a metade do peso do gêmeo bombeador.

A obstrução da vascularização de suprimento do gêmeo acárdico permite restabelecer a situação hemodinâmica do gêmeo bombeador. Para tanto, podem ser consideradas a obstrução do cordão do acárdico ou a supressão das anastomoses entre os dois fetos. A ablação por radiofrequência ou a coagulação por *laser* do cordão são creditadas a uma taxa de sucesso superior a 80 a 90% [486, 487]. Arias *et al.* [488] sugerem recorrer a elas antes de 24 SA e considerar uma ligadura do cordão umbilical após esse termo, já que a coagulação por *laser* pode-se tornar ineficaz em um cordão muito edemaciado [489]. Um agravamento da síndrome edematosa e da ascite do feto bombeador, geralmente transitória e de causa desconhecida, pode ser observada durante as 4 SA depois dessa conduta, embora eficaz [490, 491].

6.14.9. Aneurisma da veia de Galeno[12]

Aspectos gerais

Reconhecida, em 1895, por Steinheil, esta malformação arteriovenosa incracraniana é designada por diversos termos: aneurisma da veia de Galeno, aneurisma arteriovenoso da veia de Galeno, malformação aneurismal da veia de Galeno ou malformação da veia de Galeno, todas igualmente falsas, já que a malformação envolve seu precursor, a veia pró-encefálica mediana de Markowski, e não a veia de Galeno [492].

Independente do nome, trata-se de uma anomalia rara, que representa 1% de todas as malformações vasculares intracranianas (representa 30% daquelas observadas na população pediátrica). Ela se caracteriza pela presença de uma dilatação aneurismal de uma estrutura venosa profunda da linha mediana alimentada por um número variável de fístulas arteriovenosas.

O primeiro diagnóstico *in utero* desta malformação foi feito em 1983 [493].

Embriologia [494, 495]

O desenvolvimento da vascularização cerebral pode ser descrito conforme as três fases a seguir:

* durante o primeiro período de aporte extraembrionário, o tubo neural, aberto, é alimentado pelo líquido amniótico que o cerca (*prechoroidal stage 1*);
* a segunda fase, chamada vascularização extrínseca, é caracterizada pela presença de derivados da crista neural ricamente vascularizados, a meninge primitiva, cercando o tubo neural e alimentando-o por difusão. Pequenos vasos se formam nesse tecido e formam uma camada superficial de veias e artérias (*prechoroidal stage 2*);

* a terceira fase, ou fase de vascularização intrínseca, é caracterizada pelo desenvolvimento de vasos dentro do próprio parênquima cerebral (*choroidal stage*).

A anomalia de desevolvimento que leva a um aneurisma da veia de Galeno surge no embrião de 21-23 mm. Nesse estágio, já estão formadas a artéria carótida primitiva interna e seus ramos terminais, a artéria cerebral anterior e as artérias coroides anteriores. Essas artérias vascularizam entre outras a zona epitelializada situada no teto do 3º ventrículo que dará, em seguida, os plexos coroides.

O desenvolvimento de uma estrutura venosa transitória no teto do diencéfalo acompanha aquele dos plexos coroides telencefálicos que ela drena. É a veia pró-encefálica mediana ou veia cerebral interna primitiva (figura 6.236).

No estágio do embrião de 50 mm, essa veia regride paralelamente ao aparecimento de duas veias cerebrais internas que se encarregam da drenagem dos plexos coroides. Essa regressão não afeta sua parte posterior, que se conecta às veias cerebrais internas, formando a veia de Galeno.

A malformação da veia de Galeno resulta da presença de anastomoses arteriovenosas diretas entre a rede arterial e a veia pró-encefálica mediana. Estas se desenvolvem entre as 6ª e 11ª SA nas cisternas do *velum interpositum* e coliculares e são responsáveis pela persistência desta estrutura venosa primitiva. As principais artérias nutridoras da malformação são as artérias anteriores ou pró-encefálicas e as artérias posteriores ou mesencefálicas (tabela 6.45). A veia pró-encefálica mediana que drena a malformação, desprovida de parede fibrosa e banhando nos espaços subaracnoidianos pode-se dilatar de maneira importante. A anomalia é acompanhada pela persistência de estruturas de drenagem venais fetais como o seio fálcico, estrutura transitória interposta entre o seio direito e o seio sagital superior. Ela é acompanhada, com frequência, por uma obstrução dos seios durais da fossa posterior, em particular os seios sigmoides, e por um hipodesenvolvimento do seio direito [492] (figura 6.237 e ver tabela 6.45).

---

[12]Cláudio Galeno é o nome adaptado do latim Claudius Galenus (131-ca.201). Na literatura de língua inglesa, ele é chamado de "Galen", e a denominação usada com maior frequência para esta malformação é *vein of Galen aneurysmal malformation*.

Capítulo 6. Malformações cardíacas

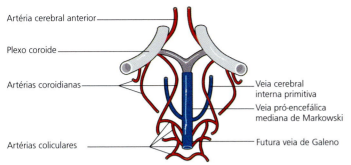

Figura 6.236. **Vascularização primitiva do cérebro fetal.**

Tabela 6.45. Principais artérias nutrizes do aneurisma da veia de Galeno

Artérias pró-encefálicas principais	Artérias mesencefálicas principais
Cerebral anterior	Coroidiana posteromediana
Coroidiana anterior	Talamoperfurante posterior
Cerebral média	Coliculares
Coroidianas posterolaterais	Cerebelosa superior

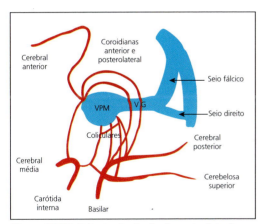

Figura 6.237. Principais aferências arteriais do aneurisma da veia de Galeno.
VG: veia de Galeno; VPM: veia pró-encefálica mediana.

Classificações [494, 495] (figura 6.238)

As duas classificações mais usadas são as de Yasargil e de Lasjaunias.

Na classificação de Yasargil [496], os tipos 1 a 3 apresentam uma comunicação direita com a veia de Galeno, ao passo que o tipo 4 corresponde a malfor-

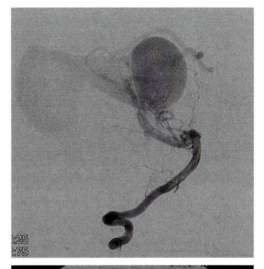

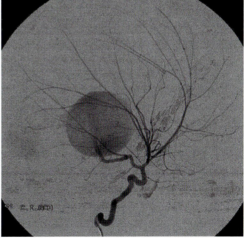

Figura 6.238. Aspectos angiográficos de uma malformação da veia de Galeno.
Imagens do dr. G. Rodesch, com todos os nossos agradecimentos.

mações arteriovenosas parenquimatosas que se drenam na veia de Galeno (tabela 6.46).

Manual Prático de Ecocardiografia Fetal

Tabela 6.46. Classificação de Yasargil

Tipo 1	Fístula cisternal pura entre as artérias pericalosas (anterior ou posterior) e a artéria cerebral posterior (ou seus ramos) de um lado, e a veia de Galeno de outro
Tipo 2	Fístulas entre as artérias talâmicas perfurantes e a veia de Galeno
Tipo 3	Associações entre o tipo 1 e o tipo 2
Tipo 4	Malformações arteriovenosas únicas e múltiplas se localizam no mesencéfalo ou o tálamo, com veia de drenagem para o interior da veia de Galeno: a. foco plexiforme localizado no parênquima do mesencéfalo ou do tálamo b. foco parenquimatoso combinado a um ou mais focos cisternais

Lasjaunias *et al.* [497] propõem distinguir dois tipos, mural e coroidiano, de acordo com a localização da fístula:

- no tipo *mural*, a fístula é alimentada pelas artérias coliculares posteriores que terminam diretamente na parede aneurismal da veia pró-encefálica mediana. O *shunt* é de alto débito e uma estenose da via de drenagem é frequente. Esse tipo mural se assemelha ao tipo 1 de Yasargil;
- no tipo *coroidiano*, existe uma rede interposta entre a artéria nutriz e a extremidade anterior da veia pró-encefálica mediana. A artéria é alimentada pelas artérias pericalosa, coroidiana, subfornical ou ramos subependimários dos tálamos perfurantes. Esse tipo coroidiano se aproxima dos tipos 2 e 3 de Yasargil. Geralmente, é mais mal tolerado que o tipo mural.

Formas mistas são possíveis.

Fisiopatologia

Consequências hemodinâmicas

São radicalmente diferentes antes e depois do nascimento.

Durante a vida fetal, a circulação placentária com baixas resistências está em competição com o *shunt* arteriovenoso cerebral. O ventrículo esquerdo alimenta a fístula, enquanto o ventrículo direito alimenta a placenta e a parte inferior do organismo. A sobrecar-

ga é, pois, compartilhada entre os dois ventrículos e é menor do que após o nascimento.

No nascimento, o modo de circulação, até então em paralelo, se torna em série, e cada ventrículo deve garantir o conjunto do débito cardíaco. O desaparecimento das baixas resistências placentárias provoca aumento brutal do débito por meio da fístula e, nos casos mais severos, até 80% do débito cardíaco esquerdo pode, assim, alimentar o cérebro. Aumento importante do débito cardíaco e do volume sanguíneo circulante é necessário para garantir as necessidades gerais do organismo. Esse débito excessivo causa hipertensão arterial pulmonar e aumento do retorno venoso no átrio direito que é acompanhada da persistência de um *shunt* direito-esquerdo através do forame oval como do canal arterial, na origem da cianose às vezes observada. Um *shunt* arteriovenoso importante é a causa de uma baixa da pressão diastólica na aorta, até mesmo um voo aórtico, e de uma baixa secundária do débito coronário, tendo como consequência uma isquemia miocárdica igualmente favorecida por uma elevação das pressões intramurais ventriculares. Disso resulta uma insuficiência cardíaca multifatorial e frequentemente refratária ao tratamento.

Consequências neurológicas

A hipertensão venosa cerebral está na origem da maioria das manifestações neurológicas de um aneurisma da veia de Galeno. As fístulas geralmente estão associadas a anomalias da drenagem venosa, seja por falha de desenvolvimento, seja por estenose ou obstrução secundária, que vem agravar a hipertensão venosa já favorecida por um débito cerebral aumentado. No recém-nascido, a drenagem venosa ainda está imatura e é feita pelas veias medulares após passagem através do parênquima cerebral. Na presença de um aneurisma da veia de Galeno, a hiperpressão venosa é transmitida às veias medulares, impedindo a reabsorção do líquor e na origem da hidrocefalia (figura 6.239), edema cerebral e hipóxia (a hidrocefalia grave, portanto, mais secundária a um problema de reabsorção do que de uma compressão do aqueduto). A hipóxia é causa de lesões cerebrais, fontes de distúrbios cognitivos que vão de um simples atraso das aquisições a um retardo mental mais ou menos severo.

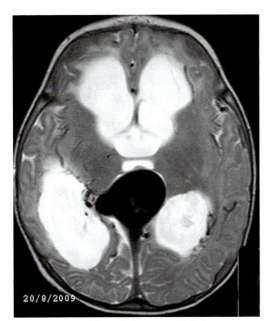

Figura 6.239. Hidrocefalia secundária à malformação da veia de Galeno, com dilatação ventricular maior.
Imagens do Dr. G. Rodesch, com todos os nossos agradecimentos.

Diagnóstico ecográfico

É um diagnóstico do 2º e, sobretudo, do 3º trimestre [498].

Sinais indicativos
Podem ser diretos ou indiretos.

Sinal indireto
É a constatação de uma cardiomegalia que leva à pesquisa, entre suas diferentes causas possíveis, de uma fístula arteriovenosa. A cardiomegalia estaria presente em aproximadamente 2/3 dos casos [498]. A observação de uma dilatação da veia cava superior ou dos vasos do pescoço em seu conjunto (30% dos casos) orientará essa pesquisa mais especificamente para o cérebro. Ambos são sinais de intensidade variável e inconstantes, ainda mais quando se está no estágio inicial da gestação.

Sinal direto
É a constatação, durante o exame do cérebro fetal, de um grande espaço vazio de eco, mediano ou ligeiramente lateralizado, situado no espaço supratentorial atrás do 3º ventrículo, realizando a clássica "imagem em raquete" ou "em buraco de fechadura" quando o seio direito está igualmente dilatado [499] (figura 6.240).

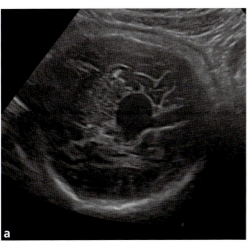
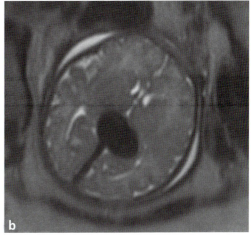

Figura 6.240. Aneurisma de Galeno: aspecto chamado "em buraco de fechadura", como pode ser visto na ecografia 2D (a) e em RMN (b) (mesmo feto).

Sinais diagnósticos

São trazidos pelo estudo do cérebro o Doppler pulsado e, principalmente, o Doppler colorido.

Em Doppler pulsado, observamos uma queda das resistências arteriais cerebrais [500] (figura 6.240).

O Doppler colorido, com uma regulagem do ganho ideal e uma escala escalonada nas baixas velocidades mostra as aferências arteriais que ele permite enumerar, a dilatação da veia de Galeno e, por fim, seio de drenagem [501] (figuras 6.241 e 6.242).

Um estudo em 3D com o auxílio do Doppler de amplitude deveria permitir a obtenção de melhor representação no espaço das artérias aferentes, de sua origem e de sua distribuição na malformação [502]. Na verdade, as imagens publicadas raramente são convincentes, e não está evidente que esta técnica seja mais informativa que um estudo 2D bem conduzido.

Sinais prognósticos

Devem ser estudados ao nível do coração e do cérebro.

No coração, manifestações de insuficiência cardíaca desde a vida fetal, até a presença de uma hidropisia, são de prognóstico negativo, já que sabemos que essas manifestações serão agravadas após o nascimento. Um fluxo diastólico retrógrado na aorta, ligado a um débito muito elevado no aneurisma, raramente observado *in utero* seria igualmente de prognóstico ruim.

No cérebro, alguns propuseram analisar o volume do aneurisma, mas seu valor prognóstico permanece incerto, mesmo que um aneurisma volumoso seja, *a priori*, de prognóstico um pouco pior [503].

São, sobretudo, os sinais de repercussão cerebral que importam. Podem ser secundários:

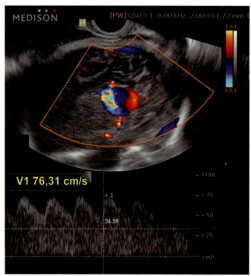

Figura 6.241. Doppler pulsado mostrando uma aceleração das velocidades e uma diminuição das resistências.

- no voo arterial pela fístula e na isquemia parenquimatosa decorrente: lesões hiperecogênicas bem limitadas, focos de leucomacia ou de atrofia cortical localizadas ou difusas, anomalias dos giros (micropoligiria);
- no edema cerebral, mais ligado à hiperpressão venosa do que a uma compressão do aqueduto de Sylvius: dilatação ventricular, presente em 25% dos casos [498], até mesmo hidrocefalia, apagamento dos espaços pericerebrais, sinais de hemorragia periventricular.

Além da ecografia, eles poderão ser mais bem analisados por uma RMN cerebral feita por volta de 32 SA.

Diagnóstico diferencial

A presença de um fluxo sanguíneo na estrutura permite diferenciar o aneurisma da veia de Galeno de outras anomalias cerebrais, como o cisto aracnoidiano, a porencefalia, a malformação de Dandy-Walker ou o hematoma cerebral [504].

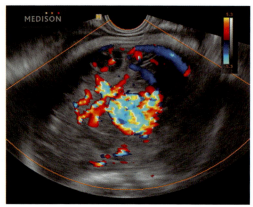

Figura 6.242. Doppler colorido mostrando as artérias nutrizes e as vias de drenagem.

O diagnóstico diferencial entre aneurisma da veia de Galeno e dilatação da veia de Galeno secundária a uma fístula arteriovenosa distante é mais teórica do que prática no feto (quadro 6.8).

Anomalias associadas

Anomalias cardíacas

Em 1998, McElhinney *et al.* [505] reportaram na literatura 23 pacientes nos quais coexistiam um aneurisma da veia de Galeno e uma malformação cardíaca. Algumas associações pareciam fortuitas (transposição dos grandes vasos, tetralogia de Fallot, comunicação interventricular etc.), mas duas estavam observadas com uma frequência anormal: uma comunicação interatrial do tipo seio venoso (6/23) e uma coarctação da aorta (9/23). Essas duas anomalias poderiam ser secundárias à malformação intracraniana, a primeira sendo favorecida pela dilatação e o hiperdébito predominando na veia cava superior, a segunda (que é, frequentemente, uma forma moderada) por uma diminuição suplementar do débito na região do istmo aórtico, o fluxo da aorta ascendente sendo dirigida, preferencialmente, para as artérias de destino encefálico.

Além de suas consequências próprias, reconhecer essas malformações associadas é importante para adaptar a estratégia terapêutica. Parece, de fato, preferível tratá-las antes ou ao mesmo tempo que a malformação cerebral, em particular para evitar o risco de embolia para-

---

QUADRO 6.8

Dilatação da veia de Galeno secundária a uma fístula arteriovenosa [495]

Nesta malformação, a veia de Galeno está normal e sua dilatação é secundária a um obstáculo de sua via de drenagem. Ela drena uma malformação arteriovenosa localizada no espaço subaracnoide supratentorial ou subtentorial dentro de um parênquima cerebral normal. O grau de dilatação pode variar de acordo com a importância das estenoses ou tromboses na via de drenagem. Essas dilatações da veia de Galeno são raras na população pediátrica e geralmente são descobertas no adolescente após uma hemorragia cerebral ou um déficit localizado, ou, eventualmente, na avaliação de um retardo psicomotor em uma pessoa mais jovem. As convulsões e a insuficiência cardíaca são raras.

---

doxal se um dos dispositivos implantados no aneurisma viesse a migrar. Em decorrência dos riscos da cirurgia, de uma eventual circulação extracorporal e da anestesia nessas crianças, o tratamento da cardiopatia deve ser feito, tanto quanto possível, por cateterismo intervencional [506], eventualmente completado por cirurgia clássica em um segundo tempo [507].

Anomalias genéticas

Não foi descrita anomalia genética cromossômica associada a um aneurisma da veia de Galeno (e raros são os autores que mencionam o estudo do cariótipo). Entretanto, destacaremos a observação feita por Tsutsumi *et al.* [508] sobre a descoberta de uma mutação do gene da endoglina em um recém-nascido portador da malformação e cuja mãe apresentava telangiectasias hemorrágicas hereditárias. Também foi relatada uma observação familiar em que um aneurisma da veia de Galeno foi descoberto em uma criança natimorta e depois, secundariamente, e em uma forma quase assintomática, em sua mãe [509].

Prognóstico

Após o nascimento, o escore de Bicêtre permite avaliar a importância da repercussão e a gravidade do prognóstico[510] (tabela 6.47).

Uma trombose espontânea do aneurisma é uma eventualidade rara, mas possível. Esta intervém, na maioria das vezes, após vários meses ou anos de evolução e, salvo exceção, enquanto lesões cerebrais já se constituíram [511]. Raramente, ela é mais precoce e brutal, geralmente é acompanhada por uma hemorragia intracerebral gravíssima. O mecanismo da trombose é mal conhecido, mas ela poderia ser favorecida pela presença de uma hidrocefalia. Uma trombose espontânea foi observada uma vez durante a vida fetal, sem que se conhecesse o estado neurológico do feto (interrupção da gestação) [504].

Inicialmente, antes da era das novas técnicas de imagem e do tratamento endovascular, esta malformação era responsável por uma mortalidade muito elevada, atingindo 90% dos pacientes com menos de um mês de idade e 50% dos raros sobreviventes antes da idade de um ano [512].

Manual Prático de Ecocardiografia Fetal

Tabela 6.47. Escore de Bicêtre

Escore	Coração	Cérebro	Respiração	Fígado	Rim
5	Normal	Normal	Normal		
4	Sobrecarga Nenhum tratamento	Anomalias do EEG isoladas	Polipneia Termina suas mamadeiras		
3	Insuficiência cardíaca estável sob tratamento	Sinais neurológicos intermitentes sem convulsão	Polipneia Não termina suas mamadeiras	Normal O fígado não é grande Funções normais	Normal
2	Insuficiência cardíaca instável sob tratamento	Convulsões raras	Assistência respiratória com $FiO_2 < 25\%$	Hepatomegalia Funções normais	Oligúria transitória
1	Assistência ventilatória	Convulsões repetidas	Assistência respiratória com $FiO_2 > 25\%$	Insuficiência hepática moderada ou transitória	Diurese instável sob tratamento
0	Refratário ao tratamento médico	Anomalias neurológicas permanentes	Assistência respiratória com dessaturação	Citólise Anomalias da hemostase	Anúria

Escore máximo = 21 (coração = 5; cérebro = 5; respiração = 5; fígado = 3; rim = 3).

Desde o final dos anos 1980 [513], o tratamento dessa malformação é feito por neurorradiologia intervencional com embolização das artérias nutrizes. O momento ideal para essa embolização é por volta de 4-5 meses, mas deve ser adiantado, independente da idade, se o bebê, sem lesões cerebrais formadas, apresentar uma insuficiência cardíaca refratária, um voo arterial evidente ou a formação progressiva de um obstáculo na rede venosa de drenagem [514].

Na impressionante série (317 pacientes recrutados em 20 anos) apresentada por Lasjaunias *et al.* [513], um tratamento endovascular da malformação pode ser realizado em mais de 2/3 dos casos (233 pacientes) com 10,6% de mortes (apesar ou por causa da embolização, 10,4% de retardos mentais severos, 15,6% de retardos mentais moderados e 74% de crianças neurologicamente normais durante o acompanhamento. Os autores insistem no fato de que é mais importante restabelecer condições de crescimento do que um aspecto anatômico normal.

Quando a malformação foi detectada *in utero*, mais de 90% dos recém-nascidos apresentam sinais de insuficiência cardíaca e 25% morrem rapidamente, de insuficiência cardíaca refratária ou de falência multivisceral com lesões cerebrais maiores. Entre os sobreviventes no período neonatal e podendo-se beneficiar de uma embolização, 2/3 apresentam estado neurológico normal [515].

Considerando estes resultados, o diagnóstico de aneurisma da veia de Galeno realizada *in utero* também não deveria levar a considerar uma interrupção de gestação nas formas isoladas, mas somente quando o aneurisma é acompanhado de manifestações de insuficiência cardíaca e/ou lesões cerebrais, o que seria, infelizmente, o caso mais frequente (81% das observações de Deloison *et al.* [516]).

Quando a gestação é prosseguida, esta malformação não é uma indicação para realizar uma cesariana, pois esta teria que ser discutida apenas para as formas mais graves cujo prognóstico pós-natal é, em todo caso, muito negativo [517].

Agradecemos imensamente ao professor P. Mercier por sua preciosa ajuda na redação deste capítulo e ao doutor G. Rodesch pela iconografia que nos forneceu gentilmente.

Capítulo 6. Malformações cardíacas

Anexo 6.1
Intervenção de Norwood

É uma cirurgia paliativa [237] que se sucede em três etapas.

1. *No período neonatal*, reconstrução de uma neoaorta reunindo o tronco pulmonar e a aorta hipoplásica (mas ligada às artérias coronárias e aos vasos do pescoço). As artérias pulmonares são dessolidarizadas do tronco pulmonar e alimentadas por uma anastomose de Blalock-Taussig ou por um tubo interposto entre o ventrículo direito e a veia pulmonar (procedimento de Sano). Por fim, a criação de uma grande CIA garante um bom retorno venoso pulmonar em direção ao átrio direito. No final desta fase, a circulação sistêmica é garantida pelo coração direito, e a circulação pulmonar pela anastomose.
2. Depois de alguns meses, esta intervenção é completada pela realização de uma derivação cavopulmonar parcial entre a veia cava superior e a artéria pulmonar direita, descarregando, assim, o coração direito de uma parte do débito sistêmico.

3. Depois de alguns anos, a confecção de uma derivação cavopulmonar total permite uma separação completa da circulação venosa, que se drena em totalidade diretamente nos pulmões, sem passar pelo coração, e da circulação arterial, que é garantida pelo coração direito, o único que funciona.

Nas melhores equipes e para as formas menos desfavoráveis, a mortalidade ao final da primeira etapa é inferior a 20% e cai para menos de 10% entre as melhores séries do próprio Sano [241]. Certo número de mortes vem, porém, se acrescentar nas fases posteriores ou na espera destas (quando o bebê não conseguiu um transplante), ainda que a sobrevida ao final das três etapas seja de apenas 75% na melhor das hipóteses. Neste caso, fala-se apenas de sobrevida a curto prazo, o prognóstico e a qualidade de vida a longo prazo se junta aos da derivação cavopulmonares totais em geral.

Anexo 6.2
Método de tratamento "híbrido" da hipoplasia do ventrículo esquerdo [242]

O qualificativo de híbrido se deve ao fato de que esta conduta associa cirurgia e cateterismo intervencional. Ela associa, sucessivamente:

- no período neonatal, uma bandagem das artérias pulmonares para proteger os pulmões, a colocação de uma endoprótese (*stenting*) no canal arterial para mantê-lo permeável de maneira duradoura e uma atriosseptostomia com balão para permitir boa drenagem do fluxo venoso pulmonar para o coração direito, o único funcional;

- as duas etapas posteriores são calcadas nas da intervenção de Norwood.

Este método difere da intervenção de Norwood em sua primeira fase, evitando uma intervenção sob circulação extracorporal no período neonatal, sendo que a confecção de uma neoaorta a partir do tronco pulmonar é atrasada por alguns meses.

Sendo um tratamento mais recente e ainda em fase de desenvolvimento, seus resultados se aproximam daqueles obtidos com a intervenção de Norwood [243].

Anexo 6.3
Transplante cardíaco no bebê

Nos EUA e no final dos anos 1990, 5% dos recém-nascidos portadores de hipoplasia do ventrículo esquerdo foram tratados por transplante cardíaco (contra 50% por cirurgia reconstrutora do tipo Norwood, sendo que os outros receberam apenas cuidados paliativos).

Um editorial recente discute o caráter ético desta opção terapêutica *a priori*, desenvolvendo três argumentos principais [244]:

- a sobrevida é menor após o transplante. Aos 5 anos, é de aproximadamente 70%, comparável àquela observada após intervenção de Norwood, mas como cerca de 1/4 dos bebês morrem no aguardo de um doador, em intenção de tratar, a sobrevida aos 5 anos não ultrapassa 50%;
- a qualidade da sobrevida não é melhor. Menos da metade dos transplantes cardíacos permanece eficiente mais

de 10 anos após o transplante, ainda que a maioria das crianças transplantadas ao nascimento deverá passar por um novo transplante a cada 10-15 anos. Por outro lado, as sequelas neurológicas não são menores após o transplante do que depois da intervenção de Norwood, e os distúrbios de um monitoramento de transplante são difíceis demais, tanto para a família quanto para a criança;

- considerando a falta de doadores e a dificuldade de compatibilizar doador e receptor, parece lógico reservar os transplantes de prioridade às crianças portadoras de anomalias cardíacas àquelas em que não dispomos de nenhum outro meio terapêutico (cardiomiopatia em estágio terminal, por exemplo).

Anexo 6.4
Avaliação da gravidade de uma estenose valvar pela medida do gradiente

Uma estenose valvar é responsável pela aceleração da velocidade do fluxo através do obstáculo. Esta aceleração é proporcional ao débito cardíaco e à importância do encolhimento, isto é, à diminuição da superfície valvar. Para avaliar a severidade de uma estenose, é clássico estimar o gradiente entre as pressões que predominam a montante (elevadas) e a jusante (mais baixas) das valvas estenosadas. O gradiente é proporcional ao quadrado da velocidade do fluxo medido em Doppler contínuo, de acordo com a fórmula: gradiente $(mmHg) = 4V^2$. Este raciocínio dá a entender que a outra variável que determina a velocidade do fluxo, o débito cardíaco, permanece constante e sensivelmente normal, o que é o caso das estenoses valvares compensadas no pós-natal.

A situação é radicalmente diferente no feto em que os dois ventrículos são alimentados em paralelo a partir de uma mesma fonte, o átrio direito. Todo obstáculo ao fluxo em um dos dois corações é acompanhado de uma redistribuição dos fluxos pelo forame oval com uma orientação preferencial ao coração sadio. A diminuição de débito através do coração malformado se traduzirá, entre outros, por um menor crescimento de suas estruturas e pelo aparecimento de uma assimetria das cavidades, mas também por uma diminuição, até mesmo uma anulação, do gradiente através da valva estenosada. Antes do nascimento, uma estenose valvar pode, portanto, passar despercebida ou ser grosseiramente subestimada se nos ativermos a uma medição da velocidade máxima na aorta ascendente ou à pesquisa de um *aliasing* em Doppler colorido.

Capítulo 6. Malformações cardíacas

Anexo 6.5
Histórico do tratamento da TGV

A *manobra ou atriosseptostomia de Rashkind* foi descrita inicialmente em 1966 [323]. Foi o primeiro tratamento, paliativo, proposto para a TGV. Também foi a primeira das intervenções ditas por cateterismo intervencional. Ela consiste em introduzir pela veia femural, ou pela veia umbilical, uma sonda equipada em sua extremidade a um balãozinho inflável. Esta sonda é guiada no átrio direito e, em seguida, através do forame oval, empurrada ao átrio esquerdo. O balãozinho é inflado depois, com um gesto seco, e a sonda é retirada em alguns centímetros. O balão passa, assim, do átrio esquerdo para o átrio direito, rasgando a divisão interatrial, criando uma comunicação ampla e permanente. Várias passagens do balão podem ser necessárias. A eficácia da manobra é julgada na medida da saturação em oxigênio e a queda das pressões que predominam no átrio esquerdo. Esta manobra, que necessita de um cateterismo, era praticada, inicialmente, em uma sala especial, equipada com um aparelhamento radiológico adaptado. Atualmente, é feita sob simples acompanhamento ecográfico e pode ser realizada na sala de parto ou na incubadora do recém-nascido.

O tratamento curativo da TGV é cirúrgico. Ele evoluiu consideravelmente com o passar do tempo, tanto para o modo de "correção" quando para a idade é realizada. Hoje, é corrente, senão comum, que um recém-nascido tenha alta aos 15 dias de vida, "curado" e sem nenhum tratamento médico após "destransposição dos grandes vasos" (ou "switch arterial"). Historicamente, três tipos de cirurgia foram propostas, podendo os dois primeiros ainda ser atuais em casos muito especiais.

A *intervenção de Blalock-Hanlon* (1950) foi a primeira intervenção cirúrgica, puramente paliativa, proposta na TGV. Consiste na criação, em coração funcionante e sem circulação extracorporal, de uma grande comunicação interatrial visando melhorar a oxigenação do sangue circulante no ventrículo direito e na aorta [324].

Após 1966, continua sendo indicada em caso de fracasso ou insuficiência da manobra de Rashkind ou realizada de maneira mais ou menos sistemática em algumas escolas, como a de Paris, para permitir alcançar uma idade mais avançada (12-24 meses) antes da intervenção definitiva de "correção no estágio atrial".

O princípio das correções fisiológicas no estágio atrial, falsamente qualificadas como corretivas, é não recolocar os grandes vasos no lugar, mas transformar a transposição simples dos grandes vasos em transposição corrigida dos grandes vasos, invertendo os retornos sanguíneos no nível dos átrios.

Por meio de uma neodivisão dos átrios, o sangue venoso proveniente das veias cavas é redirecionado ao átrio esquerdo, o ventrículo esquerdo e a artéria pulmonar, sendo o sangue oxigenado proveniente dos pulmões desviado para o átrio direito, o ventrículo direito e a aorta. Uma circulação "normal" é assim restituída, mas não uma anatomia normal, já que a discordância ventriculoarterial persiste. Dois cirurgiões associaram seus nomes a este tipo de correção: Senning em 1959 [325] e Mustard em 1964 [326]; essas intervenções foram realizadas até os anos 1975-1980. Apesar de algumas complicações ligadas às lesões criadas no nível dos átrios (risco de distúrbios do ritmo ou da condução, de estenose das passagens cava ou pulmonar, sobretudo após intervenção de Mustard) e na manutenção do ventrículo direito em posição "sistêmica", isto é, sob a aorta (risco de deficiência a longo prazo), várias crianças assim operadas são hoje adultos levando uma vida sensivelmente normal [327]. Em seus últimos anos, William Mustard ia acompanhado aos congressos médicos por uma moça, mãe de família, que foi sua primeira ou uma de suas primeiras operadas. Na França, vários adultos devem agradecer ao cirurgião George Lemoine, que Yves Lecompte descreve como "um homem modesto, menos conhecido" [328]. Ele era o único a realizar uma intervenção de Senning por volta da idade de 6 meses.

A correção anatômica no estágio arterial: corrigir a TGV recolocando os vasos no lugar é a lógica e, desde 1954, vários cirurgiões a tentaram (Mustard, Bjork, Bailey, Kay e Cross, Baffes etc.), mas sem sucesso. Esses fracassos se deviam aos limites técnicos da época. A cirurgia em coração aberto no adulto dava seus primeiros passos, e era a pré-história desta cirurgia no recém-nascido e no bebê. Eles também tendiam a subestimar certas limitações fisiológicas: as artérias coronárias eram deixadas no lugar sobre a artéria pulmonar e, portanto, perfundidas com pressão baixa demais por um sangue dessaturado. Por outro lado, o ventrículo esquerdo, desacostumado a se contrair contra resistências elevadas, apresentava uma falha irreversível a partir do momento que era conectado à aorta. Esses fracassos iniciais explicam a importância dada às intervenções de correção no estágio atrial nos vinte anos que se seguiram. Certamente, eram menos lógicas, mas eficazes.

As tentativas foram retomadas em meados dos anos 1970, depois que o cirurgião brasileiro Adib Domingos Jatene realizou com sucesso uma cirurgia de destransposição em duas crianças de 3 meses e 40 dias [329] e após as primeiras séries operatórias de Yacoub na Inglaterra e da equipe do hospital Laennec em Paris [330, 331]. Essas novas tentativas visavam corrigir as falhas das primeiras, transpondo, de um lado, as artérias coronárias sobre a aorta e, de outro, cuidando para que o ventrículo esquerdo estivesse apto para garantir um débito sistêmico. Essa adaptação era obtida ou por "preparação" do ventrículo, por colocação durante alguns meses de uma bandagem da artéria pulmonar, obrigando-a, assim, a se muscularizar, ou por momento operatório muito precoce, a partir da primeira semana de

Manual Prático de Ecocardiografia Fetal

vida, antes que o miocárdio ventricular esquerdo tivesse involuído significativamente. A destransposição dos grandes vasos ou "*switch* arterial" logo se tornou a intervenção de referência depois que Yacoub codificou as técnicas que permitiam adaptar a intervenção às diferentes distribuições das artérias coronárias e que Lecompte propôs, em 1979, um procedimento de descruzamento dos grandes vasos que permitiam um reimplante da artéria pulmonar sem interposição de material protético, reconhecido, desde então, de maneira universal, como a "manobra de Lecompte" [332].

É hoje a única intervenção praticada, salvo em casos muito particulares. É realmente uma cirurgia corretiva, uma vez que "destranspõe" os grandes vasos ao reimplantar a aorta no ventrículo esquerdo e a artéria pulmonar no ventrículo direito. A mortalidade hospitalar é inferior a 1% para as equipes que realizam esta cirurgia habitualmente. Esta intervenção chegou até a ser realizada em prematuros que mal pesavam 2.000 gramas.

Foi assim que, em menos de cinquenta anos, uma malformação que era letal no primeiro mês em mais de 90% dos casos (sobreviviam apenas alguns meses as TGVs associadas a uma grande CIV e alguns anos aquelas que apresentavam uma estenose pulmonar) agora está "curada" e a criança volta para casa, sem tratamento médico adicional, no primeiro mês de vida.

Referências

Anomalias de posição ou orientação do coração

1. Yoo SJ, Jaeggi E. Ultrasound evaluation of the fetal heart. In: Callen PW, editor. *Ultrasonography in obstetrics and gynecology*. 5th ed. Philadelphia: Saunders-Elsevier; 2008.

2. Salomon LJ, Baumann C, Delezoide AL, et al. Abnormal abdominal situs: what and how should we look for? Prenat Diagn 2006;26:282–5.

3. Chambon G. Hétérotaxie gauche. In: Couture A, Baud C, Veyrac C, Saguintaah M, editors. *Les malformations congénitales. Diagnostic anténatal et devenir* (tome 5). Montpellier: Sauramps médical; 2009. p. 217.

4. Berg C, Geipel A, Kamil D, et al. The syndrome of left isomerism: sonographic findings and outcome in prenatally diagnosed cases. J Ultrasound Med 2005;24:921–31.

5. Pepes S, Zidere V, Allan LD. Prenatal diagnosis of left atrial isomerism. Heart 2009;95:1974–7.

6. Abdullah M, Yoo SJ, Lee YH, et al. Diagnosis of left juxtaposition of the atrial appendages in the fetus. Cardiol Young 2000;10:220–4.

7. Berg C, Geipel A, Kamil D, et al. The syndrome of right isomerism - prenatal diagnosis and outcome. Ultraschall Med 2006;27:225–33.

8. Brown DL, Emerson DS, Shulman LP, et al. Predicting aneuploidy in fetuses with cardiac anomalies:

significance of visceral situs and non-cardiac anomalies. J Ultrasound Med 1993;12:153–61.

9. Lim JSL, McCrindle BW, Smallhorn JF, et al. Clinical features, management, and outcome of children with fetal and postnatal diagnoses of isomerism syndromes. Circulation 2005;112:2454–61.

10. Herman GE, El-Hodiri HM. The role of ZIC3 in vertebrate development. Cytogenet Genome Res 2002;99:229–35.

11. Martinovic J. Isomérismes. Médecine Fœtale et Échographie en Gynécologie 2006 nº 68.

12. Serraf A, Bensari N, Houyel L, et al. Surgical management of congenital heart defects associated with heterotaxy syndrome. Eur J Cardiothorac Surg 2010;38:721–7.

13. Taketazu M, Lougheed J, Yoo SJ, et al. Spectrum of cardiovascular disease, accuracy of diagnosis, and outcome in fetal heterotaxy syndrome. Am J Cardiol 2006;97:720–4.

14. Crane JM, Ash K, Fink N, Desjardins C. Abnormal fetal cardiac axis in the detection of intrathoracic anomalies and congenital heart disease. Ultrasound Obstet Gynecol 1997;10:90–3.

15. Borgida AF, Odibo A, Egan JF, et al. Clinical and ultrasonographic features of dextroposition of the fetal heart. Am J Obstet Gynecol 1998;179:982-4.

16. Boulton SL, McKenna DS, Cly GC, et al. Cardiac axis in fetuses with abdominal wall defects. Ultrasound Obstet Gynecol 2006;28:785–8.

17. Shipp TD, Bromley B, Hornberger LK, et al. Levorotation of the fetal cardiac axis: a clue for the presence of congenital heart disease. Obstet Gynecol 1995;85:97–102.

18. Comstock CH, Smith R, Lee W, Kirk JS. Right fetal cardiac axis: clinical significance and associated findings. Obstet Gynecol 1998;91:495–9.

19. Respondek-Liberska M, Janiak K, Wloch A. Fetal echocardiography in ectopia cordis. Pediatr Cardiol 2000;21:249–52.

20. Humpl T, Huggan P, Hornberger LK, McCrindle BW. Presentation and outcomes of ectopia cordis. Can J Cardiol 1999;15:1353–7.

21. Kumar B, Sharma C, Sinha DD. Sumanlata. Ectopia cordis associated with Cantrell's pentalogy. Ann Thorac Med 2008;3:152–3.

22. Van Praagh R, et al. In: Moss AJ, Adams FH, Emmanouilides GE, editors. *Heart disease in infants, children and adolescents*. 2nd ed. Baltimore: Williams & Wilkins; 1977. p. 94.

23. Liang RI, Huang SE, Chang FM. Prenatal diagnosis of ectopia cordis at 100 weeks of gestation using two-dimensional and three-dimensional ultrasonography. Ultrasound Obstet Gynecol 1997;10:137–9.

24. Lilje C, Weiss F, Lacour-Gayet F, et al. Complete ectopia cordis. Circulation 2006;113:e757–8.

Capítulo 6. Malformações cardíacas

25. Soper SP, Roe LR, Hoyme HE, Clemmons JJ. Trisomy 18 with ectopia cordis, omphalocele, and ventricular septal defect: case report. Pediatr Pathol 1986;5:481–3.

26. Shaw SW, Cheng PJ, Chueh HY, et al. Ectopia cordis in a fetus with trisomy 18. J Clin Ultrasound 2006;34:95–8.

27. Ulmer HE, Stolz W, Kühl G, Mechtersheimer G. Ectopia cordis. Report of a prenatally diagnosed cases and a short review of the literature. Monatsschr Kinderheilkd 1989;137:468–71.

28. Tonsong T, Wanapirak C, Sirivatanapa P, Wongtrangan S. Prenatal sonographic diagnosis of ectopia cordis. J Clin Ultrasound 1999;27:440–5.

29. Hornberger LK, Colan SD, Lock JE, et al. Outcome of patients with ectopia cordis and significant intracardiac defects. Circulation 1996;94(Suppl.):II32–7.

30. Leca F, Thibert M, Khoury W, et al. Extrathoracic heart (ectopia cordis). Report of two cases and review of the literature. Int J Cardiol 1989;22:221–8.

31. Alphonso N, Venugopal PS, Deshpande R, Anderson D. Complete thoracic ectopia cordis. Eur J Cardiothorac Surg 2003;23:426–8.

Anomalias atriais

32. Porter CJ, Edwards WD. Atrial septal defects. In: Allen HD, Driscoll DJ, Shaddy RE, Feltes TF, editors. *Moss and Adams Heart disease in infants, children, and adolescents.* 7th ed. Philadelphia: Lippincott Williams & Wilkins; 2008. p. 632.

33. Van Praagh S, Carrera ME, Sanders SP, et al. Sinus venosus defects: unroofing of the right pulmonary veines-anatomic and echocardiographic findings and surgical treatment. Am Heart J 1994;128:365–79.

34. Park JK, Taylor DK, Skeels M, Towner DR. Dilated coronary sinus in the fetus: misinterpretation as an atrioventricular canal defect. Ultrasound Obstet Gynecol 1997;10:126–9.

35. Tongsong T, Chanprapaph P. Prenatal sonographic diagnosis of Ellis-van Creveld syndrome. J Clin Ultrasound 2000;28:38-41.

36. Salih M, Demirel LC, Kurtay G. Prenatal diagnosis of ostium secundum atrial septal defect by M-mode fetal echocardiography. Gynecol Obstet Invest 1998;45:68–70.

37. Fernandez Pineda L, Azcarate ML, Lopez Zea M, et al. Redundancy of the interatrial septum without associated congenital cardiopathy. Its prenatal echo-cardiographic diagnosis and follow-up. Rev Esp Cardiol 1995;48:537–41.

38. Pinette MG, Pan Y, Pinette SG, et al. Fetal atrial septal aneurysm. Prenatal diagnosis by ultrasonography. J Reprod Med 1997;42:459–62.

39. Zielinski P, Firpo CM, de Lima RP, et al. Prenatal echo-cardiographic study of septum primum redundancy and its relationship to the genesis of atrial extrasystole in the fetus. Arq Bras Cardiol 1995;65:153–7.

40. Mas JL, Arquizan C, Lamy C, et al. Recurrent cerebrovascular events associated with patent foramen ovale, atrial septal aneurysme, or both. N Engl J Med 2001;345:1740–46.

41. Sumner RG, Phillips JH, Jacoby WJ, Tucker DH. Idiopathic enlargement of the right atrium. Circulation 1961;32:985–91.

42. Rutledge J, Robertson MA, Kantoch M, Dyck J. Idiopathic dilatation of the right atrium: case report and survey of the literature. Can J Cardiol 1997;13:855–7.

43. Reinhardt-Owla L, Sekarski N, Hurni M, et al. Dilatation idiopathique de l'oreillette droite simulant une anomalie d'Ebstein. À propos d'un cas diagnostiqué in utero. Arch Mal Cœur Vaiss 1998;91:645–9.

44. Da Silva AM, Witsemburg M, Elzenza N, Stewart P. Idiopathic dilatation of the right atrium diagnosed in utero. Rev Port Cardiol 1992;11:161–3.

45. Kaur A, Lai WW. Echogenic atria in a fetus. Ultrasound Obstet Gynecol 2007;30:351–3.

46. Anderson JA, Kennelly MM. Successful management of antenatal presentation of cor triatrium. Eur J Obstet Reprod Biol 2008;140:137–8.

47. Marini D, Ou P. Cor triatriatum in a newborn. Pediatr Radiol 2009;39:879.

48. Cooley DA, Murphy MC. Cor triatrium and anomalous pulmonary venous return. Texas Heart Inst J 1990;17:118–21.

49. Chang JS, Chen YC, Tsai CH, Tsai HD. Successful conversion of fetal atrial flutter with digoxin: report of one case. Zonghua Min Guo Xiao Er Ke Yi Xue Hui ZA Zhi 1994;35:229–34.

50. Sujiker M, Hazekamp M, Rammeloo L, et al. Persistent sinus venosus valve requiring surgery in children. Congenit Heart Dis 2008;3:250–3.

51. Schutte DA, Rowland DG, Allen HD, Bharati S. Prominent venous valves in hypoplastic right hearts. Am Heart J 1997;134:527–31.

52. Tuesche S. Cor triatriatum dextrum. Surgical treatment in a neonate. Acta Cardiol 2003;58:39–40.

53. Maroun LL, Graem N, Skibsted L. Fetal cor triatriatum dexter: a report of two cases associated with nuchal edema in early second trimester. Pediatr Dev Pathol 2008;11:59–62.

Canal atrioventricular

54. Rasiah SV, Ewer AK, Miller JG, et al. Outcome following prenatal diagnosis of complete atrioventricular septal defect. Prenat Diagn 2008;28:95–101.

55. Marino B, Digilio MC. Congenital heart disease and genetic syndromes: specific correlation between cardiac phenotype and genotype. Cardiovasc Pathol 2000;9:303–15.

56. Rastelli G, Kirklin JW, Titus JL. Anatomic observations on complete form of persistent common atrioventricular canal with special reference to

Manual Prático de Ecocardiografia Fetal

atrioventricular valves. Mayo Clin Proc 1966;41:296–308.

57. Fredouille C, Piercecchi-Marti MD, Liprandi A, *et al.* Linear insertion of atrioventricular valves without septal defect: a new anatomical landmark for Down's syndrome? Fetal Diagn Ther 2002;17:188–92.

58. Machlitt A, Heling KS, Chaoui R. Increased cardiac atrial-to-ventricular length ratio in the fetal four-chamber view: a new marker for atrioventricular septal defects. Ultrasound Obstet Gynecol 2004;24:618–22.

59. Yoo SJ. What does an increased atrial-to-ventricular length ratio mean in fetus with atrioventricular septal defect? Ultrasound Obstet Gynecol 2004;24:597–8.

60. Machado MV, Crawford DC, Anderson RH, Allan LD. Atrioventricular septal defect in prenatal life. Heart 1988;59:352–5.

61. Marino B, Digilio MC, Grazioli S, *et al.* Associated cardiac anomalies in isolated and syndromic patients with tetralogy of Fallot. Am J Cardiol 1996;77:505–8.

62. Paladini D, Volpe P, Sglavo G, *et al.* Partial atrioventricular septal defect in the fetus: diagnostic features and associations in a multicenter series of 30 cases. Ultrasound Obstet Gynecol 2009;34:268–73.

63. Huggon IC, Cook AC, Smeeton NC, *et al.* Atrioventricular septal defects diagnosed in fetal life: associated cardiac and extra-cardiac abnormalities and outcome. J Am Coll Cardiol 2000;36:593–601.

64. Fesslova V, Villa L, Nava S, *et al.* Spectrum and outcome of atrioventricular septal defect in fetal life. Cardiol Young 2002;12:18–26.

65. Hadju J, Beke A, Pete B, *et al.* Prenatal diagnosis of the atrioventricular septal defect and it's effect on the outcome of the pregnancies. Ory Hetil 2005;146:1775–80.

66. Pitkänen OM, Hornberger LK, Miner SE, *et al.* Borderline left ventricle in prenatally diagnosed atrioventricular septal defect or double outlet right ventricle: echocardiographic predictors of biventricular repair. Am Heart J 2006;152:163.

67. Dodge-Khatami A, Herger S, Rousson V, *et al.* Outcomes and reoperation after total correction of complete atrio-ventricular septal defect. Eur J Cardiothorac Surg 2008;34:745-50.

68. Lacour-Gayet F, Bonnet N, Piot D, *et al.* Surgical management of atrio ventricular septal defects with normal caryotype. Eur J Cardiothorac Surg 1997;11:466–72.

69. Delisle MF, Sandor GG, Tessier F, Farguharson DF. Outcome of fetuses diagnosed with atrioventricular septal defect. Obstet Gynecol 1999;94:763–7.

70. Maltret A, Moura C, Le Bidois J, *et al.* Prognosis of atrioventricular canal in euploid fœtus without abnormality of atrial situs. Arch Mal Cœur Vaiss 2007;100:411–5.

71. Berg C, Kaiser C, Bender F, *et al.* Atrioventricular septal defects in the fetus - associated conditions and outcome in 246 cases. Ultraschall Med 2009;30:25–32.

Anomalias da valva tricúspide e insuficiência tricúspide

72. Gembruch U, Smrcek JM. The prevalence and clinical significance of tricuspid valve regurgitation in normally grown fetuses and those with intrauterine growth retardation. Ultrasound Obstet Gynecol 1997;9:374–82.

73. Huggon IC, De Figueiredo DB, Allan LD. Tricuspid regurgitation in the diagnosis of chromosomal anomalies in the fetus at 11-14 weeks of gestation. Heart 2003;89:1071–3.

74. Faiola S, Tsoi E, Huggon IC, *et al.* Likelihood ratio for trisomy 21 in fetuses with tricuspid regurgitation at the 11-13+6 week scan. Ultrasound Obstet Gynecol 2005;26:22–7.

75. Falcon O, Faiola S, Huggon I, *et al.* Fetal tricuspid regurgitation at the 11+0 to 13+6-week scan: association with chromosomal defects and reproducibility of the method. Ultrasound Obstet Gynecol 2006;27:609–12.

76. Messing B, Porat S, Imbar T, *et al.* Mild tricuspid regurgitation: a benign fetal finding at various stages of pregnancy. Ultrasound Obstet Gynecol 2005;26:606–10.

77. Anderson RH, Silverman NH, Zuberbuhler JR. Congenitally unguarded tricuspid orifice: its differentiation from Ebstein's malformation in association with pulmonary atresia and intact ventricular septum. Pediatr Cardiol 1990;11:86–90.

78. Indrani S, Vijayalakshmi R, Suresh S. Doppler flow pattern in antenatal diagnosis of unguarded tricuspid valve. Ultrasound Obstet Gynecol 2005;25:514–6.

79. Ozkutlu S, Gunal N, Caglar M, *et al.* Unguarded tricuspid orifice: a rare malformation of tricuspid valve diagnosed by echocardiography. Report of two cases and review of the literature. Int J Cardiol 1996;56:125–9.

80. Mohan JC, Passey R, Arora R. Echocardiographic spectrum of congenitally unguarded tricuspid valve orifice and patent right ventricular outflow tract. Int J Cardiol 2000;74:153–7.

81. Hirito M, Kawada M, Ishino K, Sano S. Staged Fontan's operation for unguarded tricuspid orifice with pulmonary atresia. Eur J Cardiothorac Surg 2008;34:1111–2.

82. Inamura N, Taketazu M, Smallhorn JF, Hornberger LK. Left ventricular myocardial performance in the fetus with severe tricuspid valve disease and tricuspid insufficiency. Am J Perinatol 2005;22:91–7.

83. Smrcek JM, Krapp M, Axt-Fliedner R, *et al.* Atypical ductus venosus blood flow pattern in fetuses with severe tricuspid valve regurgitation. Ultrasound Obstet Gynecol 2005;26:180–2.

Capítulo 6. Malformações cardíacas

84. Andrews RE, Tibby SM, Sharland GK, Simpson JM. Prediction of outcome of tricuspid malformations diagnosed during fetal life. Am J Cardiol 2008;101:1046–50.

85. Hornberger LK, Sahn DJ, Kleinman CS, et al. Tricuspid valve disease with significant tricuspid insufficiency in the fetus: diagnosis and ourcome. J Am Coll Cardiol 1991;17:167–73.

86. Silva SR, Bruner JP, Moore CA. Prenatal diagnosis of Down's syndrome in the presence of isolated Ebstein's anomaly. Fetal Diagn Ther 1999;14:149–51.

87. Weinstein MR. The International Register of Lithium Babies. Drug Inf J 1976;10:94–100.

88. Bérard A, Ramos E, Rey E, et al. First trimester exposure to paroxetine and risk of cardiac malformations in infants: the importance of dosage. Birth Defects Res Dev Reprod Toxicol 2007;80:18–27.

89. Bader R, Perrin P, Yoo SJ. Congenitally corrected transposition of the great arteries with Ebstein malformation and hypoplasia of the aortic arch in a fetus. Fetal Pediatr Pathol 2004;23:257–63.

90. Gussenhoven EJ, Stewart PA, Becker AE, et al. "Offsetting" of the septal tricuspid leaflet in normal hearts and in hearts with Ebstein's anomaly. Anatomic and echographic correlation. Am J Cardiol 1984;54:172–6.

91. Vettraino IM, Huang R, Comstock CH. The normal offset of the tricuspid septal leaflet in the fœtus. J Ultrasound Med 2002;10:1099-104.

92. Bolnick AD, Zelop CM, Milewski B, et al. Use of the mitral valve-tricuspid valve distance as a marker of fetal endocardial cushion defects. Am J Obstet Gynecol 2004;191:1483-5.

93. Celermajer DS, Dodd SM, Greenwald SE, et al. Morbid anatomy in neonates with Ebstein's anomaly of the tricuspid valve: pathophysiologic and clinical implications. J Am Coll Cardiol 1992;19:1049–53.

94. McElhinney DB, Salvin JW, Colan SD, et al. Improving outcomes in fetuses and neonates with congenital displacement (Ebstein's malformation) or dysplasia of the tricupid valve. Am J Cardiol 2005;96:582–6.

95. Roberson DA, Silverman NH. Ebstein's anomaly: echocardiographic and clinical features in the fetus and neonate. J Am Coll Cardiol 1989;14:1300–7.

96. Knott-Craig CJ, Goldberg SP. Management of neonatal Ebstein's anomaly. Semin Thorac Cardiovasc Surg Pediatr Card Surg Ann 2007;10:112–6.

97. Schwartz ML. Fetal progression of Ebstein's anomaly. Circulation 2003;108:e86-7.

98. Duran M, Gomez I, Palacio A. Ebstein's anomaly with pulmonary hypoplasia. Diagnosis with Doppler color echocardiography in the fetus. Rev Esp Cardiol 1992;45:541–2.

99. Paranon S, Acar P. Ebstein's anomaly of the tricuspid valve: from fetus to adult: congenital heart disease. Heart 2008;94:237–43.

100. Celermajer DS, Cullen S, Sullivan ID, et al. Outcome in neonate with Ebstein's anomaly. J Am Coll Cardiol 1992;19:1041–6.

101. Sharland GK, Chita SK, Allan LD. Tricuspid valve dysplasia or displacement in utrauterine life. J Am Coll Cardiol 1991;17:944–9.

102. Wald RM, Adatia I, Van Arsdell GS, Hornberger LK. Relation of limiting ductal patency to survival in neonatal Ebstein anomal. Am J Cardiol 2005;96:851–6.

103. Brown ML, Dearani JA, Danielson GK, et al. The outcomes of operations for 539 patients with Ebstein anomaly. J Thorac Cardiovasc Surg 2008;135:1120–36.

104. Tennstedt C, Chaoui R, Korner H, Dietel M. Spectrum of congenital heart defects and extracardiac malformations associated with chromosomal abnormalities: results of a seven year necropsy study. Heart 1999;82:34–9.

105. Epstein ML. Tricuspid atresia, stenosis, and regurgitation. In: Allen HD, Driscoll DJ, Shaddy RE, Feltes TF, editors. *Moss and Adams Heart disease in infants, children, and adolescents.* 7th ed. Philadelphia: Lippincott Williams & Wilkins; 2008. p. 817.

106. Berg C, Kremer C, Geipel A, et al. Ductus venosus blood flow alterations in fetuses with obstructive lesions of the right heart. Ultrasound Obstet Gynecol 2006;28:137–42.

107. Wald RM, Tham EB, McCrindle BW, et al. Outcome after prenatal diagnosis of tricuspid atresia: a multicenter experience. Am Heart J 2007;153:772–8.

108. Tongsong T, Sittiwangkul R, Wanapirak C, Chanprapaph P. Prenatal diagnosis of isolated tricuspid valve atresia: report of 4 cases and review of the literature. J Ultrasound Med 2004;23:945–50.

109. Berg C, Lachmann R, Kaiser C, et al. Prenatal diagnosis of tricuspid atresia: intrauterine course and outcome. Ultrasound Obstet Gynecol 2010;35:183–90.

110. Marino B, Digilio MC, Novelli G, et al. Tricuspid atresia and 22q11 deletion. Am J Genet 1997;72:40–2.

111. Ansari ST, Agarwala B. Bjork surgery for tricuspid atresia-revisited. Pediatr Cardiol 2009;30:1166-8.

112. Sittiwangkul R, Azakie A, VanArsdell GS, et al. Outcomes of tricuspid atresia in the Fontan era. Ann Thorac Surg 2004;77:889–94.

113. Fixler DE, Nembhard WN, Salemi JL, et al. Mortality in first 5 years in infants with functionnal single ventricle born in Texas, 1996 to 2003. Circulation 2010;121:644–50.

Anomalias das valvas pulmonares

114. Smerck JM, Germer U, Gembruch U. Functional pulmonary valve regurgitation in the fetus. Ultrasound Obstet Gynecol 1998;12:254–9.

115. Mori K, Hayabuchi Y, Kuroda Y. Diagnosis and natural history of isolated congenital pulmonary regurgitation in fetal life. Cardiol Young 2000;10:162–5.

116. Marek J, Skovranek J, Povysilova V. Congenital absence of aortic and pulmonary valve in a fetus with severe heart failure. Heart 1996;75:98–100.

117. Prieto LR, Latson LA. Pulmonary stenosis. In: Allen HD, Driscoll DJ, Shaddy RE, Feltes TF, editors. *Moss and Adams Heart disease in infants, children, and adolescents*. 7th ed. Philadelphia: Lippincott Williams & Wilkins; 2008. p. 835.

118. Marton T, Hadju J, Papp C, *et al.* Pulmonary stenosis and reactive right ventricular hypertrophy in the recipient fetus as a consequence of twin-to-twin transfusion. Prenat Diagn 2001;6:182–4.

119. Albayram F, Stone K, Nagey D, *et al.* Alagille syndrome: prenatal diagnosis and pregnancy outcome. Fetal Diagn Ther 2002;17:182–4.

120. Todros T, Paladini D, Chiappa E, *et al.* Pulmonary stenosis and atresia with intact ventricular septum during prenatal life. Ultrasound Obstet Gynecol 2003;21:228–33.

121. Galindo A, Gutierrez-Larraya F, Velasco JM, de la Fuente P. Pulmonary balloon valvuloplasty in a fetus with critical pulmonary stenosis/atresia with intact ventricular septum and heart failure. Fetal Diagn Ther 2006;21:100–4.

122. Ring NJ, Marshall AJ. Idiopathic dilatation of the pulmonary artery. Br J Radiol 2002;75:532-5.

123. Van der Hauvwaert LJ, Fryns JP, Dumoulin M, Logghe N. Cardiovascular malformations in Turner's and Noonan's syndrome. Br Heart J 1978;40:500–9.

124. Daubeney PEF, Sharland GK, Cook AC, *et al.* Pulmonary atresia with intact ventricular septum: impact of fetal echocardiography on incidence at birth and postnatal outcome. Circulation 1998;98:562–6.

125. Todros T, Presbitero P, Gaglioti P, Demarie D. Pulmonary stenosis with intact ventricular septum: documentation of development of the lesion echocardiographically during fetal life. Int J Cardiol 1988;19:335–60.

126. Daubeney PEF, Delany DJ, Anderson RH, *et al.* Pulmonary atresia with intact ventricular septum. Range of morphology in a population-based study. J Am Coll Cardiol 2002;39:1670-9.

127. Iacobelli R, Pasquini L, Toscano A, *et al.* Role of tricuspid regurgitation in fetal echocardiographic diagnosis of pulmonary atresia with intact ventricular septum. Ultrasound Obstet Gynecol 2008;32:31–5.

128. Daubeney PEF, Sharland GK, Cook AC, *et al.,* for the UK and Eire collaborative study of pulmonary atresia with intact ventricular septum. Pulmonary atresia with intact ventricular septum. Impact of fetal echocardiography on incidence at birth and postnatal outcome. Circulation 1998;98:562–6.

129. Minich LL, Tani LY, Ritter S, *et al.* Usefulness of the preoperative tricuspid/mitral valve ratio for predicting outcome in pulmonary atresia with intact ventricular septum. Am J Cardiol 2000;85:1325–8.

130. Kawazu Y, Inamura N, Kayatani F. Prediction of therapeutic strategy and outcome for antenatally diagnosed pulmonary atresia/stenosis with intact ventricular septum. Circ J 2008;72:1471–5.

131. Salvin JW, McElhinney DB, Colan SD, *et al.* Fetal tricuspid valve size and growth as predictors of outcome in pulmonary atresia with intact ventricular septum. Pediatrics 2006;118:e415–20.

132. Sandor GG, Cook AC, Sharland GK, *et al.* Coronary arterial abnormalities in pulmonary atresia with intact ventricular septum diagnosed during fetal life. Cardiol Young 2002;12:436–44.

133. Kasznica J, Ursell PC, Blanc WA, Gersony WM. Abnormalities of the coronary circulation in pulmonary atresia and intact ventricular septum. Am Heart J 1987;114:1415–20.

134. Maeno YV, Hornberger LK, McCrindle BW, *et al.* Prenatal diagnosis of right ventricular outflow tract obstruction with intact ventricular septum and detection of ventriculocoronary connections. Heart 1999;81:661–8.

135. Satou GM, Perry SB, Gauvreau K, Geva T. Echocardiographic predictors of coronary artery pathology in pulmonary atresia with intact ventricular septum. Am J Cardiol 2000;85:1319–24.

136. Gardiner HM, Belmar C, Tulzer G, *et al.* Morphologic and functional predictors of eventual circulation in the fetus with pulmonary atresia or critical pulmonary stenosis with intact septum. J Am Coll Cardiol 2008;51:1299–308.

137. Daubeney PEF, Wang D, Delany DJ, *et al.* Pulmonary atresia with intact ventricular septum: predictors of early and medium-term outcome in a population-based study. J Thorac Cardiovasc Surg 2005;130:1071–8.

138. Roman KS, Fouron JC, Nii M, *et al.* Determinants of outcome in fetal pulmonary valve stenosis or atresia with intact ventricular septum. Am J Cardiol 2007;99:699–703.

Anomalias conotruncais

139. Guntheroth WG, Kawabori I. Tetrad of Fallot. In: Moss AJ, Adams FH, Emmanouilides GE, editors. *Heart disease in infants, children and adolescents*. 2nd ed. Baltimore: Williams & Wilkins; 1977. p. 94.

140. Yoo SJ, Lee YH, Kim ES, *et al.* Tetralogy of Fallot in the fetus: findings at targeted sonography. Ultrasound Obstet Gynecol 1999;14:29–37.

141. Guntheroth WG, Forster FK, Stevenson JG. Cause of normal pulmonic velocity in fetal tetralogy of Fallot. Am J Cardiol 2003;92:1485–7.

142. Hornberger LK, Sanders SP, Sahn DJ, *et al. In utero* pulmonary artery and aortic growth and potential for progression of pulmonary outflow tract obstruction in tetralogy of Fallot. J Am Coll Cardiol 1995;25:739–45.

143. Saeed S, Hyder SN, Sadig M. Anatomical variations of pulmonary artery and associated cardiac defects in

Capítulo 6. Malformações cardíacas

tetralogy of Fallot. J Coll Physicians Surg Pak 2009;19:211–4.

144. Rauch R, Rauch A, Koch A, *et al.* Laterality of the aortic arch and anomalies of the subclavian artery-reliable indicators for 22q11.2 deletion syndromes? Eur J Pediatr 2004;163:642–5.

145. Marino B, Digilio MC, Grazioli S, *et al.* Associated cardiac anomalies in isolated and syndromic patients with tetralogy of Fallot. Am J Cardiol 1996;77:505–8.

146. Vergara P, Diglio MC, De Zorzi A, *et al.* Genetic heterogeneity and phenotypic anomalies in children with atrioventricular canal defect and tetralogy of Fallot. Clin Dysmorphol 2006;15:65–70.

147. Kaguelidou F, Fermont L, Boudjemline Y, *et al.* Fœtal echocardiographic assessment of tetralogy of Fallot and postnatal outcome. Eur Heart J 2008;29:1432–8.

148. Poon LCY, Huggon IC, Zidere V, Allan LD. Tetralogy of Fallot in the fetus in the current era. Ultrasound Obstet Gynecol 2007;29:625–7.

149. Boudjemline Y, Fermont L, Le Bidois J, *et al.* Can we predict 22q11 status of fetuses with tetralogy of Fallot? Prenat Diagn 2002;22:231–4.

150. Jonas RA. Early primary repair of tetralogy of Fallot. Semin Thorac Cardiovasc Surg 2009;12:39–47.

151. Michielon G, Marino B, Formigari R, *et al.* Genetic syndromes and outcome after surgical correction of tetralogy of Fallot. Ann Thorac Surg 2006;81:968–75.

152. Diglio MC, Marino B, Giannotti A, *et al.* Recurrence risk figures for isolated tetralogy of Fallot after screening for 22q11 microdeletion. J Med Genet 1997;34:188–90.

153. Vesel S, Rollings S, Jones A, *et al.* Prenatally diagnosed pulmonary atresia with ventricular septal defect; echocardiography, genetics, associated anomalies and outcome. Heart 2006;92:1501–5.

154. Ferencz C, Loffredo CA, Correa-Villasenor A, *et al.* Malformations of the cardiac outflow tract in genetic and environmental risk factors of major cardiovascular malformations. In: *The Baltimore-Washington Infant Study 1981-1989*. Armonk: Futura Publishing; 1997. p. 59–102.

155. Houyel L. Atrésies pulmonaires à septum interventriculaire ouvert. 1. Données générales. In: XXIIIe Séminaire de Cardiologie Pédiatrique; 28 au 29 mars 2002. p. 5–6.

156. Shimazaki Y, Maehara T, Blachstone EH, *et al.* The structure of the pulmonary circulation in tetralogy of Fallot with pulmonary atresia. A quantitative cineangiography study. J Thorac Cardiovasc Surg 1988;95:1048–58.

157. Castaneda AR, Mayer JE, Lock JE. Tetralogy of Fallot, pulmonary atresia and diminutive pulmonary arteries. Progr Pediatr Cardiol 1992;1:50–60.

158. Tchervenkov CL, Roy N. Congenital heart disease nomenclature and database project: pulmonary atresia-ventricular septal defect. Ann Thorac Surg 2000;69:S97–105.

159. Hornberger LK, Sanders SP, Sahn DJ, *et al. In utero* pulmonary artery and aortic growth and potential for progression of pulmonary outflow tract obstruction in tetralogy of Fallot. J Am Coll Cardiol 1995;25:739–45.

160. Le Bidois J. Atrésies pulmonaires à septum interventriculaire ouvert. 6. Problèmes d'hier et d'aujourd'hui. In: XXIIIe Séminaire de Cardiologie Pédiatrique; 28 au 29 mars 2002. p. 32.

161. Anaclerio S, Marino B, Carotti A, *et al.* Pulmonary atresia with ventricular septal defect: prevalence of deletion 22q11 in the different anatomic patterns. Ital Heart J 2001;2:384–7.

162. Chessa M, Butera G, Bonhoeffer P, *et al.* Relation of genotype 22q11 deletion to phenotype of pulmonary vessels in tetralogy of Fallot and pulmonary atresiaventricular septal defect. Heart 1998;79:186–90.

163. Bonnet D. Atrésies pulmonaires à septum interventriculaire ouvert. 1. Données générales. In: XXIIIe Séminaire de Cardiologie Pédiatrique; 28 au 29 mars 2002. p. 9–10.

164. Duncan BW, Mee RB, Prieto LR, *et al.* Staged repair of tetralogy of Fallot with pulmonary atresia and major aortopulmonary collateral arteries. J Thorac Cardiovasc Surg 2003;126:694–702.

165. Carotti A, Albanese SB, Di Ronato RM. Unifocalization and repair of pulmonary atresia with ventricular septal defect and major aortopulmonary collateral arteries. Acta Paediatr Suppl 2006;95:22–6.

166. Mahle WT, Crisalli J, Coleman K, *et al.* Deletion of chromosome 22q11.2 and outcome in patients with pulmonary atresia and ventricular septal defect. Ann Thorac Surg 2003;76:567–71.

167. Cho JM, Puga FJ, Danielson GK, *et al.* Early and long-term results of the surgical treatment of tetralogy de Fallot with pulmonary atresia, with or without major aortopulmonary collateral arteries. J Thorac Cardiovasc Surg 2002;124:70-81.

168. Amark KM, Karamlou T, O'Caroll A, *et al.* Independant factors associated with mortality, reintervention, and achievement of complete repair in children with pulmonary atresia with ventricular septal defect. J Am Coll Cardiol 2006;47:1448–56.

169. Colett R, Edwards J. Persistent truncus arteriosus: a classification according to anatomic types. Surg Clin North Am 1988;2:39–47.

170. Van Praagh R, Van Praagh S. The anatomy of common aortopulmonary trunk (truncus arteriosus communis) and its embryologic implications: a study of 57 necropsy cases. Am J Cardiol 1965;16:406–25.

171. Cabalka AK, Edwards WD, Dearani JA. Truncus arteriosus. In: Allen HD, Driscoll DJ, Shaddy RE, Feltes TF, editors. *Moss and Adams Heart disease in infants, children, and adolescents.* 7th ed. Philadelphia: Lippincott Williams & Wilkins; 2008. p. 911.

172. Mair D, Ritter D, Davis G. Selection of patients with truncus arteriosus for surgical correction. Anatomic and

Manual Prático de Ecocardiografia Fetal

hemodynamic considerations. Circulation 1974;49:144–51.

173. Volpe P, Paladini D, Marasini M, *et al.* Common arterial trunk in the fetus: characteristics, associations, and outcome in a multicentre series of 23 cases. Heart 2003; 89:1437–41.

174. Boudjemline Y, Fermont L, Le Bidois J, *et al.* Prevalence of 22q11 deletion in fetuses with conotruncal cardiac defects: a 6-year prospective study. J Pediatr 2001;138:520–4.

175. Duke C, Sharland GK, Jones AM, Simpson JM. Echocardiographic features and outcome of truncus arteriosus diagnosed during fetal life. Am J Cardiol 2001;88:1379–84.

176. Volpe P, Marasini M, Caruso G, Gentile M. Prenatal diagnosis of interruption of the aortic arch ans its association with deletion of chromosome 22q11. Ultrasound Obstet Gynecol 2002;20:327–31.

177. Van Mierop LHS, Kutsche LM. Cardiovascular anomalies in DiGeorge syndrome and importance of neural crest as a possible pathogenetic factor. Am J Cardiol 1986;58:133–7.

178. Slodki M, Moszura T, Janiak K, *et al.* The three-vessel view in the fetal mediasinum in the diagnosis of interrupted aortic arch. Ultrasound Med Biol 2011;37:1808–13.

179. Volpe P, Tuo G, De Robertis V, *et al.* Fetal interrupted aortic arch: 2D-4D echocardiography, associations and outcome. Ultrasound Obstet Gynecol 2010;35:302–9.

180. Serraf A, Lacour-Gayet F, Robotin M, *et al.* Repair of interrupted aortic arch: a ten-year experience. J Thorac Cardiovasc Surg 1996;112:1150–60.

181. Vogel M, Vernon MM, McElhinney DB, *et al.* Fetal diagnosis of interrupted aortic arch. Am J Cardiol 2010;105:727–34.

182. Yagel S, Cohen SM, Rosenak D, *et al.* Added value of three-/four-dimensional ultrasound in offline analysis and diagnosis of congenital heart disease. Ultrasound Obstet Gynecol 2011;37:432–7.

183. Rauch R, Rauch A, Koch A, *et al.* Cervical origin of the subclavian artery as a specific marker for monosomy 22q11. Am J Cardiol 2002;89:481–4.

184. Rauch A, Hofbeck M, Leipold G, *et al.* Incidence and significance of 22q11.2 hemizygosity in patients with interrupted aortic arch. Am J Med Genet 1998;78:322-31.

185. Marino B, Digilio MC, Persiani M, *et al.* Deletion 22q11 in patients with interrupted aortic arch. Am J Cardiol 1999;84:360–1.

186. Law KM, Tse KT. Prenatal sonographic diagnosis of familial Holt-Oram syndrome associated with B interrupted aortic arch. Hong Kong Med J 2008;14:317–20.

187. Marasini M, Pongiglione G, Lituania M, *et al.* Aortic arch interruption: two-dimensional echo-cardiographic recognition *in utero.* Pediatr Cardiol 1985;6:147–9.

188. Morales DLS, Scully PT, Braud BE, *et al.* Interrupted aortic arch repair: aortic arch advancement without a patch minimizes arch reinterventions. Ann Thorac Surg 2006;82:1577–84.

189. Roussin R, Belli E, Lacour-Gayet F, *et al.* Aortic arch reconstruction with pulmonary autograft patch aortoplasty. J Thorac Cardiovasc Surg 2002;123:443–8.

190. Brown JW, Ruzmetov M, Okada Y, *et al.* Outcomes in patients with interrupted aortic arch and associated anomalies: a 20-year experience. Eur J Cardiothorac Surg 2006;29:666–73.

191. Monro JL, Delany DJ, Ogilvie BC, *et al.* Growth potential in the new aortic arch non end-to-end repair of aortic arch interruption in infancy. Ann Thorac Surg 1996;61:1212–6.

192. Allard JR, Williams RL, Dobell AR. Interrupted aortic arch: factors influencing prognosis. Ann Thorac Surg 1976;21:243–6.

193. Bergoënd E, Bouissou A, Paoli F, *et al.* New technique for interrupted aortic arch repair: The Neville tube. Ann Thorac Surg 2010;90:1375–6.

194. Jegatheeswaran A, McCrindle BW, Blackstone EH, *et al.* Persistent risk of subsequent procedures and mortality in patients after interrupted aortic arch repair: a congenital heart surgeons's society study. J Thorac Cardiovasc Surg 2010;140:1059–75.

195. Razavi RS, Sharland GK, Simpson JM. Prenatal diagnosis by echocardiogram and outcome of absent pulmonary valve syndrome. Am J Cardiol 2003;91:429–32.

196. Volpe P, Paladini D, Marasini M, *et al.* Characteristics, association and outcome of absent pulmonary valve syndrome in the fetus. Ultrasound Obstet Gynecol 2004;24:623–6.

197. Berg C, Thomsen Y, Geipel A, *et al.* Reversed end-diastolic flow in the umbilical artery at 10-14 weeks of gestation is associated with absent pulmonary valve syndrome. Ultrasound Obstet Gynecol 2007;30:254–8.

198. Moon-Grady AJ, Tacy TA, Brook MM, *et al.* Value of clinical and echocardiographic features in predicting outcome in the fetus, infant, and child with tetralogy of Fallot with absent pulmonary valve complex. Am J Cardiol 2002;89:1280–5.

199. Galindo A, Guttiérre-Larraya F, Martinez JM, *et al.* Prenatal diagnosis and outcome for fetuses with congenital absence of the pulmonary valve. Ultrasound Obstet Gynecol 2006;28:32–9.

200. Litovsky S, Choy M, Park J, *et al.* Absent pulmonary valve with tricuspid atresia or severe tricuspid stenosis: report of three cases and review of the litterature. Pediatr Dev Pathol 2000;3:353–66.

201. Marek J, Skovranek J, Povysilova V. Congenital absence of aortic and pulmonary valve in a fetus with severe heart failure. Heart 1996;75:98–100.

202. Jonhson MC, Strauss AW, Dowton SB, *et al.* Deletion within chromosome 22 is common in patients with

absent pulmonary valve syndrome. Am J Cardiol 1995;76:66–9.

203. Versacci P, Diglio MC, Sauer U, *et al.* Absent pulmonary valve with intact ventricular septum and patent ductus arteriosus: a specific cardiac phenotype associated with deletion 18q syndrome. Am J Med Genet 2005;138A:185–6.

204. Giamberti A, Kalis NN, Anderson RH, de Leval MR. Atrioventricular septal defect with 'absent' pulmonary valve in the setting of Down's syndrome: a rare association. Eur J Cardiothorac Surg 2001;20:1252–4.

205. Godart F, Houyel L, Lacour-Gayet F, *et al.* Absent pulmonary valve syndrome: surgical treatment and considerations. Ann Thorac Surg 1996;62:136–42.

206. Neufeld HN, DuShane JW, Edwards JE. Origin of both great vessels from the right ventricle. II: With pulmonary stenosis. Circulation 1961;23:603.

207. Lev M, Bharati S, Meng CC, *et al.* A concept of double-outlet right ventricle. J Thorac Cardiovasc Surg 1972;64:271–81.

208. Van Praagh S, Davidoff A, Chin A, *et al.* Double-outlet right ventricle: anatomic types and developmental implications based on a study of 101 cases. Cœur 1982;12:389–439.

209. Mitchell SC, Korones SB, Berendes HW. Congenital heart disease in 56,109 births: incidence and natural history. Circulation 1971;43:323–32.

210. Kim N, Freidberg MK, Silverman NH. Diagnosis and prognosis of fetuses with double outlet right ventricle. Prenat Diagn 2006;26:740–5.

211. Stewart PA, Wladimiroff JW, Becker A. Early prenatal detection of double outlet right ventricle by echo-cardiography. Br Heart J 1985;54:340–2.

212. Manner J, Seidl W, Steding G. Embryological observations on the morphogenesis of double-outlet right ventricle with subaortic ventricular septal defect and normal arrangement of the great arteries. Thorac Cardiovasc Surg 1995;43:307–12.

213. Houyel L. Malpositions des gros vaisseaux. In: 32e Séminaire de cardiologie pédiatrique. 2011. p. 9–10.

214. Abuhamad A, Chaoui R. Normal and abnormal hearts. In: *A pratical guide to fetal echocardiography.* 2e éd. Lippincot: Williams & Wilkins; 2010. p. 274.

215. Lagopoulos ME, Manlhiot C, McCraindle BW, *et al.* Impact of prenatal diagnosis and anatomical subtype on outcome in double outlet right ventricle. Am Heart J 2010;160:692–700.

216. Allan LD. Sonographic detection of parallel great arteries in the fetus. Am J Roentgenol 1997;168:1283-6.

217. Patel CR, Muise KL, Redline RW. Double outlet right ventricle with intact ventricular septum in a fetus with trisomy-18. Cardiol Young 1999;9:419–22.

218. L'herminé-Coulomb A, Houyel L, *et al.* Double-outlet right ventricle with absent left ventricle and mitral atresia in a fetus with a deletion 22q12. Prenat Diagn 2004;24:708–12.

219. Kleinert S, Sano T, Weintraub RG, *et al.* Anatomic features and surgical strategies in double-outlet right ventricle. Circulation 1997;96:1233–9.

220. Boldt T, Andersson S, Eronen M. Outcome of structural heart disease diagnosed *in utero.* Scand Cardiovasc J 2002;36:73–9.

221. Hartge DR, Niemeyer L, Axt-Fleidner R, *et al.* Prenatal detection and postnatal management of double outlet right ventricle (DORV) in 21 singleton pregnancies. J Matern Fetal Neonatal Med 2012;25:58–63.

222. Gelehrter S, Owens ST, Russell MW, *et al.* Accuracy of the fetal echocardiogram in double-outlet right ventricle. Congenit Heart Dis 2007;2:32–7.

Anomalias do coração esquerdo

223. Connor JA, Thiagarajan R. Hypoplastic left heart syndrome. Orphanet J Rare Diseases 2007;2:23.

224. Allan LD, Sharland G, Tynan MJ. The natural history of the hypoplastic left heart syndrome. Int J Cardiol 1989;25:341–3.

225. Hornberger LK, Sanders SP, Rein AJ, *et al.* Left heart obstructive lesions and left ventricular growth in the midtrimester fetus. A longitudinal study. Circulation 1995;92:1531–8.

226. Fouron JC. Flux dans l'isthme aortique fœtal. Nouveau concept physiologique aux potentiels cliniques inexploités. Médecine/Sciences 2007;23:950–6.

227. Michelfelder E, Gomez C, Border W, *et al.* Predictive value of fetal pulmonary venous flow patterns in identifying the need fort atrial septoplasty in the newborn with hypoplastic left ventricle. Circulation 2005;112:2974–9.

228. Galindo A, Nieto O, Villagra S, *et al.* Hypoplastic left heart syndrome diagnosed in fetal life: associated findings, pregnancy outcome and results of palliative surgery. Ultrasound Obstet Gynecol 2009;33:560–6.

229. Better DJ, Apfel HD, Zidere V, Allan LD. Pattern of pulmonary venous blood flow in the hypoplastic left heart syndrome in the fetus. Heart 1999;81:646–9.

230. Marshall AC, van der Velde ME, Tworetzky W, *et al.* Creation of an atrial septal defect in utero for fetuses with hypoplastic left heart syndrome and intact or highly restrictive atrial septum. Circulation 2004;110:253–8.

231. Glatz JA, Tabbut S, Gaynor JW, *et al.* Hypoplastic left heart syndrome with atrial level restriction in the era of prenatal diagnosis. Ann Thorac Surg 2007;84:1633-8.

232. Hinton RB, Martin LJ, Tabangin ME, *et al.* Hypoplastic left heart syndrome is heritable. J Am Coll Cardiol 2007;50:1596–7.

233. Szwast A, Tian Z, McCann M, *et al.* Right ventricular performances in the fetus with hypoplastic left heart syndrome. Ann Thorac Surg 2009;87:1214–9.

234. Blake DM, Copel JA, Kleinman CS. Hypoplastic left heart syndrome: prenatal diagnosis, clinical profile, and management. Am J Obstet Gynecol 1991;165:529–34.

Manual Prático de Ecocardiografia Fetal

235. Patal A, Hichey E, Mavroudis C, *et al.* Impact of noncardiac congenital and genetic abnormalities on outcomes in hypoplastic left heart syndrome. Ann Thorac Surg 2010;89:1805–13.

236. Allen RH, Benson CB, Haug LW. Pregnancy outcome of fetuses with a diagnosis of hypoplastic left ventricle on prenatal sonography. J Ultrasound Med 2005;24:1199–203.

237. Alsoufi B, Bennetts J, Verma S, Caldarone CA. New developments in the treatment of hypoplastic left heart syndrome. Pediatrics 2007;119:109–17.

238. Hinton RB, Andelfinger G, Sekar P, *et al.* Prenatal head growth and white matter injury in hypoplastic left heart syndrome. Pediatr Res 2008;64:364–9.

239. Andrews RE, Cook AC, Yates RWM. Concordance for hypoplastic left heart syndrome in a monochorionic twin pregnancy. Heart 2003;89:e-13.

240. Boughman JA, Berg KA, Astemborski JA, *et al.* Familial risks of congenital heart defect assessed in a population-based epidemiologic study. Am J Med Genet 1987;26:839–49.

241. Sano S, Kasahara S, Yoshizumi K, *et al.* Risk factors for mortality after the Norwood procedure using right ventricle to pulmonary artery shunt. Ann Thorac Surg 2009;87:178–85.

242. Gutgesell HP, Lim DS. Hybrid palliation in hypo-plastic left heart syndrome. Curr Opin Cardiol 2007;22:55–9.

243. Galantowicz M, Cheatham JP, Phillips A, *et al.* Hybrid approach for hypoplastic left heart syndrome: intermediate results after the learning curve. Ann Thorac Surg 2008;85:2063–70.

244. Kon AA. Ethics of cardiac transplantation in hypo-plastic left heart syndrome. Pediatr Cardiol 2009;30:725–8.

245. Allan LD. Left heart malformations. In: Yagel S, Silverman NH, Gembruch U, editors. *Fetal cardiology.* Londres: Martin Dunitz; 2003. p. 211.

246. Anagnostopoulos PV, Alphonso N, Nölke L, *et al.* Neonatal mitral and tricuspid valve repair for in utero papillary muscle rupture. Ann Thorac Surg 2007;83:1458–62.

247. Freedom RM, Bini R, Dische R, Rowe RD. Straddling mitral valve: morphological observations and clinical implications. Eur J Cardiol 1978;8:27–50.

248. Axt-Fleidner R, Kreiselmayer P, Schwarze A, *et al.* Development of hypoplastic left heart syndrome after diagnosis of aortic stenosis in the first trimester by early echocardiography. Ultrasound Obstet Gynecol 2006;28:106–9.

249. Tworetzky W, Wilkins-Haug L, Jennings RW, *et al.* Balloon dilation of severe aortic stenosis in the fetus: potential for prevention of hypoplastic left heart syndrome - candidate selection, technique, and results of successful intervention. Circulation 2004;110:2125–31.

250. McCaffrey FM, Sherman FS. Prenatal diagnosis of severe aortic stenosis. Pediatr Cardiol 1997;18:276–81.

251. Simpson JM, Sharland GK. Natural history and outcome of aortic stenosis diagnosed prenatally. Heart 1997;77:205–10.

252. Fouron JC. Flux dans l'isthme aortique fœtal. Nouveau concept physiologique aux potentiels cliniques inexploités. Médecine/Sciences 2007;23:950–6.

253. Paladini D, Russo MG, Vassallo M, *et al.* Ultrasound evaluation of aortic valve anatomy in the fetus. Ultrasound Obstet Gynecol 2002;20:30–4.

254. Jouk PS, Rambaud P. Prediction of outcome by prenatal Doppler analysis in a patient with aortic stenosis. Br Heart J 1991;65:53–4.

255. Paladini D, Russo M, Palmieri S, *et al.* Prenatal diagnosis of aortic insufficiency. Ultrasound Obstet Gynecol 1998;12:355–7.

256. Bonita RE, Cohen IS, Berko BA. Valvular heart disease in osteogenesis imperfecta: presentation of a case and review of the literature. Echocardiography 2010;27:69–73.

257. Marek J, Skovranek J, Povysilova V. Congenital absence of aortic and pulmonary valve in a fetus with severe heart failure. Heart 1996;75:98–100.

258. Bierman FZ, Yeh MN, Swerrsky S, *et al.* Absence of the aortic valve: antenatal and postnatal two-dimensional and Doppler echocardiographic features. J Am Coll Cardiol 1984;3:833–7.

259. Singh A, Reinhardt Z, Desai T, Rasiah SV. Case series of antenatally diagnosed aortico-left ventricular tunnel. Pediatr Cardiol 2011;32:822–5.

260. Cook AC, Fagg NL, Ho SY, *et al.* Echocardiographicanatomical correlations in aorto-left ventricular tunnel. Br Heart J 1995;74:443–8.

261. Sousa-Uva M, Touchot A, Fermont L, *et al.* Aorticoleft ventricular tunnel in fetuses and infants. Ann Thorac Surg 1996;61:1805–10.

262. Grab D, Paulus WE, Terinde R, Lang D. Prenatal diagnosis of an aortico-left ventricular tunnel. Ultrasound Obstet Gynecol 2000;15:435–8.

263. Biffanti R, Reffo E, Sanders SP, *et al.* Two-dimensional and real-time three-dimensional echocardiographic fetal diagnosis of aorto-ventricular tunnel. Circulation 2005;111:E367–8.

264. Kolcz J, Januszewska K, Malec E. Successful repair of aorto-left ventricular tunnel diagnosed prenatally. Cardiol Young 2005;15:219–22.

265. Siepe M, Dittrich S, Beyersdorf F, Schlensak C. Aortic atresia with aortico-left ventricular tunnel mimicking severe aortic incompetence in utero. Eur J Cardiothorac Surg 2006;29:845–7.

266. Henaine R, Di Filippo S, Dauphin C, *et al.* Simple repair of aortico-left ventricular tunnel in a newborn with early prenatal diagnosis. J Card Surg 2008;23:368–70.

267. Pascoli I, Cester M, Nanhorngue K, Paternoster DM. Aortico-left ventricular tunnel diagnosed prenatally: case report. Prenat Diagn 2007;27:1263–5.

Capítulo 6. Malformações cardíacas

268. Martins JD, Sherwood MC, Mayer JE, Keane JF. Aortico-left ventricular tunnel: 35-year experience. J Am Coll Cardiol 2004;44:446–50.

269. Saritas T, Erol N, Erdem A, *et al.* Aortico-left ventricular tunnel experience on three different ages. J Cardiovasc Dis Res 2010;1:206–9.

270. Honjo O, Ishino K, Kawada M, *et al.* Late outcome after repair of aortico-left ventricular tunnel: 10-year follow-up. Circ J 2006;70:939–41.

271. Kenny D, Chen Q, Uzun O. Antenatal diagnosis of aortico-left ventricular tunnel. Pediatr Cardiol 2007;28:241–2.

272. Sharland GK, Chan KY, Allan LD. Coarctation of the aorta: difficulties in prenatal diagnosis. Br Heart J 1994;71:70–5.

273. David N, Iselin M, Blaysat G, *et al.* Disproportion dans le diamètre des cavités cardiaques et des gros vaisseaux chez le fœtus. Contribution au diagnostic prénatal de coarctation de l'aorte. Arch Mal Cœur 1997;90:673–8.

274. Jung E, Won HS, Lee PR, *et al.* Clinical implication of isolated right dominant heart in the fetus. Prenat Diagn 2007;8:695–8.

275. Wong SF, Ward C, Lee-Tannock A, *et al.* Pulmonary artery/aorta ratio in simple screening for fetal outflow tract abnormalities during the second trimester. Ultrasound Obstet Gynecol 2007;30:275–80.

276. Bronhstein M, Zimmer EZ. Sonographic diagnosis of fetal coarctation of the aorta at 14-16 weeks of gestation. Ultrasound Obstet Gynecol 1998;11:254–7.

277. Alan LD, Chita SK, Anderson RH, *et al.* Coarctation of the aorta in prenatal life: an echocardiographic, anatomical, and functional study. Br Heart J 1988;59:356–60.

278. Abuhamad A, Chaoui R. *A pratical guide to fetal echocardiography. Normal and abnormal hearts.* 2nd ed., Lippincot, Williams et Wilkins; 2010. p. 158.

279. Hornberger LK, Sahn DJ, Kleinman CS, *et al.* Antenatal diagnosis of coarctation of the aorta: a multicenter experience. J Am Coll Cardiol 1994;23:417–23.

280. Fouron JC. Communication orale. Nice: Cardiostim; 2010.

281. Stos B, Le Bidois J, Fermont L, Bonnet D. Le diagnostic anténatal de coarctation de l'aorte est-il possible? Arch Mal Cœur 2007;100:428–32.

282. Paladini D, Volpe P, Russo MG, *et al.* Aortic coarctation: prognostic indicators of survival in the fetus. Heart 2004;90:1348–9.

283. Axt-Fliedner R, Hartge D, Krapp M, *et al.* Course and outcome of fetuses suspected of having coarctation of the aorta during gestation. Ultraschall Med 2009;30:269–76.

284. Franklin O, Burch M, Manning N, *et al.* Prenatal diagnosis of coarctation of the aorta improves survival and reduces morbidity. Heart 2002;87:67–9.

285. Head CEG, Jowett VC, Sharland GK, Simpson JM. Timing of presentation and postnatal outcome of infants suspected of having coarctation of the aorta during fetal life. Heart 2005;91:1070–4.

286. Achiron R, Zimand S, Hegesh J, *et al.* Fetal aortic arch measurements between 14 and 38 weeks' gestation: in-utero ultrasonographic study. Ultrasound Obstet Gynecol 2000;15:226–30.

Anomalias da septação ventricular

287. Paladini D, Palmieri S, Lamberti A, *et al.* Characterization and natural history of ventricular septal defects in the fetus. Ultrasound Obstet Gynecol 2000;16:118–22.

288. Axt-Fliedner R, Schwarze A, Smrcek J, *et al.* Isolated ventricular septal defects detected by color Doppler imaging: evolution during fetal and first year of postnatal life. Ultrasound Obstet Gynecol 2006;27:266–73.

289. Nir A, Driscoll DJ, Edwards WD. Intra-uterine closure of membranous ventricular septal defects: mechanism of closure in two autopsy specimens. Pediatr Cardiol 1994;15:33–7.

290. Bahtivar MO, Dulay AT, Weeks BP, *et al.* Prenatal course of isolated muscular ventricular septal defects diagnosed only by color Doppler sonography: single-institution experience. J Ultrasound Med 2008;27:715–20.

291. Vogel M, Vernon MM, McElhinney DB, *et al.* Fetal diagnosis of interrupted aortic arch. Am J Cardiol 2010;105:727–34.

292. Garne E. Atrial and ventricular septal defects - epidemiology and sponteneous closure. J Matern Fetal Neonatal Med 2006; 19: 271–6.

293. Carr M, Kearney DL, Eldem BW. Congenital aneurysme of the muscular interventricular septum. J Am Soc Echocardiogr 2008;21:1282.

294. Dupuis C, Kachaner J, Pernot C, *et al. Cardiologie pédiatrique.* Paris: Flammarion Médecine-Sciences; 1981.

295. Elliott LP, Bream PR, Gessner IH. Single and common ventricle. In: *Moss and Adam's Heart disease in infants, children and adolescents.* 5th ed. Baltimore: Williams & Wilkins; 1977. p. 381–93.

296. Aiello VD, Gomes FA, Monteiro DC, Marcial MB. Hearts with double inlet ventricle. Morphological aspects in 20 cases. Arq Bras Cardiol 1991;56:19–24.

297. Anderson RH, Tynan M, Freedom RM, *et al.* Ventricular morphology in the univentricular heart. Herz 1979;4:184–97.

298. Bevilacqua M, Sanders SP, Van Praagh S, *et al.* Double-inlet single left ventricle: echocardiographic anatomy with emphasis on the morphology of the atrioventricular valves and ventricular septal defect. J Am Coll Cardiol 1991;18:559–68.

299. Dobell AR, Van Praagh R. The Holmes heart: historic associations and pathologic anatomy. Am Heart J 1996;132:437–45.

300. Sinzobahamvya N, Arenz C, Reckers J, *et al.* Poor outcome for patients with totally anomalous pulmonary venous connection and functionally single ventricle. Cardiol Young 2009;19:594–600.

301. Tham EB, Wald R, McElhinney DB, *et al.* Outcome of fetuses and infants with double inlet single left ventricle. Am J Cardiol 2008;101:1652–6.

302. Tanner K, Sabrine N, Wren C. Cardiovascular malformations among preterm infants. Pediatrics 2005;116:e833–8.

303. Rychik J, Tian ZY, Fogel MA, *et al.* The single ventricle heart in the fetus: accuracy of prenatal diagnosis and outcome. J Perinatol 1997;17:183–8.

304. Ammash NM, Warmes CA. Survival into aldulthood of patients with unoperated single ventricle. Am J Cardiol 1996;77:542–4.

305. Margossian RE, Solowiejczyk D, Bourlon F, *et al.* Septation of the single ventricle: revisited. J Thorac Cardiovasc Surg 2002;124:442–7.

306. Lotto AA, Hosein R, Jones TJ, *et al.* Outcome of the Norwood procedure in the setting of transposition of the great arteries and functional single left ventricle. Eur J Cardiothorac Surg 2009;35:149–55.

307. Weigel TJ, Driscoll DJ, Michels VV. Occurence of congenital heat defects in siblings of patients with univentricular heart and tricuspid atresia. Am J Cardiol 1989;64:768–71.

Más posições vasculares

308. Wernovsky G. Transposition of the great arteries. In: Allen HD, Driscoll DJ, Shaddy RE, Feltes TF, editors. *Moss and Adams Heart disease in infants, children, and adolescents.* 7th ed. Philadelphia: Lippincott Williams & Wilkins; 2008. p. 1038.

309. Bonnet D, Coltri A, Butera G, *et al.* Le diagnostic prénatal de transposition des gros vaisseaux diminue la morbi-mortalité néonatale. Arch Mal Cœur Vaiss 1999;92:637–40.

310. Van Praagh R. Transposition of the great arteries. II. Transposition clarified. Am J Cardiol 1971;28:739–41.

311. Massoudy P, Baltalarli A, de Leval MR, *et al.* Anatomic variability in coronary arterial distribution with regard to the arterial switch procedure. Circulation 2002;106:1980–4.

312. Sim EK, van Son JA, Edwards WD, *et al.* Coronary artery anatomy in complete transposition of the great arteries. Ann Thorac Surg 1994;57:890–4.

313. Wimalasundera RC, Gardiner HM. Congenital heart disease and aneuploidy. Prenat Diagn 2004;24:1116–22.

314. Baylen BG, Grzeszczak M, Gleason ME, *et al.* Role of balloon atrial septostomy before early arterial switch repair of transposition of the great arteries. J Am Coll Cardiol 1992;19:1025–31.

315. Rudolph AM. Aortopulmonary transposition in the fetus: speculation on physiopathology and therapy. Pediatr Res 2007;61:375–80.

316. Vinals F, Ascenzo R, Poblete P, *et al.* Simple approach to prenatal diagnosis of transposition of the great arteries. Ultrasound Obstet Gynecol 2006;28:22–5.

317. Pasquini L, Sanders SP, Parness IA, *et al.* Coronary echocardiography in 406 patients with d-loop transposition of the great arteries. J Am Coll Cardiol 1994;24:763–8.

318. Paladini D, Volpe P, Sglavo G, *et al.* Transposition of the great arteries in the fetus: assessment of the spatial relationship of the arterial trunks by four-dimensional echocardiography. Ultrasound Obstet Gynecol 2008;31:271–6.

319. Punn R, Silvermann NH. Fetal predictors of urgent balloon atrial septostomy in neonates with complete transposition. J Am Soc Echocardiogr 2011;24:425–30.

320. Petre R, Tamisier D, Bonhoeffer P, *et al.* Results of the arterial switch operation in neonates with transposed great arteries. Lancet 2001;357:1826–30.

321. Hirsch JC, Gurney JG, Donohue JE, *et al.* Hospital mortality for Norwood and arterial switch operations as a function of institutional volume. Pediatr Cardiol 2008;29:713–7.

322. Digilio MC, Casey B, Toscano A, *et al.* Complete transposition of the great arteries: patterns of congenital heart disease in familial precurrence. Circulation 2001;104:2809–14.

323. Rashkind WJ, Miller WW. Creation of an atrial septal defect without thoracotomy. A palliative approach to complete transposition of the great arteries. JAMA 1966;196:991–2.

324. Blalock A, Hanlon CR. The surgical treatment of complete transposition of the aorta and the pulmonary artery. Surg Gynec Obstet 1950;90:1.

325. Sening A. Surgical correction of transposition of the great vessels. Surgery 1959;45:966.

326. Mustard WT, Keith JD, Trusler GA, *et al.* The surgical management of transposition of the great vessels. J Thorac Cardiovasc Surg 1964;48:953.

327. Hörer J, Herrmann F, Schreiber C, *et al.* How well are patients doing up to 30 years after a Mustard operation? Thorac Cardiovasc Surg 2007;55:359–64.

328. Lecompte Y. Transposition des gros vaisseaux: histoire de la réparation chirurgicale. Arch Pediatr 1998;5:113s–7s.

329. Jatene AD, Fontes VF, Paulista PP, *et al.* Anatomic correction of transposition of the great vessels. J Thorac Cardiovasc Surg 1976;72:364–70.

330. Yacoub MH, Radley-Smith R, Maclaurin R. Two-stage operation for anatomical correction of transposition of the great arteries with intact interventricular septum. Lancet 1977;8025:1275–8.

331. Bex JP, Lecompte Y, Baillot F, Hazan E. Anatomical correction of transposition of the great arteries. Ann Thorac Surg 1980;29:86–8.

332. Lecompte Y, Zannini L, Hazan E, *et al.* Anatomic correction of transposition of the great arteries.

Capítulo 6. Malformações cardíacas

New technique without use of a prosthétic conduit. J Thorac Cardiovasc Surg 1981;82:629–31.

333. McEwing RL, Chaoui R. Congenitally corrected transposition of the great arteries: clues for prenatal diagnosis. Ultrasound Obstet Gynecol 2004;23:68–72.

334. Dyck JD, Atallah J. Congenitally corrected transposition of the great arteries. In: Allen HD, Driscoll DJ, Shaddy RE, Feltes TF, editors. *Moss and Adams Heart disease in infants, children, and adolescents*. 7th ed. Philadelphia: Lippincott Williams & Wilkins; 2008. p. 1087.

335. Pézard P, Banus Y, Laporte J, *et al*. Transposition corrigée des gros vaisseaux de l'adulte agé. À propos de deux patients agés de 72 et 80 ans. Arch Mal Cœur 1986;79:1637–42.

336. Acar P, Sidi D, Bonnet D, *et al*. Maintaining tricuspid valve competence in double discordance: a challenge for the paediatric cardiologist. Heart 1998;80:479–83.

337. Paladini D, Volpe P, Marasini M, *et al*. Diagnosis, characterization and outcome of congenitaly corrected transposition of the great arteries in the fetus: a muticenter serties of 30 cases. Ultrasound Obstet Gynecol 2006;27:281–5.

338. Santoro G, Masiello P, Baldi C, *et al*. Corrected transposition of the great arteries with isolated aortic coarctation: in utero echocardiographic diagnosis. Pediatr Cardiol 1997;18:396–8.

339. Rutledge JM, Nihill MR, Fraser CD, *et al*. Outcome of 121 patients with congenitally corrected transposition of the great arteries. Pediatr Cardiol 2002;23:137–45.

340. Kawamata K, Watanabe K, Chiba Y. Prenatal diagnosis of congenitally corrected transposition of the great arteries. A case report. Fetal Diagn Ther 2005;20:16–9.

341. Piacentini G, Diglio MC, Capolino R, *et al*. Familial recurrence of heart defects in subject with congenitally corrected transposition of the great arteries. Am J GenetA 2005;30:176–80.

342. Chiappa E, Micheletti A, Sciarrone A, *et al*. The prenatal diagnosis of, and short-term outcome for, patients with congenitally corrected transposition. Cardiol Young 2004;14:265–76.

343. Hornung TS, Bernard EJ, Jaeggi ET, *et al*. Myocardial perfusion defects and associated systemic ventricular dysfunction in congenitally corrected transposition of the great arteries. Heart 1998;80:322–6.

344. Presbitero P, Somerville J, Rabajoli F, *et al*. Corrected transposition of the great arteries without associated defects in adult patients: clinical profile and follow up. Br Heart J 1995;74:57–9.

345. Dimas AP, Moodie DS, Sterba R, Gill CC. Long-term function of the morphologic right ventricle in adult patients with corrected transposition of the great arteries. Am Heart J 1989;118:526–30.

346. Turina MI, Siebenmann R, von Segesser L, *et al*. Late functional deterioration after atrial correction for transposition of the great arteries. Circulation 1989;80:I162–7.

347. Van Son JA, Danielson GK, Huhta JC, *et al*. Late results of systemic atrioventricular valve replacement in corrected transposition. J Thorac Cardiovasc Surg 1995;109:642–53.

Anomalias da aorta

348. McElhinney DB, Clark BJ, Weinberg PM, *et al*. Association of chromosome 22q11 deletion with isolated anomalies of aortic arch laterality and branching. J Am Coll Cardiol 2001;37:2114–9.

349. Yoo SJ, Min JY, Lee YH, *et al*. Fetal sonographic diagnosis of aortic arch anomalies. Ultrasound Obstet Gynecol 2003;22:535–46.

350. Yagel S, Arbel R, Anteby EY, *et al*. The three vessels and trachea view (3VT) in fetal cardiac scanning. Ultrasound Obstet Gynecol 2002;20:340–5.

351. Alsenaidi K, Gurofsky R, Karamlou T, *et al*. Management and outcomes of double aortic arch in 81 patients. Pediatrics 2006;118:e1336–41.

352. Tuo G, Volpe GL, Bondanza S, *et al*. Prenatal diagnosis and outcome of isolated vascular rings. Am J Cardiol 2009;103:416–9.

353. Zidere V, Tsapakis EG, Huggon IC, Allan LD. Right aortic arch in the fetus. Ultrasound Obstet Gynecol 2006;28:876–81.

354. Berg C, Bender F, Soukup M, *et al*. Right aortic arch detected in fetal life. Ultrasound Obstet Gynecol 2006;28:882–9.

355. Galindo A, Nieto O, Nieto MT, *et al*. Prenatal diagnosis of right aortic arch: associated findings, pregnancy outcome, and clinical significance of vascular rings. Prenat Diagn 2009;29:975–81.

356. McElhinney DB, Hoydu AK, Gaynor JW, *et al*. Patterns of right aortic arch and mirror-image branching of the brachiocephalic vessels without associated anomalies. Pediatr Cardiol 2001;22:225–91.

357. Achiron R, Rotstein Z, Heggesh J, *et al*. Anomalies of the fetal aortic arch: a novel sonographic approach to in utero diagnosis. Ultrasound Obstet Gynecol 2002;20:553–7.

358. Yoo SJ, Min JY, Lee YH, *et al*. Fetal sonographic diagnosis of aortic arch anomalies. Ultrasound Obstet Gynecol 2003;22:535–46.

359. Galindo A, Nieto O, Nieto MT, *et al*. Prenatal diagnosis of right aortic arch: associated findings, pregnancy outcome, and clinical significance of vascular rings. Prenat Diagn 2009;29:975–81.

360. Ismat FA, Weinberg PM, Rychik J, *et al*. Right aortic arch and coarctation: a rare association. Congenit Heart Dis 2006;1:217–23.

361. Ho SY, Cook A, Anderson RH, *et al*. Isomerism of the atrial appendages in the fetus. Pediatr Pathol 1991;11:589–608.

362. Berg C, Bender F, Soukup M, *et al*. Right aortic arch detected in fetal life. Ultrasound Obstet Gynecol 2006;28:882–9.

Manual Prático de Ecocardiografia Fetal

363. Chaoui R, Schneider MBE, Kalache KD. Right aortic arch with vascular ring and aberrant left subclavian artery: prenatal diagnosis assisted by three-dimensional power Doppler ultrasound. Ultrasound Obstet Gynecol 2003;22:661–3.

364. Zidere V, Tsapakis EG, Huggon IC, Allan LD. Right aortic arch in the fetus. Ultrasound Obstet Gynecol 2006;28:876–81.

365. Alsenaidi K, Gurofsky R, Karamlou T, et al. Management and outcomes of double aortic arch in 81 patients. Pediatrics 2006;118:e1336–41.

366. Berg C, Bender F, Soukup M, et al. Right aortic arch detected in fetal life. Ultrasound Obstet Gynecol 2006;28:882–9.

367. Gerretsen MF, Peelen W, Rammeloo LA, et al. Double aortic arch with double aneuploidy-rare anomaly in combined Down and Klinefelter syndrome. Eur J Pediatr 2009;168:1479–81.

368. Higashino SM, Ruttenberg HD. Double aortic arch associated with complete transposition of the great vessels. Br Heart J 1968;30:579–81.

369. Kondrachuk O, Yalynska T, Tammo R, Yemets I. D-transposition of the great arteries and double aortic arch. Eur J Cardiothorac Surg 2009;35:729.

370. Paul JF, Serraf A. Truncus artériosus and double aortic arch. Circulation 2002;105:e170.

371. Pavie A, Escande G, Baehrel B, et al. Double crosse avec coarctation. À propos d'un cas. Arch Mal Cœur Vaiss 1980;73:542–7.

372. Ettedgui JA, Lorber A, Anderson D. Double aortic arch associated with coarctation. Int J Cardiol 1986;12:258–60.

373. Singer SJ, Fellows KE, Jonas RA. Double aortic arch with bilateral coarctations. Am J Cardiol 1988;61:196–7.

374. Yoo SJ, Min JY, Lee YH, et al. Fetal sonographic diagnosis of aortic arch anomalies. Ultrasound Obstet Gynecol 2003;22:535–46.

375. Quarello E, Ou P, Ville Y. The contribution of 3D-reconstruction in pre- and postnatal assessment of a double aortic arch. Prenat Diagn 2007;27:1180–2.

376. Turan S, Turan OM, Maisel P, et al. Three-dimensional sonography in the prenatal diagnosis of aortic arch abnormalities. J Clin Ultrasound 2009;37:253–7.

377. Ikenouchi H, Tabei F, Itoh N, Nozaki A. Silent double aortic arch found in an elderly man. Circulation 2006;114:e360–1.

378. Zalel Y, Achiron R, Yagel S, Kivilevitch Z. Fetal aberrant right subclavian artery in normal and Down syndrome fetuses. Ultrasound Obstet Gynecol 2008;31:25–9.

379. Zapata H, Edwards JE, Titus JL. Aberrant right subclavian artery with left aortic arch: associated cardiac anomalies. Pediatr Cardiol 1993;14:159–61.

380. Larsen WJ. Development of the vasculature. In: Larsen WJ, editor. *Essentials of human embryology.* 2nd ed. New York: Churchill Livingstone; 1998. p. 123–49.

381. Chaoui R, Heling KS, Sarioglu N, et al. Aberrant right subclavian artery as a new cardiac sign in second- and third-trimester fetuses with Down syndrome. Am J Obstet Gynecol 2005;192:257–63.

382. Chaoui R. Prenatal ultrasound diagnosis of Down syndrome. After major malformations, soft markers, nuchal translucency and skeletal signs, a new vascular sign? Ultrasound Obstet Gynecol 2005;26:214–7.

383. Vibert-Guigue C, Fredouille C, Gricorescu R, et al. Données fœtopathologiques sur une série de fœtus trisomique 21. Rev Pract Gynecol Obstet 2006;103:35–40.

384. Borenstein M, Cavoretto P, Allan L, et al. Aberrant right subclavian artery at 11 + 0 to 13 + 6 weeks of gestation in chromosomally normal and abnormal fetuses. Ultrasound Obstet Gynecol 2008;31:20–4.

385. Goldstein WB. Aberrant right subclavian artery in mongolism. Am J Roentgenol Radium Ther Nucl Med 1965;95:131–4.

386. Rauch R, Rauch A, Koch A, et al. Laterality of the aortic arch and anomalies of the subclavian artery-reliable indicators for 22q11.2 deletion syndromes? Eur J Pediatr 2004;163:642–5.

387. Kienast W, Müller T, Hille M, et al. Clinical relevance of the so-called arteria lusoria in childhood. Z Kardiol 1984;73:354–60.

388. Brown DL, Chapman WC, Edwards WH, et al. Dysphagia lusoria: aberrant right subclavian artery with a Kommerell's diverticulum. Am Surg 1993;59:582–6.

389. Kieffer E, Bahnini A, Koskas F. Aberrant subclavian artery: surgical treatment in thirty-three adult patients. J Vasc Surg 1994;19:100–9.

Anomalias das veias sistêmicas

390. Hofstaetter C, Plath H, Hansmann M. Prenatal diagnosis of abnormalities of the fetal venous system. Ultrasound Obstet Gynecol 2000;15:231–41.

391. Abdulla R, Blew GA, Holterman MJ. Cardiovascular embryology. Pediatr Cardiol 2004;25:191–200.

392. Achiron R, Hegesh J, Yagel S, et al. Abnormalities of the fetal central veins and umbilico-portal system: prenatal ultrasonographic diagnosis and proposed classification. Ultrasound Obstet Gynecol 2000;16:539–48.

393. Steinberg I, Dubilier W, Lukas D. Persistence of left superior vena cava. Dis Chest 1953;24:479–88.

394. Mantini E, Grondin CM, Lillehei CW, Edwards JE. Congenital anomalies involving the coronary sinus. Circulation 1966;33:317–27.

395. Machevin-Surugue E, David N, Verspyck E, et al. Dilated coronary sinus in prenatal echocardiography; identification, associations and outcome. Prenat Diagn 2002;22:898–902.

396. Yoo SJ, Lee YH, Kim ES, et al. Three vessel view of the fetal upper mediastinum: an easy means of detecting abnormalities of the ventricular outflow tracts and great arteries during obstetric screening. Ultrasound Obstet Gynecol 1997;9:173–82.

Capítulo 6. Malformações cardíacas

397. Berg C, Knüppel M, Geipel A, *et al.* Prenatal diagnosis of persistent left superior vena cava and its associated congenital anomalies. Ultrasound Obstet Gynecol 2006;27:274–80.

398. Galindo A, Gutierrez-Larraya F, Escribano D, *et al.* Clinical significance of persistent left superior vena cava diagnosed in fetal life. Ultrasound Obstet Gynecol 2007;30:152–61.

399. Cochrane AD, Marath A, Mee RB. Can a dilated coronary sinus produce left ventricular inflow obstruction? An unrecognized entity. Ann Thorac Surg 1994;58:1114–6.

400. Agnoletti G, Annecchino F, Preda L, Borghi A. Persistence of the left superior cava vein: can it potentiate obstructive lesions of the left ventricle? Cardiol Young 1999;9:285–90.

401. Pasquini L, Fichera A, Tan T, *et al.* Left superior caval vein: a powerful indicator of fetal coarctation. Heart 2005;91:539–40.

402. Jaeggi ET, Fouron JC, Hornberger LK, *et al.* Agenesis of the ductus venosus that is associated with extrahepatic umbilical vein drainage: prenatal features and clinical outcome. Am J Obstet Gynecol 2002;187:1031–7.

403. Kiserud T, Rasmussen S, Skulstad S. Blood flow and the degree of shunting through the ductus venosus in the human fetus. Am J Obstet Gynecol 2000;182:147–53.

404. Berg C, Kamil D, Geipel A, *et al.* Absence of ductus venosus - importance of umbilical venous drainage site. Ultrasound Obstet Gynecol 2006;28:275–81.

405. Acherman RJ, Evans WN, Galindo A, *et al.* Diagnosis of absent ductus venosus in a population referred for fetal echocardiography: association with a persistent portosystemic shunt requiring postnatal device occlusion. J Ultrasound Med 2007;26: 077–82.

406. Contratti G, Banzi C, Ghi T, *et al.* Absence of the ductus venosus: report of 10 new cases and review of the literature. Ultrasound Obstet Gynecol 2001;18:605–9.

407. Ross MG, Ervin MG, Lam RW, *et al.* Plasma atrial natriuretic peptide response to volume expansion in the ovine fetus. Am J Obstet Gynecol 1987;157:1292–7.

408. Volpe P, Marasini M, Caruso G, *et al.* Prenatal diagnosis of ductus venosus agenesis and its association with cytogenetic/congenital anomalies. Prenat Diagn 2002;22:995–1000.

409. Berg C, Georgiadus M, Geipel A, Gembruch U. The area behind the heart in the four-chamber view and the quest for congenital heart defects. Ultrasound Obstet Gynecol 2007;30:721–7.

410. Phoon CK, Villegas MD, Ursell PC, Silverman NH. Left atrial isomerism detected in fetal life. Am J Cardiol 1996;77:1083–8.

411. Sheley RC, Nyberg DA, Kapur R. Azygos continuation of the interrupted inferior vena cava: a clue to prenatal diagnosis of the cardiosplenic syndromes. J Ultrasound Med 1995;14:381–7.

412. Cano S, Canto MJ, Alvarez V, *et al.* Persistent right umbilical vein: prenatal diagnosis and neonatal outcome. Ultrasound Obstet Gynecol 2007;30:547–653.

413. Yang PY, Wu JL, Yeh GP, *et al.* Prenatal diagnosis of persistent right umbilical vein using three-dimensional sonography with power Doppler. Taiwan J Obstet Gynecol 2007;46:43–6.

414. Weichert J, Hartge D, Germer U, *et al.* Persistent right umbilical vein: a prenatal condition worth mentioning? Ultrasound Obstet Gynecol 2011;37:543–8.

415. Miannay E, Dif D, Vaast P, *et al.* Persistance de la veine ombilicale droite découverte à l'échographie: valeur pronostique. À propos de deux observations. J Gynecol Obstet Biol Reprod 1999;28:563–5.

416. Mubiayi N, Le Goueff F, Decocq J, Delahousse G. Apport des Doppler couleur et pulsé dans le diagnostic anténatal de la persistance anormale de la veine ombilicale droite. À propos d'un cas. J Gynecol Obstet Biol Reprod 2003;32:252–5.

417. Wolman I, Gull L, Fait G, *et al.* Persistent right umbilical vein: incidence and significance. Ultrasound Obstet Gynecol 2002;19:562–4.

418. Blazer S, Zimmer EZ, Bronshtein M. Persistent intrahepatic right umbilical vein in the fetus: a benign anatomic variant. Obstet Gynecol 2000;95:433–6.

419. Wolman I, Gull I, Fait G, *et al.* Persistent right umbilical vein: incidence and significance. Ultrasound Obstet Gynecol 2002;19:562–4.

420. Venkat-Raman N, Murphy KW, Ghaus K, *et al.* Congenital absence of portal vein in the fetus: a case report. Ultrasound Obstet Gynecol 2001;17:71–5.

421. Manning N, Impey L, Lindsell D, Lakhoo K. Prenatally diagnosed portocaval shunt and postnatal outcome: a case report. Prenat Diagn 2004;24:537–40.

Anomalias dos retornos venosos pulmonares

422. Kanter KR. Surgical repair of total anomalous pulmonary venous connection. Semin Thorac Cardiovasc Surg Pediatr Card Surg Annu 2006;40–4.

423. Lucas RV, Schmidt RE. Anomalous venous connections, pulmonary and systemic. In: Moss AJ, Adams FH, Emmanouilides GC, editors. *Heart disease in infants, children and adolescents.* 2nd ed. Williams et Wilkins; 1977. p. 437.

424. Lee ML, Wang JK, Wu MH, *et al.* Unusual form of total anomalous pulmonary venous connection with double drainage. Pediatr Cardiol 1995;16:301–3.

425. Allan LD, Sharland GK. The echocardiographic diagnosis of totally anomalous pulmonary venous connection in the fetus. Heart 2001;85:433–7.

426. Inamura N, Kado K, Kita T, Kayatani F. Fetal echo-cardiographic imaging of total anomalous pulmonary venous connection. Pediatr Cardiol 2006;27:391–2.

427. Papa M, Camesasca C, Santoro F, *et al.* Fetal echo-cardiography in detecting anomalous pulmonary

Manual Prático de Ecocardiografia Fetal

venous connection: four false positive cases. Br Heart J 1995;73:355–8.

428. Boopathy Vijayaraghavan S, Rao AR, Padmashree G, Raman ML. Prenatal diagnosis of total anomalous pulmonary venous connection to the portal vein associated with right atrial isomerism. Ultrasound Obstet Gynecol 2003;21:393–6.

429. Feller Printz B, Allan LD. Abnormal pulmonary venous return diagnosed prenatally by pulsed Doppler flow imaging. Ultrasound Obstet Gynecol 1997;9:347–9.

430. Valsangiacomo ER, Hornberger LK, Barrea C, et al. Partial and total anomalous pulmonary venous connection in the fetus: two-dimensional and Doppler echocardiographic findings. Ultrasound Obstet Gynecol 2003;22:257–63.

431. Lenz F, Chaoui R. Changes in pulmonary venous Doppler parameters in fetal cardiac defects. Ultrasound Obstet Gynecol 2006;28:63–70.

432. Patel CR, Lane JR, Spector ML, et al. Totally anomalous pulmonary venous connection and complex congenital heart disease: prenatal echocardiographic diagnosis and prognosis. J Ultrasound Med 2005;24:1191–8.

433. Van Son SA, Hambsch J, Kinzel P, et al. Urgency of operation in infracardiac total anomalous pulmonary venous return. Ann Thorac Surg 2000;70:128–30.

Anomalias do canal arterial

434. Sridharan S, Archer N, Manning N. Premature constriction of the fetal ductus arteriosus following the maternal consumption of camomile herbal tea. Ultrasound Obstet Gynecol 2009;34:358–60.

435. Trevett TN, Cotton J. Constriction of the fetal ductus arteriosus. Ultrasound Obstet Gynecol 2004;23:517–9.

436. Mielke G, Peukert U, Krapp M, et al. Fetal and transient neonatal right heart dilatation with severe tricuspid valve insufficiency in association with abnormally S-shaped kinking of the ductus arteriosus. Ultrasound Obstet Gynecol 1995;5:338–41.

437. Yoo SJ, Jaeggi E. Ultrasound evaluation of the fetal heart. In: Callen PW, editor. Ultrasonography in obstetrics and gynecology. 5th ed. Philadelphia: Saunders-Elsevier; 2008. p. 511.

438. Harada K, Rice MJ, McDonald RW, et al. Doppler echocardiographic evaluation of ventricular diastolic filling in fetuses with ductal constriction. Am J Cardiol 1997;79:442–6.

439. Harada K, Rice MJ, Shiota T, et al. Two-dimensional echocardiographic evaluation of ventricular systolic function in human fetuses with ductal constriction. Ultrasound Obstet Gynecol 1997;10:247–53.

440. Mielke G, Peukert U, Krapp M, et al. Fetal and transient neonatal right heart dilatation with severe tricuspid valve insufficiency in association with abnormally S-shaped kinking of the ductus arteriosus. Ultrasound Obstet Gynecol 1995;5:338–41.

441. Jackson CM, Sandor GG, Lim K, et al. Diagnosis of fetal arteriosus aneurysms: importance of the three-vessel view. Ultrasound Obstet Gynecol 2005;26:57–62.

442. Jan SL, Hwang B, Fu YC, et al. Isolated ductus arteriosus aneurysm. J Am Coll Cardiol 2002;39:342–7.

443. Hornberger LK. Congenital ductus arteriosus aneurysm (Editorial comment). J Am Coll Cardiol 2002;39:348–50.

444. Dyamenahalli U, Smallhorn JF, Geva T, et al. Isolated ductus arteriosus aneurysm in the fetus and infant: a multi-institutional experience. J Am Coll Cardiol 2000;36:262–9.

445. Tsang JJ, Jan SL. Fetal echocardiography diagnosis of isolated ductus arteriosus aneurysm: a longitudinal study from 32 weeks of gestation to term. Ultrasound Obstet Gynecol 2005;26:50–6.

Malformações raras

446. Marijon E, Ou P, Fermont L, et al. Diagnosis and outcome in congenital ventricular diverticulum and aneurysm. J Thorac Cardiovasc Surg 2006;131:433–7.

447. McAuliffe FM, Hornberger LK, Johnson J, et al. Cardiac diverticulum with pericardial effusion: report of two new cases treated by in utero pericardiocentesis and a review of the literature. Ultrasound Obstet Gynecol 2005;25:401–4.

448. Del Rio M, Martinez JM, Bennasar M, et al. Prenatal diagnosis of a right ventricular diverticulum complicated by pericardial effusion in the first trimester. Ultrasound Obstet Gynecol 2005;25:409–11.

449. Cavalle-Garrido T, Cloutier A, Harder J, et al. Evolution of fetal ventricular aneurysms and diverticula of the heart: an echocardiographic study. Am J Perinatol 1997;14:393–400.

450. Stanczyk J, Moll J, Wilczynski J. Prenatal diagnosis of a fetal left atrial diverticulum. Prenat Diagn 1999;19:1055–7.

451. Lupuglazoff JM, Ricard G, Luton D, et al. Diagnostic anténatal d'un anévrisme congénital du ventricule gauche. Arch Mal Cœur 2003;96:529–33.

452. Matias A, Fredouille C, Nesmann C, Azancot A. Prenatal diagnosis of left ventricular aneurysm: a report of three cases and a review. Cardiol Young 1999;9:123–6.

453. Cavallé-Garrido T, Cloutier A, Harder J, et al. Evolution of fetal aneurysms and diverticula of the heart: an echocardiographic study. Am J Perinatol 1997;14:393–400.

454. Papagiannis J, Van Praagh R, Schwint O, et al. Congenital left ventricular aneurysm: clinical, imaging, pathologic, and surgical findings in seven new cases. Am Heart J 2001;141:491–9.

455. Hornberger LK, Dalvi B, Benacerraf BR. Prenatal sonographic detection of cardiac aneurysms and diverticula. J Ultrasound Med 1994;13:967–70.

Capítulo 6. Malformações cardíacas

456. Gross B, Petrikovsky B, Challenger M. Prenatal diagnosis of an aneurysm of the right atrium. Prenat Diagn 1996;16:1043–5.

457. Carr M, Kearney DL, Eidem BW. Congenital aneurysm of the muscular interventricular septum. J Am Soc Echocardiogr 2008;21:1282.

458. Nguyen TP, Srivastava S, Ko HH, Lai WW. Congenital muscular ventricular septum aneurysm: report of four cases and review of the literature. Pediatr Cardiol 2008;29:40–4.

459. Donofrio MT, Allen DR, Tekin M, Bodurtha J. Autosomal dominant myocardial disease diagnosed by fetal presentation of proband with an aneurysm of the muscular interventricular septum. Pediatr Cardiol 2002;23:27–31.

460. Fujiwara M, Sase M, Kondou O, Furukawa S. Congenital aneurysm of the muscular interventricular septum in a fraternal case diagnosed by fetal echocardiography. Pediatr Cardiol 2001;22:353–6.

461. Eriksson H, Cooper SM, Rosenbaum KN, Ruckman RN. Familial occurence of congenital aneurysm of the muscular interventricular septum. Pediatr Cardiol 1998;19:249–52.

462. Chen MR, Rigby ML, Redington AN. Familial aneurysms of the interventricular septum. Br Heart J 1991;65:104–6.

463. Becker S, Hofbeck M, Kendziorra H, et al. Double-chamber right ventricle associated with severe fetal cardiac failure. Ultrasound Obstet Gynecol 2004;23:411–3.

464. Said SM, Burkhart HM, Dearani JA, et al. Outcomes of surgical repair of double-chambered right ventricle. Ann Thorac Surg 2012;93:197–200.

465. Leandro J, Dyck JD, Samllhorn JF. Intra-utero diagnosis of anomalous right ventricular muscle bundles in association with a ventricular septal defect. Pediatr Cardiol 1994;15:246–8.

466. Marton T, Hadjù J, Papp Z. A rare case of non-immune hydrops fetalis: a double-chambered right ventricle. A case report. Fetal Diagn Ther 2001;16:251–3.

467. Collell R, Marimon C, Montero M. Partial left pulmonary artery sling. Rev Esp Cardiol 2010;63:850.

468. Ortigado Matamala O, Garcia Garcia A, Galicia Poblet G, et al. Asymptomatic pulmonary artery sling: noninvasive diagnosis. Ann Pediatr 2010;72:205–9.

469. Collins RT, Weinberg PM, Ewing S, Fogel M. Pulmonary artery sling in an asymptomatic 15-year-old boy. Circulation 2008;117:2403–6.

470. Yorioka H, Kasamatsu A, Kanzaki H, et al. Prenatal diagnosis of fetal left pulmonary artery sling. Ultrasound Obstet Gynecol 2011;37:242–6.

471. Pierron C, Sigal-Cinqualbre A, Lambert V, Le Bret E. Left pulmonary artery sling with right lung aplasia. J Ped Surg 2011;46:2190–4.

472. Newman B, Cho YA. Left pulmonary artery sling - Anatomy and imaging. Semin Ultrasound CT MRI 2010;31:158–70.

473. Backer CL, Kelle AM, Mayroudis C, et al. Tracheal reconstruction in children with unilateral lung agenesis or severe hypoplasia. Ann Thorac Surg 2009;88:624–30.

474. Gikonyo BM, Jue KL, Edwards JE. Pulmponary vascular ring: report of seven cases and review of the litterature. Pediatr Cardiol 1989;10:81–9.

475. Wang JH, Ding GC, Zhang MY, et al. Clinical and imaging features of pulmonary artery sling in infants without significant hemodynamic changes. Chin Med J 2011;124:3412–4.

476. Backer CL, Russel HM, Rastatter JC, et al. Pulmonary artery sling: current results with cardiopulmonary bypass. J Thorac Cardiovasc Surg 2012;143:144–51.

477. Speggiorin S, Torre M, Roebuck DJ, et al. Surgical outcome of slide tracheoplasty in patients with long congenital segment tracheal stenosis and single lung. Eur J Cardiothorac Surg 2011;39:e170–4.

478. Backer CL, Mavroudis C, Dunham ME, Holinger LD. Pulmonary artery sling: results with median sternotomy, cardiopulmonary bypass, and reimplantation. Ann Thorac Surg 1999;67:1738–45.

479. Rama Murthy BS, Krishna SR, Rao PM. Prenatal diagnosis of right pulmonary artery to left atrium communication. Ultrasound Obstet Gynecol 2008;32:946–8.

480. Healey MG. Acardia: predictive risk factors for the co-twin's survival. Teratology 1994;50:205–13.

481. Coulam CB, Wright G. First trimester diagnosis of acardiac twins. Early Pregnancy 2000;4:261–70.

482. Nerlich A, Wisser J, Draeger A, et al. Human acardiac anomaly: a report of three cases. Eur J Obstet Gynecol Reprod Biol 1991;38:79–85.

483. Rohilla M, Chopra S, Suri V, et al. Acardiacacephalus twins: a report of 2 cases and review of literature. Mescape J Med 2008;10:200–5.

484. Gillet N, Hustin J, Magritte JP, et al. Tératome placentaire: diagnostic différentiel avec le fœtus acardiaque. J Gynecol Obstet Biol Reprod 2001;30:789–92.

485. Ishimatsu J, Nakanami H, Hamada T, Yakushiji M. Color and pulsed Doppler ultrasonography of reversed umbilical blood flow in an acardiac twin. Asia Oceania J Obstet Gynaecol 1993;19:271–5.

486. Lee H, Wagner AJ, Sy E, et al. Efficacy of radiofrequency ablation for twin-reversed arterial perfusion sequence. Am J Obstet Gynecol 2007;196:459.

487. Dielh W, Hecher K. Selective cord coagulation in acardiac twins. Semin Fetal Neonatal Med 2007;12:458–63.

488. Arias F, Sunderjii S, Gimpelson R, Colton E. Treatment of acardiac twinning. Obstet Gynecol 1998;91:818–21.

489. Ville Y, Hyett JA, Vandenbussche FP, Nicolaides KH. Endoscopic laser coagulation of umbilical cord vessels in twin reversed aterial perfusion sequence. Ultrasound Obstet Gynecol 1994;4:355–7.

490. Hirose M, Murata A, Kita N, et al. Successful intrauterine treatment with radiofrequency ablation in a case of acardiac twin pregnancy complicated with a hydropic pump twin. Ultrasound Obstet Gynecol 2004;23:509–12.

491. Gratacos E, Van Schou broeck D, Carreras E, et al. Transient hydropic signs in the donor fetus after fetoscopic laser coagulation in severe twin-twin transfusion syndrome: incidence and clinical relevance. Ultrasound Obstet Gynecol 2002;19:449–53.

492. Raybaud CA, Strother CM, Hald JK. Aneurysms of the vein of Galen: embryonic considerations and anatomical features relating to the pathogenesis of the malformation. Neuroradiology 1989;31:109–28.

493. Hirsch JH, Cyr D, Aberhardt H, Zunkel D. Ultrasonographic diagnosis of an aneurysm of the vein of Galen in utero by duplex scanning. J Ultrasound Med 1983;2:231–4.

494. Gupta AK, Varma DR. Vein of galen malformations: review. Neurol India 2004;52:43–53.

495. Hoang S, Choudhri O, Edwards M, Guzman R. Vein of Galen malformation. Neurosurg Focus 2009;27:E8.

496. Yasargil MG. Microneurosurgery. New York: Thieme Medical Publishers; 1988. p. 323–57.

497. Lasjaunias P, Terbrugge K, Piske R, et al. Vein of Galen dilatation: anatomo-clinical forms and endovascular treatment. Fourteen cases explored and/or treated between 1983 and 1986. Neurochirurgie 1987;33:315–33.

498. Sepulveda W, Platt CC, Fisk NM. Prenatal diagnosis of cerebral arteriovenous malformation using color Doppler ultrasonography: case report and review of the literature. Ultrasound Obstet Gynecol 1995;6:282–6.

499. Strauss S, Weinraub Z, Goldberg M. Prenatal diagnosis of vein de Galen arteriovenous malformation by duplex sonography. J Perinatol Med 1991;19:227–30.

500. Rizzo G, Arduini D, Colosimo C, et al. Abnormal fetal cerebral blood flow velocity waveforms as a sign of an aneurysm of the vein of Galen. Fetal Ther 1987;2:75–9.

501. Ballester MJ, Raga F, Serra-Serra V, Bonilla-Musoles F. Early prenatal diagnosis of an ominous aneurysm of the vein of Galen by color Doppler ultrasound. Acta Obstet Gynecol Scand 1994;73:592–5.

502. Heling KS, Chaoui R, Bollmann R. Prenatal diagnosis of an aneurysm of the vein of Galen with three-dimensional color power angiography. Ultrasound Obstet Gynecol 2000;15:333–6.

503. Gun I, Münge E, Kurdoglu M, et al. Is prenatal volumetric evaluation of aneurysm of the vein of Galen important in the prediction of adverse fetal outcome? J Clin Ultrasound 2010;38:443–5.

504. Vijayaraghavan SB, Vijay S, Kala MR, Neha D. Prenatal diagnosis of thrombosed aneurysm of vein of Galen. Ultrasound Obstet Gynecol 2006;27:81–3.

505. MacElhinney DB, Halbach VV, Silverman NH, et al. Congenital cardiac anomalies with vein of Galen Malformations in infants. Arch Dis Child 1998;78:548–51.

506. Delaney JW, Thorell WE, Hammel JM. Hybrid peratrial couble device closure of a patent foramen ovale and sinus venosus defect in an infant with vein of Galen malformation. Catheter Cardiovasc Interv 2011;78:1045–50.

507. Emmel M, Bennink G, Meila D, Brassel F. Coarctation of the aorta and vein of Galen malformation - treatment considerations in a severely compromised patient. Cardiol Young 2011;14:1–4.

508. Tsutsumi Y, Kosaki R, Itoh Y, et al. Vein of Galen aneurysmal malformation associated with an endoglin gene mutation. Pediatrics 2011;128:e1307–10.

509. Xu DS, Usmann AA, Hurley MC, et al. Adult presentation of a familial-associated vein of Galen aneurysmal malformation: case report. Neurosurgery 2010;67:e1845–51.

510. Lasjaunias PL, Chang SM, Sachet M, et al. The management of vein of Galen aneurysmal malformations. Neurosurgery 2006;59:S184–94.

511. Kuzeyli K, Cakir E, Karaarslan G, et al. Spontaneous thrombosis of vein of Galen aneurysmal malformation after ventriculoperitoneal shunting. J Clin Neurosci 2004;11:439–42.

512. Johnson IH, Whittle IR, Besser M, Morgan MK. Vein of Galen malformation: diagnosis and management. Neurosurgery 1987;20:747–58.

513. Lasjaunias P, Rodesch G, Pruvost P, et al. Treatment of vein of Galen aneurysmal malformation. J Neurosurg 1989;70:746–50.

514. Geilprasert S, Krings T, Armstrong D, et al. Predicting factors for the follow-up outcome and management decisions in vein of Galen aneurysmal malformations. Childs Nerv Syst 2010;26:35–46.

515. Rodesch G, Hui F, Alvarez H, et al. Prognosis of antenatally diagnosed vein of Galen aneurysmal malformations. Childs Nerv Syst 1994;10:79–83.

516. Deloison B, Chalouhi G, Sonigo P, et al. The hidden mortality of vein of Galen aneurysmal malformation: retrospective study and review of the literature. Ultrasound Obstet Gynecol 2012;40:652–8.

517. Dören M, Tercanli S, Holzgreve W. Prenatal sonographic diagnosis of a vein of Galen aneurysm: relevance of associated malformations for timing and mode of delivery. Ultrasound Obstet Gynecol 1995;6:287–9.

Patologia cardíaca fetal sem malformação

CAPÍTULO **7**

7.1. Tumores cardíacos fetais

Frequência

Os tumores cardíacos primitivos são raros nos fetos, encontrados em aproximadamente 0,14% das gestações e 0,2% dos exames de cardiologia fetal feitos em centros de referência [1, 2]. Ambos os sexos são acometidos equitativamente [3].

Aspectos gerais

Os tumores cardíacos observados no feto são de natureza benigna, salvo exceção. Mesmo que diagnósticos mais precoces (17 SA) tenham sido relatados, eles aparecem, geralmente, entre 20 e 30 SA [4] e constituem, com frequência, uma descoberta ruim feita durante o exame de 32 SA. Um aparecimento ainda mais tardio também parece possível.

Em nossa experiência, trata-se, na maioria das vezes, de uma descoberta fortuita feita durante um exame sistemático, mas vários autores relatam frequentes complicações. Em função de sua localização, natureza e número, os tumores podem, de fato, ser responsáveis por problema do ritmo, insuficiência cardíaca e hidropisia, até mesmo morte fetal [5-7] por meio de diversos mecanismos: obstáculo intracavitário atrapalhando o funcionamento das valvas atrioventriculares ou a ejeção ventricular, compressão pericárdica, insuficiência miocárdica por perda de tecido contrátil, até mesmo infarto por compressão extrínseca de uma artéria coronária.

Os tumores mais frequentes no feto são, em ordem de frequência, o rabdomioma, o teratoma e o fibroma (tabela 7.1).

Tabela 7.1. Diferentes tipos de tumores cardíacos fetais (modificada segundo [2])

Natureza	Características	Frequência
Rabdomioma	Ovoide, hiperecogênico, homogêneo, livre em uma cavidade ou envolvido no miocárdio (septo interventricular +)	> 60%
	Sinal indicativo principal a favor de esclerose tuberosa de Bourneville	
Teratoma	Heterogêneo, com calcificações e cavidades císticas	20%
	Localização intrapericárdica com derrame mais ou menos abundante	
Fibroma	Arredondado, frequentemente pediculado, homogêneo	12%
	Calcificações são possíveis	
Hemangioma	Hipoecogênico, vascularizado, situado no átrio direito, próximo dos grandes vasos da base	5%
	Associado a derrame pericárdico	

(Continua)

Manual Prático de Ecocardiografia Fetal

Tabela 7.1. Diferentes tipos de tumores cardíacos fetais (modificado segundo [2])

Natureza	Características	Frequência
Mesotelioma	Derrame pericárdico	2%
Rabdomiosarcoma	Heterogêneo, hiperecogênico	≤ 1%
Lipoma	Tumor homogêneo, às vezes múltiplo	
Mixoma	Um único caso relatado no feto [3]	

Diagnóstico diferencial

Podem-se confundir com um tumor [8]:

- um músculo papilar hiperecogênico (Capítulo 13.3);
- uma calcificação, idiopática ou secundária a uma infecção, geralmente múltipla em caso de toxoplasmose. Uma calcificação localizada na junção atrioventricular pode ser responsável por bloqueio atrioventricular completo;
- uma distrofia miocárdica calcificante – excepcional.

Mencionaremos, também, as falsas imagens de tumor suspensas no teto do átrio direito ligadas a uma falha parcial de incorporação do seio venoso no átrio direito (Capítulo 13.1).

Rabdomiomas

Esses hamartomas representam mais da metade dos tumores fetais. Eles estão associados a uma esclerose tuberosa de Bourneville (ETB) em 50 a 88% dos casos [9, 10] (quadro 7.1), constituindo, assim, o principal sinal indicativo, senão único, desta facomatose do feto. Em contrapartida, uma ETB nem sempre está acompanhada de rabdomioma, mesmo se for o caso mais frequente (mais de 50%).

Na ecografia

Eles se apresentam sob a forma de massas arredondadas, hiperecogênicas, bastante homogêneas, na maioria das vezes múltiplas. Os tumores, às vezes volumosos, podem-se localizar nas quatro câmaras e acabar obstruindo e impedindo o desempenho das valvas. Eles também podem estar incorporados no miocárdio (principalmente no septo interventricular), aparecendo como zonas hiperdensas localizadas.

Na prática, muitas vezes é útil explorar esses tumores com uma regulagem para "tecidos moles" mais do que com a regulagem "coração" habitual, contrastada demais. A experiência mostra, igualmente, que é desejável explorar o coração com a "ponta no alto" para visualizar melhor os tumores intracavitários, e que não se deve hesitar em explorar as paredes de acordo com cortes tangenciais para procurar zonas tumorais que não ultrapassam os contornos do miocárdio e só aparecem como ilhotas mais ecogênicas situadas na porção endocárdica ou epicárdica da parede.

Classicamente, os rabdomiomas aparecem no início do 2º trimestre, crescem em volume até no início do 3º trimestre e depois tendem a regredir no final da gestação. Em seguida, mais da metade regride total ou parcialmente durante os 5 primeiros anos de vida. Na verdade, seu aparecimento pode ser mais tardio, sendo descobertos apenas no exame de 32 SA. Tanto em nossa experiência quanto na de Geipel *et al.* [5], autênticos rabdomiomas (com ETB) descobertos no pós-natal eram totalmente inaparentes durante os exames realizados entre 32 e 38 SA.

Os rabdomiomas são, na maioria das vezes, múltiplos (figuras 7.1 e 7.2), o que torna seu diagnóstico fácil, sendo o único diagnóstico diferencial, a hipertrofia miocárdica nodular multifocal, excepcional [11].

Capítulo 7. Patologia cardíaca fetal sem malformação

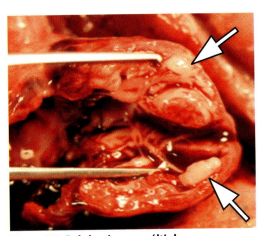

Um rabdomioma pode, portanto, se apresentar na forma de tumor único em 10 a 15% dos casos [12] e, na prática, a prudência leva a investigar uma ETB diante de qualquer tumor intracardíaco, ainda que único (figura 7.3).

A principal complicação *in utero* dos rabdomiomas é o surgimento de distúrbios do ritmo fetal, particularmente de taquicardia supraventricular por reentrada, com a via acessória nascendo diretamente de um tumor ou estando em estreita relação com ela [13]. Depois do nascimento, esses distúrbios do ritmo ligados a uma síndrome de pré-excitação podem-se corrigir paralelamente à regressão dos rabdomiomas [14].

Figura 7.1. Rabdomiomas múltiplos.
Aspecto anatomopatológico.

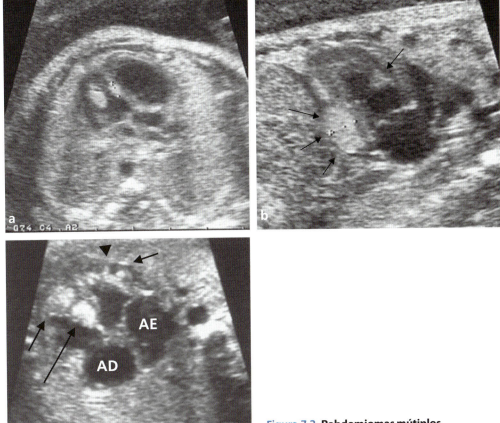

Figura 7.2. Rabdomiomas mútiplos.
Aspecto ecográfico.

325

Manual Prático de Ecocardiografia Fetal

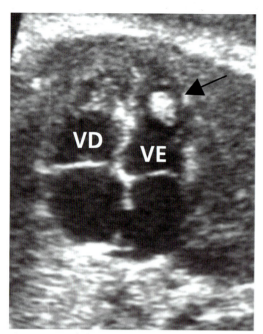

Figura 7.3. Rabdomioma único.

Excepcionalmente, uma rabdomiomatose pode coexistir com uma malformação cardíaca, como uma malformação de Ebstein, a hipoplasia do ventrículo esquerdo ou a tetralogia de Fallot [3]. Da mesma forma, foi observada no feto a associação de rabdomiomas com uma trissomia 21 [15] ou uma trissomia 13 (observação pessoal).

Evolução

Na medida em que uma regressão espontânea é a regra, uma intervenção cirúrgica (pós-natal) só é discutida na presença de uma obstrução grave ou uma arritmia refratária. Nesse caso, Foster *et. al.* [16] recomendam excisar apenas a parte do tumor saliente na cavidade e deixar a porção intramiocárdica no lugar (o que pode deixar dúvidas sobre a eficácia da cirurgia nos distúrbios do ritmo).

Teratoma pericárdico (figura 7.5)

É o segundo tumor cardíaco fetal em ordem de frequência. Ramirez *et al.* [21] reuniram 25 observações na literatura em 2004. A incidência dos teratomas seria maior entre gêmeos.

QUADRO 7.1 — Esclerose tuberosa de Bourneville

A esclerose tuberosa de Bourneville (1/6.000 nascimentos) é caracterizada por malformações pseudotumorais (túberos) localizadas no cérebro, pele e diversos órgãos (rim, olho, pulmão).

Sua gravidade depende das manifestações neurológicas – epilepsia mais ou menos rebelde ao tratamento, retardo mental às vezes severo – presentes em cerca de 80% dos casos, mas cujo aparecimento pode tardar até um ano após o nascimento.

É uma afecção genética, transmitida em um modo autossômico dominante nas formas familiares, sendo dois terços esporádicos, ligados a uma mutação *de novo* que ocorre nos pontos 9q34,3 (TSC1, que codifica a hamartina) ou 16p13,3 (TSC2, que codifica a tuberina). Seu diagnóstico é possível por genética molecular, tanto no feto como nos pais, sabendo que a pesquisa de mutação será negativa em aproximadamente 20% dos casos.

Os rabdomiomas intracardíacos são seu principal sinal indicativo, sendo as lesões patognomônicas, cerebrais e renais detectadas com maior dificuldade por ecografia [17] (figura 7.4). Os túberos corticais e subependimários poderão ser evidenciados por uma RMN fetal, a partir de 28 SA [18]; os angiomiolipomas renais geralmente aparecem mais tarde na vida; um hamartoma astrocitário retiniano pode ser observado desde o nascimento [3].

A descoberta *in utero* de rabdomioma(s) causará maior preocupação em uma STB quando os tumores forem múltiplos e quando existirem antecedentes familiares (o risco de STB será de 86%). O tamanho dos tumores não é um elemento discriminatório [19].

A relação entre a presença de lesão cerebral na RMN fetal e o aparecimento de manifestações neurológicas após o nascimento é muito mais imperfeita quando a RMN fetal conhece falsos-negativos e/ou quando as lesões cerebrais podem aparecer ou se agravar após 28-32 SA. A grosso modo, quando a gestação é mantida, um terço das crianças portadoras de túberos cerebrais permanece clinicamente normal, ao passo que um terço cuja RMN fetal fora normal desenvolve, mesmo assim, distúrbios neurológicos [20].

Trata-se de um disembrioma tridérmico contendo, no estado anárquico, todos os tecidos do embrião. Isto seria resultado da divisão partenogenética de uma célula germinal e estaria, na maioria das vezes, localizado nas gônadas. As localizações ectópicas, em particular pericárdicas, seriam explicadas por migração anormal dos gonócitos, sendo que estas se fazem, normalmente, ao longo do mesênquima periaórtico.

Capítulo 7. Patologia cardíaca fetal sem malformação

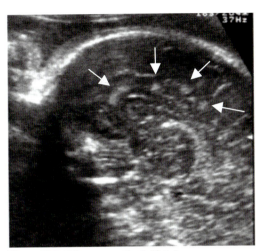

Figura 7.4. Túberos corticais (feto).

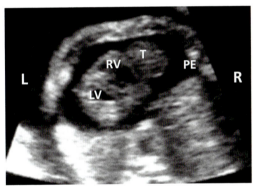

Figura 7.5. Teratoma pericárdico.
Segundo Zhou QC, Fan P, Peng QH et al. Prenatal echocardiographic differential diagnosis of fetal cardiac tumors. Ultrasound Obstet Gynecol 2004;23:165-71.
Com a gentil autorização de John Wiley & Sons, Inc.

Este tumor é benigno em 85% dos casos e as recorrências após exérese (pós-natal) são excepcionais.

Na ecografia

É um tumor anexado aos grandes vasos, volumoso (2 a 9 cm), heterogêneo e policístico, às vezes comportando calcificações e se localizando dentro de um derrame pericárdico seroso quase constante, frequentemente abundante, às vezes mal tolerado (fenômeno de compressão) e responsável por hidropisia. Um teratoma cardíaco pode ser acompanhado de outros teratomas, em particular mediastinoso.

Nas observações relatadas, nunca havia cardiopatia associada e o cariótipo era normal.

Uma localização intracardíaca é possível. Assim, em uma observação de Zhou et al. [8], o teratoma apresentava quatro massas localizadas no pericárdio, o ventrículo e o átrio direitos.

Evolução

Ainda que tentativas de cirurgia in utero tenham sido relatadas, a atitude prática diante de um teratoma é relativamente conservadora: punção pericárdica em caso de derrame abundante e compressivo e extração retardada tanto quanto possível para uma cirurgia neonatal, "relativamente fácil" para as de localizações pericárdicas, mais perigosa quando o teratoma é intracardíaco [3].

Fibroma (figura 7.6)

Também denominados fibromatose, hamartoma fibroso, miofibromatose e tumor mesoblástico congênito, os fibromas, constituídos de fibroblastos e miofibroblastos, estão em 3ª posição em ordem de frequência.

Na ecografia

Tipicamente, o tumor aparece único, pediculado e móvel, relativamente pequeno, raramente local de

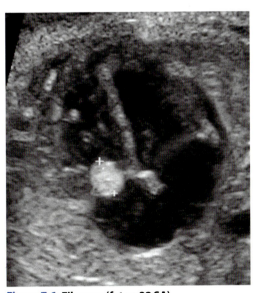

Figura 7.6. Fibroma (feto a 32 SA).

Manual Prático de Ecocardiografia Fetal

lesões císticas ou calcificações, implantado no septo ou nas paredes livres dos ventrículos. Vários tumores podem, entretanto, coexistir, e um desenvolvimento extracardíaco é possível, o que pode causar confusão com um teratoma [8].

Quando se desenvolve no septo, o fibroma pode causar distúrbios de condução ou arritmias (taquicardia ventricular).

Quando se desenvolve na cavidade, o tumor pode-se desenvolver em uma valva atrioventricular ou em uma via de ejeção ventricular.

Várias anomalias extracardíacas ou síndromes podem coexistir com um fibroma: fenda labiopalatina, hidrocefalia, síndrome de Beckwith-Wiedemann ou síndrome de Gorlin.

Evolução

Um fibroma pode permanecer latente, mas quase nunca regride espontaneamente. Uma ablação cirúrgica só é necessária nas formas sintomáticas e a indicação deve ser cuidadosamente ponderada, pois a cirurgia, frequentemente difícil e danosa em virtude do caráter invasivo desses tumores, poderia levar a um transplante neonatal. Geralmente, o cirurgião deve-se contentar com uma ressecção incompleta, suprimindo a obstrução ou a compressão. Em uma revisão datada de 2004, Isaacs [3] relatou sobrevida de 23% somente entre os recém-nascidos portadores de fibroma. A recente série de Yinon *et al.* [10], assim como nossa experiência, é menos negativa.

Tumores vasculares e hemangiomas

Os hemangiomas cardíacos ou pericárdicos são muito raros. Na criança maior ou no adulto, podem-se localizar em qualquer lugar – átrios, ventrículos, epicárdio, pericárdio. A maioria das observações mostram, contudo, uma localização no átrio direito. Esse tumor se apresenta como um diagnóstico diferencial do teratoma na medida em que, como ele, é quase sempre acompanhado de um derrame pericárdico e, às vezes, de tamponamento.

Evolução

Como o teratoma, um hemangioma pode necessitar de uma punção pericárdica fetal. Após o nascimento, a constatação de hemangiomas cutâneos permite determinar o diagnóstico. A hemangiomatose difusa é definida como a presença de hemangiomas múltiplos que atingem a pele e, no mínimo, três órgãos. Seu prognóstico é sombrio em razão do risco de falência cardíaca por hiperdébito secundário às múltiplas fístulas arteriovenosas, bem como hemorragias maciças em vasos fragilizados [3].

Mixoma

A este respeito, uma única observação é relatada no feto. Tratava-se de massa pouco ecogênica e pediculada descoberta a 23 SA. Inicialmente situada no átrio esquerdo, estendeu-se, secundariamente, para o átrio direito através do forame oval [22].

7.2. Cardiomiopatias

Aspectos gerais e classificação

As cardiomiopatias de descoberta fetal são raras e seu diagnóstico geralmente tardio, após 23 SA [23]. Três formas principais podem ser distinguidas:

- as cardiomiopatias dilatadas (CMD) e hipocinéticas. São as formas mais frequentes. Elas acometem, preferencialmente, o ventrículo esquerdo, mas podem-se estender aos dois ventrículos ou ao ventrículo direito exclusivamente. Uma CMD pode ser de origem familiar, secundária a diversas afecções fetais ou idiopática;

- as cardiomiopatias hipertróficas (CMH). Elas predominam em um ou outro ventrículo e devem ser diferenciadas de uma hipertrofia secundária a uma malformação como estenose ou atresia. O caso mais frequente é o de uma CMH observada em um feto de mãe diabética e é alvo de um capítulo à parte (Capítulo 11.1);

- as cardiomiopatias restritivas (CMR). Elas correspondem a um problema da função diastólica acompanhada de uma elevação das pressões de enchimento, ao passo que a função sistólica (contrátil) é conservada, pelo menos relativamente. Esta forma é muito rara e de diagnóstico difícil no feto.

Tabela 7.2. Espessuras normais das paredes ventriculares (segundo [26])

Ventrículo esquerdo	
20 SA	1,8 mm
25 SA	2,4 mm
30 SA	2,9 mm
35 SA	3,2 mm
Ventrículo direito	
20 SA	1,8 mm
25 SA	2,4 mm
30 SA	2,9 mm
35 SA	3,2 mm

Critérios diagnósticos

Cardiomiopatia dilatada

Uma CMD deve ser suspeitada quando, em um coração considerado morfologicamente normal e na ausência de problema do ritmo, são observados:

- aumento da razão cardiotorácica;
- diâmetro telediastólico do ventrículo esquerdo superior a 2 DS com relação à média pela idade gestacional, sem aumento da espessura parietal;
- porcentagem de encolhimento do ventrículo esquerdo inferior a 28% medido em ecografia TM;
- insuficiência de uma ou das duas valvas atrioventriculares em Doppler colorido, secundária à dilatação ventricular;
- derrame pericárdico de baixa ou média abundância, frequente;
- hidropisia fetal nas formas evoluídas.

Distúrbios da função diastólica associam-se à disfunção sistólica com um aumento de amplitude da onda A (contração atrial) que pode-se tornar exclusiva nos fluxos Doppler das valvas atrioventriculares.

Uma CMD pode ser familiar em 20 a 55% dos casos e é difícil ser tranquilizador em caso de antecedentes familiares. De fato, um exame normal a 22 SA não permite eliminar o diagnóstico no feto e os sinais podem aparecer apenas mais tardiamente na gestação, até mesmo após o nascimento (4 casos em 8 na série de Pedra *et al.*) [24, 25].

Cardiomiopatia hipertrófica

Uma CMH é suspeitada quando a espessura de uma ou mais paredes se situa além do 97,5º percentil para a

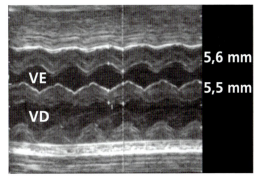

Figura 7.7. Cardiomiopatia hipertrófica concêntrica.
Medidas das paredes em ecografia TM.

idade (tabela 7.2; figura 7.7). A hipertrofia pode ser concêntrica e difusa no miocárdio ventricular esquerdo ou assimétrico, predominante, senão exclusivo, em uma das paredes, frequentemente o septo (figura 7.8).

Cardiomiopatia restritiva

Uma CMR é acompanhada de uma dilatação dos átrios e de uma disfunção diastólica observada nos fluxos Doppler das valvas atrioventriculares (inversão da razão E/A com onda E preponderante) (figura 7.9) e os fluxos venosos (aumento de amplitude da onda A inversa na veia cava inferior, aspecto pulsátil do fluxo venoso umbilical).

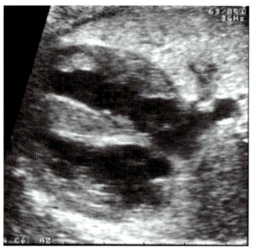

Figura 7.8. **Cardiomiopatia hipertrófica (difusa, mas predominante no septo).**

Etiologias

Elas são numerosas e seu diagnóstico nem sempre é possível no feto, seja porque a cardiomiopatia ainda não está declarada, seja porque os outros sinais (biológicos, morfológicos etc.) ainda não estão acessíveis.

Cardiomiopatia dilatada (tabela 7.3)

De forma geral, as anomalias cromossômicas são raras neste contexto.

Cardiomiopatia hipertrófica

A causa principal é o diabetes materno, sendo que a hipertrofia aparece de forma tardia, geralmente depois de 30 SA e é espontaneamente regressiva após o nascimento (Capítulo 11.1). Na ausência de diabetes materno, uma avaliação morfológica completa do feto é indicada na pesquisa de anomalias renal ou urinária (na origem de uma eventual hipertensão fetal). Neste caso, também, as anomalias cromossômicas são raras, mas não as anomalias gênicas.

Prognóstico

O prognóstico de uma cardiomiopatia fetal é globalmente sombrio, em função da etiologia [27] (tabelas 7.4 e 7.5). Achamos que uma recuperação miocárdica seja possível para cardiomiopatia secundária a uma causa rítmica ou a uma anemia, ao passo que ela quase não deve ser esperada em caso de causa metabólica e muito hipotética, mas possível, após infecção viral. Portanto, é preferível suspender qualquer decisão antes de ter julgado a evolução em vários exames sucessivos. Uma boa surpresa (transitória) às vezes é possível.

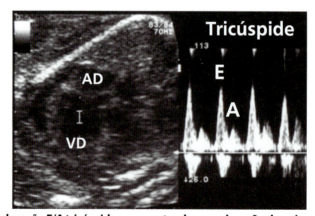

Figura 7.9. **Inversão da razão E/A tricúspide representando uma elevação da pré-carga.**

Capítulo 7. Patologia cardíaca fetal sem malformação

Tabela 7.3. Principais etiologias das cardiomiopatias dilatadas

Familiares	Fibroelastose endocárdica
Secundárias	Anemia fetal (grave)*
	Infecção viral
	– Parvovírus B19
	– Coxsackie
	– Rubéola
	– Herpes
	– Adenovírus
	– Citomegalovírus
	– HIV
	– *Toxoplasma gondii*
	Alteração do ritmo**
	Teratoma sacrococcígeo
	Anticorpos anti-Ro maternos (com ou sem bloqueio atrioventricular)
	Doença metabólica
	– Citopatia mitocondrial
	Síndrome de transfusão feto-fetal
Idiopática	

*Em seus primeiros estágios, uma anemia fetal é acompanhada de aumento do débito cardíaco e velocidades medidas no exame Doppler. A ocorrência de uma CMD certamente corresponde a um estágio avançado da evolução de uma anemia que se tornou particularmente grave.
**Uma CMD secundária a uma alteração do ritmo pode ser recuperada completamente após regularização, mas essa "cura" pode requerer várias SA.

Tabela 7.4. Síndromes malformadoras e cardiomiopatias (segundo [28])*

Autossômica dominante	Síndrome de Noonan	CMH
	Síndrome cardiocutâneo-facial	
	Síndrome LEOPARD	
	Neurofibromatose	
	Síndrome de Beckwith-Wiedemann	
	Síndrome surdez-mudez	
	Síndrome de Rubinstein-Taybi	
Autossômica recessiva	Síndrome de Costello e Costello-*like*	CMH
	Síndrome de Donohue (leprechaunismo)*	CMH
	Queratose palmoplantar	CMD
Recessiva ligada ao X	*Cutis laxa*, anomalias esqueléticas	CMH
	Síndrome de Simpson-Golabi-Behmel*	CMD
	Síndrome de Barth*	

*Ver quadro 7.2.

Manual Prático de Ecocardiografia Fetal

Tabela 7.5. Cardiomiopatias isoladas (segundo [28])

Transmissão autossômica dominante	Cromossomo envolvido
Cardiomiopatias hipertróficas familiares	
Déficit envolvendo a cadeia β da miosina	14q11-q12
Déficit envolvendo a troponina T	1q3
Déficit envolvendo a tropomiosina	15q2
CMH com síndrome de Wolff-Parkinson-White	7q3
Cardiomiopatias dilatadas familiares	1p
Não compactação do ventrículo esquerdo	
VD em papirácio, displasia arritmogênea do VD	
Transmissão ligada ao X	
Cardiomiopatia dilatada por defeito da distrofina	
Transmissão autossômica recessiva	
Déficit em fosforilasequinase cardíaca	
Cardiomiopatia familiar dilatada	
Cardiomiopatia familiar hipertrófica	

QUADRO 7.2

Síndromes de Donohue, Simpson-Golabi-Behmel e Barth

O **leprechaunismo** ou **síndrome de Donohue** é uma forma congênita grave de síndrome de resistência à insulina, caracterizada por uma restrição de crescimento intrauterino e, sobretudo, maior no período pós-natal. Essa doença é muito rara, com menos de um caso por milhão de nascimentos. O atraso estaturoponderal está associado, clinicamente, a um rosto dismórfico que lembra os gnomos do folclore irlandês ou "leprechaun", uma atrofia do tecido adiposo subcutâneo e uma hipotrofia muscular. Na menina, sinais de virilização são frequentes. Esta doença, transmitida no modo autossômico recessivo, está ligada à presença de mutações de homozigotos ou de heterozigotos do gene receptor da insulina (*INSR*; 19p13,2). A expectativa de vida raramente ultrapassa alguns meses (adaptado do artigo de J. Capeau, www.orpha.net).

A **síndrome de Simpson-Golabi-Behmel** é caracterizada por avanço de crescimento global pré- e pós-natal, uma dismorfia facial e malformações viscerais e esqueléticas, variadas e inconstantes. Sua prevalência é desconhecida (mais de 100 observações em 2006). A dismorfia associa macrocefalia com um rosto de traços espessos que se torna menos característico na idade adulta, com uma grande mandíbula proeminente, uma raiz do nariz grande e uma fenda palatina. As mãos e os pés são curtos e largos. Mamilos excedentes, anomalias das costelas, um *pectus excavatum*, uma hepatosplenomegalia, uma hérnia umbilical ou inguinal e uma criptorquidia podem estar presentes. As anomalias cardíacas são frequentes, presentes em cerca de um terço dos casos. A deficiência intelectual é rara e geralmente leve. O risco de neoplasia embrionária é aumentado, com uma frequência global de tumor de aproximadamente 10%, incluindo tumor de Wilms, neuroblastoma e hepatoblastoma. A síndrome Simpson-Golabi-Behmel é de transmissão recessiva, ligada ao X. Um gene principal foi identificado em Xq26, que codifica para um proteoglicano extracelular chamada glipican 3 (GPC3). Não existe teste biológico disponível; o diagnóstico é sugerido por histórico médico, sinais clínicos e, às vezes, antecedentes familiares. Os diagnósticos diferenciais incluem as síndromes de Beckwith-Wiedemann, de Weaver, de Perlman e de Sotos. Na descendência de um homem acometido, todas as filhas serão heterozigotas e todos os filhos, normais. Mulher heterozigota possui risco de 50% de transmitir o gene mutado e, portanto, risco de 25% de ter um filho acometido e de 25% de ter uma filha condutora da doença. O diagnóstico pré-natal precoce pode ser realizado por meio de análise molecular quando uma mutação foi anteriormente identificada em um caso-índice. Na ausência de antecedentes familiares, o diagnóstico só pode ser sugerido durante a gestação diante das anomalias ecográficas. A mortalidade no período perinatal e na primeira infância é elevada e, provavelmente, está ligada às anomalias cardíacas. O rastreamento dos tumores nesta síndrome deve incluir ecografia abdominal, análises de urina e pesquisa de marcadores bioquímicos dos tumores embrionários (adaptado do artigo de A. Toutain, www.orpha.net).

A **síndrome de Barth**, afecção genética recessiva ligada ao X, é um distúrbio metabólico caracterizado por cardiomiopatia dilatada, mais raramente hipertrófica, neutropenia, miopatia esquelética, restrição de crescimento e acidúria glutacônica. A insuficiência cardíaca é o sinal clínico encontrado com maior frequência no início da doença, cujo aparecimento pode ser lentamente progressivo ou brutal. O gene responsável, G4,5 ou gene TAZ - x, está localizado em Xq28. Mais de 20 mutações são conhecidas (adaptado do artigo de P. De Lonlay, www.orpha.net).

7.3. Anomalia de Uhl e displasia arritmogênea do ventrículo direito

Tratam-se de duas cardiomiopatias particulares por sua localização exclusiva (anomalia de Uhl) ou preponderante (displasia arritmogênea do ventrículo direito – DAVD) no ventrículo direito e seus aspectos anatomopatológicos, pelos menos como foram descritos no pós-natal. Essas duas afecções, que podem ter uma apresentação clínica muito próxima, foram frequentemente confundidas na literatura antes de 1979, data da descrição pioneira da DAVD por Fontaine et al. [29, 30].

Anomalia de Uhl [31, 32]

É caracterizada por ausência quase completa de células miocárdicas dentro da parede livre do ventrículo direito, que aparece afinado e é acompanhado de uma dilatação maior da cavidade ventricular. Após o nascimento, ela geralmente é responsável por uma insuficiência cardíaca direita severa, mais ou menos rapidamente refratária.

Com apenas quatro casos relatados, seu diagnóstico *in utero* é excepcional, mas possível (figuras 7.10 e 7.11) [33-36]. Pode-se sugerir este diagnóstico apenas após ter eliminado as outras causas de dilatação do ventrículo direito no feto (tabela 7.6). As raras observações relatadas até o presente terminaram, todas, em uma interrupção da gravidez em razão do rápido agravamento, em algumas SA, da hemodinâmica fetal. O risco de recorrência durante uma nova gestação parece excepcional.

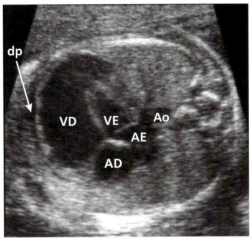

Figura 7.10. Anomalia de Uhl em um feto de 24 SA.
dp: derrame pericárdico.

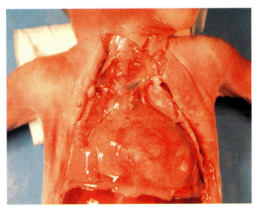

Figura 7.11. Anomalia de Uhl: aspecto macroscópico (mesmo feto da figura 7.10).

Manual Prático de Ecocardiografia Fetal

Tabela 7.6. Principais causas de dilatação secundária do ventrículo direito (segundo [37])

Causas anatômicas
Obstáculo esquerdo
Estreitamento mitral congênito
Hipoplasia do ventrículo esquerdo
Hipoplasia do ventrículo direito
Coarctação da aorta
Obstáculo pulmonar
Estenose pulmonar
Atresia pulmonar com septo íntegro
Displasia tricúspide, malformação de Ebstein*
Retorno venoso pulmonar anômalo total
Comunicação interventricular
Causas funcionais
Assimetria fisiológica do 3º trimestre
Forame oval restritivo
Canal arterial restritivo
Ducto venoso ausente
Fístula arteriovenosa
Anemia, hipertireoidismo etc.

*Na malformação de Ebstein, não se trata de uma dilatação do ventrículo direito, mas do átrio direito.

Displasia arritmogênea do ventrículo direito

Ela se caracteriza por acometimento da parede ventricular direita associando um empobrecimento em células miocárdicas e infiltração adiposa. A extensão das lesões é variável, na maioria das vezes segmentar e limitada ou ao ápice ou ao infundíbulo pulmonar. Uma extensão no ventrículo esquerdo é possível.

Geralmente, a dilatação ventricular direita é muito menos marcada do que na anomalia de Uhl, até mesmo ausente [30], e o prognóstico está ligado mais ao problema do ritmo ventricular, às vezes letal, do que ao risco de insuficiência cardíaca.

O diagnóstico (confirmado pela histopatologia mostrando em particular a infiltração gordurosa) é possível durante a vida fetal, com dois casos relatados [38, 39]. Na observação de Rustico *et al.* [39], feita em um feto de 24 SA, a anomalia foi sugerida em uma deformação aneurismal na parede afinada e acinética, estendida do anel tricúspide à inserção da banda moderadora. O feto não apresentava insuficiência cardíaca, mas algumas extrassístoles supostamente ventriculares.

A DAVD pode ser familiar (pelo menos cinco genes diferentes estão envolvidos), o que impõe um rastreamento em toda a família do paciente e expõe teoricamente ao risco de recidiva em caso de nova gestação.

7.4. Não compactação do miocárdio ventricular – Miocárdio esponjoso

A não compactação do miocárdio ventricular, termo mais em voga do que "miocárdio esponjoso", inicialmente usado, é uma forma de cardiomiopatia genética. Ela estaria ligada a uma interrupção do desenvolvimento embriológico do endocárdio e do miocárdio ventricular como o miocárdio, espesso, é constituído de duas camadas, uma externa, compactada, e outra interna, não compactada [40]. Esta anomalia pode estar isolada ou associada a outras malformações cardíacas, mas somente as formas isoladas teriam direito a esta denominação. Ela atinge constantemente o ventrículo esquerdo e pode-se estender ao ventrículo direito.

Frequência

Sua incidência no feto não é determinada, mas trata-se claramente de uma eventualidade rara, relatada em forma de caso isolado ou de curtas séries. No adulto, representaria apenas 2,7% das causas de insuficiência cardíaca e 2% das indicações de transplante na Europa, mas parece ser mais frequente no Extremo Oriente [41]. Ela é mais frequente no sexo masculino.

Embriologia

Nos primeiros estágios do desenvolvimento embrionário, o miocárdio é apenas uma rede de fibras esparsas separadas por recessos profundos com relação à cavidade ventricular. A compactação dessa rede ocorre entre as 5 e 8 SA, de acordo com uma progressão que vai do epicárdio para o endocárdio e da base do coração para o ápice.

A não compactação resulta de uma interrupção dessa evolução normal. É um fenômeno raro, inicialmente descrito em conjunto com outras anomalias, em particular as cardiopatias obstrutivas direita e esquerda, as cardiopatias cianogênicas complexas e as anomalias das coronárias. Nessa eventualidade, os recessos intramiocárdicos persistentes estabelecem comunicação entre a cavidade ventricular e a circulação coronária.

A primeira descrição de uma não compactação isolada foi atribuída a Chin *et al.*, em 1990 [42]. Nesse caso, os recessos se comunicavam somente com a cavidade ventricular.

Genética

Coexistem casos esporádicos (genes raramente identificados) e de formas familiares com risco de recorrência de pelo menos 18% [42]. O acometimento simultâneo da mãe e de seu feto foi relatado em duas ocasiões, com má tolerância materna que levou a uma extração prematura por cesariana [43, 44].

A transmissão pode ser feita conforme um modo autossômico dominante ou estar ligada ao X [45]. Várias mutações gênicas foram relatadas, em particular no gene *G4,5* localizado na região Xq28, igualmente implicada em outras miopatias com acometimento cardíaco (síndrome de Bart, distrofia muscular de Emery-Dreifuss e miopatia tubular). A perda do gene cardioespecífico CSX por deleção terminal 5q- também foi descrita em associação a uma não compactação.

Anatomia

A não compactação é observada, principalmente, no ventrículo esquerdo, em que toca constantemente o

Tabela 7.7. Malformações ou anomalias associadas

Com fístulas coronarocardíacas	Obstáculo na via de ejeção esquerda
	Obstáculo na via de ejeção direita
	Atresia pulmonar com septo íntegro
Sem fístula coronarocardíaca	Anomalia de Ebstein
	Túnel aortoventricular
	Dupla discordância
	Isomerismo esquerdo e bloqueio atrioventricular [49]
	Comunicação interventricular
	Bicúspidia aórtica
Doenças neuromusculares	Síndrome de Barth
	Doença de Charcot-Marie-Tooth
	Síndrome de Melnick-Needles
	Síndrome unha-patela

ápice, frequentemente a parede inferior e, mais raramente, a parede lateral [40]. O acometimento associado do ventrículo direito é mais difícil de ser avaliado em razão do aspecto naturalmente trabeculado desse ventrículo. Sua realidade é questionada por alguns autores.

Esta anomalia é isolada (forma genética) ou associada a outras malformações cardíacas (tabela 7.7).

Diagnóstico ecográfico

Uma não compactação é sugerida diante da presença, no ápice do ventrículo esquerdo, de trabeculações espessas e em número superior a 3 (são necessários os dois critérios), entrecortados de recessos marcados penetrando em profundidade, em mais da metade da espessura miocárdica (figura 7.12) [40].

Em Doppler colorido, esses recessos "adquirem" cor, o que confirma sua ligação com a cavidade (figura 7.13).

Manual Prático de Ecocardiografia Fetal

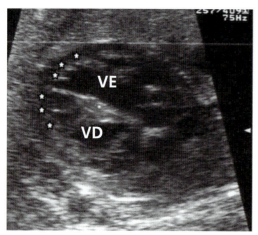

Figura 7.12. Aspecto em ecografia 2D de uma não compactação estendida aos dois ventrículos.
As profundas trabeculações (asteriscos) visíveis no ápice do VE são típicas, ao passo que aquelas observadas no VD poderiam ser fisiológicas.

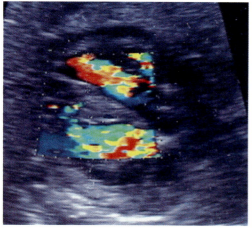

Figura 7.13 Aspecto em Doppler colorido (mesmo paciente da figura 7.12).

A cavidade ventricular está dilatada ou não, mas a dilatação dos átrios é comum, representando uma falha de complacência predominante, ao passo que a contratilidade ventricular estaria menos afetada [47].

Uma não compactação pode ser acompanhada de manifestações gerais de insuficiência cardíaca, e uma hidropisia seria frequente no feto.

Ela também pode-se complicar com distúrbios do ritmo, do tipo bradicardia, devendo levantar a preocupação de uma síndrome do QT longo [48] ou, principalmente, de um bloqueio atrioventricular completo (15 casos em 22 na série de Arunamata et al. [49]) (figura 7.14) ou, ao contrário, taquicardia favorecida pela coexistência de uma síndrome de preexcitação [40].

Essa apresentação não é unívoca. Em uma observação, a ecografia de 24 SA mostrava apenas uma cardiomegalia sem outra anomalia sugestiva e o diagnóstico foi realizado apenas ao nascimento [43].

O primeiro diagnóstico diferencial é a presença de falsos tendões no ápice do ventrículo esquerdo, atipia frequente e considerada não patológica (ver Capítulo 13.3). Na criança maior ou no adulto, falsos tendões apicais que não excedem 2 mm de espessura e em número de, no máximo, três são fisiológicos, mas não existem, pelo que sabemos, normas para o feto [42]. Uma não compactação deve também ser distinguida de uma cardiomiopatia hipertrófica apical ou de uma displasia arritmogênea do ventrículo direito, duas eventualidades igualmente excepcionais no feto.

Anomalias associadas

Uma não compactação se integra, frequentemente, em um quadro de cardiopatia mais ou menos complexa (22 casos em 24 na série de Arunamata et al. [49]) (tabela 7.7).

Uma dismorfia facial está presente em mais de 1/3 das séries de não compactação na criança. Ela associa fronte protuberante, implantação baixa das orelhas, estrabismo, palato ogival e micrognatismo dos quais certos elementos deveriam poder ser reconhecidos antes do nascimento [45].

Prognóstico

Não é unívoco.

Uma não compactação isolada sem insuficiência cardíaca clínica não fornece o prognóstico fetal. Após o nascimento, a criança será exposta ao risco de insuficiência cardíaca e distúrbios do ritmo. Uma não compactação pode ser observada no adulto até uma idade avançada e permanecer assintomática ou se manifestar por uma insuficiência cardíaca, distúrbios

Capítulo 7. Patologia cardíaca fetal sem malformação

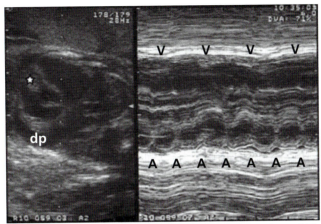

Figura 7.14. Não compactação do VE com bloqueio atrioventricular completo e hidropisia em um feto de 26 SA (morte fetal *in utero*, cariótipo normal, mãe tratada com Depakene®).
dp: derrame pericárdico.

do ritmo e acidentes tromboembólicos, não sendo estes últimos observados na população pediátrica.

Quando não é isolada, o prognóstico é igualmente, se não mais ligado à malformação associada do que à própria não compactação, ainda que esta lhe traga um toque negativo. A presença de uma hidropisia, de distúrbios do ritmo ou da condução é negativa, seja qual for a forma (isolada ou associada), e compromete o prognóstico fetal a curto prazo, com uma mortalidade que pode alcançar 80% [49].

7.5. Calcificações cardíacas e arterite calcificante infantil

Aspectos gerais e definições

A descoberta de um aspecto muito hiperecogênico das paredes cardíacas ou dos grandes vasos, sugerindo uma extensa calcificação destes, é uma eventualidade rara, mas possível.

Foi proposto distinguir duas formas principais: as calcificações distróficas e as calcificações metastáticas [50].

Calcificações distróficas

São as mais frequentes. Elas se desenvolvem em uma necrose, fibrose ou hemorragia intramiocárdica. Localizam-se, principalmente, no miocárdio, mas podem-se estender ao epicárdio ou no pericárdio visceral. Elas se desenvolveriam nas células lesionadas por uma hipóxia crônica e diversas etiologias foram incriminadas: sobrecarga de volume crônico em uma síndrome de transfusão feto-fetal, mãe dependente de cocaína, anomalia congênita de uma coronária responsável por hipóxia crônica, trissomia 13, lúpus materno com bloqueio atrioventricular *in utero*, doença de Chagas etc., mas a causa mais frequente das formas descobertas *in utero* é uma infecção viral ou uma toxoplasmose. Neste caso, o acometimento miocárdico, que se pode recuperar pelo menos parcialmente, constitui um critério de gravidade da infecção e é frequentemente acompanhado de outras anomalias, em particular cerebrais [50, 51].

Calcificações metastáticas

São observadas em caso de hipercalcemia e acometem também outros órgãos. Esses depósitos predominam nos tecidos hialinos, como o tecido elástico dos grandes vasos e o endocárdio atrial direito. Elas se encontram na hiperparatireoide primária ou, com mais frequência, secundária a uma insuficiência renal.

Manual Prático de Ecocardiografia Fetal

Arterite calcificante idiopática infantil

Também chamada calcinose arterial idiopática infantil, é transmitida em um modo autossômico recessivo. É uma forma extremamente rara de calcificações vasculares (aproximadamente 160 casos relatados em 2008, dos quais uma dezena no pré-natal [52, 53]. Os depósitos de cálcio inicialmente formados na lâmina elástica interna se estendem, secundariamente, às outras túnicas. O acometimento arterial é difuso e severo, podendo as calcificações serem visualizadas em imagens radiológicas (*post-mortem* no feto). O coração é, quase constantemente, acometido e, muitas vezes, abriga uma fibroelastose. O óbito geralmente é rápido, secundário à oclusão de uma artéria coronária, *in utero* ou no primeiro ano de vida.

Diagnóstico ecográfico

O diagnóstico de calcificações cardíacas geralmente é feito entre 18 e 24 SA durante a exploração de uma hidropisia fetal. A ecocardiografia mostra aspecto muito hiperecogênico das paredes cardíacas, difuso ou localizado por placas, estas predominando na base do coração, com acometimento mais ou menos extenso dos átrios.

Uma diminuição da cinética dos ventrículos e dos átrios e dos sinais de insuficiência cardíaca são constantemente relatados. Coexiste, na maioria das vezes, um derrame pericárdico mais ou menos abundante, que participa da cardiomegalia.

Prognóstico (tabela 7.8)

Nas observações de calcificações cardíacas, o prognóstico é particularmente sombrio e os raros sobreviventes após 6 meses apresentam, em geral, sequelas sérias do acometimento cerebral associado. O mesmo ocorre para a calcinose arterial infantil, com apenas 19 sobreviventes, dos quais 15 tratados com difosfonatos no 161 casos relatados [52] e algumas regressões espontâneas [54] (quadro 7.3).

Tabela 7.8. Sondagem etiológica diante das calcificações cardíacas (modificada segundo [51])

Exames a serem realizados	Com qual objetivo?	Em particular
Ecografia geral de 2º nível de atenção	Outra anomalia, malformativa ou não	Rim, cérebro
	Sinais de infecção fetal	Fígado, baço, cérebro
	Sinais de insuficiência cardíaca, hidropisia	
Ecocardiografia	Anomalias estruturais	Geralmente ausentes
	Tamanho do coração	Cardiomegalia habitual
	Estudo Doppler dos sinais de insuficiência cardíaca	Veias, valvas, contratilidade
	Estudo do ritmo cardíaco fetal	Arritmias frequentes
Amniocentese, biópsia das vilosidades coriônicas	Cariótipo	Geralmente normal
Avaliação de infecção	Rubéola, toxoplasmose, herpes genital, sífilis, citomegalovírus, coxsackie, parvovírus B19, adenovírus, hepatite B	Risco de falso-negativo (quadro infeccioso sem agente identificado)
Pesquisa de anticorpos maternos	Anti-Ro, anti-La	Mesmo sem bradicardia ou problema condutivo
Pesquisa de substâncias tóxicas maternas	Cocaína etc.	

Capítulo 7. Patologia cardíaca fetal sem malformação

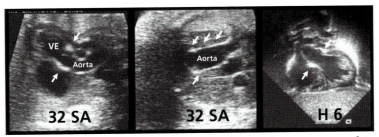

Figura 7.15. Aspecto hiperecogênico localizado na origem dos grandes vasos em um feto masculino de 32 SA, assintomático.
Nascimento a termo. Aspecto idêntico na ecocardiografia pós-natal (à direita). Evolução favorável com recuo de 7 anos. O mesmo aspecto é encontrado 3 anos mais tarde em sua irmã com uma evolução igualmente simples.

QUADRO 7.3

Existem formas menores?

Duas observações (consecutivas entre irmãos) e uma terceira relatada por Kaur *et al.* [55] fazem pensar se existiriam formas menores cuja evolução possa ser favorável. Nessas observações, o aspecto hiperecogênico estava localizado na origem dos grandes vasos (englobando a origem das artérias coronárias) e nos anéis atrioventriculares ou nos átrios e no septo interatrial, sem nenhum sinal de repercussão durante a gestação ou após o nascimento (com acompanhamento de 7 anos). O aspecto ecográfico, que apareceu a 32 SA, portanto, mais tardiamente que nas observações de calcificações cardíacas habituais, permaneceu estável durante a gravidez e foi encontrado ao nascimento, depois regrediu progressivamente (figura 7.15). O mesmo aspecto foi observado também em um bebê de 9 meses, também isolado e assintomático (figura 7.16).

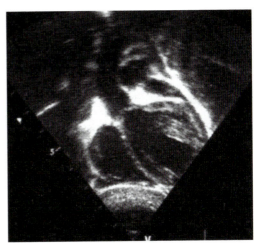

Figura 7.16. Aspecto hiperecogênico da origem dos grandes vasos e dos anéis atrioventriculares de descoberta fortuita em um bebê assintomático de 9 meses.

7.6. Fibroelastose subendocárdica

A fibroelastose subendocárdica se caracteriza por espessamento difuso do endocárdio ventricular, que adquire um aspecto branco perolado no exame direto e se torna fortemente ecogênico na ecografia. Esse espessamento está ligado a um acúmulo de elastina e colágeno [56, 57]. Pode ser observado no endocárdio ventricular direito ou esquerdo, com clara predominância neste último.

É clássico distinguir formas secundárias em que a fibroelastose é observada na presença de uma malformação cardíaca, na maioria das vezes obstrutiva, e formas primitivas quando ela, aparentemente, é isolada. Na verdade, as formas ditas primitivas têm também diversas causas (tabela 7.9).

Entre estas, é necessário insistir na responsabilidade das infecções virais materno-fetais, o que explicaria que a frequência das fibroelastoses "primitivas" tenha regredido consideravelmente depois da difusão da vacina contra o sarampo, a rubéola e a caxumba.

O acometimento geralmente é esporádico, mas 10% das fibroelastoses teriam uma causa genética, com risco de recorrência de 3 a 5% durante gestações posteriores [56].

Tabela 7.9. Principais causas de fibroelastose (modificada segundo [56])

Causa dita "primária"	Infecção viral: coxsackie B, caxumba, parvovírus B19
	Mecanismo autoimune (Capítulo 11.2)
	Anticorpos anti-Ro e anti-La
	Anomalia da drenagem linfática
	Déficit de carnitina
	Mucopolissacaridose
	Glicogenose tipo II (bomba)
Causa secundária a uma malformação cardíaca	Estenose grave ou atresia aórtica (Capítulo 6.7.4)
	Coarctação da aorta (Capítulo 6.7.6)
	Estenose grave ou atresia pulmonar (Capítulos 6.5.2 e 6.5.3)
	Anomalia das artérias coronárias

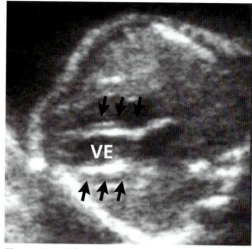

Figura 7.17. Fibroelastose do VE com aspecto hiperecogênico do septo e da parede lateral.
Forma secundária a um obstáculo aórtico.

Aspecto ecográfico

Na maioria das vezes, o diagnóstico é feito durante os exames do 2º e 3º trimestres, mas um aparecimento mais precoce é possível, desde 14-15 SA [56, 58].

Tipicamente, a atenção é chamada para um ventrículo de aspecto dilatado e hipocinético em um feto apresentando sinais de insuficiência cardíaca e, frequentemente, uma hidropisia.

A fibroelastose se destaca por espessamento da parede ventricular e aspecto hiperecogênico de sua porção endocárdica. Este aspecto pode ser difuso ou estar localizado em certas paredes, em particular no septo (figuras 7.17 e 7.18).

O exame Doppler permite avaliar a alteração da função ventricular diastólica, mostrando uma razão E/A mitral fortemente diminuída e anomalias que sugerem fluxos venosos a montante. Sua importância é, sobretudo, chamar a atenção para um forma ainda não típica [59].

No decorrer da evolução de uma malformação cardíaca estenosante, a cardiomegalia inicial (ou, pelo menos, a persistência de uma cavidade não desprezível) pode regredir e dar lugar a uma hipoplasia ventricular pela conjunção de dois fenômenos: (i) a per-

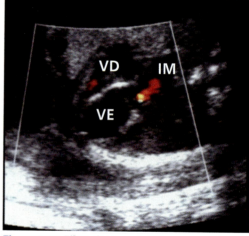

Figura 7.18. Fibroelastose do VE com aspecto hiperecogênico do septo e insuficiência mitral em Doppler colorido.
Forma aparentemente primitiva.

da de um estímulo de crescimento por queda do débito na cavidade envolvida, (ii) a progressão da fibroelastose invadindo a cavidade e imobilizando os aparelhos valvares. Assim, foi observada a constituição de uma verdadeira hipoplasia do coração esquerdo em um coração que apresentava apenas uma estenose valvar aórtica no exame de 12 SA [60, 61].

Referências

Tumores cardíacos fetais

1. Holley DG, Martin GR, Brenner JL. Diagnosis and management of fetal cardiac tumors: a multicenter experience and review of published reports. J Am Coll Cardiol 1995;26:516–20.
2. Bonnamy L, Perrotin F, Megier P, et al. Fetal intracardiac tumor(s): prenatal diagnosis and management. Three case reports. Eur J Obstet Gynecol Reprod Biol 2001;99:112–7.
3. Isaacs H. Fetal and neonatal cardiac tumors. Pediatr Cardiol 2004;25:252–73.
4. Yagel S, Weissmann A, Rotstein Z, et al. Congenital heart defects: natural course and in utero development. Circulation 1997;96:550–5.
5. Geipel A, Krapp M, Germer U, et al. Perinatal diagnosis of cardiac tumors. Ultrasound Obstet Gynecol 2001;17:17–21.
6. Case CL, Gilette PC, Crawford FA. Cardiac rhabdomyomas causing supraventricular and lethal arrhythmia in an infant. Am Heart J 1991;122:1484–6.
7. Geva T, Santini F, Pear W, et al. Cardiac rhabdomyoma. Rare cause of fetal death. Chest 1991;99:139–42.
8. Zhou QC, Fan P, Peng QH, et al. Prenatal echocardiographic differential diagnosis of fetal cardiac tumors. Ultrasound Obstet Gynecol 2004;23:165–71.
9. Harding CO, Pagon RA. Incidence of tuberous sclerosis in patients with cardiac rhabdomyoma. Am J Genet 1992;42:754–5.
10. Yinon Y, Chitavat D, Blaser S, et al. Fetal cardiac tumors: a single-center experience of 40 cases. Prenat Diagn 2010;30:941–9.
11. Tehrani M, Vettraino IM, Chang CH. Localized nodular hypertrophy mimicking rhabdomyoma in the fetal heart: prenatal sonographic and pathology findings. Pediatr Dev Pathol 2004;7:192–7.
12. Pipitone S, Mongiovi M, Grillo R, et al. Cardiac rhabdomyoma in intrauterine life: clinical features and natural history. A case series and review of published reports. Ital Heart J 2002;3:48–52.
13. Van Hare GF, Phoon CK, Munkenbeck F, et al. Electrophysiologic study and radiofrequency ablation in patients with intracardiac tumors and accessory pathways: is the tumor the pathway? J Cardiovasc Electrophysiol 1996;7:1204–10.
14. O'Callaghan FJ, Clarke AC, Joffe H, et al. Tuberous sclerosis complex and Wolff-Parkinson-White. Arch Dis Child 1998;78:159–62.
15. Krapp M, Baschat AA, Gembruch U, et al. Tuberousosis with intracardiac rhabdomyoma in a fetus with trisomy 21: case report and review of literature. Prenat Diagn 1999;19:610–13.
16. Foster ED, Spooner EW, Farina MA, et al. Cardiac rhabdomyoma in the neonate: surgical management. Ann Thorac Surg 1984;37:249–53.
17. Sgro M, Barozzino T, Toi A, et al. Prenatal detection of cerebral lesions in a fetus with tuberous sclerosis. Ultrasound Obstet Gynecol 1999;14:356–9.
18. Sonigo P, Elmaleh A, Fermont L, et al. Prenatal MRI diagnosis of fetal cerebral tuberous sclerosis. Pediatr Radiol 1996;26:1–4.
19. Gamzu R, Achiron R, Hegesh J, et al. Evaluating the risk of tuberous clerosis in cases with prenatal diagnosis of cardiac thabdomyoma. Prenat Diagn 2000;22:1044–7.
20. Saada J, Hadj Rabia S, Fermont L, et al. Prenatal diagnosis of cardiac rhabdomyomas: incidence of associated cerebral lesions of tuberous sclerosis complex. Ultrasound Obstet Gynecol 2009;34:155–9.
21. Ramirez JA, Mon CR, Perez EO, et al. Fetal intrapericardial teratoma. *Ultrasound Obstet Gynecol* 2004;23:416–7.
22. Paladini D, Tartaglione A, Vassallo M, Martinelli P. Prenatal ultrasonographic findings of a cardiac myxoma. Obstet Gynecol 2003;102:1174–6.

Cardiomiopatas

23. Yinon Y, Yagel S, Hegesh J, et al. Fetal cardiomyopathy – in utero evaluation and clinical significance. Prenat Diagn 2007;27:23–8.
24. Pedra S, Smallhorn JF, Ryan G, et al. Fetal cardiomyopathies: pathogenic mechanisms, hemodynamic findings, and clinical outcome. Circulation 2002;106:585–91.
25. Schmidt KG, Birk E, Silvermann NH, Scagneli SA. Echocardiographic evaluation of dilated cardiomyopathy in the human fetus. Am J Cardiol 1989;63:599–605.
26. Batisse A. *Cardiologie pédiatrique pratique*. 2e éd. Paris: Doin; 2002. p. 11.
27. Pedra SR, Hornberger LK, Leal SM, et al. Cardiac function assessment in patients with family history of nonhypertrophic cardiomyopathy: a prenatal and postnatal study. Pediatr Cardiol 2005;26:543–52.
28. Schwartz ML, Cox GF, Lin AE, et al. Clinical approach to genetic cardiomyopathy in children. Circulation 1996;94:2021–38.

Anomalia de Uhl e displasia arritmogênica do ventriculo direito

29. Fontaine G, Guirandon G, Frank R. Mechanism of ventricular tachycardia: surgical management based on epicardial mapping. In: Narula OS, editor. Cardiac arrythmias. Baltimore and London: Wilkins and Wilkins; 1979. p. 516–23.
30. Fontaine G, Guiraudon G, Frank R, et al. Dysplasie arythmogène du ventricule droit et anomalie d'Uhl. Arch Mal Cœur Vaiss 1982;75:361–71.
31. Uhl HS. A previously underscrib congenital malformation of the heart: almost total absence of the myocardium of the right ventricle. Bull Johns Hopkins Hosp 1952;91:197–209.
32. Uhl HS. Uhl's anomaly revisited. Circulation 1996; 93: 1483–4.

Manual Prático de Ecocardiografia Fetal

33. Wager GP, Couser RJ, Edwards OP, *et al.* Antenatal ultrasound findings in a case of Uhl's anomaly. Am J Perinatol 1988;5:164–7.

34. Martin GR, Ruckman RN. Fetal echocardiography: a large clinical experience and follow-up. J Am Soc Echocardiogr 1990;3:4–8.

35. Benson CB, Brown DL, Roberts DJ. Uhl's anomaly of the heart mimicking Ebstein's anomaly in utero. J Ultrasound Med 1995;14:781–3.

36. Cardaropoli D, Russo MG, Paladini D, *et al.* Prenatal echocardiography in a case of Uhl's anomaly. Ultrasound Obstet Gynecol 2006;27:713–4.

37. Hornung TS, Head A, Hunter AS. Right ventricular dilatation in the fetus: a study of associated features and outcome. Pediatr Cardiol 2001;22:215–7.

38. Fontaliran F, Arkwright S, Vilde F, Fontaine G. Dysplasie et cardiomyopathie ventriculaire droite arythmogènes. Aspects cliniques et anatomopathologiques, abord nosologique. Arch Anat Cytol Pathol 1998;46:171–7.

39. Rustico MA, Benettoni A, Fontaliran F, Fontaine G. Prenatal echocardiographic appearance of arrhythmogenic right ventricle dysplasia: a case report. Fetal Diagn Ther 2001;16:433–6.

Não compactação do miocárdio ventricular – Miocárdio esponjoso

40. Weiford BC, Subbarao VD, Mulhern KM. Noncompaction of the ventricular myocardium. Circulation 2004;109:2965–71.

41. Kovacevic-Preradovic T, Jenni R, Oechslin EN, *et al.* Isolated left ventricular noncompaction as a cause for heart failure and heart transplantation: a single center experience. Cardiology 2009;112:158–64.

42. Chin TK, Perloff JK, Williams RG, *et al.* Isolated noncompaction of the left myocardium. A study of 8 cases. Circulation 1990;82:507–13.

43. Kitao K, Ohara N, Funakoshi T, *et al.* Noncompaction of the left ventricular myocardium diagnosed in pregnant woman and neonate. J Perinat Med 2004;32:527–31.

44. Munehisa Y, Watanabe H, Kosaka T, *et al.* Successful outcome in a pregnant woman with isolated noncompaction of the left ventricular myocardium. Intern Med 2007;46:285–9.

45. Ichida F. Left ventricular noncompaction. Circ J 2009;73:19–26.

46. Friedberg MK, Ursell PC, Silvermann NH. Isomerism of the left appendage associated with ventricular noncompaction. Am J Cardiol 2005;96:985–90.

47. Guntherot W, Komarniski C, Atkinson W, Fligner CL. Criterion for fetal primary spongiform cardiomyopathy: restrictive pathophysiology. Obstet Gynecol 2002;99:882–5.

48. Acherman RJ, Evans WN, Schwartz JK, *et al.* Right ventricular noncompaction associated with long QT in a fetus with right ventricular hypertrophy and cardiac arrhythmias. Prenat Diagn 2008;28:551–3.

49. Arunamata A, Punn R, Cuneo B, *et al.* Echocardiographic diagnosis and prognosis of fetal left ventricular noncompaction. J Am Soc Echocardiogr 2012;25:112–20.

Calcificações cardíacas e arterite calcificante infantil

50. Hadju J, Marton T, Papp C, *et al.* Calcifications of the fetal heart. Four case reports and a literature review. Prenat Diagn 1998;18:1186–90.

51. Simchen MJ, Toi A, Silver M, *et al.* Fetal cardiac calcifications: report of four prenatally diagnosed cases and review of the literature. Ultrasound Obstet Gynecol 2006;27:325–30.

52. Chong CR, Hutchins GM. Idiopathic infantile arterial calcification: the spectrum of clinical presentations. Pediatr Dev Pathol 2008;11:405–15.

53. Nagar AM, Hanchate V, Tandon A, *et al.* Antenatal detection of idiopathic arterial calcification with hydrops fetalis. J Ultrasound Med 2003;22:653–9.

54. Sholler GF, Yu JS, Bale PM, *et al.* Generalized arterial calcification of infancy: three case reports, including spontaneous regression with long-term survival. J Pediatr 1984;105:257–60.

55. Kaur A, Lai WW. Echogenic atria in a fetus. Ultrasound Obstet Gynecol 2007;30:351–3.

Fibroelastose subendocárdica

56. Rustico MA, Benettoni A, Bussani R, *et al.* Early fetal endocardial fibroelastosis and critical aortic stenosis: a case report. Ultrasound Obstet Gynecol 1995;5:202–5.

57. Newbould MJ, Armstrong GR, Barson AJ. Endocardial fibroelastosis in infants with hydrops fetalis. J Clin Pathol 1991;44:576–9.

58. Trastour C, Bafghi A, Delotte J, *et al.* Early prenatal diagnosis of endocardial fibroelastosis. Ultrasound Obstet Gynecol 2005;26:303–4.

59. Weiner Z, Shaley E. Doppler fetal echocardiography in endocardial fibroelastosis. Obstet Gynecol 2001;98:933–5.

60. MacCaffrey FM, Sherman FS. Prenatal diagnosis of severe aortic stenosis. Pediatr Cardiol 1997;18:276–81.

61. Axt-Fliedner R, Kreiselmaier P, Schwarze A, *et al.* Development of hypoplastic left heart syndrome after diagnosis of aortic stenosis in the first trimester by early echocardiography. Ultrasound Obstet Gynecol 2006;28:106–9.

Derrame pericárdico

Capítulo **8**

Normalmente, o espaço pericárdico contém baixa quantidade de líquido, identificável sob o aspecto de uma estria anecogênica contornando as paredes ventriculares (descolamento pericárdico fisiológico). Em Doppler colorido, este líquido é animado por um movimento de vaivém de baixas velocidades, dirigido aos ventrículos ao ápice na sístole, aos átrios e à base na diástole. Este aspecto em Doppler colorido não deve ser confundido com um fluxo coronário [1].

Derrame pericárdico do 1º trimestre

A constatação de um derrame pericárdico no exame de 12 SA de amenorreia (SA) é incomum e sempre patológica, sendo que o descolamento fisiológico normalmente não está visível nesse termo.

Isolada, leva a investigar em primeiro lugar uma anomalia cromossômica, trissomia 21 principalmente, mas não exclusivamente.

Como em qualquer momento da gestação, um derrame pericárdico é um dos elementos do quadro de insuficiência cardíaca ou de hidropisia fetal.

Derrame pericárdico dos 2º e 3º trimestres

No exame de 22 SA, é normal observar um descolamento pericárdico, presente em 50 a 70% dos fetos [1, 2]. Nesse termo, um descolamento pode ser considerado fisiológico se estiver isolado e não ultrapassar 2 mm de espessura a 22 SA e 3 mm a 32 SA.

Além desses valores, um derrame pericárdico isolado pode também, nesse termo, ser o sinal indicativo de uma trissomia 21 ou outra anomalia cromossômi-

ca, encontrada em cerca de 30% dos derrames observados a 22 SA [3].

Derrame pericárdico patológico

Pode permanecer isolado e o limite entre derrame fisiológico ou patológico, às vezes, é difícil de estabelecer. O caráter patológico é mais evidente ou, pelo menos, provável, quando se associa a outras anomalias, especialmente derrames de outras serosas (figura 8.1).

Quando o derrame é de média ou grande abundância, o espaço claro pericárdico torna-se quase circunferencial. Ele cerca os ventrículos e o átrio direito, mas permanece limitado diante do átrio esquerdo pela linha de reflexão do pericárdio ao nível das veias pulmonares (figuras 8.2 e 8.3). Assim, também pode ser distinguido um derrame pleural quando for abundante.

Segundo Slesnick *et al.* [4], um derrame pericárdico isolado de menos de 4 mm, é de bom prognóstico, com desaparecimento espontâneo durante o acompanhamento (figura 8.4). Além desse valor, é associado, na maioria das vezes, a outras anomalias, cardíacas ou extracardíacas, ou a uma alteração de função ventricular e seu prognóstico é reservado (tabela 8.1; figura 8.5).

Na presença de hidropisia fetal, é importante tentar saber se o derrame pericárdico é secundário (e de mesmo valor que uma ascite ou um hidrotórax) ou responsável por um tamponamento na origem da hidropisia. Neste caso, de fato, uma punção evacuadora ou a implantação de um dreno pericárdio-amniótico para descomprimir as cavidades cardíacas seria possível *in utero* [5].

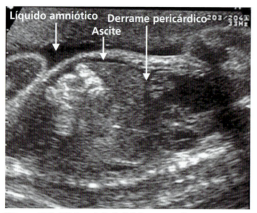

Figura 8.1. Hidropisia inicial em um feto com bloqueio atrioventricular completo.

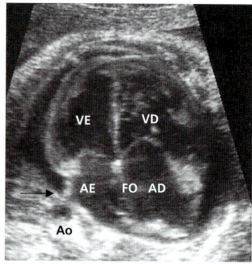

Figura 8.3. Linha de reflexão do pericárdio diante das veias pulmonares esquerdas (*seta*).

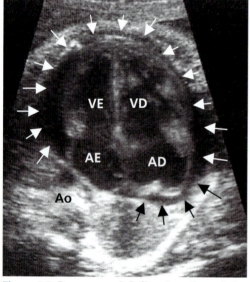

Figura 8.2. Derrame pericárdico circunferencial.

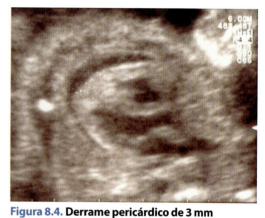

Figura 8.4. Derrame pericárdico de 3 mm observado a 23 SA, sem outra anomalia.
Cariótipo normal. Desaparecimento espontâneo e completo a 26 SA.

Capítulo 8. Derrame pericárdico

Tabela 8.1 Principais causas de efusão pericárdica

Causas frequentes		
No 1º trimestre	Derrame isolado	Anomalia cromossômica
		Infecção viral?
	Derrame associado	Insuficiência cardíaca
No 2º e 3º trimestres	Derrame isolado	Idiopática (regressiva)
		Infecção viral
		Anomalia cromossômica
		Insuficiência cardíaca (alteração do ritmo)
	Derrame associado	Tumor intrapericárdico (teratoma)
Causas raras ou anedóticas		

"Irritativo" diante de um hemangioma do átrio direito [6, 7].
Tamponamento por ruptura de um divertículo do ventrículo direito [8] ou do ventrículo esquerdo [9].
Hemopericárdio por ruptura de cistos parietais derivados do intestino primitivo [10].
Reveladora de uma arterite calcificante infantil [11].
Secundária a uma hérnia diafragmática intrapericárdica [12].
Secundária a um linfangioma cístico maciço intratorácico [13].

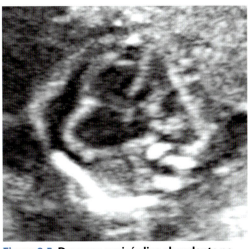

Figura 8.5. Derrame pericárdico abundante no quadro de uma síndrome polimalformativa com cariótipo normal (20 SA).

Referências

1. Yoo SJ, Min JY, Lee YH. Normal pericardial fluid in the fetus:color and spectral Doppler analysis. Ultrasound Obstet Gynecol 2001;18:248–52.
2. Dizon-Townson DS, Dildy GA, Clark SL. A prospective evaluation of fetal pericardial fluid in 506 second-trimester low-risk pregnancies. Obstet Gynecol 1997;90:958–61.
3. Sharland G, Lockhart S. Isolated pericardial effusion:an indication for fetal karyotyping? Ultrasound Obstet Gynecol 1995;6:29–32.
4. Slesnick TC, Ayres NA, Altman CA, et al. Characteristics and outcomes of fetuses with pericardial effusions. Am J Cardiol 2005;96:599–601.
5. Bader R, Hornberger LK, Nijmeh LJ, et al. Fetal pericardial teratoma:presentation of two cases and review of literature. Am J Perinatol 2006;23:53–8.
6. Laga S, Gewillig MH, Van Scoubroeck D, Daenen W. Imminent fetal cardiac tamponnade by right atrial hemangioma. Pediatr Cardiol 2006;27:633–5.
7. Tseng JJ, Chou MM, Lee YH, Ho ES. In utero diagnosis of cardiac hemangioma. Ultrasound Obstet Gynecol 1999;13:363–5.
8. McAuliffe FM, Hornberger LK, Johnson J, et al. Cardiac diverticulum with pericardial effusion:report of two new cases treated by in-utero pericardiocentesis and a review of the literature. Ultrasound Obstet Gynecol 2005;25:401–4.
9. Bernasconi A, Delezoide AL, Menez F, et al. Prenatal rupture of a left ventriocular diverticulum:a case report and review of the littérature. Prenat Diagn 2004;24:504–7.
10. Mooney EE, Wax TD, Reimer KA. Intrapericardial foregut cyst associated with intrauterine death. J Clin Pathol 1997;50:962–3.
11. Azancot A, Diehl R, Dorgeret S, et al. Isolated pericardial effusion in the human fetus:a report of three cases. Prenat Diagn 2003;23:193–7.
12. Kanamori Y, Hashizume K, Sugiyama, et al. A case of intrapericardial diaphragmatic hernia with a massive pericardial effusion:fetal diagnosis and therapy. J Pediatr Surg 2005;40:e43–5.
13. Hayashi A, Kikuchi A, Matsumoto Y, et al. Massive cystic lymphangiomas of a fetus. Congent Anom (Kyoto) 2005;45:154–6.

Distúrbios do ritmo cardíaco fetal

CAPÍTULO **9**

9.1. Ritmo cardíaco fetal normal

A partir de 6 SA, o nódulo sinusal garante o automatismo contrátil dos átrios. Ele chega à maturidade perto da 9ª SA, acelerando a frequência cardíaca fetal de 100 para 180 bpm. Em seguida, o ritmo desacelera para cerca de 160bpm perto da 14ª SA, e depois a 140 ± 20 bpm na 20ª SA. Ele diminui pouco, estabilizando a 130 ± 20 bpm no feto próximo do termo [1, 2]. Essa desaceleração progressiva representa a crescente influência do sistema vagal após o 1º trimestre.

Na prática, considera-se que o ritmo cardíaco fetal (RCF) normal está compreendido entre 110 e 160 bpm e pode variar nesse intervalo durante um exame ecográfico.

Métodos de exploração [3]

Antes do nascimento e em razão da impossibilidade de se obter facilmente um registro de ECG de qualidade no feto, o estudo do ritmo cardíaco fetal se baseia na ecocardiografia. Esta permite analisar a atividade não mais elétrica, mas mecânica dos átrios e ventrículos, visualizando duas de suas consequências:

- os movimentos da parede durante a contração, visíveis na ecografia bidimensional, porém mais bem estudados na ecografia em modo TM *(time-motion)*;
- seus efeitos nos fluxos sanguíneos, visíveis em Doppler colorido, porém mais bem estudados no modo Doppler pulsado.

Estudo dos movimentos de paredes (ecografia TM)

O exame no modo TM está bem adaptado ao estudo das taquicardias e das bradicardias.

O estudo no modo TM é vinculado e guiado pela imagem bidimensional. A linha de insonação do TM deve atravessar, sucessivamente, um átrio e um ventrículo para permitir a análise simultânea de suas contrações. Pouco importa a lateralidade (esquerda ou direita) destas cavidades, que, aliás, geralmente é diferente em uma e outra; o importante é que seu registro seja simultâneo e que se posicione a linha do TM em segmentos de paredes bem individualizadas, livres de ecos de contaminação e cujos movimentos possuam uma amplitude suficiente no plano de estudo (figuras 9.1 e 9.2).

Quando os movimentos de parede ventricular são mal discerníveis (apresentação desfavorável do feto ou ventrículos bastante hipocinéticos), uma variante consiste em utilizar uma linha do TM passando por um plano transaórtico situado na região das valvas aórticas. Os movimentos de abertura dessas valvas representam a contração do ventrículo subjacente, ao passo que a contração atrial é avaliada na parede do átrio esquerdo, adjacente à aorta (figuras 9.3 e 9.4).

Estudo dos fluxos vasculares (Doppler pulsado)

O princípio é idêntico: registrar de maneira simultânea um fluxo venoso e um fluxo arterial que representem, respectivamente, a atividade dos átrios e a dos

Manual Prático de Ecocardiografia Fetal

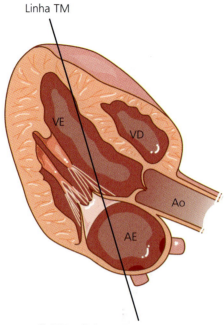

Figura 9.1. Estudo do RCF em ecografia TM: a linha TM passa por um átrio e um ventrículo.

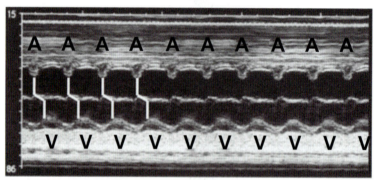

Figura 9.2. Estudo do RCF em ecografia TM.
As linhas brancas quebradas simbolizam a condução entre os átrios e os ventrículos. A: contrações atriais; V: contrações ventriculares.

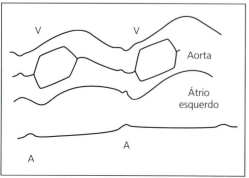

Figura 9.3. Estudo do RCF em modo TM por uma linha de insonação transaórtica: esquema da incidência TM utilizada.
A: contrações atriais; V: contrações ventriculares.

Capítulo 9. Distúrbios do ritmo cardíaco fetal

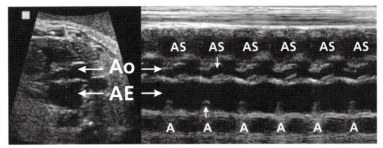

Figura 9.4. Estudo do RCF em modo TM por uma linha de insonação transaórtica: aspecto em ecografia TM.
A: contrações atriais; AS: sístole ventricular representada pela abertura das valvas aórticas.

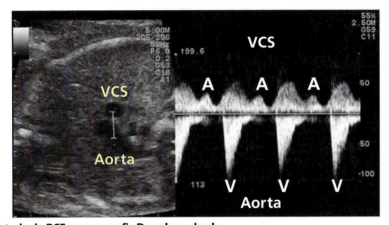

Figura 9.5. Estudo do RCF por ecografia Doppler pulsado.
Traçado obtido com uma linha de insonação que passa pela aorta ascendente e a veia cava superior (VCS) e permite distinguir a atividade atrial (A) no fluxo venoso e a atividade ventricular (V) no fluxo aórtico.

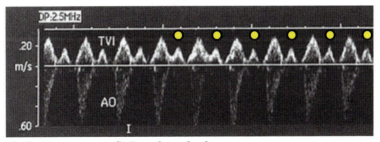

Figura 9.6. Estudo do RCF por ecografia Doppler pulsado.
Traçado obtido com uma linha de insonação que passa pela aorta e o tronco venoso inominado (TVI). No fluxo deste último, a contração atrial pode ser bem visualizada (bolinhas amarelas).

ventrículos. Para tanto, utiliza-se uma janela de amostragem ampliada para abranger os dois vasos explorados, sendo que estes devem estar os mais próximos possíveis do coração. Pode ser a aorta ascendente e a veia cava superior (figura 9.5) ou o tronco venoso inominado e a aorta horizontal (figura 9.6) [4].

O fluxo único e de alta velocidade observado na artéria é simultâneo da sístole e da contração ventricular.

Na veia, o fluxo (de baixa velocidade) apresenta diversos acidentes, entre os quais podemos especificar uma onda de refluxo simultânea à contração atrial.

Este método Doppler está bem adaptado ao estudo das bradicardias fetais (ver adiante), porém é mais difícil de ser utilizado que o modo TM para o estudo das taquicardias, durante as quais os diferentes acidentes venosos se sobrepõem e se confundem, com mudanças de morfologia secundárias à repercussão hemodinâmica do distúrbio rítmico.

No feto, esta expressão é utilizada de forma imprópria na medida em que, embora seja possível saber se a ativação se inicia bem na altura dos átrios, é impossível afirmar que realmente nasça do nódulo sinusal. Outros focos de ativação atriais são possíveis, em particular o nódulo do seio coronário, próximo do destino do seio coronário no átrio direito e dotado de propriedades eletrofisiológicas muito próximas daquelas do nódulo sinusal.

> **Observação**
> A expressão ritmo sinusal (RS) designa uma ativação cardíaca comandada pelo nódulo sinusal e respeitando uma sequência átrios-ventrículos ordenada e regular que toma as vias de condução normais (figura 9.7).

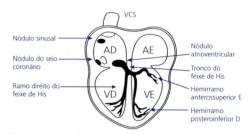

Figura 9.7. Tecido nodal e vias de condução normais.
Com as células do nódulo do seio coronário apresentando uma despolarização diastólica lenta espontânea menos rápida que aquelas com nódulo sinusal, este nódulo normalmente é inativo. Entretanto, ele pode assumir o controle no lugar do nódulo sinusal em certas circunstâncias.

9.2. Arritmia fisiológica ou patológica?

A ativação cardíaca normalmente depende do nódulo sinusal, que imprime sua própria frequência (inadequadamente chamada de "ritmo") sucessivamente nos átrios, depois nos ventrículos. Sob a influência do sistema nervoso autônomo, o ritmo cardíaco é fisiologicamente flutuante e irregular.

Sob o efeito do tonus vagal, ocorrem episódios de desaceleração (bradicardia), às vezes marcadas, e frequências tão baixas quanto 50 a 70 bpm podem ser consideradas fisiológicas se o acesso permanecer breve, inferior a 1-2 minutos e isolado, eventualmente influenciado pela posição materna ou por uma compressão exagerada da sonda de ecografia. Da mesma forma, uma desaceleração do RCF até 100 bpm seria normal durante a noite.

O mesmo ocorre em fenômenos de aceleração provocados por uma estimulação simpática. Permanecem sem significado patológico se forem breves, transitórios e tiverem uma frequência inferior a 200 bpm. Uma taquicardia superior a 150 bpm e duradoura é anormal e pode ter duas origens:

- ou se trata de uma taquicardia secundária (ou reacional) a uma patologia geral da mãe e/ou do feto: anemia, infecção, hipertireoidismo, insuficiência cardíaca etc. Geralmente inferiores a 200 bpm, tais taquicardias necessitam não de um tratamento específico, mas de um tratamento para a patologia causal (figura 9.8; tabela 9.1);
- ou se trata de uma taquicardia primitiva e autônoma, por distúrbio próprio da excitabilidade cardíaca. Neste caso, o RCF frequentemente (mas não obrigatoriamente) ultrapassa 200 bpm e necessita de um manejo próprio. Sozinhas, essas taquicardias "primitivas" serão abordadas logo a seguir.

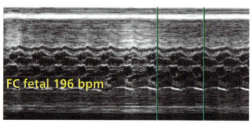

Figura 9.8. Taquicardia sinusal, como pode ser observada durante uma patologia materno-fetal.

Capítulo 9. Distúrbios do ritmo cardíaco fetal

Tabela 9.1. Ritmo cardíaco fetal normal e patológico

RCF normal: 110-160 bpm	
Bradicardia	**RCF < 110 bpm**
Bradicardia severa	RCF < 100 bpm
Bradicardia fisiológica	Um RCF compreendido entre 100 e 120 bpm seria normal à noite
Bradicardia secundária a uma patologia fetal–materna	Patologia materna – colagenose – tratamento com betabloqueador Patologia fetal – sofrimento fetal
Bradicardia primitiva pelo distúrbio de condução intracardíaca	Bloqueio atrioventricular – do 2º grau – do 3º grau (BAV completo) Síndrome do QT longo
Taquicardia	**RCF > 160 bpm**
Taquicardia severa	RCF > 170 bpm
Taquicardia secundária a uma patologia fetal–materna	Patologia materna – hipertireoidismo – HTA – anemia – tratamento simpatomimético – ansiedade Patologia fetal – anemia – hipóxia Patologia materno–fetal – infecção por citomegalovírus – amniotite (a taquicardia fetal precederia o aparecimento da febre e da polinucleose).
Taquicardia primitiva por distúrbio da excitabilidade miocárdica	Taquicardia supraventricular – fibrilação atrial (?) – *flutter* atrial – TSV por reentrada – TSV em foco ectópico
	Taquicardia hissiana Taquicardia ventricular

BAV: bloqueio atrioventricular; HTA: hipertensão arterial; TSV: taquicardia supraventricular.

9.3. Distúrbios do ritmo cardíaco fetal

A constatação de irregularidades do ritmo cardíaco fetal (RCF) durante uma ecografia é frequente, até 2% das gestações [5], e, às vezes, se torna fonte de angústia tanto para o ecografista quanto para os pais. Essa angústia geralmente é injustificada, já que a irregularidade do ritmo representa apenas a presença de extrassístoles, fenômeno frequente e benigno, geralmente sem consequência para o feto e para o prosseguimento da gestação. Os distúrbios do ritmo fetal realmente preocupantes, taquicardias por distúrbio da excitabilidade ou bradicardias ligadas a um distúrbio da condução intracardíaca, são muito mais raros e representam menos de 10% do total [6].

Circunstâncias de descoberta

A descoberta de um distúrbio do ritmo fetal é, na maioria das vezes, fortuita, feita em duas circunstâncias:

- durante uma ecografia obstétrica de rotina;
- durante um registro externo do RCF, particularmente no final da gestação, diante de ameaça de parto prematuro ou durante o trabalho de parto.

É mais raro que o exame seja motivado por manifestações clínicas secundárias a esse distúrbio rítmico:

- diminuição dos movimentos ativos fetais;
- aumento de peso e do volume uterino, representando uma hidropisia na ausência de patologia infecciosa ou autoimune.

São observados:

- ou um ritmo irregular;
- ou um ritmo anormalmente rápido (tipicamente superior a 200 bpm);
- ou um ritmo anormalmente lento e irregular.

De imediato, é preciso especificar que um ritmo aparentemente lento demais não representa obrigatoriamente uma verdadeira bradicardia fetal (em geral, regular quando é secundária a um distúrbio condutivo), mas pode ser observado na presença de distúrbios de excitabilidade. Isto se confirma, particularmente, durante um registro externo, em decorrência dos limites da aparelhagem, incapaz de "acompanhar" um ritmo rápido demais (> 200 bpm) ou de detectar – e, portanto, contabilizar – algumas extrassístoles.

> Isso implica praticar sistematicamente uma ecografia para análise refinada do RCF quando se suspeita de um distúrbio do ritmo fetal sustentado em um registro externo.

Distúrbios da excitabilidade cardíaca (extrassístoles e taquicardias)

Um distúrbio da excitabilidade cardíaca pode-se traduzir de acordo com três modalidades:

- a frequência aparece globalmente normal (entre 100 e 150 bpm), mas o ritmo está entrecortado de irregularidades. Essa associação levanta a hipótese, em primeiro lugar, de extrassístoles;
- a frequência (ventricular) aparece desacelerada, com irregularidades do ritmo. Trata-se, na maioria das vezes, de um tipo particular de extrassístoles ditas "bloqueadas";
- a frequência é mais rápida (superior a 200 bpm), seja por acesso, seja permanentemente, estando o ritmo regular ou irregular. Trata-se da presença de uma taquicardia fetal, supraventricular na grande maioria dos casos, isto é, que nasce na altura dos átrios ou da junção atrioventricular.

Ritmo cardíaco irregular: as extrassístoles (tabela 9.2)

Um ritmo cardíaco irregular, na origem de impressão de "lacunas" durante o exame do coração fetal, se deve, na maior parte das vezes, à ocorrência de extrassístoles mais ou menos repetidas das quais será feito um esforço para definir a sequência de ativação para determinar sua origem, atrial ou ventricular.

Extrassístoles atriais

São, de longe, as mais frequentes. Podem ocorrer a qualquer momento da gestação, mas seriam mais fre-

Tabela 9.2. Distúrbios do ritmo fetais: conduta e risco evolutivo (segundo [5])

Distúrbios do ritmo não sustentados	Frequência 90%	Conduta	Risco evolutivo
Extrassístoles atriais	Muito frequente	Acompanhamento semanal	Evolução para TSV: 1%
ESAs bloqueadas	Frequente	Acompanhamento semanal	Evolução para TSV: 5%
Extrassístoles ventriculares	Rara	Acompanhamento semanal	Evolução para TV se for cardiopatia
Breve acesso de taquicardia	Frequente	Nenhuma	Nenhum
Breve acesso de bradicardia	Frequente	Nenhuma	Nenhum
Taquicardias sustentadas	10%	Hospitalização em centro de nível III	Morte fetal e sequelas neurológicas

TSV: taquicardia supraventricular; TV: taquicardia ventricular.

quentes após 28 SA com um pico entre 36 e 41 SA, em que são encontradas em 1 a 2% dos fetos [1].

A maioria ocorre independentemente de qualquer anomalia cardíaca, funcional ou estrutural (com exceção de raros tumores intracardíacos) e não têm repercussão apreciável na hemodinâmica fetal. Na maioria das vezes, elas se resolvem espontaneamente ao nascimento ou nos dias seguintes a este.

Todas as extrassístoles atriais (ESA) compartilham o fato de serem responsáveis por uma contração atrial prematura, mas podem adquirir dois aspectos conforme esta é seguida (ESA conduzida) ou não (ESA bloqueada) de uma contração ventricular igualmente prematura.

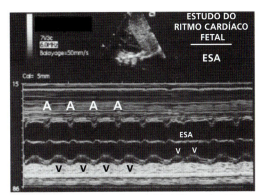

Figura 9.9. Extrassístole atrial (ESA) conduzida.

Extrassístoles atriais conduzidas

São as mais frequentes e estão na origem da impressão de "lacunas" ou de "coração tamborilando" sugerido acima. Seu diagnóstico é fácil em um traçado em modo TM, em que aparecem como uma sequência atrioventricular completa ocorrendo mais cedo que o esperado e acompanhada de um descanso compensador (figura 9.9).

Extrassístoles atriais bloqueadas

São mais raras (7% das ESAs), mas não excepcionais no feto, diferente do que é observado após o nascimento [7].

São reconhecidas com maior dificuldade e frequentemente causam diagnóstico errôneo de bradicardia, na ecografia e muito mais ainda em um registro externo, que detecta apenas as consequências das contrações ventriculares. A ativação dos átrios não é, de fato, transmitida aos ventrículos, e estes apresentam um ritmo mais lento, podendo, no máximo, ser apenas a metade do ritmo sinusal fetal quando as extrassístoles são bigeminadas, isto é, ocorrem a cada dois batimentos cardíacos (figura 9.10). Fora do trabalho de parto, a constatação de uma "bradicardia fetal" em um registro externo deve conduzir à realização de um ecografia para garantir que não se trata simplesmente de ESAs bloqueadas, independentes de qualquer hipóxia fetal.

O diagnóstico será afirmado pela observação na ecografia em TM de um ritmo atrial irregular, por estar entrecortado por ESAs frequentes, enquanto que a frequência ventricular, também irregular, está interrompida por desacelerações (figura 9.11). Esta dissociação é explicada pelo fato de que essas ESAs que ocorrem muito precocemente são transmitidas aos ventrículos, ao passo que estes ainda estão em período refratário, portanto, não excitáveis. A ESA atrial é seguida, portanto, de uma pausa ventricular.

Manual Prático de Ecocardiografia Fetal

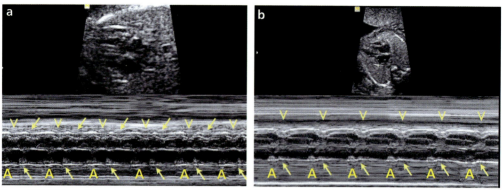

Figura 9.10. Bigeminismo atrial. Cada contração atrial (A) é seguida de uma extrassístole atrial (flecha ascendente).
a. Quando as ESAs são conduzidas, observa-se uma contração ventricular prematura (*seta descendente*) alternando com uma contração normal (V). A frequência cardíaca é normal, mas o ritmo é irregular. **b.** Quando as ESAs são demasiadamente prematuras, não são transmitidas aos ventrículos. A frequência ventricular (V) é a metade da frequência atrial, com uma bradicardia geralmente inferior a 100 bpm.

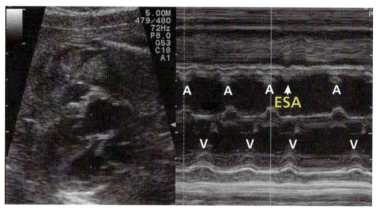

Figura 9.11. Extrassístole atrial (ESA) bloqueada.
A contração prematura dos átrios não é seguida de uma contração dos ventrículos.

Complicações e conduta

O risco de descompensação cardíaca seria muito baixo, inferior a 2%, e só seria observado em caso de malformação cardíaca associada [7]. Não foi relatada complicação neurológica ou de óbito *in utero* após uma extrassistolia atrial isolada.

O risco de passagem na taquicardia sustentada é ligado ao fato de que as ESA podem coexistir com a presença de uma via de condução acessória patológica entre os átrios e os ventrículos (ver adiante). Entretanto, permanece muito baixo e inferior a 5% se as ESA forem conduzidas [6], um pouco mais elevado, mas inferior a 15% se forem bloqueadas [8].

Este risco parece aumentado se a extrassistolia for de aparecimento precoce, antes de 28 SA, e quando coexistirem múltiplas ESA e um ritmo ventricular mais lento [9].

Um tratamento antiarrítmico sistemático não é, portanto, indicado, mas um acompanhamento específico pode-se justificar em caso de ESAs frequentes (mais de uma ESA a cada 10 complexos), de ESA bloqueadas ou de aparecimento precoce. Geralmente semanal e com uma duração de 4 a 6 SA, suas modalidades podem variar conforme os centros. Se o desaparecimento espontâneo das extrassístoles for observado antes do nascimento, nenhuma investiga-

Capítulo 9. Distúrbios do ritmo cardíaco fetal

ção será prevista para o pós-natal. Em caso contrário, uma avaliação cardiopediátrica com eletrocardiograma é justificado no nascimento, em particular para excluir uma pré-excitação.

Extrassístoles ventriculares

São muito mais raras (7% de extrassístoles na série de Boldt et al. [7]) e aparecem benignas se estiverem isoladas, isto é, fora de qualquer malformação cardíaca ou manifestação de insuficiência cardíaca. São reconhecidas na ecografia TM na ocorrência de uma contração ventricular prematura (levando a um fechamento brutal e igualmente prematuro da valva atrioventricular) seguida ou não de uma contração atrial (figura 9.12).

> **Em resumo**
> É frequente observar extrassístoles, particularmente atriais, durante a gestação. Suspeitadas diante de um RCF irregular ou da aparente bradicardia de um feto que se considera ter boa saúde, elas são facilmente identificadas na ecografia TM. Sem consequência, não exigem qualquer tratamento. Não devem preocupar o examinador nem os pais e geralmente desaparecem ao nascimento.

Taquicardias fetais

Muito mais raras que as extrassístoles, taquicardias fetais são de uma gravidade bem diferente, pois frequentemente são mal toleradas e são causa de mortalidade e de morbidade não desprezíveis, tanto no pré-natal como no pós-natal [10]. A possibilidade de tratá-las com eficácia *in utero*, na expectativa do nascimento de um recém-nascido saudável e normal – na verdade, um dos raros capítulos que realmente merecem a denominação "medicina fetal".

Mecanismos e diagnóstico

Uma taquicardia fetal pode resultar: (i) de um distúrbio da excitabilidade atrial, (ii) de uma anomalia da junção entre os átrios e ventrículos, causa de fenômeno de reentrada ou (iii) de um distúrbio da excitabilidade no estágio ventricular (feixe de His e miocárdio ventricular) (tabela 9.3).

Distúrbio da excitabilidade atrial: fibrilação e *flutter* atriais

A *fibrilação atrial* seria excepcional no feto [11], e sua existência chega a ser controversa para alguns, pelo menos na ausência de cardiopatia responsável por uma dilatação importante dos átrios ou de anomalia genética predisponente, estando os genes incriminados nos cromossomos 10q22-24, 6q14-16 e 5p13 [12].

O caso é bem diferente para o *flutter atrial*, segunda causa em ordem de frequência e na origem de 20 a 30% das taquicardias fetais. Segundo Jaeggi et al. [13], um *flutter* atrial não poderia se desenvolver sem que os átrios atingissem certa massa crítica, ou seja, antes de 27 a 30 SA.

Um *flutter* corresponde a um fenômeno de "macrorreentrada" ativando os átrios de acordo com um circuito circular rápido, com uma frequência

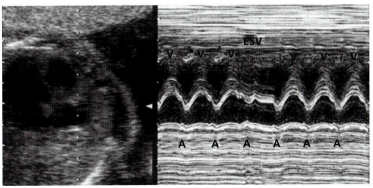

Figura 9.12. Extrassístole ventricular (ESV) em ecografia TM.
Neste exemplo, a ESV não é conduzida aos átrios, que conservam uma sequência de contração regular.

Tabela 9.3. Taquicardias fetais: frequência, características e mecanismo

Denominação	Frequência	Frequência atrial	Frequência ventricular	Mecanismo
Origem nos átrios				
Fibrilação atrial	Excepcional	Não analisável	> 300, irregular	
Flutter atrial	30%	350-500	120-60, regular ou não	Macrorreentrada atrial
Taquicardia atrial ectópica	Rara	200-300	200-300	Foco ectópico
Origem na junção atrioventricular				
TSV juncional	60-70%	220-350	220-350	Reentrada intranodal ou via acessória
Origem nos ventrículos				
Taquicardia hissiana Taquicardia ventricular	< 5%	Variável	180-300	Foco ectópico

compreendida entre 350 e 500 bpm. A frequências tão altas, ele é acompanhado por uma clara alteração da contração dos átrios. Essa ativação é transmitida aos ventrículos, raramente na mesma frequência (condução 1/1) – na maioria das vezes, com uma frequência menor (120 a 260 bpm) graças ao bloqueio de certos impulsos pelo nódulo atrioventricular (condução 2/1 ou 3/1).

Diagnóstico ecográfico

Haverá suspeita de *flutter* atrial diante de uma taquicardia descoberta durante o 3º trimestre e que associe (figura 9.13):

- frequência atrial muito rápida e regular;
- frequência ventricular menos rápida e, na maioria das vezes, irregular (bloco de condução variável).

A combinação mais sugestiva é aquela em que a frequência ventricular é regular e metade menor que a frequência atrial. A mais enganosa é aquela em que as frequências atriais e ventriculares, bastante elevadas, são idênticas (condução 1/1). Assim, é impossível distinguir o *flutter* de uma taquicardia por reentrada (ver adiante). O diagnóstico poderá ser corrigido pelo aparecimento de um bloco de condução sob efeito de tratamento.

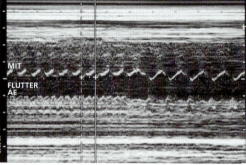

Figura 9.13. *Flutter* atrial de condução 2/1 (*à esquerda*) e regularização da crise com retorno a um ritmo sinusal normal (*à direita*).

Taquicardias juncionais por reentrada intranodal ou a favor de uma via acessória

Observadas em 4 a 6 em cada 1.000 gestações, são as taquicardias mais frequentes, representando 60 a 90% das taquicardias do feto [14].

Elas são secundárias ou a um circuito de "microrreentrada" que se produz dentro do próprio nódulo atrioventricular, ou a um circuito de "macrorreentrada" que une átrios e ventrículos e tomando as vias de condução normais em um sentido e um feixe acessório (via de pré-excitação) no outro (figura 9.14). Este último mecanismo seria o mais frequente, envol-

Capítulo 9. Distúrbios do ritmo cardíaco fetal

vido em mais de 50% das taquicardias supraventriculares (TSV) fetais.

Diagnóstico ecográfico

Essas taquicardias por reentrada se caracterizam por:

- frequência idêntica dos átrios e dos ventrículos, geralmente compreendida entre 220 e 340 bpm, um pouco mais rápida em média que aquela observada durante um *flutter* atrial [10] (figura 9.15);
- início e fim bruscos, iniciando a TSV com uma extrassístole e terminando por uma pausa (figura 9.16).

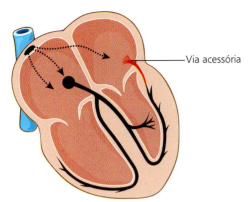

Figura 9.14. Representação esquemática de um feixe acessório responsável por uma pré-excitação.

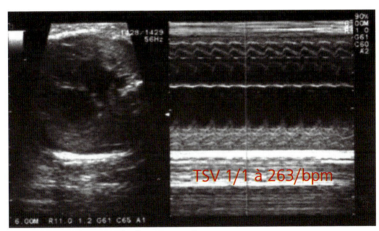

Figura 9.15. TSV por reentrada, traçado durante a crise.

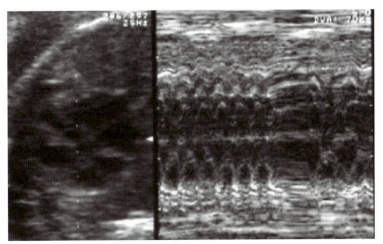

Figura 9.16. TSV por reentrada, traçado na parada de uma crise.

Manual Prático de Ecocardiografia Fetal

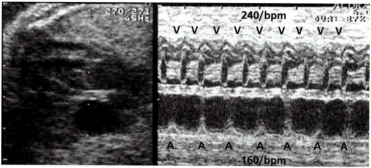

Figura 9.17. Taquicardia ventricular a 240 bpm, com atividade dissociada dos átrios a 160 bpm.

Taquicardias ventriculares (e hissianas)

No feto, essas taquicardias são muito raras (menos de 5% das taquicardias) e não poderíamos distingui-las entre si não fosse a reputação do difícil tratamento das taquicardias hissianas.

Ambas apresentam uma frequência ventricular compreendida entre 180 e 300 bpm [14]. Na maioria das vezes, essas taquicardias não são transmitidas aos átrios, e seu diagnóstico é fácil diante da constatação de uma dissociação entre a frequência ventricular rápida e uma frequência atrial mais lenta e dissociada da anterior (figura 9.17).

Em raros casos, o distúrbio do ritmo é transmitido aos átrios com uma frequência idêntica e, nesse caso, é impossível distinguir essa taquicardia ventricular de uma TSV.

Alternância de episódios de taquicardia ventricular e bradicardia

Observado em um feto, este fenômeno é muito sugestivo da síndrome do QT longo, de prognóstico muito reservado quando é sintomático desde a vida fetal. Os episódios de bradicardia correspondem ou a uma bradicardia sinusal, ou a passagens em bloqueio atrioventricular 2/1 (ver adiante). Essa descoberta impõe um rastreamento entre todos os outros membros da família e, se a criança nascer, a confirmação do diagnóstico e seu tratamento por betabloqueador (nadolol ou Corgard®).

Consequências de uma TSV fetal [5]

A circulação fetal é caracterizada, entre outros, por baixa complacência ventricular e, no setor venoso, por equilíbrio precário entre a pressão hidrostática (favorecendo a extravasamento para os meios intersticiais) e a pressão oncótica (dependente do teor de albumina e opondo-se a esse extravasamento). Uma taquicardia sustentada é acompanhada rapidamente por manifestações de insuficiência cardíaca, primeiramente diastólica, com elevação das pressões venosas por falha de enchimento dos ventrículos (diástole demasiadamente breve) e estase atrial. Este fenômeno é agravado pelo aparecimento de uma regurgitação tricúspide e, em caso de *flutter*, por um refluxo maciço das veias durante a contração dos átrios em valvas atrioventriculares fechadas (figura 9.18). Também é aumentado quando a taquicardia se origina no átrio esquerdo, sendo que a precessão da contração atrial esquerda na do átrio direito tende a fechar o forame oval e, portanto, a aumentar a sobrecarga do átrio direito (figura 9.19) [5].

Essa hiperpressão venosa é, por sua vez, responsável por:

- diminuição da drenagem linfática;
- alteração da função hepática com hipoalbuminemia e diminuição secundária da pressão oncótica;
- disso resulta o aparecimento de edemas subcutâneos, derrames (pleurais, pericárdico, ascítico) e hidropisia fetal. O risco de desenvolvimento de uma hidropisia é independente do mecanismo do distúrbio rítmico, mas estaria correlacionado à baixa idade gestacional e à duração da evolução da taquicardia [15].

A insuficiência cardíaca sistólica, em parte secundária a uma isquemia miocárdia (a circulação

Capítulo 9. Distúrbios do ritmo cardíaco fetal

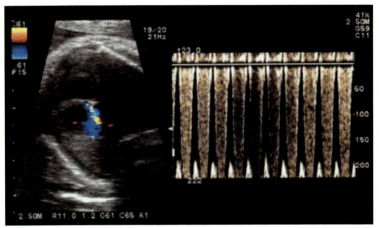

Figura 9.18. Insuficiência tricúspide importante durante uma crise de TSV.

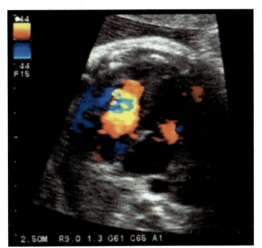

Figura 9.19. TSV nascendo, provavelmente, do átrio esquerdo com oclusão do forame oval responsável pelo colapso do enchimento do átrio e do ventrículo esquerdo, como comprova a assimetria dos fluxos de enchimento atrioventriculares em Doppler colorido.
Essa assimetria é corrigida instantaneamente com a parada da crise (mesmo feto da figura 9.18).

coronária é feita durante a diástole), é mais tardia e inconstante, marcada por:

- uma dilatação cavitária dos ventrículos, que se tornam hipocinéticos;
- o aparecimento ou o agravamento das regurgitações valvares, tricúspide e/ou mitral (figura 6.17).

Por outro lado, um distúrbio do ritmo prolongado pode estar na origem de lesões cerebrais de natureza isquêmica (leucomalacia periventricular) e/ou hemorrágica. Tais lesões parecem ter sido observadas somente no feto com hidropisia [16].

Conduta prática

Avaliação inicial de uma taquicardia sustentada

Visa três objetivos:

- caracterizar o distúrbio rítmico de acordo com o seu mecanismo;
- eliminar a presença de uma malformação cardíaca associada, em especial a doença de Ebstein, dupla discordância, miocardite ou cardiomiopatia ou, por fim, patologia tumoral. Esta eventualidade é rara, menos de 5% dos casos;
- avaliar a tolerância hemodinâmica pelo estudo dos fluxos venosos, a pesquisa de uma regurgitação tricúspide, de edemas, de derrames ou de uma hidropisia, dados esses que serão quantificados a fim de servir como referência durante o acompanhamento.

Tratamento

Princípios gerais

Admite-se que é necessário empreender um tratamento se o distúrbio do ritmo for permanente ou estiver presente em mais da metade do tempo do exame (sem noção de máximo ou de mínimo quanto à duração deste...) [14] ou se for acompanhado de uma hidropisia.

Tabela 9.4. Posologias dos principais antiarrítmicos administrados por via materno-fetal (modificada segundo [14])

Antiarrítmico	Dose de ataque	Dose de manutenção (VO)	Taxa sérica
Digoxina	0,5-1 mg IV*	0,25-0,50 mg/d	1-2 ng/mL
Verapamil		80-160 mg/d	80-300 ng/mL
Flecainida		100-200 mg/d	0,4-0,8 µg/mL
Sotalol		80-160 mg/d	
Amiodarona	800-1.600 mg VO	400-800 mg/d	0,5-2,5 µg/mL

*A via intravenosa só é obrigatória em caso de intolerância digestiva materna.

Após 34-35 SA, é aberta a escolha entre uma extração "de urgência" e um tratamento medicamentoso *in utero*. Antes desse termo, um tratamento *in utero* é preconizado, sobretudo na existência de uma hidropisia. Neste caso, de fato, segundo Simpson e Sharland [10], a mortalidade passa de 9,7%, se a regularização for obtida *in utero*, a 56% em caso de fracasso que necessite de uma extração de urgência [10].

A presença de uma hidropisia é um elemento duplamente negativo. O tratamento medicamentoso corre o risco de ser menos eficaz por perturbação da passagem transplacentária da maioria dos antiarrítmicos, em especial da digoxina. A mortalidade, globalmente inferior a 5% na ausência de hidropisia, se eleva a 13-35% em sua presença [10].

Se for escolhida a opção de um tratamento *in utero*, este impõe a hospitalização em um meio que permita uma supervisão rigorosa tanto da mãe como do feto, ou seja, geralmente na unidade das gestações patológicas de uma maternidade de nível III.

As doses muito elevadas de antiarrítmicos que são necessárias administrar na mãe para esperar a obtenção de uma taxa sérica eficaz no feto (tabela 9.4) impõem um exame cardiológico inicial e um acompanhamento minucioso da mãe ao longo do tratamento.

Modalidades práticas (tabela 9.4)

Classicamente, o tratamento inicial se baseia na digoxina. Sua eficácia é diversamente apreciada conforme as séries, mas constantemente medíocre se uma hidropisia estiver presente [17]. Nesta eventualidade, vários autores recorrem imediatamente às substâncias geralmente utilizadas como 2ª opção (flecainida, verapamil ou sotalol). Um estudo multicêntrico re-

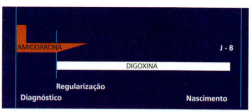

Figura 9.20. Esquema terapêutico com base em amiodarona como primeira linha de tratamento (dose de ataque durante 24 horas, seguida de dose de manutenção até a regularização.

cente tenderia a mostrar que a digoxina e a flecainida seriam mais eficazes que o sotalol para desacelerar ou regularizar uma TSV [17].

De nossa parte, e ainda que ela seja classicamente reservada às formas rebeldes [18, 19], recorremos, naturalmente, à amiodarona conforme um esquema rapidamente regressivo com substituição pela digoxina assim que a regularização é obtida, em média em 4 dias (figura 9.20) [20]. A digoxina é interrompida 8 dias antes do parto a fim de possibilitar o rastreamento de uma eventual recidiva no recém-nascido, virgem de qualquer tratamento. Será preciso acompanhar a tireoide fetal, seguida da função tireoidiana do recém-nascido, um hipotireoidismo transitório não é raro, mas muito menos preocupante se o tratamento tiver sido curto [21].

Após regularização, os prognósticos tanto pré- quanto pós-natal geralmente são bons, mas um acompanhamento será necessário após o nascimento, pois 50% das crianças apresentarão recidiva e aproximadamente 1/3 necessitará de um tratamento mais ou menos prolongado [20]. Em caso de síndrome de pré-excitação, não é raro ver este desaparecer no primeiro ano de vida [22].

9.4. Bradicardias – Distúrbios condutivos atrioventriculares

Uma bradicardia fetal é patológica quando a frequência ventricular é inferior a 100-120 bpm de forma duradoura.

Além da constatação de um ritmo cardíaco fetal (RCF) lento, é importante tentar precisar seu mecanismo, que orientará para uma ou mais causas possíveis, determinando, assim, o prognóstico e a conduta a seguir.

Estudo de uma bradicardia por ecocardiografia

O exame se baseia nos mesmos princípios e utiliza as mesmas modalidades do estudo dos distúrbios da excitabilidade. Em particular, o Doppler, mais adequado ao estudo das bradicardias do que das taquicardias, encontra aqui a sua importância.

Seja em modo TM ou com o auxílio do Doppler, a caracterização do distúrbio passa pelo estudo sistemático e simultâneo dos três elementos seguintes (ver anexo 9.2, p. 369):

- ritmo atrial: a frequência é normal ou lenta? O ritmo é regular ou não?
- ritmo ventricular: por definição, é lento, mas a frequência dos ventrículos é ou não a mesma dos átrios? Esse ritmo é regular ou não?
- relação entre os dois para avaliar se existe ou não uma sequência atrioventricular, isto é, se as contrações ventriculares parecem suceder cada uma a uma contração atrial, com três possibilidades:
  - existe uma sequência atrioventricular permanente. Uma medida do intervalo PR permitirá especificar se este é normal ou prolongado (bloqueio de 1° grau),
  - existe uma sequência atrioventricular, mas esta é descontínua,
  - não há sequência atrioventricular organizada: átrios e ventrículos parecem se contrair independentemente uns dos outros.

Medida do intervalo PR

Na ecografia, o intervalo PR corresponde ao intervalo que separa o início da contração atrial e o início da contração ventricular. Esse intervalo PR ecográfico, que inclui a latência eletromecânica e o tempo de contração isovolumétrico é mais longo que aquele observado em um ECG fetal de cerca de 30 ms [23, 24].

O intervalo PR pode ser determinado em um traçado TM que passa por um átrio e um ventrículo ou um átrio e a aorta (figura 9.21), mas o início das contrações frequentemente é difícil de se identificar, ainda mais quando é aconselhado utilizar uma velocidade de desdobramento mais rápida que o nor-

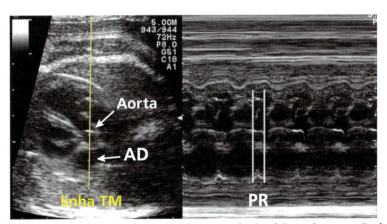

Figura 9.21. Técnica TM de medição do intervalo PR por estudo simultâneo da contração de um átrio e da abertura das valvas aórticas.

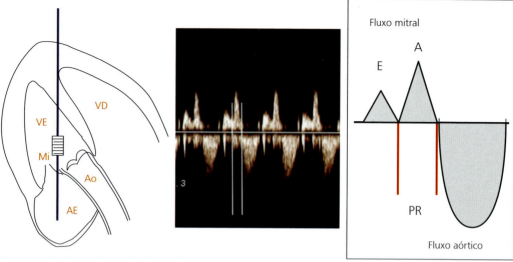

Figura 9.22. Técnica Doppler de medição do intervalo PR por estudo simultâneo dos fluxos mitral e aórtico.

mal para melhor precisão da medida (50 mm/s ou 100 mm/s).

O método de escolha certamente é o estudo Doppler, usando uma janela de amostragem suficiente grande para englobar uma prova da contração atrial e, ao mesmo tempo, uma prova da atividade ventricular. Essas provas podem ser:

- os fluxos Doppler através da valva mitral e da câmara de ejeção ventricular esquerda (figura 9.22);
- um fluxo arterial e um fluxo venoso, ambos próximos do coração, isto é, na prática, o registro simultâneo dos fluxos da veia cava superior e da aorta ascendente, sendo que a onda A retrógrada observada no fluxo venoso representa a atividade do átrio direito.

Esse registro não é tão fácil de ser obtido quanto o do fluxo mitral, mas adquire importância nas circunstâncias em que existe uma sobreposição demasiadamente marcada das ondas E e A no fluxo mitral (coração rápido, invervalo PR prolongado (figura 9.23).

Segundo este método, um intervalo PR normal estaria compreendido entre 90 e 140 ms no feto, sem modificação realmente significativa segundo a idade

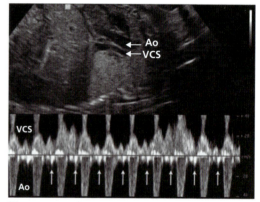

Figura 9.23. Técnica Doppler de medição do intervalo PR por estudo simultâneo dos fluxos da veia cava superior (VCS) e da aorta (as flechas indicam as ondas retrógradas registradas no fluxo cavo e comprovam atividade atrial).

gestacional (prolongamento) ou a frequência cardíaca fetal (encurtamento) [23, 25, 26].

Considera-se que existe um bloqueio atrioventricular (BAV) de 1º grau quando o intervalo PR é igual ou superior a 150 ms [25].

Intervalo PR normal (feto): 90-140 ms
BAV de 1º grau (feto): > 150 ms

Capítulo 9. Distúrbios do ritmo cardíaco fetal

Tabela 9.5. Principais causas das bradicardias fetais

Maternas	Tratamento antiarrítmico que passa a barreira placentária
	Tratamento com betabloqueador
	Anticorpos anti-SSA e anti-Ro
Fetais	Hipóxia, acidose
	Síndrome do QT longo congênito (quadro 9.1)
	Bloqueio sino-atrial

Deve-se notar que um bloqueio sinoatrial, isto é, uma anomalia de condução entre o próprio nódulo sinusal e os átrios, teria a mesma apresentação. O diagnóstico desse distúrbio condutivo, raro, mas possível no feto, deve ser suspeitado somente por ecografia.

As principais causas de bradicardia fetal sustentadas estão resumidas na tabela 9.5.

Possíveis mecanismos e suas causas

As bradicardias fetais envolvem três mecanismos principais: a bradicardia sinusal, as ESAs bloqueadas, isoladas, bigeminadas ou trigeminadas, e o distúrbio da condução atrioventricular.

Bradicardia sinusal

A frequência de contração dos átrios e dos ventrículos são idênticas; a sequência atrioventricular é normal e permanente.

Extrassístoles atriais bloqueadas, isoladas, bigeminadas ou trigeminadas

A frequência dos átrios é, neste caso, normal, até mesmo aumentada, mas seu ritmo é irregular, com a ocorrência de uma contração prematura, seja ocasional (ESA isolada), seja a cada duas (bigeminismo) ou três (trigeminismo) contrações. Como essas contrações prematuras não são transmitidas aos ventrículos, a frequência ventricular aparece lenta e igual à metade ou a 1/3 daquela dos átrios.

Fato importante que permite a distinção entre ESA bloqueada e distúrbio de condução atrioventricular do tipo Luciani-Wenckebach, cada contração ventricular é precedida de uma contração atrial com um intervalo PR normal e constante.

QUADRO 9.1

Síndrome do QT longo congênito

De caráter genético (cinco genes envolvidos) e familiar, é frequentemente responsável por uma bradicardia fetal (> 70% dos casos para Beinder et al. [27]). Particularmente sugestiva desta síndrome é a constatação em um feto de episódios de bradicardia sinusal alternando com acessos de taquicardias ventriculares com dissociação atrioventricular e/ou episódios de BAV 2/1 [28]. Sua descoberta *in utero* é acompanhada de um prognóstico negativo e impõe, se a criança nascer, um tratamento com betabloqueador precoce, às vezes a implantação de um estimulador cardíaco e, em todos os casos, um mapeamento familiar, clínico e genético. Ela seria responsável por algumas mortes fetais tardias do 3º trimestre sem causa evidente, cuja avaliação deveria, portanto, envolver uma pesquisa genética no feto e nos pais, mesmo que estes sejam assintomáticos [29, 30].

Tipo	Cromossomo	Locus	Gene	Fenótipo
LQT1	11	11p15,5	KCNQ1	Romano-Ward e Jervell
LQT2	7	7q35-36	HERG	Romano-Ward
LQT3	3	3p21-24	SCN5A	Romano-Ward
LQT4	4	4q25-26	?	Romano-Ward
LQT5	21	21q21,1-q22,2	KCNE1	Romano-Ward e Jervell

Segundo H. Le Marec e D. Escande, Inserm U533.

Não se trata de um distúrbio de condução propriamente dito, mas de um distúrbio da excitabilidade, que, salvo exceção, é idiopático, transitório e, espontaneamente, de bom prognóstico (Capítulo 9.3).

Distúrbio da condução atrioventricular

Neste caso, também, a frequência atrial pode estar normal ou aumentada, mas o ritmo dos átrios permanece perfeitamente regular, o que o diferencia do distúrbio anterior. O ritmo ventricular pode ser de dois tipos: regular ou irregular.

Ritmo irregular

Falta, periodicamente, uma contração ventricular em uma sequência atrioventricular geralmente normal. Na verdade, um estudo mais atento mostra um prolongamento progressivo do intervalo PR até a contração ventricular ausente. Trata-se de um bloqueio atrioventricular de 2° grau de tipo 1, também denominado "períodos de Luciani-Wenckebach".

Ritmo regular

Duas eventualidades são possíveis quanto à relação entre contração atrial e contração ventricular (figura 9.24):

- a frequência dos ventrículos é estritamente idêntica à dos átrios, e cada contração ventricular é precedida de uma contração atrial. A única anomalia reside em um intervalo PR prolongado, superior a 150 ms, no feto. Trata-se de um bloqueio atrioventricular de 1° grau ou prolongamento do intervalo PR;
- a frequência dos ventrículos é mais lenta que a dos átrios, e nem todas as contrações atriais são seguidas de uma contração ventricular. Existem duas possibilidades:
    - bloqueio atrioventricular de 2° grau sob a forma de um bloqueio 2/1 (ou de grau mais alto). Falta uma contração ventricular a cada duas contrações atriais, mas cada contração ventricular é precedida de uma sequência atrioventricular normal (figura 9.25),

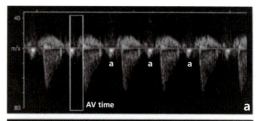
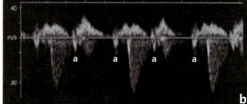
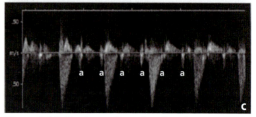

Figura 9.24. Registros Doppler da veia cava superior e da aorta ascendente nos três tipos de BAV.
a. BAV de 1º grau. O intervalo PR entre o início da onda A venosa e o início da ejeção aórtica é prolongado, mas a sequência atrioventricular está presente e é permanente.
b. BAV de 2º grau. A frequência das ondas A é o dobro daquela dos fluxos de ejeção aórtica, e a sequência atrioventricular só está presente em uma vez a cada duas.
c. BAV de 3º grau. As frequências das ondas A e dos fluxos de ejeção aórtica são diferentes e estão dissociadas, sem sequência atrioventricular visível.
Segundo Sonesson SE et al. Signs of first-degree heart block occur in one-third of fetuses of pregnant women with anti-SSA/Ro 52kd antibodies. Arthritis & Rheumatism 2005;50:1253-61. Com a gentil autorização de John Wiley & Sons, Inc.

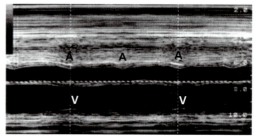

Figura 9.25. Exame em modo TM.
A sequência atrial está regular (sem ESA) e somente uma contração atrial a cada duas é seguida de uma contração ventricular.

- bloqueio atrioventricular de 3° grau ou BAV completo. Neste caso, a sequência ventricular – regular, mas lenta (tipicamente compreendida entre 40 e 80/min) – é totalmente independente da sequência atrial, mais rápida (figura 9.26).

Bloqueio atrioventricular completo

Observado em aproximadamente 1/15.000 recém-nascidos vivos, sua frequência é maior *in utero*, em que representa 30 a 40% dos distúrbios maiores do RCF [31].

Em metade dos casos, ele está associado a uma malformação cardíaca, principalmente um isomerismo esquerdo com prognóstico muito negativo: 2/31 sobreviventes na série de Berg *et al.* [32] e transposição corrigida dos grandes vasos (tabela 9.6). Uma malformação severa (canal atrioventricular, heterotaxia, dupla via de saída de ventrículo direito etc.) com regurgitação valvar constante parece ser a regra quando o bloqueio é de descoberta precoce, no 1° trimestre da gestação [33].

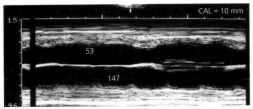

Figura 9.26. BAV completo: estudo em modo TM.
Dissociação completa entre uma frequência atrial rápida (147 bpm) e uma frequência ventricular lenta (53 bpm), sem sequência atrioventricular visível.

Tabela 9.6. Tabela 9.6. As principais malformações cardíacas podem estar associadas a um BAV completo

Isomerismo esquerdo
Transposição corrigida dos grandes vasos
Canal atrioventricular completo
Ventrículo único
Dupla via de saída do ventrículo direito
Transposição dos grandes vasos
Miocardite e cardiomiopatia

Quando é isolado, um BAV completo está ligado à passagem transplacentária de anticorpos maternos anti-SSB/La e/ou anti-SSA/Ro. Geralmente, complica uma gestação em uma mãe acometida por lúpus eritematoso sistêmico ou por uma síndrome de Sjögren, mas pode ser observado em 1 a 2% das gestações levadas por mulheres "lúpicas" aparentemente normais do ponto de vista clínico (Capítulo 11.2).

Durante uma ecografia do 1° trimestre (12 SA), a associação de uma translucência nucal aumentada e de uma bradicardia fetal deve fazer investigar um BAV completo. Nesse termo, um BAV completo é independente de um eventual lúpus materno, mas uma malformação cardíaca está quase sempre presente, na maioria das vezes grave e de evolução geralmente letal [33].

Prognóstico

O prognóstico de um BAV completo é muito reservado, com uma mortalidade pré-natal que alcança 11 a 22% mesmo quando o distúrbio condutivo é isolado, e mais de 50% quando uma cardiopatia malformativa está associada [34]. Os dois marcadores mais negativos seriam, na ordem, a presença de uma hidropisia e a associação de uma cardiopatia complexa [32]. O valor prognóstico de uma frequência atrial inferior a 120 bpm ou de uma frequência ventricular inferior a 55 bpm é mais controversa atualmente. Uma rápida diminuição da frequência ventricular teria mais importância. Má função ventricular e a presença de extrassístoles ventriculares também são mau prognóstico, mas, na maioria das vezes, observados na presença de um dos sinais anteriores. O prognóstico de um BAV sem cardiopatia associada é melhor, exceto se for acompanhado de uma franca cardiomegalia (19/28 sobreviventes na série de de Berg *et al.* [32]).

Tratamento

Salvo exceção, uma vez instalado, um BAV completo é irreversível. Diversos tratamentos foram propostos para tentar diminuir a inflamação (corticoides), tratar a insuficiência cardíaca (digoxina) e acelerar a frequência ventricular (simpatomiméticos como salbutamol, terbutalina[1], ritodrina). Os simpatomiméticos

---

[1] Terbutalina: aumento progressivo da dose até 5 mg a cada 6 horas [37].

Manual Prático de Ecocardiografia Fetal

possuem um efeito inconstante, de baixa amplitude e geralmente transitório no feto, associado a uma baixa tolerância materna [35]. A isoprenalina dada em perfusão para a mãe continua não tendo efeito na frequência cardíaca fetal.

Parece que um tratamento com glucocorticoides e simpatomiméticos pode melhorar o prognóstico fetal e neonatal mesmo que não haja efeito direto em um BAV instalado por meio de uma ação na miocardite, na hepatite e na cardiomiopatia lúpica [36].

O tratamento é essencialmente preventivo, indicado durante o acompanhamento de uma gestação em uma mãe lúpica por meio da constatação de um distúrbio condutivo menor (BAV 1º ou BAV 2º graus). Baseia-se na corticoterapia (dexametasona ou betametasona, isto é, um corticoide fluorado não inativado pela placenta) e, eventualmente, nas plasmafereses (Capítulo 11.2).

Acompanhamento e decisão de extração

Na ausência de hidropisia e se o crescimento fetal for satisfatório, um acompanhamento ecográfico é aconselhado a cada 8 dias, sobretudo no final da gestação, em que um agravamento pode ocorrer rapidamente.

Esse acompanhamento pode ser feito por um mesmo ecografista experiente. Na ausência deste, ela se baseia em uma grande parcela de subjetividade, pois só pode-se amparar parcialmente no estudo, proposto por alguns [37], do escore cardiovascular de Huhta [38], reflexo da função cardíaca e da circulação fetal (ver anexo 9.3, p. 368), ou de um escore de "bem-estar fetal". Tanto um como outro são fortemente prejudicados pela simples presença de uma bradicardia e o que mais importa é sua evolução, e não sua quantificação em valor absoluto, já que este não possui quase nenhuma importância.

Mesmo na ausência de sinal de má tolerância patente, uma extração, por cesariana em virtude da impossibilidade de acompanhar com eficácia o RCF, deve ser considerada a partir de 36 SA. O nascimento será programado em um centro médico-cirúrgico apto a implantar um estímulo externo provisório ou um estimulador epicárdico no recém-nascido se a frequência cardíaca for inferior a 50 bpm no nascimento ou 55 bpm além dos 8 dias de vida. A colocação de tal dispositivo não pode ser considerada em um recém-nascido que pese menos de 2.000 g, mesmo que o "recorde da literatura" pesasse apenas 1.219 g no momento da implantação [37].

> BAV completo = indicação de transferência *in utero* e extração por cesariana em centro médico-cirúrgico pediátrico.

Anexo 9.1

Terminologia

Bigeminismo

Diz-se de um ritmo em que se sucedem regularmente uma sequência de ativação atrioventricular normal e uma extrassístole, seja qual for sua origem. Trigeminismo e quadrigeminismo correspondem à sucessão de duas ou três sequências normais e de uma extrassístole.

Extrassístole (ES)

Designa uma sequência de ativação cardíaca anormal, que geralmente nasce de um foco ectópico e ocorre mais cedo do que deveria no ritmo cardíaco normal do feto (ativação e contração prematuras). Um extrassístole geralmente é seguida de um descanso relativo chamado "pausa compensatória" antes que reapareça o ritmo sinusal normal.

Extrassístole atrial (ESA)

Extrassístole que nasce em um átrio. Uma ESA sempre é acompanhada de uma contração dos átrios, mas esta é seguida (ESA conduzida) ou não (ESA bloqueada) de uma contração dos ventrículos.

Capítulo 9. Distúrbios do ritmo cardíaco fetal

Extrassístole ventricular (ESV)
Extrassístole que nasce em um ventrículo. Uma ESV sempre é acompanhada de uma contração dos ventrículos (conforme um modo diferente do normal), mas esta é seguida (ESV com condução retrógrada aos átrios) ou não (ESV bloqueada na altura da junção atrioventricular) de uma contração dos átrios.

Regularização
Designa o retorno de um ritmo sinusal normal após uma crise de taquicardia. Uma regularização pode ocorrer espontaneamente ou sob efeito de um tratamento.

Ritmo sinusal (RS)
Designa uma ativação cardíaca normal comandada pelo nódulo sinusal e respeitando uma sequência átrios-ventrículos ordenada e regular. No feto, esta expressão é usada de maneira imprópria na medida em que é impossível afirmar que a ativação nasce exatamente do nódulo sinusal.

Ritmo ectópico
Designa um distúrbio do ritmo que nasce em outro lugar que não o nódulo sinusal. O foco ectópico responsável pode estar situado em um dos átrios ou um dos ventrículos.

Anexo 9.2
Diagrama de análise de uma bradicardia fetal

Frequência dos átrios
- ① Lenta, regular
- ② Normal, regular
- ③ Normal, irregula

Frequência dos ventrículos
- ④ Lenta, regular
- ⑤ Lenta, irregular
- ⑥ Normal, irregular

Sequência atrioventricular
- ⑦ Presente, permanente, normal
- ⑧ Presente, permanente, prolongada
- ⑨ Presente, com exceções
- ⑩ Presente, uma vez a cada duas ou três
- ⑪ Ausente

① + ④ + ⑦
Bradicardia sinusal

③ + ⑥ + ⑨
ESA bloqueadas isoladas

③ + ④ ou ⑤ + ⑩
ESA bloqueadas 2/1 ou 3/1
(bigeminismo ou trigeminismo)

② + ④ + ⑧
BAV 1º grau (PR longo)

② + ⑤ + ⑨
BAV 2º grau (PLW)

② + ④ + ⑩
BAV 2º grau (2/1)

② + ④ + ⑪
BAV completo

Manual Prático de Ecocardiografia Fetal

Anexo 9.3

Escore cardiovascular (segundo [38])

Síndrome edematosa	Ausente	+2
	Ascite ou hidrotórax/derrame pericárdico	-1
	Edema subcutâneo	-2
Pulsatilidade venosa	DV normal	+2
	DV normal com fluxo nulo* ou retrógrado	-1
	Fluxo venoso umbilical pulsátil	-2
Cardiomegalia	Ausente	+2
	Razão cardiotorácica (superfície): 35-50%*	-1
	Razão cardiotorácica (superfície): > 50%	-2
Alteração da função cardíaca	Ausente	+2
	Insuficiência tricúspide holossistólica ou insuficiência mitral ou fração de encurtamento < 28% ou hipertrofia miocárdico	-1
	Fluxo de enchimento atrioventricular monofásico	-2
Redistribuição arterial	Ausente	+2
	Fluxo diastólico nulo na aorta* + *brain sparing*	-1
	Fluxo diastólico inverso na aorta	-2

*Índices prejudicados pela simples presença de uma bradicardia permanente.
DV: ducto venoso.

Referências

Ritmo cardíaco fetal normal

1. Vlahot N, Morvan J, Bernard AM, *et al.* Tachycardie supraventriculaire fœtale. J Gynecol Obstet Biol Reprod (Paris) 1987;16:393–400.

2. Handprasertpong T, Phupong V. First trimester embryonic/fetal heart rate in normal pregnant women. Arch Gynecol Obstet 2006;274:257–60.

3. Simpson JM, Silverman NH. Diagnosis of cardiac arrythmias during fetal life (chap. 28). In: *Fetal cardiology.* London: Dunitz; 2003.

4. Fouron JC, Fournier A, Proulx F, *et al.* Management of fetal tachyarrhythmia based on superior vena cava/aorta Doppler flow recordings. Heart 2003;89:1211–6.

Distúrbios do ritmo cardíaco fetal

5. Kleinman CS, Nehgme RA. Cardiac arrhythmias in the human fetus. Pediatr Cardiol 2004;25:234–51.

6. Yoo SJ, Jaeggi E. Ultrasound evaluation of the fetal heart. In: Callen PW, editor. *Ultrasonography in obstetrics and gynecology.* 5th ed. Toronto: Elsevier.

7. Boldt T, Eronen M, Andersson S. Long-term outcome in fetuses with cardiac arrhythmias. Obstet Gynecol 2003;102:1372–9.

8. Respondek M, Wloch A, Kaczmarek P, *et al.* Diagnostic and perinatal management of fetal extra-systole. Pediatr Cardiol 1997;18:361–6.

9. Wheeler T, Murrills A. Patterns of fetal hart rate during normal pregnancy. Br J Obstet Gynaecol 1978;85:18–27.

10. Simpson JM, Sharland GK. Feta tachycardias: Management and outcome in 127 consecutive cases. Heart 1998;79:576–81.

11. Belhassen B, Pauzner D, Blieden L, *et al.* Intrauterine and postnatal atrial fibrillation in the Wolff-Parkinson-White syndrome. Circulation 1982;66:1124–8.

12. Oberti C, Wang L, Li L, *et al.* Genome-wide linkage scan identifies a novel genetic locus on chromosome 5p13 for neonatal atrial fibrillation associated with sudden death and variable cardiomyopathy. Circulation 2004;110:3753–9.

13. Jaeggi E, Fouron JC, Drblik SP. Fetal atrial flutter: diagnosis, clinical features, treatment, and outcome. J Pediatr 1998;132:335–9.

Capítulo 9. Distúrbios do ritmo cardíaco fetal

14. Gembruch U. Fetal tachyarrhythmia (chap. 30). In: *Fetal cardiology*. London: Dunitz; 2003.

15. Naheed ZJ, Strasburger JF, Deal BJ, *et al*. Fetal tachycardia: mechanisms and predictors of hydrops fetalis. J Am Coll Cardiol 1996;27:1736–40.

16. Schade RP, Stouteenbeek P, de Vries K. Neurological morbidity after fetal supraventricular tachycardia. Ultrasound Obstet Gynecol 1999;13:43–7.

17. Jaeggi ET, Carvalho JS, De Groot E, *et al*. Comparison of transplacental treatment of fetal supraventricular tachyarrythmias with digoxin, flecainide, and sotalol. Circulation 2011;124:1747–54.

18. Jouannic JM, Delahaye S, Fermont L, *et al*. Fetal supraventricular tachycardia: a role for amiodarone as second-line therapy? Prenat Diagn 2003;23:152–6.

19. Strasburger JF. Prenatal diagnosis of fetal arrhythmias. Clin Perinatol 2005;32:891–912.

20. Pézard P, Boussion F, Sentilhes L, *et al*. Fetal tachycardia: a role for amiodarone as first- or second-line therapy? Arch Cardiovasc Dis 2008;101:619–27.

21. Grosso S, Berardi R, Cioni M, Morgese G. Transient neonatal hypothyroidism after gestational exposure to amiodarone: a follow-up of two cases. J Endocrinol Invest 1998;21:699–702.

22. Mantakas ME, McCue CM, Miller WW. Natural history of Wolff-Parkinson-White syndrome discovered in infancy. Am J Cardiol 1978;41:1097–103.

Bradicardias – Distúrbios condutivos atrioventriculares

23. Andelfinger G, Fouron JC, Sonesson SE, Proulx F. Reference values for time intervals between atrial and ventricular contractions of the fetal heart measured by two Doppler techniques. Am J Cardiol 2001;88:1433–6.

24. Pasquini L, Seale AN, Belmar C, *et al*. PR interval: a comparison of electrical and mechanical methods in the fetus. Early Hum Dev 2007;83:231–7.

25. Friedman DM, Kim MY, Copel JA, *et al*. Utility of cardiac monitoring in fetuses at risk for congenital heart block. The PR interval and Dexamethasone evaluation (PRIDE) prospective study. Circulation 2008;117:485–93.

26. Glickenstein JS, Buyon JP, Friedman DM. Pulsed doppler echocardiographic assessment of the fetal PR interval. Am J Cardiol 2000;86:236–9.

27. Beinder E, Grancay T, Menéndez T, *et al*. Fetal sinus bradycardia and the long QT syndrome. Am J Obstet Gynecol 2001;185:743–7.

28. Tomek V, Skovranek J, Gebauer RA. Prenatal diagnosis and management of fetal long QT syndrome. Pediatr Cardiol 2009;30:194–6.

29. Beinder E, Buheitel G, Hofbeck M. Are some cases of sudden unexplained intrauterine death due to the long QT syndrome? Prenat Diagn 2003;23:1097–8.

30. Miller TE, Estrella E, Myerburg RJ, *et al*. Recurrent third-trimester fetal loss and maternal mosaicism for long-QT syndrome. Circulation 2004;109:3029–34.

31. Yoo SJ, Jaeggi E. Ultrasound evaluation of the fetal heart. In: Callen PW, editor. *Ultrasonography in obstetrics and gynecology*. 5th ed. Toronto: Elsevier.

32. Berg C, Geipel A, Kohl T, Breuer J, *et al*. Atrioventricular block detected in fetal life: associated anomalies and potential prognostic markers. Ultrasound Obstet Gynecol 2005;26:4–15.

33. Baschat AA, Gembruch U, Knöpfle G, Hansmann M. First-trimester fetal heart block: a marker for cardiac anomaly. Ultrasound Obstet Gynecol 1999;14:311–4.

34. Michaelsson M, Riesenfeld T, Jonzon A. Natural history of congenital complete atrioventricular block. Pace 1997;20(Pt.II):2098–101.

35. Eronen M, Heikkila P, Teramo K. Congenital complete heart block in the fetus: hemodynamic features, antenatal treatment, and outcom in six cases. Pediatr Cardiol 2003;23:1097–8.

36. Jaeggi ET, Fouron JC, Silverman ED, *et al*. Transplacental fetal treatment improves the outcome of prenatally diagnosed complete atrioventricular block without structural heart disease. Circulation 2004;110:1542–8.

37. Donofrio MT, Gullquist SD, Mehta ID, Moskowitz WB. Congenital complete heart block: fetal management protocol, review of the literature, and report of the smallest successful pacemaker implantation. J Perinatol 2004;24:112–7.

38. Huhta JC. Right ventricular function in the human fetus. J Perinat Med 2001;29:381–9.

Coração e patologia fetal geral

CAPÍTULO **10**

10.1. Anemia e artéria cerebral média

Em caso de anemia, o feto tenta se adaptar por um aumento do débito cardíaco (ligado a um aumento do volume sistólico ejetado e não a um aumento de frequência cardíaca) e por uma aceleração da velocidade circulatória por diminuição da viscosidade sanguínea ligada à própria anemia. Associa-se a ela uma redistribuição dos débitos locais com uma queda das resistências vasculares nos órgãos vitais, como o cérebro, o coração e as glândulas suprarrenais.

Desde os trabalhos de Mari *et al.* [1], a medida da velocidade máxima observada na origem da artéria cerebral médica (ACM) se tornou o método não invasivo de escolha para rastrear uma anemia fetal ou acompanhar sua evolução (tabela 10.1).

Principais causas de anemia fetal [2]

Causas imunes
Anticorpos anti-D (Rhesus)
Anticorpos anti K (Kell)
Anticorpos anti-Fya (Duffy)

Causas não imunes
Infecção por parvovírus B19
Alfatalassemia homozigota
Hemorragia materno-fetal crônica
Síndrome de transfusão feto-fetal
Corioangioma

Visualização da ACM e técnica de avaliação de sua velocidade máxima [2]

Para examinar os vasos cerebrais da base, o observador parte do plano em que é feita a medição do diâmetro biparietal, incluindo o tálamo e o *cavum* do septo

Tabela 10.1. **Concentrações médias de hemoglobina fetal conforme o termo**

SA	Múltiplos da mediana (MoM) (Hb: g/dl)				
	95º percentil	Mediana	5º percentil	0,65	0,55
18	12,3	10,6	8,9	6,9	5,8
20	12,9	1,1	9,3	7,2	6,1
22	13,4	11,6	9,7	7,5	6,4
24	13,9	12	10,1	7,8	6,6
26	14,3	12,3	10,3	8	6,8
28	14,6	12,6	10,6	8,2	6,8
30	14,8	12,8	10,8	8,3	7,1
32	15,2	13,1	10,9	8,5	7,2
34	15,4	13,3	11,2	8,6	7,3
36	15,6	13,5	11,3	8,7	7,4
38	15,8	13,6	11,4	8,9	7,5
40	16	13,8	11,6	9	7,6

0,65 MoM: valor-limite para uma anemia discreta;
0,55 MoM: valor-limite para uma anemia moderada.

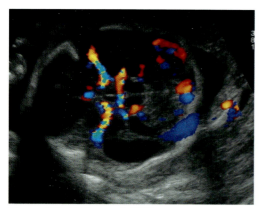

Figura 10.1. Polígono de Willis.

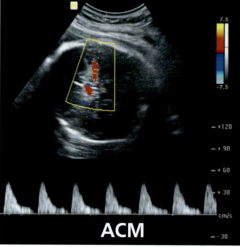

Figura 10.2. Técnica de aferição do pico de velocidade na artéria cerebral média (ACM).

pelúcido. O sensor é, então, orientado para a parte traseira e a base do crânio. O polígono de Willis é visualizado em Doppler colorido, com a artéria cerebral média perto das asas do esfenoide, entre os sulcos frontal e mediano cerebrais (figura 10.1).

A medida é feita em Doppler pulsado, com uma janela de amostragem situada na parte bem proximal dessa artéria, logo após sua origem no sifão carotídeo, pois a velocidade decresce a jusante. A janela deve ser orientada para o eixo do vaso tanto quanto possível [3], sem usar correção de ângulo (o feixe Doppler deve-se sobrepôr à artéria). As medições são feitas em um feto imóvel e fora dos movimentos respiratórios (figura 10.2). Em geral, as medições são feitas na ACM mais próxima do sensor, mais bem visualizada, mas medições efetuadas na artéria controlateral seriam equivalentes. É preferível medir o pico de velocidade manualmente a confiar em um contorno de envoltório automatizado e tomar o valor mais alto observado em, no mínimo, três medições [4].

A velocidade do fluxo na ACM aumenta à medida que a taxa de hemoglobina diminui no feto. Em uma primeira aproximação, pode-se considerar que existe anemia fetal quando o valor do pico de velocidade (em cm/s) ultrapassa o dobro do número de SA de amenorreia (p. ex., 50 cm/s a 25 SA) (figura 10.3). Para maior precisão, pode-se recorrer às planilhas e ao normograma propostos por Mari (figura 10.4). Um pico de velocidade superior a 1,29 múltiplo da mediana (MoM) representa uma anemia leve ou moderada, que se torna severa quando a velocidade excede 1,5 MoM [5].

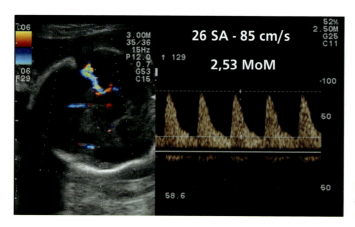

Figura 10.3. Fluxo Doppler da artéria cerebral média patológica no quadro de anemia severa.

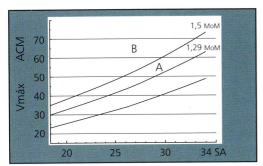

Figura 10.4. Velocidade máxima do fluxo na artéria cerebral média em função da idade gestacional.
Normograma delimitando os valores a favor de uma anemia moderada (zona A) ou severa (zona B). Vmáx ACM expressa em cm/s; MoM: múltiplos da mediana.
Segundo [5].

Mostrou-se que essa correlação inversa observada entre velocidade máxima na ACM e a taxa de hemoglobina fetal permanece válida para garantir o acompanhamento fetal após transfusão [6]. Ela parece, aliás, idêntica, seja qual for a causa da anemia (aloimunização ou infecção por parvovírus B19), o que a torna muito útil para confirmar a presença de uma anemia diante de uma hidropisia não imune e orientar a sondagem etiológica para o parvovírus B19, responsável com maior frequência por hidropisia e anemia que o citomegalovírus ou a toxoplasmose, por exemplo [7].

10.2. Retardo de crescimento intrauterino: acompanhamento por eco-Doppler

Um retardo de crescimento intrauterino (RCIU) complica 15% das gestações e constitui uma causa importante de mortalidade fetal ou neonatal [8].

Suas causas são múltiplas (cromossômicas, infecciosas, sindrômicas, constitucionais etc.), e algumas ainda não são muito bem conhecidas. Se considerarmos que o crescimento fetal é determinado pela mãe, o feto e sua placenta, todo fator que afeta um destes três componentes está na origem de um RCIU [9]. Em alguns casos, a insuficiência placentária incriminada na ausência de um dos mecanismos citados acima não seria a causa principal, mas uma consequência entre várias de um processo de origem desconhecida [10].

Definições e terminologia

Convém distinguir os fetos pequenos demais para a sua idade, *small for gestational age* (SGA), e os de restrição de crescimento intrauterino:

- os SGA apresentam, de maneira isolada, um peso estimado inferior ao percentil 10 para a idade gestacional. Não se trata de uma patologia, mas da fração da população situada no extremo esquerdo da curva de Gauss, representativa dos pesos normais. Sua origem seria, na maioria das vezes, de padrão biológico, familiar;

- os RCIU associando ao seu baixo peso a noção de uma patologia materna favorecedora (HTA, diabetes) e/ou anomalias circulatórias mais ou menos graves evidenciadas pelo estudo Doppler. Na ausência de patologia materna, fala-se de RCIU idiopático [10].

Tradicionalmente, distingue-se os RCIU simétricos dos RCIU assimétricos [9]:

- um RCIU simétrico seria de aparecimento precoce, na fase de divisão celular. Ele afeta de maneira equivalente as medições feitas nos ossos longos (fêmur, no abdome ou na circunferência cefálica;

- um RCIU assimétrico seria de aparecimento mais tardio na gestação, durante a fase de hiperplasia (está hiperplasia no livro, mas o correto é fase de hipertrofia) celular predominante. O comprimento femural ou a circunferência cefálica são menos afetados que a circunferência abdominal, diminuída em particular em decorrência de uma atrofia hepática e a um déficit de gordura subcutânea por falta de alimentação.

Essa distinção não traz nenhuma informação sobre o processo causal, mas parece que o prognóstico, tanto fetal como neonatal, é um pouco pior em caso de RCIU assimétrico [11].

Como reconhecer um RCIU

De acordo com a definição acima, fazer o diagnóstico de RCIU pressupõe uma conduta conforme três etapas: (i) datar precisamente a gestação, (ii) estimar o peso fetal, (iii) investigar uma patologia materna [9].

Datação da gestação

É mais precisa quando se baseia em uma ecografia feita antes das 18 SA do que na data presumida das últimas menstruações.

- No 1º trimestre, é feita pela medição do comprimento cabeça-nádegas, somente para considerar se a datação assim obtida difere de mais de 7 dias com relação à data das últimas menstruações.
- No 2º trimestre, é obtida pela biometria fetal, que é baseada na medição do diâmetro biparietal, da circunferência cefálica, da circunferência abdominal e do comprimento do fêmur. O erro médio é, neste caso, inferior a 4 dias.
- No 3º trimestre, é preciso utilizar outros marcadores, em particular os núcleos de ossificação dos ossos longos ou a maturação cerebral.

Estimativa do peso fetal

É obtida:

- seja pela fórmula de Hadlock levando em conta as circunferências cefálica e abdominal, bem como o comprimento femural. A possibilidade de erro é de ± 15%;
- seja pela fórmula de Shepard, baseada nos diâmetros cefálico e abdominal.

Valores situados entre o percentil 10º e o 90º são considerados normais.

Acompanhamento e avaliação prognóstica de um RCIU: princípios gerais

Diversos métodos são propostos para tentar avaliar a gravidade de um RCIU e, portanto, a necessidade de extrair mais ou menos rapidamente o feto. Entre eles,
o estudo por ecografia Doppler dos fluxos venoso e arterial, bem como da função cardíaca, desempenha um papel primordial. Todos os autores concordam, entretanto, sobre a importância de tentar integrar as informações dadas por vários métodos, sendo que nenhum propõe, sozinho, índice prognóstico suficientemente constante e reprodutível para permitir o acompanhamento de todos os RCIUs.

Assim, será preciso considerar, além do estudo Doppler:

- a análise da variabilidade do ritmo cardíaco fetal por meio de registros repetidos;
- a presença e a importância de um oligoidrâmnio, reflexo de uma diminuição da diurese fetal secundária a uma diminuição da perfusão e a uma hipóxia renais;
- o comportamento geral do feto. Os movimentos respiratórios são os primeiros a desaparecer em caso de hipóxia. São seguidos de uma diminuição dos movimentos ativos fetais que são abolidos quando a acidose fetal se torna, tipicamente grave com um pH de cerca de 7,10 [12].

Acompanhamento por ecografia Doppler

Durante o RCIU, assiste-se a uma redistribuição dos fluxos que tende a privilegiar a circulação cerebral e coronária (vasodilatação) em detrimento dos órgãos subdiafragmáticos (vasoconstrição). Esta leva a uma redistribuição do débito cardíaco do coração direito para o coração esquerdo.

Este fenômeno compensador é acompanhado de diversas alterações da hemodinâmica fetal que implicam a pré-carga, a pós-carga, a complacência ventricular e a contratilidade miocárdica. Elas são variáveis e estão dissociadas conforme a gravidade do RCIU (tabelas 10.2 e 10.3).

Essas alterações de enchimento e de contratilidade são responsáveis, por sua vez, por uma elevação das pressões venosas e alterações dos fluxos Doppler venosos. Estas afetam, primeiramente, as veias próximas ao coração (veias supra-hepáticas e veia cava inferior), depois, progressivamente, as veias mais distantes, o ducto venoso e, por fim, a veia umbilical (Capítulo 4.2.). Em um último estágio, elas se associam a um acometimento cardíaco autônomo, com citólise miocitária secundária à hipóxia e à acidose.

Capítulo 10. Coração e patologia fetal geral

Tabela 10.2. Anomalias hemodinâmicas observadas durante um RCIU (segundo [14])

	Local	Mecanismo	Tradução
Pré-carga	VD e VD diminuído	Hipovolemia	Diminuição da razão E/A, da onda A e da integral tempo-velocidade (ITV) através das duas valvas, mitral e tricúspide
Pós-carga	VD aumentado	Aumento das resistências placentárias	Diminuição do pico de velocidade no nível das valvas sigmoides
	VE diminuído	Vasodilatação cerebral (centralização fetal) e coronária	
Complacência	VD diminuído	Pós-carga aumentada	Razão (ITV onda A)/(ITV ondas E e A)
	VE menos diminuído	+	
		Alteração miocárdica	
Contratilidade	VD e VE diminuído	Citólise muscular secundária à acidose (RCIU grave)	

Tabela 10.3. Quantificação da gravidade do RCIU conforme a ecografia Doppler (segundo [15])

O aparecimento de um único sinal basta para fazer o RCIU passar para o estágio correspondente.

	Estágio I	Estágio II	Estágio III
Artéria umbilical	Índice de pulsatilidade aumentado	*Fluxo diastólico reverso*	
Artéria cerebral média	Índice de pulsatilidade aumentado	Pico de velocidade sistólica aumentado	
Ducto venoso		Índice de pulsatilidade aumentado	*Fluxo diastólico reverso*
Valva tricúspide			Insuficiência valvar holossistólica
			Razão E/A ≥ 1

Aparecem, então, cardiomegalia com franca alteração da cinética ventricular e uma insuficiência da valva atrioventricular direita [13], até mesmo das duas valvas, mitral e tricúspide.

Evolução terminal de RCIU

A partir de observações privilegiadas, Rizzo *et al.* [16] descreveram a evolução terminal dos fluxos Doppler durante a progressão de um sofrimento fetal ligado a um RCIU. Em geral, estes autores distinguem três fases.

1. Uma deterioração progressiva da função cardíaca com alteração do enchimento e da ejeção ventricular que se traduz por:
   - uma diminuição dos picos de velocidade aórtica;
   - um aumento do fluxo reverso na veia cava inferior (VCI) durante a contração atrial.
2. O aumento do fluxo reverso na VCI seguida de sua progressão para o ducto venoso e depois para a veia umbilical com aparecimento de uma pulsatilidade desta última. Paralelamente, aparecem alterações do ritmo cardíaco fetal que levantam a indicação da necessidade de antecipação do nascimento.
3. No último estágio, assiste-se a um desaparecimento dos movimentos ativos fetais e dos movimentos respiratórios, enquanto que os traçados do ritmo cardíaco fetal mostram alterações maiores com ausência de variabilidade a curto ou longo prazo. Na ecografia Doppler, nota-se:
   - uma diminuição complementar dos picos de velocidade arteriais;
   - uma diminuição dos picos E e A na mitral e na tricúspide;
   - a presença de incisura protodiastólica (*notch*) nas artérias uterinas;
   - o aparecimento de uma insuficiência tricúspide.

Manual Prático de Ecocardiografia Fetal

Todos esses sinais representam uma progressão da insuficiência cardíaca com colapso do débito cardíaco e diminuição secundária do débito cerebral.

O efeito da vasodilatação cerebral (*brain sparing effect*) desaparece pouco antes do óbito, com aumento das resistências arteriais, seja por perda da autorregulação, seja por edema cerebral, é o fenômeno da descentralização fetal.

A perda do *brain sparing effect* e o aparecimento de uma insuficiência tricúspide devem, portanto, ser considerados indicadores de um óbito iminente em um feto em RCIU.

Decisão do momento ideal de interrupção gestacional: contribuição da ecografia Doppler

As possibilidades de intervenção em um RCIU *in utero* são limitadas e se resumem, na prática, à pergunta: é necessário extrair a criança e em qual prazo?

A resposta não é unívoca, e a conduta adotada difere conforme a idade gestacional. Ela se baseia em um acompanhamento no mínimo semanal a fim de quantificar a diminuição do índice de pulsatilidade arterial umbilical e, sobretudo, de acompanhar sua progressão, mais ou menos rápida, e o aparecimento secundário de sinais de repercussão venosa. A ausência de progressão em 15 dias dá a expectativa de que os Dopplers venosos permanecerão pouco ou não patológicos na sequência [8].

Quando o RCIU foi declarado precocemente, faz-se todo o possível para prolongar a gestação. Antes de 26 SA e se o peso estimado for inferior a 600 g, o risco de mortalidade é de pelo menos 50%. Até 28 SA, esse risco diminui em 2% para cada dia de gestação ganha. Entre 26 e 32 SA, a morbidade passa de mais de 50% para 10,5% [17]. Portanto, tende-se a esperar o aparecimento de um fluxo reverso permanente no ducto venoso para extrair a criança.

> **Observação**
> Um fluxo reverso intermitente no ducto venoso não tem o mesmo significado negativo [18].

Após 34 SA, o risco neonatal é claramente menor, não se aguardará o aparecimento desses sinais terminais para decidir sobre o parto [8].

10.3. Síndrome de Marfan

A síndrome de Marfan é uma anomalia rara (2 a 3/10.000 nascimentos [19]), ligada à mutação de um gene localizado no cromossomo 15q21,1, que codifica a fibrilina-1 (*FBN1*). É acompanhada de uma fragilidade dos tecidos elásticos com manifestações essencialmente cardiovasculares, esqueléticas e oculares.

De transmissão autossômica dominante, pode, também, aparecer de maneira esporádica, o que seria o caso da maioria das formas de diagnóstico perinatal. O diagnóstico pré-natal ou pré-implantação é possível por avaliação genética molecular, mas não permite predizer a gravidade dos acometimentos [19].

O diagnóstico raramente é feito durante a gravidez (pelo nosso conhecimento, 9 observações publicadas em 2011 [20-25]), provavelmente mais em razão de sua raridade do que das dificuldades diagnósticas particulares, mesmo que a afecção seja raramente reconhecida antes do final do 2° trimestre [23].

Sinais ecográficos

É um diagnóstico do 3° trimestre.

A *cardiomegalia* é o sinal indicativo das formas descobertas durante o 3° trimestre (7 observações em 9). Ela pode progredir, tornar-se muito importante e limitar severamente o crescimento dos pulmões.

Os sinais mais específicos são, de um lado, uma dilatação das principais artérias e, de outro, anomalias das valvas atrioventriculares, não obrigatoriamente

Capítulo 10. Coração e patologia fetal geral

associadas. A *dilatação arterial* envolve a aorta, associando uma dilatação do anel e da aorta ascendente, o tronco pulmonar e o canal arterial, que adquire um aspecto dilatado, longo e sinuoso. As *anomalias valvares* abarcam a valva mitral e a valva tricúspide, que aparecem displásicas, com tecido abundante e alongamento dos cordões.

No exame Doppler, uma regurgitação pode ser observada nos quatro aparelhos valvares [25]. As regurgitações mitrais e tricúspide frequentemente são volumosas, explicando a dilatação dos átrios e dos ventrículos, cuja parede é de espessura normal. As regurgitações pulmonar e aórtica são mais moderadas, sendo que esta última pode-se desenvolver em valvas bicúspides. A cardiomegalia que resulta delas pode limitar o desenvolvimento pulmonar. Em uma observação, existia atresia pulmonar funcional com ausência de fluxo anterógrado, insuficiência pulmonar e fluxo retrógrado proveniente do canal arterial [22].

Estes sinais podem não ser ainda aparentes no 2º trimestre [23, 25]. Na observação de Koenigsberg *et al.* [20], o diagnóstico foi sugerido apenas a 24 SA com alongamento anormal dos membros. Nesses termos e na ausência de terreno familiar conhecido, este sinal permanece, geralmente, mal interpretado [23]. Uma biometria dos ossos longos excessiva continua certamente sendo um sinal sugestivo em um exame mais tardio.

Prognóstico

A síndrome de Marfan é uma patologia evolutiva antes e após o nascimento. As formas neonatais e, talvez ainda mais, as formas de descoberta pré-natal compartilham um prognóstico muito sombrio, com risco de óbito tardio *in utero*. Raras são as formas neonatais que sobrevivem após um ano [26] e 8 entre 9 das formas descobertas *in utero* foram a óbito nos 3 primeiros meses de vida [25].

Na prática, a descoberta de uma síndrome de Marfan fetal requer acompanhamento ecográfico cuidadoso e parto em maternidade de nível III se os pais optarem pela continuação da gravidez. Um mapeamento genético na família é necessário, seja qual for a atitude adotada.

Diagnóstico diferencial

Os principais diagnósticos diferenciais são a síndrome de Beals-hecht e a de Loeys-Dietz, geneticamente semelhantes à síndrome de Marfan [27].

A síndrome de Beals-Hecht compreende um acometimento do tecido conectivo igualmente de transmissão autossômica dominante, ligada a uma mutação no gene que codifica a fibrilina-2. Esta síndrome associa contraturas congênitas múltiplas, campodactilia, aracnodactilia, cifoescoliose, hipoplasia muscular e malformações da orelha externa. As anomalias cardíacas são menos frequentes neste caso (15%) e de natureza diferente: comunicação interatrial, comunicação interventricular, hipoplasia da aorta e interrupção do arco aórtico.

A síndrome de Loeys-Dietz, igualmente autossômica dominante, está ligada à mutação dos genes *TGFBR1* e *TGBFR2 (transforming growth factor beta-receptor 1 e 2)* localizados, respectivamente, nos cromossomos 9q33 e 3p22. É acompanhada de manifestações cardiovasculares (aneurisma da raiz da aorta, que seria constante, aneurisma do canal arterial, tortuosidade arterial generalizada, bicuspidia aórtica e pulmonar, prolapso mitral, comunicação interatrial etc.), craniofaciais (hipertelorismo, fenda palatina, úvula bífida, hipoplasia malar, retrognatia, cranioestenose etc.) e esqueléticas (hiperfrouxidão articular, aracnodactilia, campodactilia, polidactilia pós-axial etc.). Retardo mental é frequente. O prognóstico é muito negativo em virtude do risco elevado de ruptura dos aneurismas arteriais. Seu diagnóstico foi feito uma vez *in utero*, diante de aneurisma da raiz da aorta (10 mm) em um feto de 20 SA. Deve-se notar que esse aneurisma não evoluiu em seguida, ainda que o aspecto da aorta estivesse normal ao nascimento, mas o recém-nascido apresentava outros sinais da síndrome [28].

Manual Prático de Ecocardiografia Fetal

> **Resumo**
>
> Síndrome rara: 2-3/10.000 nascimentos.
> Transmissão autossômica dominante (diagnóstico pré-natal possível).
> Casos esporádicos mais frequentes se o diagnóstico for no pré-natal.
> Associa cardiomegalia e anomalias arteriais e valvares.
> Nascimento em maternidade de nível III.
> Prognóstico muito negativo para as formas de revelação fetal ou neonatal.

Entre as outras síndromes aparentadas, citaremos a síndrome de Shprintzen-Goldberg, associando cranioestenose, aracnodactilia, hérnias abdominais e retardo mental moderado, mas em que os aneurismas aórticos seriam raros.

Referências

Anemia e artéria cerebral média

1. Mari G, Deter RL, Carpenter RL, *et al.* Noninvasive diagnosis by Doppler ultrasonography of fetal anemia due to maternal red-cell alloimmunization. N Engl J Med 2000;342:9–14.
2. Imbar T, Lev-Sagie A, Cohen S, *et al.* Diagnosis, surveillance, and treatment of the anemic fetus using middle cerebral artery peak systolic velocity measurement. Prenat Diagn 2006;26:45–51.
3. Yamamoto M, Carrillo J, Insunza A, *et al.* Error introduced into velocity measurements by inappropriate Doppler angle assignment? difference in velocity by applying the Vm/V formula. Ultrasound Obstet Gynecol 2006;28:853–8.
4. Mari G, Abuhamad AZ, Cosmi E, *et al.* Middle cerebral artery peak systolic velocity technique and variability. J Ultrasound Med 2005;24:425–30.
5. Mari G. Middle cerebral artery peak systolic velocity. Is it the standard of care for the diagnosis of fetal anemia? J Ultrasound Med 2005;24:697–702.
6. Delle Chiaie L, Buck G, Grab D, Terinde R. Prediction of fetal anemia with Doppler measurement of the middle cerebral artery peak systolic velocity in pregnancies complicated by maternal blood group alloimmunization or parvovirus B19 infection. Ultrasound Obstet Gynecol 2001;18:232–6.
7. Hernandez-Andrade E, Scheier M, Dezerega V, *et al.* Fetal middle cerebral artery peak systolic velocity in the investigation of non-immune hydrops. Ultrasound Obstet Gynecol 2004;23:442–5.

Retardo de crescimento intrauterino: acompanhamento por eco-Doppler

8. Turan S, Miller J, Baschat AA. Integrated testing and management in fetal growth restriction. Semin Perinatol 2008;32:194–200.
9. Harkness UF, Mari G. Diagnosis and management of intrauterine growth restriction. Clin Perinatol 2004;31:743–64.
10. Mari G, Hanif F. Fetal Doppler: umbilical artery, middle cerebral artery, and venous system. Semin Perinatol 2008;32:253–7.
11. Dashe JS, McIntire DD, Lucas MJ, Leveno KJ. Effects of symmetric and asymmetric fetal growth on pregnancy outcomes. Obstet Gynecol 2000;96:321–7.
12. Gembruch U, Smrcek JM. The prevalence and clinical significance of tricuspid valve regurgitation in normally grown fetuses and those with intrauterine growth retardation. Ultrasound Obstet Gynecol 1997;9:374–82.
13. Vintzileos AM, Fleming AD, Scorza WE, *et al.* Relationship between fetal biophysical activities and umbilical cord blood gas values. Am J Obstet Gynecol 1991;165:707–13.
14. Abuhamad A. Color and pulsed Doppler in fetal echocardiography (Editorial). Ultrasound Obstet Gynecol 2004;24:1–9.
15. Mari G, Hanif F, Drennan F, Kruger M. Staging of intrauterine growth- restricted fetuses. J Ultrasound Med 2007;26:1469–77.
16. Rizzo G, Capponi A, Pietropolli A, *et al.* Fetal cardiac and extracardiac flows preceding intrauterine death. Ultrasound Obstet Gynecol 1994;4:139–42.
17. Baschat AA, Cosmi E, Bilardo CM, *et al.* Predictors of neonatal outcome in early-onset placental dysfunction. Obstet Gynecol 2007;109:253–61.
18. Picconi JL, Hanif F, Drennan K, Mari G. The transitional phase of ductus venosus reversed flow in severely premature IUGR fetuses. Am J Perinatol 2008;25:199–203.

Síndrome de Marfan

19. Loyes B, Nuytinck L, Van Acker P, *et al.* Strategies for prenatal and preimplantation genetic diagnosis in Marfan syndrome (MFS). Prenat Diagn 2002;22:22–8.
20. Koenigsberg M, Factor S, Cho S, *et al.* Fetal Marfan syndrome: prenatal ultrasound diagnosis with pathological confirmation of skeletal and aortic lesions. Prenat Diagn 1981;1:241–7.
21. Lopes LM, Cha SC, de Moraes EA, Zugaib M. Echocardiographic diagnosis of fetal Marfan syndrome at 34 weeks' gestation. Prenat Diagn 1995;15:183–5.
22. Lopes KRM, Delezoide AL, Baumann C, *et al.* Prenatal Marfan syndrome:report of one case and review of the literature. Prenat Diagn 2006;26:696–9.
23. Stadié R, Geipel A, Heep A, *et al.* Prenatal diagnosis of Marfan syndrome. Ultrasound Obstet Gynecol 2007;30:119–21.

Capítulo 10. Coração e patologia fetal geral

24. Chaoui R, Bollmann R, Goldner B, *et al.* Fetal cardiomegaly: echocardiographic findings and outcome in 19 cases. Fetal Diagn Ther 1994;9:92–104.

25. Gavilan C, Herraiz I, Granados MA, *et al.* Prenatal diagnosis of neonatal Marfan syndrome. Prenat Diagn 2011;31:610–3.

26. Abdel-Massih T, Goldenberg A, Vouhe P, *et al.* Syndrome de Marfan chez le nouveau-né et le nourrisson de moins de 4 mois: une série de 9 patients. Arch Mal Cœur Vaiss 2002;95:469–72.

27. Mizuguchi T, Matsumoto N. Recent progress in genetics of Marfan syndrome and Marfan-associated disorders. J Hum Genet 2007;52:1–12.

28. Viassolo V, Lituania M, Marasini M, *et al.* Fetal aortic root dilatation:a prenatal feature of the Loyes-Dietz syndrome. Prenat Diagn 2006;26:1081–3.

Coração e patologias maternas

CAPÍTULO **11**

11.1. Coração e diabetes

Patologia malformadora

A presença de um diabetes materno preexistente à gestação aumenta em 3 a 18 o risco relativo de malformações cardíacas no feto com uma incidência que atinge até 8,5% dos recém-nascidos vivos [1]. Esse risco é muito maior quando o diabetes está mal manejado [2]. A responsabilidade de um diabetes gestacional é mais discutível e parece que as anomalias envolvidas nestas circunstâncias, entre parturientes que apresentavam, na verdade, um diabetes de tipo 2, passaram despercebidas e foram reveladas pela gestação [3].

Um controle rigoroso da glicemia (HbA1c < 6,1%), desde o período pré-concepcional e durante os primeiros meses da gestação, reduz enormemente o risco de malformação cardíaca, que tende a se igualar ao da população geral [4]. Em contrapartida, se o HbA1c é mais elevado, o risco parece imediatamente presente, sem valor-limite real [5].

As malformações desenvolvem-se, de fato, principalmente, durante as primeiras 7 SA da gestação e podem afetar as diversas etapas de organogênese cardíaca, por isso sua diversidade (tabela 11.1).

Patologia adquirida: cardiomiopatia hipertrófica

O desenvolvimento de uma cardiomiopatia hipertrófica fetal complicaria 25% das gestações entre as diabéticas [7]. Essa hipertrofia se desenvolve progressivamente no decorrer dos 2º e 3º trimestres. Ela predomina ao nível do septo, mas também pode ser observada nas paredes livres dos ventrículos e, nesse caso, mais à esquerda do que à direita (Capítulo 7.2). Mais do que a qualidade do controle da diabetes (em contraposição às malformações), ela seria dependente das flutuações da glicemia materna e seria, também, a consequência do hiperinsulinismo fetal e de uma expressão aumentada dos receptores fetais da insulina, levando a uma proliferação e uma hipertrofia cardiomiocitárias [2]. Este fenômeno começa precocemente, a partir do início do 2º trimestre, e se acentua durante os dois últimos trimestres.

Na prática, a hipertrofia é rastreada por medições repetidas da espessura do septo na diástole, tomando o cuidado de não incluir eventual falso tendão (Capítulo 13), que aumentaria, artificialmente, a medição (figura 11.1). No 3º trimestre, o diagnóstico de hipertrofia pode ser obtido se a espessura septal ultrapassa 5 mm [7].

Essa hipertrofia é acompanhada de aumento do débito cardíaco e de uma adaptação dos índices de *performance* sistólica, que traduziriam maturação acelerada dos miócitos e, ao mesmo tempo, aporte placentário aumentado [8]. Uma discreta aceleração dos fluxos aórtico e pulmonar é, assim, possível, com relação ao aumento do débito cardíaco ligado à macrossomia.

Alterações da função diastólica são igualmente observados e parecem até preceder o aparecimento da hipertrofia, já que estariam presentes desde o 1º trimestre [9-11]. Traduzem-se por:

Tabela 11.1. Principais malformações cardíacas observadas no feto de mãe diabética (segundo [6])

Malformação	Risco relativo
Anomalia conotruncal	5,5
Defeito de lateralidade e da alça cardíaca	8
D-transposição dos grandes vasos	4-27
Canal atrioventricular (não cromossômico)	11
Defeitos septais	3-20
Hipoplasia do ventrículo esquerdo	4
Anomalias das vias de ejeção ventricular	4-18

- diminuição da razão E/A ao nível do fluxo mitral ou tricúspide (normal: 0,7), ligada a uma diminuição da velocidade da onda E. Essa alteração representaria mau controle glicêmico [2];
- prolongamento do tempo de relaxamento isovolumétrico;
- aumento do índice de pulsatilidade ao nível das veias pulmonares (normal: $0,86 \pm 0,27$);
- aumento do índice de pulsatilidade ao nível do ducto venoso.

Essa hipertrofia raramente está na origem de uma insuficiência cardíaca fetal – alguns autores questionam, aliás, a importância de seu acompanhamento –, mas ela pode ser responsável por uma angústia respiratória neonatal por distúrbio da complacência. Após o nascimento, ela regride espontaneamente até desaparecer nos 6 meses seguintes.

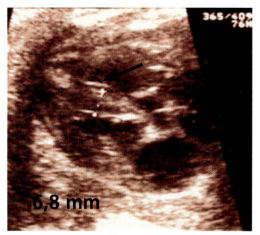

Figura 11.1. Hipertrofia predominando no septo em feto de mãe diabética.
A seta indica falso tendão paralelo ao septo que não deve ser incluído na aferição da espessura septal.

Persistência do canal arterial

Após o nascimento e independente do risco aumentado de prematuridade, a persistência do canal arterial seria claramente mais frequente entre os recém-nascidos de mãe diabética do que na população geral (risco relativo: 57) [6].

11.2. Coração e lúpus

Aspectos gerais

Os acometimentos fetais que podem ser observados durante a gestação de mulher lúpica constituem um modelo *in vivo* de doença autoimune adquirida, por transmissão materno-fetal de anticorpos SSA/Ro e SSA/La através da barreira placentária.

Na verdade, o termo "lúpico" parece abusivo, já que a maioria das mães não apresentam lúpus eritematoso disseminado, mas outras doenças autoimunes como a síndrome de Gougerot-Sjögren, uma poliartrite reumatoide ou uma doença do tecido conectivo indiferenciado, até mesmo nenhuma patologia clinicamente revelada, e é importante saber que o risco fetal é independente do estado clínico materno.

O feto está exposto a duas complicações cardíacas principais:

- o aparecimento de uma alteração *da condução intracardíaca*, que pode chegar ao bloqueio atrioventricular completo irreversível, observado em 3% das gestações, com um risco de recidiva maior (18%) em gravidez posterior. Esse distúrbio de condução se constitui antes de 30 SA em 80% dos casos, em média a 23 SA [12];

- o aparecimento de *miocardite*, durante a gestação ou após ou nascimento, com latência que pode alcançar vários anos (miocardite tardia). Esta eventualidade é observada em aproximadamente 10% dos casos [13].

Deve-se notar que a presença de autoanticorpos anti-Ro e anti-La representa uma condição certamente necessária, mas não suficiente, para que apareçam essas complicações. Parece que a patogenicidade desses anticorpos é modulada pelo próprio feto, o que explica a relativa raridade desses acometimentos cardíacos e o fato de que podem estar dissociadas em gêmeos homozigotos [14].

Mesmo que essas complicações sejam relativamente raras, sua gravidade e a possibilidade de preveni-las – senão o aparecimento, pelo menos o agravamento –, justifica o estabelecimento de um acompanhamento ecográfico semanal do coração fetal durante toda a gravidez em mulher portadora de autoanticorpos anti-Ro. Esse acompanhamento, feito a partir de 16 SA, é particularmente indicado se a mãe apresentar a combinação de anti-Ro de um peso de 52kDa e de anti-La [15].

Modalidades do acompanhamento sistemático

O acompanhamento semanal do coração fetal é recomendado entre 16 e 26 SA, e depois quinzenal, entre 26 a 34 SA [16]. Seu objetivo é:

- rastrear o aparecimento de um distúrbio condutivo menor que requereria a implementação de uma corticoterapia materna;

- rastrear o aparecimento de sinais de miocardite, com a mesma consequência terapêutica;

- avaliar a repercussão de um bloqueio atrioventricular instalado.

Rastreamento dos distúrbios condutivos

Uma *bradicardia* fetal, comprovando acometimento do nódulo sinusal, precederia seu aparecimento em mais de 80% dos casos. Frequentemente modesta (diminuição de 5 batimentos/min), ela seria detectável a partir da 18ª SA. Essa bradicardia pode ser acompanhada de uma *síndrome do QT longo*, provável comprovação de um acometimento dos canais cálcicos, com risco de arritmia e morte súbita.

Um distúrbio da condução atrioventricular menor, como um bloqueio de 1º grau (prolongamento isolado do intervalo PR) ou bloqueio de 2º grau tipo II (ativação ventricular que ocorre somente a cada duas ativações atriais), pode ser rastreado no feto de diversas maneiras (Capítulo 9.4).

O estudo por Doppler pulsado é mais preciso e, ao mesmo tempo, mais acessível na prática corrente. Seu princípio é registrar simultaneamente uma prova da atividade dos átrios e uma prova da atividade dos ventrículos. Dois métodos são possíveis:

- o registro simultâneo do fluxo de enchimento mitral e do fluxo de ejeção aórtica, na incidência das 5 câmaras. O intervalo PR é, então, assimilado no tempo que separa o início da onda A mitral, reflexo da contração atrial, e o início do fluxo aórtico, reflexo da contração ventricular (figura 11.2);

- o registro simultâneo dos fluxos da veia cava superior e da aorta ascendente. A onda A retrógrada observada no fluxo venoso representa a atividade do átrio direito. Esse registro é mais difícil de se obter que o do fluxo mitral, mas tem muita importância nas circunstâncias em que existe uma sobreposição muito marcada das ondas E e A no fluxo mitral (coração rápido, intervalo PR prolongado) (figura 11.3).

Deve-se notar que o intervalo PR medido no Doppler é mais longo que aquele que seria observado em um ECG, pois inclui a latência eletromecânica e o tempo de contração isovolumétrico [16].

De acordo com este método, um intervalo PR normal no feto estaria compreendido entre 90 e 140 ms, sem alteração realmente significativa conforme a idade gestacional (discreto prolongamento) ou a frequência cardíaca fetal (ligeiro encurtamento), sendo

Manual Prático de Ecocardiografia Fetal

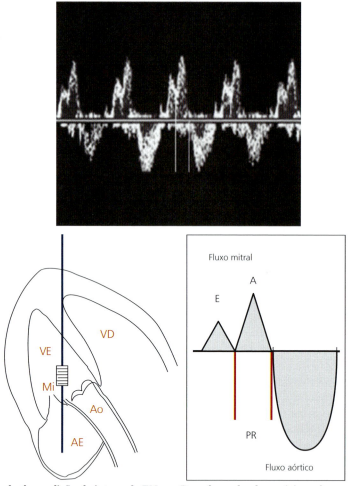

Figura 11.2. Método de medição do intervalo TM por Doppler pulsado posicionado na câmara de ejeção do ventrículo esquerdo.

que as variações observadas são claramente inferiores à dispersão das medidas [16-18].

Considera-se que existe um bloqueio atrioventricular (BAV) de 1º grau quando o intervalo PR é igual ou superior a 150 ms [17].

Um prolongamento de PR seria relativamente frequente, observado em 1/3 das gestações de mães lúpicas por Sonesson *et al.* [19]. Ele não indica, necessariamente, um distúrbio condutivo mais severo, podendo-se normalizar nas SA seguintes, espontaneamente ou sob tratamento, ou persistir sem agravamento, mesmo após o nascimento [19].

Em compensação, foi demonstrado, no estudo PRIDE, que um BAV completo pode aparecer *de novo*, sem que tenha sido detectado previamente um prolongamento do intervalo PR por ecografia Doppler [17].

Por fim, parece que não há motivo para se preocupar com o aparecimento de um distúrbio condutivo, mesmo menor, após o nascimento, em crianças cujo intervalo PR permanece normal durante a vida fetal.

Um *bloqueio atrioventricular 2/1*, forma mais avançada de distúrbio condutivo, é responsável por bradicardia fetal com dissociação da frequência ventricular, lenta, e da frequência atrial, 2 vezes mais rápida (Capítulo 9.4). Raro, ele indica um bloqueio completo, mas poderia regredir sob tratamento com corticoide [19].

Capítulo 11. Coração e patologias maternas

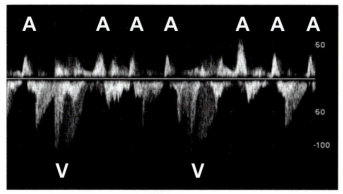

Figura 11.3. Doppler simultâneo da aorta e da veia cava superior mostrando a dissociação completa entre a atividade atrial (ondas A) e a atividade ventricular, mais lenta (ondas V).

Uma vez instalado, um bloqueio atrioventricular completo seria irreversível, mesmo sob tratamento com corticoide, necessitando da implantação de um marca-passo após o nascimento em mais de 60% dos casos, dos quais a metade nos primeiros 10 dias de vida [12, 13]. O acompanhamento se concentra, então, na tolerância fetal, idêntica à de qualquer BAV completo, seja qual for sua causa (Capítulo 9.4).

Rastreamento da miocardite

Ecos densos observados nas paredes dos átrios ou nos anéis valvares poderiam representar manifestações inflamatórias indicativas de miocardite. Em algumas observações, precediam o bloqueio atrioventricular. O aparecimento de uma regurgitação valvar, principalmente insuficiência tricúspide [17], mas possível nos quatro aparelhos [20], teria o mesmo significado. Para Krishnan *et al.* [20], uma regurgitação valvar seria quase constante em caso de bloqueio atrioventricular, mas também possível em sua ausência.

Um quadro mais completo de fibroelastose subendocárdica é igualmente possível *in utero*. Em geral, ele acompanha o distúrbio de condução e o prognóstico é particularmente negativo. Uma fibroelastose pode, entretanto, permanecer isolada, sem distúrbio condutivo. Acometendo o ventrículo esquerdo ou o ventrículo direito [21], ela é caracterizada por depósitos de IgG e infiltrados de células T, sugerindo uma reação imune intramiocárdica aos anticorpos maternos [22].

Rastreamento das outras anomalias cardíacas

Uma anomalia estrutural (D-TGV, estenose pulmonar etc.) parece mais frequente em gestações lúpicas do que na população geral [20].

Bases do tratamento preventivo

Os corticoides não fluorados (prednisona, prednisolona e metilprednisolona) são usados apenas em indicações maternas, e não a título de prevenção no feto.

O tratamento preventivo no feto se baseia em plasmaféreses maternas e, sobretudo, na corticoterapia por glucocorticoide fluorado, não metabolizado pela barreira placentária. Na prática, trata-se da dexametasona (pouco disponível na França sob forma adaptada) ou da betametasona (Celestone®: comprimidos de 2 mg ou solução injetável a 4 mg/mL; Betnesol®: solução injetável a 4 mg/mL), mais bem tolerada [23].

A administração de imunoglobulinas IV na mãe ou plasmaféreses preventivas, a partir da 7ª SA, puderam ser propostas a parturientes cujo primeiro filho havia apresentado um BAV completo, principalmente se elas apresentavam taxas altas de autoanticorpos.

A corticoterapia preventiva não deve ser sistemática. Os efeitos colaterais, tanto maternos como fetais, trazem o risco de aparecimento de um bloqueio atrioventricular. Um tratamento com betametasona,

Manual Prático de Ecocardiografia Fetal

na dose de 4 mg/d, é indicado apenas nas seguintes circunstâncias [15, 21]:

- aparecimento de ESA (extrassístoles atriais) ou derrame pericárdico em estado inicial [23];
- constatação de um BAV de 1° ou 2° grau [24];
- descoberta de um BAV completo instalado há pouco tempo. Este tratamento será interrompido após um mês se não for constatada regressão do distúrbio condutivo;
- associação de um BAV completo e sinais de miocardite e/ou insuficiência cardíaca, na expectativa de um efeito favorável nestas.

Prognóstico

A mortalidade, fetal e neonatal, é da ordem de 20%, mas pode ultrapassar 40% se considerarmos apenas os bloqueios diagnosticados durante a vida fetal [12, 25].

O prognóstico fetal é muito mais sombrio quando se associam bloqueio completo e miocardite, quando uma hidropisia está presente e quando a frequência de escape ventricular se desacelera rapidamente [26]. Entre os sobreviventes sempre pesa o medo do aparecimento secundário de uma miocardite tardia (aproximadamente 10%), podendo levar a um transplante cardíaco.

Resumo

Um BAV ou a ocorrência de uma miocardite são complicações raras, mas preocupantes em uma gestação de mãe lúpica.

Uma corticoterapia preventiva NÃO DEVE ser estabelecida sistematicamente.

A gestação deve ser acompanhada por ecografia semanal entre 16 e 26 SA, e quinzenal entre 26 e 34 SA para a pesquisa de distúrbios menores da condução intracardíaca ou de sinais indicativos de miocardite fetal.

Um tratamento com betametasona (4 mg/d) é indicado perante:

- o aparecimento de ESA ou derrame pericárdico em estado inicial;
- a constatação de um BAV de 1° ou 2° grau;
- a descoberta de um BAV completo instalado há pouco tempo;
- a associação de um BAV completo e sinais de miocardite e/ou insuficiência cardíaca.

Referências

Coração e diabetes

1. Becerra JE, Khoury MJ, Cordero JF, Erickson JD. Diabetes mellitus during pregnancy and the risks for specific birth defects: a population-based case–control study. Pediatrics 1990;85:1–9.

2. Hornberger LK. Maternel diabetes and the fetal heart (editorial). Heart 2006;92:1019–21.

3. Aberg A, Westbom L, Källén B. Congenital malformations among infants whose mothers had gestational diabetes or preexisting diabetes. Early Hum Dev 2001;61:85–95.

4. Cousins L. Etiology and prevention of congenital anomalies among infants of overt diabetic women. Clin Obstet Gynecol 1991;34:481–93.

5. Shields LE, Gan EA, Murphy HF, et al. The prognostic value of hemoglobin A1c in predicting fetal heart disease in diabetic pregnancies. Obstet Gynecol 1993;81:954–7.

6. Jenkins KJ, Correa A, Feinstein JA et al. American Heart Association Council on Cardiovascular Disease in the Young. Noninherited risk factors and congenital cardiovascular defects: current knowledge: a scientific statement from the American Heart Association Council on Cardiovascular Disease in the Young: endorsed by the American Academy of Pediatrics. Circulation 2007;115:2995–3014.

7. Zielinsky P, Hagemann L, Daudt L, Behle I. A pre-and postnatal analysis of factors associated with fetal myocardial hypertrophy in diabetic pregnancies. J Matern Fetal Invest 1992;2:163–7.

8. Gardiner HM, Pasquini L, Wolfenden J, et al. Increased periconceptual maternal glycated haemoglobin in diabetic mothers reduces fetal long axis cardiac function. Heart 2006;92:1125–30.

9. Russell NE, Foley M, Kinsley BT, et al. Effect of pre-gestational diabetes mellitus on fetal cardiac function and structure. Am J Obstet Gynecol 2008;199:312.

10. Wong SG, Chan FY, Cincotta RB, et al. Cardiac function in fetuses of poorly-controlled pre-gestational diabetic pregnancies-a pilot study. Gynecol Obstet Invest 2003;56:113–6.

11. Zielinsky P, Piccoli AL, Teixeira L, et al. Pulmonary vein pulsatility in fetuses of diabetic mothers: prenatal Doppler echocardiographic study. Arq Bras Cardiol 2003;81:604–7.

Coração e lúpus

12. Buyon JP, Hiebert R, Copel J, et al. Autoimmune-associated congenital heart block: demographics, mortality, morbidity and recurrence rates obtained from a national lupus registry. J Am Coll Cardiol 1998;31:1658–66.

13. Friedman DM, Rupel A, Glickstein J, Buyon JP. Congenital heart block in neonatal lupus: the pediatric cardiologist's perspective. Indian J Pediatr 2002;69:517–22.

Capítulo 11. Coração e patologias maternas

14. Solomon DG, Rupel A, Buyon JP. Birth order, gender and recurrence rate in autoantibody-associated congenital heart block: implications for pathogenesis and family counseling. Lupus 2003;12:646–7.

15. Brucato A, Frassi M, Franceschini F, *et al.* Risk of congenital complete heart block in newborns of mothers with anti-Ro/SSA antibodies detected by counterimmunoelectrophoresis. A prospective study of 100 women. Arthritis Rheum 2001;44:1832–5.

16. Andelfinger G, Fouron JC, Sonesson SE, Proulx F. Reference values for time intervals between atrial and ventricular contractions of the fetal heart measured by two Doppler techniques. Am J Cardiol 2001;88:433–6.

17. Friedman DM, Kim MY, Copel JA, *et al.* Utility of cardiac monitoring in fetuses at risk for congenital heart block. The PR interval and dexamethasone evaluation (PRIDE) prospective study. Circulation 2008;117:485–93.

18. Glickenstein JS, Buyon JP, Friedman DM. Pulsed doppler echocardiographic assessment of the fetal PR interval. Am J Cardiol 2000; 86:236–9.

19. Sonesson SE, Salomonsson S, Jacobsson LA, *et al.* Signs of first-degree heart block occur in one-thirdof fetuses of pregnant women with anti-SSA/Ro 52-kd antibodies. Arthitis Rheum 2004;50:1253–61.

20. Krishnan AN, Sable CA, Donofrio MT. Spectrum of fetal echocardiographic findings in fetuses of women with clinical or serologic evidence of systemic lupus erythematosus. J Matern Fetal Neonatal Med 2008; 21:776–82.

21. Pises N, Acherman RJ, Irle BK, *et al.* Positive maternal anti-SSA/SSB antibody-related fetal right ventricular endocardial fibroelastosis without atrioventricular block, reversal of endocardial fibroelastosis. Prenat Diagn 2009;29:177–8.

22. Nield LE, Silverman ED, Smallhorn JF, *et al.* Endocardial fibroelastosis associated with maternal anti-Ro and anti-La antibodies in the absence of atrioventricular block. J Am Coll Cardiol 2002;40:796–802.

23. Brucato A. Prevention of congenital heart block in children of SSA-positive mothers. Rheumatology (Oxford) 2008;47(Suppl. 3):III35–7.

24. Mevorach D, Elchalal U, Rein AJ. Prevention of complete heart block in children of mothers with antiSSA/Ro and anti-SSB/La autoantibodies: detection and treatment of first-degree atrioventricular block. Curr Opin Rheumatol 2009;21:478–82.

25. Jaeggi ET, Hamilton RM, Silverman ED, *et al.* Outcome of children with fetal, neonatal or childhood diagnosis of isolated congenital atrioventricular block. A single institution's experience of 30 years. J Am Coll Cardiol 2002;39:130–7.

26. Groves AM, Allan LD, Rosenthal E. Outcome of isolated congenital complete heart block diagnosed in utero. Heart 1996;75:190–4.

Coração e anomalias cromossômicas

CAPÍTULO **12**

Com a colaboração de A. Guichet e E. Colin

12.1. Anomalias cardíacas e genética: aspectos gerais

Classicamente, ao nascimento, a frequência das malformações cardíacas é de aproximadamente 7/1.000, dos quais cerca da metade será considerada grave e ameaçando o prognóstico vital. Essa frequência alcança 10 a 11/1.000 quando se integra malformações menores do coração (como uma bicuspidia aórtica) ou vasos (como a persistência da veia cava superior esquerda), geralmente diagnosticadas tardiamente ou permanecendo, às vezes, incógnitas.

Certa proporção delas, que varia conforme a época da gestação, é de origem genética ou, pelo menos, ocorre em um contexto de aneuploidia. Inicialmente, durante a organogênese, essa proporção seria importante, da ordem de 30 a 40% das malformações cardíacas. A mortalidade *in utero*, elevada em caso de trissomia 13 e 18 ou de síndrome de Turner, explica sua diminuição nos últimos meses da gestação. Assim, em uma população de baixo risco, 12 a 18% das cardiopatias diagnosticadas no 2° e 3° trimestres estão associadas a uma anomalia cromossômica e 4 a 5% estão relacionadas com uma patologia sindrômica. Essas frequências são muito próximas daquelas descritas após o nascimento e antes da difusão do diagnóstico pré-natal, respectivamente 13 e 5%. Nas populações de risco, essa frequência permanece alta, até 30%.

A diversidade das síndromes possíveis é impressionante, como mostra a base de dados OMIM, que contabiliza aproximadamente 1000 síndromes que incluem uma cardiopatia.

Teoria poligênica

A maioria das cardiopatias congênitas não pode ser explicada por uma simples mutação gênica e uma transmissão do tipo mendeliana. O estudo das recorrências nas famílias acometidas e da frequência na população geral levou à elaboração de uma teoria poligênica [1]. Esta postula que essas cardiopatias estariam ligadas a mutações que ocorrem em diversos *locus* e que sua expressão dependeria do número de genes defeituosos no indivíduo e da interação de fatores ligados ao ambiente, à mãe ou outros.

O risco estaria, assim, presente na forma de uma curva crescente contínua para o conjunto da população, sendo essa curva deslocada à esquerda em caso de antecedentes familiares, com uma noção de limiar a partir do qual a cardiopatia se expressa.

Papel do ecografista

Quando descobre uma cardiopatia, o ecografista deve ser obrigado a fazer um rastreamento tão meticuloso quanto possível de todo o feto em busca de anomalias extracardíacas, mesmo menores, que possam orientar um diagnóstico específico. Paralelamente, ele procura, por meio de investigação, antecedentes familiares de cardiopatia (fazendo a distinção entre a coronariopatia de um avô, a valvopatia reumática de uma avó e o primo que foi a óbito aos 2 meses por uma "doença azul, cianótica", a única que nos importa aqui), e a

Manual Prático de Ecocardiografia Fetal

eventual exposição a uma substância tóxica medicamentosa, profissional ou ambiental.

Assim, ele poderá especificar se a cardiopatia aparece:

- isolada *de novo*;
- isolada, mas com um histórico familiar de malformações cardíacas, idênticas ou não. No homem, a cardiopatia congênita mais recorrente é a hipoplasia do coração esquerdo. A observação de recorrências múltiplas em famílias consanguíneas havia sugerido, inicialmente, uma hereditariedade autossômica recessiva, mas diversas observações, em que parentes são portadores de uma anomalia menos severa do coração esquerdo (coarctação, estenose valvar aórtica, anomalia mitral ou simples bicuspidia aórtica) são a favor de uma transmissão autossômica dominante;
- ligada a uma anomalia cromossômica (cariótipo, CGH);
- ligada a uma síndrome mendeliana (sinais associados e/ou dismorfia facial);
- ligada a uma exposição à substância tóxica (investigação).

Risco de recorrência

Qualitativamente, a recidiva em uma mesma família pode ocorrer na mesma forma (exemplo: comunicações interatriais na família), em forma anatomicamente semelhante (malformações do coração esquerdo) ou completamente diferente.

Quantitativamente, quando a malformação cardíaca é isolada, o risco de recorrência varia, de um lado, conforme a natureza da cardiopatia e, de outro,

conforme o parente acometido. Em média, este risco seria de:

- 2 a 4% se o pai for acometido;
- 5 a 7% se for a mãe atualmente grávida;
- 2 a 3% se for um filho de pais normais;
- 10% se dois filhos de pais normais forem afetados [2].

O risco se torna muito baixo se o parentesco do afetado for mais distante que os irmãos.

Quando a cardiopatia se insere em uma síndrome polimalformadora, um aconselhamento genético se torna indispensável, podendo o risco de recidiva alcançar 50% em caso de anomalia autossômica dominante.

Principais associações observadas

A análise das associações pode ser feita de acordo com duas entradas:

- quais são as principais cardiopatias observadas na presença de uma dada anomalia genética? As tabelas 12.1 e 12.2 resumem essas principais associações;
- quais são as anomalias genéticas que podem-se associar a uma determinada cardiopatia?

Estas são discutidas individualmente nos capítulos dedicados às diferentes malformações cardíacas. A tabela 12.3 resume a frequência das anomalias do cariótipo observada em nossa experiência nas grandes famílias de cardiopatias.

Tabela 12.1 **Principais anomalias cromossômicas.**

Anomalia cromossômica	Frequência	Frequência das cardiopatias	Natureza das cardiopatias
Trissomia 21	1/700	40-50%	CAV, CIV, TF
Trissomia 13	1/7.000	80-90%	CIV, CIA
Trissomia 18	1/7.000	95%	CIV, DVSVD
Trissomia 9 em mosaico*	Muito rara	60%	CIV, CIA, DVSVD, VCSE
Síndrome de Turner 45, X	1/5.000 meninas	10-40%	CoA
Síndrome de Kleinfelter XXY	1/500	Rara	RP, TF, PVM

*Trissomia 9 em mosaico ou síndrome de Warkany. A trissomia 9 completa geralmente é letal *in utero*. CAV (DSAV): canal atrioventricular (defeito de septo atrioventricular); CIA: comunicação interatrial; CIV: comunicação interventricular; CoA: coarctação da aorta; PVM: prolapso da valva mitral; RP: estenose valvar pulmonar; TF: tetralogia de Fallot; VCSE: persistência da veia cava superior esquerda; DVSVD: dupla via de saída do ventrículo direito.

Capítulo 12. Coração e anomalias cromossômicas

Tabela 12.2. Principais mutações gênicas

Mutação genética (incidência)	Deleção ou mutação	Frequência das cardiopatias	Cardiopatia(s) (segundo [3-6])
DiGeorge Síndrome velocardiofacial (1/5.000)	22q11,2	50-80%	Malformações conotruncais
Williams-Beuren (1/20.000)	7q11,23	90%	RAo supra, RP supra, EPP, CoA, IAo
	8p23 (GATA4)	65%	CIV, DVSVD, CIA, CAV (DSAV), RP, TGV
Jacobsen (1/100.000)	11q	50-60%	Hipo-VE, RAo, síndrome de Shone, CoA, CIV
Transmissão mendeliana			
Ellis van Creveld (desconhecida)	4p16 (EVC1- EVC2)	60%	AU, CAV (DSAV)
Noonan (1/1.000 a 2.500)	12q24 (PTPN11)	80-90%	RP, CMH (30%) TF
Alagille (1/70.000)	20p12 (SAG1)	90%	TF, RP, EPP
Holt-Oram (1/100.000)	12q24,1 (TBX3, TBX5)	85-95%	*CIA ostium secundum* CIV, CAV (DSAV), TAC, hipoVE
Cornelia de Lange (1/50.000)	5p13,2 (NIPBL)	± 25%	CIV, RP
Beckwith-Wiedemann (1/13.700)	11p15 (poligênica)	± 90%	Cardiopatia não específica ou cardiomegalia isolada
Goldenhar (1/20.000)		± 33%	CIV, TF, heterotaxia
Apert (1/50.000)	10q26 (FGFR2)		CIV, CoA, RP
Costello (< 1/1.000.000)	11p15,5 (HRAS)	50%	CMH, CIV, CIA, RP, PVM
Síndrome LEOPARD (< 1/1.000.000)	PTPN11 RAF1	70%	CMH, RP
Síndrome cardiofaciocutânea (desconhecida)	?	± 75%	CMH, CIA, RP

CAV (DSAV): canal atrioventricular (defeito de septo atrioventricular); CIA: comunicação interatrial; CIV: comunicação interventricular; CMH: cardiomiopatia hipertrófica; CoA: coarctação da aorta; hipo-VE: hipoplasia do ventrículo esquerdo; IAo: insuficiência aórtica; AU: átrio único; PVM: prolapso da valva mitral; RAo: estenose aórtica valvar; RAo supra: estenose aórtica supravalvar; RP: estenose valvar pulmonar; RP: estenose pulmonar supravalvar; EPP: estenose(s) pulmonar(es) periférica(s); TAC: tronco arterial comum; TF: tetralogia de Fallot; TGV: transposição dos grandes vasos; DVSVD: dupla via de saída do ventrículo direito.

Manual Prático de Ecocardiografia Fetal

Tabela 12.3. Frequência das anomalias extracardíacas associadas e das anomalias do cariótipo fetal de acordo com o tipo de cardiopatia (série pessoal)

Cardiopatia	N	Anomalias extracardíacas	Anomalias cromossômicas	Patologia sindrômica
CIV*				
Membranosas	23	2	4 (17,4%)	–
Musculares	92	1	1 (1,1%)	–
Anomalias do canal atrioventricular	54	12	33 (61%)	2
Anomalias conotruncais	120	24	34 (28,3%)	4
Obstáculos esquerdos	92	10	7 (7,6%)	3
TGV simples**	43	7	1 (2,3%)	–
Coração univentricular	26	7	–	–
Anomalias valvares	10	2	2 (20%)	–
Cardiopatias complexas	57	19	11 (19,3%)	4
Tumores	24	4	1 (4%)	5
Diversos	80	9	3 (3,8%)	3
TOTAL	611	99 (16,2%)	94 (15,4%)	21 (3,4%)

*As comunicações interventriculares (CIV) posteriores são compatibilizadas com as anomalias do canal atrioventricular; e as CIV subaórticas, com as anomalias conotruncais.
**A única anomalia cromossômica observada (trissomia 18) estava acompanhada de uma síndrome polimalformadora sugestiva.

Importância de um estudo genético após diagnóstico de malformação cardíaca
▶ Orientar a pesquisa de outras malformações, extracardíacas.
▶ Trazer informação prognóstica mais geral que aquela ligada à cardiopatia.

▶ Trazer informação sobre o risco de recidiva na família.
▶ Em alguns casos, suscitar investigação genética na família.

12.2. Coração e trissomia 21

As estruturas cardíacas e vasculares do feto trissômico (figura 12.1) frequentemente abrigam anomalias mais ou menos severas que constituem outros sinais indicativos potenciais que levam à investigação desta anomalia genética. Assim, menos de 40% dos trissômicos teriam exame cardíaco estritamente normal.

Entretanto, nenhuma dessas particularidades ou anomalias está especificamente ligada à síndrome de Down. Quando são descobertas, seu significado deve, portanto, ser "ponderado" em função do terreno, mais ou menos de risco, e da eventual existência de outros sinais indicativos extracardíacos (anexo 12.1, p. 399).

Anomalias cardíacas maiores

São representadas pelo canal atrioventricular (defeito de septo atrioventricular) (Capítulo 6.3), a comunicação interventricular (Capítulo 6.8.1) e a tetralogia

Capítulo 12. Coração e anomalias cromossômicas

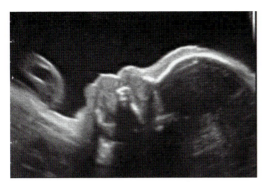

Figura 12.1. **Feto trissômico 21: perfil.**

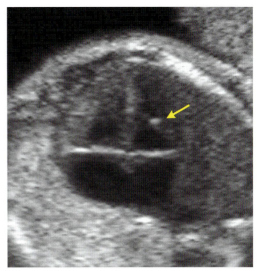

Figura 12.3. **Inserção linear das valvas atrioventriculares.**
Observar também a presença de um ponto ecogênico no aparelho mitral (*seta*).

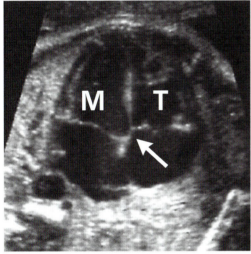

Figura 12.2. **Desnivelamento mitrotricúspide (feto normal).**

de Fallot (Capítulo 6.6.2). Pedimos ao leitor que consulte os capítulos correspondentes.

Anomalias menores e particularidades anatômicas

Inserção linear das valvas atrioventriculares

Normalmente, os anéis das valvas atrioventriculares não se situam em um mesmo plano, e o anel tricúspide está discretamente deslocado em direção ao ápice cardíaco com relação ao anel mitral. Esse desnivelamento é mais bem avaliado na incidência das 4 câmaras (figura 12.2).

Um desnivelamento excessivo dessas valvas deve levantar a hipótese de malformação de Ebstein, ao passo que, em contrapartida, esse desnivelamento desaparece nas malformações que afetam o canal atrioventricular (CAV), uma inserção linear das valvas atrioventriculares (ILVAV) coexistindo com os defeitos septais ventricular e/ou atrial constitutivos da malformação.

Fredouille *et al.* [7] observaram que uma ILVAV podia ser observada de maneira isolada (figura 12.3), constituindo, assim, a forma mais grosseira do espectro das anomalias de evolução dos ramos subendocárdicos e, nesse sentido, forte sinal indicativo a favor de uma trissomia 21.

Na prática, esse sinal deve ser investigado na incidência das 4 câmaras, em plano que passe pelas duas veias pulmonares inferiores. A presença de uma ILVAV é, às vezes, difícil de ser afirmada (ou negada). Um falso-positivo deve preocupar se o plano de corte for mais inferior, próximo ao seio coronário. Da mesma forma, um falso-negativo é possível se o plano de corte estiver situado mais acima, próximo à raiz aórtica.

Uma ILVAV não é específica da trissomia 21 (da mesma forma, aliás, que as outras anomalias do CAV (DSAV – defeito do septo atrioventricular)). Ela pode ser observada em 5% da população geral e até 15% em caso de cardiopatia (exceto CAV (DSAV)), mas parece estar presente em 40 a 50% dos trissômicos aparentemente livres de qualquer cardiopatia. Considerando a prevalência da trissomia 21, mais de 80% das ILVAV observadas durante uma ecografia de rastreamento estão em indivíduos não trissômicos. Nessas condições – diagnóstico difícil e especificidade imperfeita –, apenas a constatação de uma ILVAV isolada não basta para propor a realização de amniocentese [8].

> **Observação**
> A partir do momento que é isolada, esta particularidade anatômica não parece ter qualquer consequência funcional no feto ou após o nascimento.

Focos hiperecogênicos intraventriculares

Um foco hiperecogênico é definido como uma estrutura intraventricular cuja ecogenicidade é igual ou superior à dos elementos ósseos vizinhos (figuras 12.4 e 12.5) [9].

Esses focos se situam principalmente no ventrículo esquerdo, mais raramente no ventrículo direito (razão 3/1) ou nos dois ventrículos simultaneamente (5% dos focos hiperecogênicos).

Seriam encontrados em 7% dos fetos entre 13 e 16 SA e seriam mais frequentes tendo apresentado um aumento da translucência nucal previamente [10]. Posteriormente, são mais raros, sendo que a metade desaparece espontaneamente antes de 22 SA [11]. Trata-se de calcificações desenvolvidas no aparelho subvalvar (corda ou mais raramente músculo papi-

lar) mitral ou tricúspide. Sua presença não afeta as dimensões nem a função sistólica dos ventrículos, mas estaria acompanhada de diminuição da razão E/A mitral ou tricúspide, representando certo grau de disfunção diastólica [12].

Na prática, um foco hiperecogênico continua não tendo consequência significativa no funcionamento da valva, antes ou após o nascimento [13].

Foi sugerido que essa particularidade seria mais frequente em caso de trissomia 13 (até 30%) [14] e, sobretudo, de trissomia 21 [15, 16]. Huggon *et al.* [17] concluem, assim, sobre um risco de trissomia 21 multiplicado por três na presença de um foco hiperecogênico, mesmo isolado.

Essa relação é contestada por outros autores [11, 15, 18]. A partir de uma revisão da literatura, Achiron *et al.* [11] mostram que somente 1,2% dos fetos que apresentam essa particularidade são portadores de uma anomalia cromossômica e que o risco calculado de trissomia 21 na presença de um foco hiperecogênico seria apenas da ordem de 0,002%.

Na prática, parece que a observação de um foco hiperecogênico não está ligada a um risco ampliado de trissomia 21, já que é isolado e ocorre em uma população que não é considerada de risco.

Em contrapartida, sua associação a outros sinais indicativos ou outros fatores de risco certamente reforçam a indicação de amniocentese.

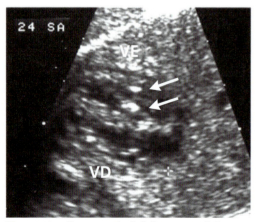

Figura 12.4. Presença de dois focos ecogênicos no ventrículo esquerdo.

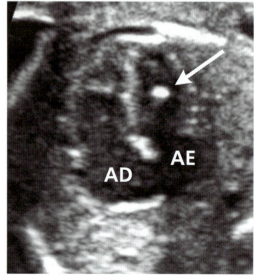

Figura 12.5. Volumoso foco ecogênico no ventrículo esquerdo.

Capítulo 12. Coração e anomalias cromossômicas

Artéria subclávia direita aberrante

(Capítulo 6.10.4) (figuras 12.6 e 12.7)

Uma artéria subclávia direita aberrante (ASDA) estaria, com mais frequência, presente nos fetos acometidos por trissomia 21 do que na população geral. Assim, foi relatada uma frequência de 1,4% no feto normal e 35,1% no trissômico [19].

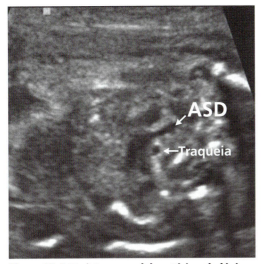

Figura 12.6. Trajeto normal da artéria subclávia direita (ASD), situada na frente da traqueia (e do esôfago).

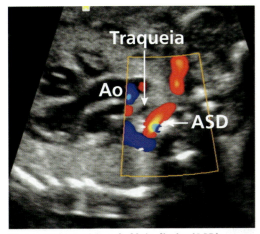

Figura 12.7. Artéria subclávia direita (ASD) aberrante retroesofagiana.
Sua origem na aorta é deslocada para a esquerda e a artéria contorna a traqueia por trás para se unir ao membro superior direito.

Na verdade, a análise de sete séries autópsicas ou radiológicas reunindo 462 trissômicos favorecem frequência menor e dependente da presença ou não de uma cardiopatia: 17% de fetos trissômicos 21 se uma cardiopatia se associar à ASDA e 4% apenas se a ASDA for isolada [18]. As cardiopatias associadas podem ser de qualquer tipo, com uma predominância de anomalias conotruncais e de defeitos septais. Nos 14 fetos trissômicos estudados por Zapata et al. [19], todos apresentavam essa associação, e 9 eram portadores de um defeito de septo atrioventricular. Eles representavam 12% de todas as observações que associavam ASDA e cardiopatia.

Recentemente, a investigação sistemática desse sinal em uma população de risco explorada a 12 SA encontrou uma ASDA em 8,4% dos fetos portadores de uma anomalia cromossômica, sem distingui-las, e somente 7,8% dos fetos trissômicos. Os autores concluíram que, ainda que fosse mais frequente no trissômico do que na população geral, era "pouco provável" que a constatação de uma ASDA fosse um bom marcador de trissomia 21 [20]. Além disso, Zalel et al. [21] especificaram que, em todas suas observações, assim como na maioria das observações da literatura, a ASDA não é uma descoberta isolada, mas está associada a outros sinais que favorecem a trissomia 21.

Anomalia de trajeto da veia umbilical [22]

Normalmente, a veia umbilical comunica-se com a circulação venosa fetal por meio do ducto venoso, cujo destino se faz de maneira muito proximal no átrio direito.

Um destino anormal da veia umbilical na veia cava inferior, em um nível mais baixo que o habitual, seria mais frequentemente encontrado no trissômico: cerca de 10% dos trissômicos contra 0,28% na população geral. Isso quase não tem consequência, na medida em que uma estrutura "ducto-*like*" persiste entre os dois vasos, mas poderia constituir um argumento complementar para propor amniocentese diante de um quadro sugestivo.

> **Resumo**
> A descoberta de uma dessas quatro particulariades anatômicas provavelmente não tem significado negativo quando é feita de maneira isolada. Trata-se de sinais indicativos "menores" que, por si sós, não são suficientes para propor um estudo genético (a preocupar os pais), mas requerem a investigação de outros sinais indicativos.

12.3. Coração e trissomia 18

Segundo Van Praagh *et al.* [25], o coração seria constantemente malformado em caso de trissomia 18.

A presença de uma CIV seria constante, isolada ou, mais frequentemente, associada a uma falha de alinhamento do septo conal (61% dos casos).

Em mais de 2/3 dos casos, as valvas sigmoides e/ou as valvas atrioventriculares aparecem malformadas, com folhetos abundantes, espessos e mixoides, alongamento dos cordões subvalvares e hipoplasia ou ausência completa de músculo papilar. O aparelho tricúspide é acometido com maior frequência (80%), seguido das valvas pulmonares (70%) e aórticas (68%) e, por fim, a valva mitral (66%). Um acometimento polivalvar é a regra (93% dos casos) e malformações simultâneas dos quatro aparelhos valvares não são excepcionais [25, 26].

Entre as outras malformações cardíacas frequentes em caso de trissomia 18, citaremos:

- a dupla via de saída de ventrículo direito (10%), às vezes associada a uma atresia mitral, até mesmo a um septo íntegro em um caso [27];
- a tetralogia de Fallot (15%), às vezes associada a uma atresia pulmonar;
- a coarctação da aorta (19% nas séries autópsicas);
- o tronco arterial comum (4%).

A ecocardiografia pode deixar passar algumas destas malformações (uma coarctação da aorta, por exemplo), sobretudo quando é feita no início da gestação, motivada pelo aumento da translucência nucal ou pela descoberta de anomalias extracardíacas (figura 12.8) [27]. Em sua série, Moyano *et al.* [28] detectaram uma cardiopatia em apenas 75% dos fetos portadores de uma trissomias 18, com uma proporção de defeito de septo atrioventricular nitidamente mais

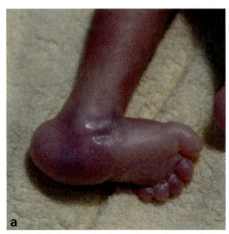
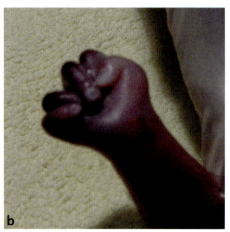

Figura 12.8. A deformação dos pés em forma de "taco" (a) e mãos contraídas com sobreposição dos dedos, em garra, (b) são dois sinais muito sugestivos de uma trissomia 18.

Capítulo 12. Coração e anomalias cromossômicas

elevado (17%) que nas séries autópsicas (3%) ou ecográficas (7%), mas talvez se trate apenas de uma interpretação diferente da associação entre um defeito septal e as anomalias valvares descritas acima.

Por fim, os diferentes autores concordam sobre o fato de que jamais se observa transposição dos grandes vasos ou anomalia de *situs* em caso de trissomia 18, como nas outras trissomias.

12.4. Coração e microdeleção 22q11

Uma microdeleção do cromossomo 22q11 é observada em 1/4.000 a 1/10.000 crianças vivas [29]. Ela corresponde à perda de uma porção que compreende aproximadamente 30 genes, dentre os quais o *TBX1*, implicado na morfogênese cardiovascular. Essa anomalia genética é transmitida no modo dominante, mas 90% dos casos ou mais resultam de uma mutação *de novo* [30].

O espectro malformativo associado a esta deleção é muito amplo, variando conforme os genes implicados. Um fenótipo quase normal é possível. Assim, no decorrer de uma investigação de família após descoberta de um caso, 60% dos membros portadores da deleção revelaram estar livres de malformações viscerais [29].

As anomalias mais frequentes são uma dismorfia facial sugestiva, aplasia ou hipoplasia do timo, às vezes estendida às paratireoides, fendas palatinas (10%) e insuficiências velofaríngeas, malformações renais (35%) e, princpalmente, malformações cardíacas conotruncais, presentes em 81% dos casos para Botto *et al.* [31]. Porém, talvez essa frequência seja superestimada, já que um número não desprezível de pacientes portadores da microdeleção, mas livres de cardiopatias, permanecem incógnitos. Assim, para Shooner *et al.* [32], uma frequência de aproximadamente 50% seria mais realista.

Neste contexto, as cardiopatias mais frequentes fazem parte das anomalias conotruncais, com uma frequência da associação variável conforme o acometimento (tabela 12.4).

Outras anomalias cardiovasculares associadas [38]

Por si só, a maioria dessas anomalias tem pouca ou nenhuma repercussão hemodinâmica e, geralmente,

Tabela 12.4. Frequência da deleção 22q11 em função do tipo de cardiopatia conotruncal

Cardiopatia	Frequência da deleção 22q11	Referências
Tetralogia de Fallot	10-35%	33,34
APSO	31%	35
TAC	35-41%	33,36
IAAo	50%	36
IAAo tipo A	0%	36
IAAo tipo B	58-59%	33,36
CIV subaórtica	33%	36
DVSVD	5%	36
Agenesia das valvas pulmonares	62% (8/13)	33,37
Transposição dos grandes vasos	0%	36

APSA: atresia pulmonar com septo aberto; CIV: comunicação interventricular; IAAo: interrupção do arco aórtico; TAC: tronco arterial comum; DVSVD: dupla via de saída do ventrículo direito.

passa despercebida após o nascimento. Seu diagnóstico em um feto traz um argumento complementar para a investigação de uma deleção.

Geralmente, trata-se de malformações que atingem os derivados dos 4 arcos aórticos:

- o arco aórtico: arco à direito [39], arco cervical, duplo arco aórtico;

- a artéria subclávia direita: artéria subclávia direita aberrante, origem anormalmente alta e cervical desta artéria e origem aberrante a partir de uma artéria pulmonar, tendo esta última anomalia sido descrita em associação a uma dupla via de saída do ventrículo direito, uma tetralogia de

Manual Prático de Ecocardiografia Fetal

Tabela 12.5. Probabilidade de se observar uma deleção 22q11 de acordo com o tipo de anomalia vascular associada à cardiopatia (segundo [36])

	Arco esquerdo normal	Arco direito em imagem de espelho	Arco esquerdo + vaso anormal	Arco direito + vaso anormal
Tetralogia de Fallot	6%	24%	31%	40%
TAC	16%	48%	56%	66%
CIV subaórtica	22%	56%	64%	73%
IAAo	36%	72%	78%	85%

CIV: comunicação interventricular; IAAo: interrupção do arco aórtico; TAC: tronco arterial comum.

Fallot ou uma transposição dos grandes vasos [35];

- as artérias pulmonares: hipoplasia difusa, estenose, defeito de conexão de um ramo, defeito de arborização, presença de colaterais aortopulmonares importantes (MAPCA: *major aortopulmonary collateral arteries*) [40];
- o septo infundibular: mau alinhamento, ausência ou hipoplasia;
- as valvas sigmoides: biscuspidia e displasia severa, responsáveis por regurgitação, ou estenose valvar.

Na presença de uma cardiopatia conotruncal, a constatação complementar de uma anomalia do arco aórtico e/ou dos ramos deste aumenta notavelmente o risco de deleção 22q11. Em certos casos, por exemplo, a dupla via de saída do ventrículo direito, pode-se até suspeitar que a anomalia vascular esteja ligada à deleção do que à própria cardiopatia (tabela 12.5) [36].

Segundo Rauch *et al.* [35], a presença de uma subclávia anormal favorece uma deleção 22q11 que pesa mais do que a de um arco aórtico direito. Assim, em um feto que apresenta uma cardiopatia conotruncal, o risco de microdeleção 22q11 passaria de 17%, se a artéria subclávia estiver normal, para 81% se estiver anormal. Aliás, curiosamente, o risco seria mais elevado (85%) se essa anomalia subclávia for observada em um arco aórtico esquerdo normal (75% em caso de arco direito).

Outros sinais ecográficos extracardíacos

Os outros sinais ecográficos extracardíacos que podem orientar uma investigação dessa deleção 22q11 são basicamente:

- um aumento da translucência nucal medida entre 11 e 14 SA;
- uma restrição de crescimento;
- um polidrâmnio (favorecido por uma insuficiência velofaríngea);
- uma fenda velopalatina;
- uma ausência ou uma hipoplasia do timo (valores normais em anexo 12.2, p. 401). Este sinal seria ao mesmo tempo sensível (75 a 90%) e muito específico (94 a 98,5%) [39, 41].

Na experiência de Volpe *et al.* [41], a coexistência de uma restrição de crescimento, de um arco à direita e de uma hipoplasia ou aplasia do timo teria uma especificidade de 100% e uma sensibilidade de 90% a favor do diagnóstico de microdeleção 22q11.

Na presença de uma tetralogia de Fallot ou uma atresia pulmonar, a coexistência de antecedente de aumento da translucência nucal, de uma restrição de crescimento, de um polidrâmnio e de anomalia(s) dos vasos pulmonares trariam argumentos a favor de uma deleção 22q11 com uma sensibilidade compreendida entre 68 e 97% [42].

Capítulo 12. Coração e anomalias cromossômicas

Anexo 12.1

Malformações extracardíacas na síndrome de Down

Aumento do risco/população geral	Malformação
Segundo Källén et al. [23] (1996)	
× 300	Atresia duodenal Pâncreas anular Catarata
× 100	Megacólon Atresia de coanas
× 10 à 30	Atresia esofágica Atresia do intestino delgado Atresia anal Onfalocele Polidactilia pré-axial
× 3 à 5	Fendas palatina e labiopalatina Anomalias dos membros
Não aumentado	Falhas de fechamento do tubo neural (espinha bífida) Hidrocefalia Anomalias da orelha externa Agenesia renal Hipospadia
Segundo Cleves et al. [24] (2007)	
Odd ratio: 67	Malformações gastrointestinais
Odd ratio: 5,63	Malformações orofaciais
Odd ratio: 3,62	Malformações urogenitais
Odd ratio: 3,25	Malformações da parede abdominal

Anexo 12.2

Valores normais do perímetro do timo fetal (segundo [43])

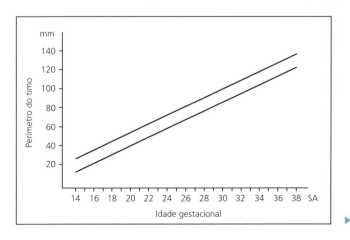

Manual Prático de Ecocardiografia Fetal

Anexo 12.2 *(Continuação)*

SA	- 2 DS	Média	+ 2 DS
14	18	22,5	27
15	22	27	31,5
16	26,5	31	36
17	31	35,5	40,5
18	35	40	45
19	39,5	44,5	49,5
20	44	49	54
21	48	53	58,5
22	52	58	63
23	56,5	62	67,5
24	61	66,5	72
25	65	71	77
26	69,5	75,5	81
27	74	80	86
28	78	84	90
29	82,5	88,5	95
30	86,5	93	99,5
31	91	97,5	104
32	95,5	102	108,5
33	100,5	106	113
34	104	111	117,5
35	108	115	122
36	112,5	119,5	126,5
37	117	124	131
38	121	128	136

Referências

Anomalias cardíacas e genética: aspectos gerais

1. Nora JJ. Multifactorial inheritance hypothesis for the etiology of congenital heart diseases. Circulation 1968;38:604–17.
2. Calcagni G, Digilio CM, Sarkozy A, et al. Familial recurrence of congenital heart disease:an overview and review of the litterature. Eur J Pediatr 2007;166:111–6.
3. Hoffman JIE. Epidemiology of congenital heart disease: etiology, pathogenesis and incidence. In: Yagel S, Silverman NH, Gembruch U, editors. Fetal cardiology. London: Martin Dunitz; 2003. p. 79.

4. Greenwood RD, Sommer A, Craenen J, et al. Congenital heart disease in de Lange's syndrome. South Med J 1977;70:80–1.
5. Greenwood RD, Somer A, Rosenthal A, et al. Cardiovascular abnormalities in the Beckwith-Wiedemann syndrome. Am J Dis Child 1977; 131:293–4.
6. Digilio MC, Calzolari F, Capolino R, et al. Congenital heart defects in patients with oculo-auriculovertebral spectrum (Goldenhar syndrome). Am J Med Genet A 2008;146:1815–9.

Coração e trissomia 21

7. Fredouille C, Piercecchi-Marti MD, Liprandi A, et al. Linear insertion of atrioventricular valves without septal defect: a new anatomical landmark for Down's syndrome? Fetal Diagn Ther 2002;17:188–92.
8. Briennon C, Boussion F, Deshayes-Leblanc M, et al. Insertion linéaire des valves auriculoventriculaires (ILVAV): fiabilité du diagnostic échographique et prévalence dans une population sans trisomie 21. J Gynecol Obstet Biol Reprod (Paris) 2009;38:231–7.
9. Petrikovsky B, Challenger M, Gross B. Unusual appearances of echogenic foci within the fetal heart: are they benign? Ultrasound Obstet Gynecol 1996;8:229–31.
10. Prefumo F, Presti F, Thilaganathan B, Carvalho JS. Association between increased nuchal translucency and second trimester cardiac echogenic foci. Obstet Gynecol 2003;101:899–904.
11. Achiron R, Lipitz S, Gabbay U, Yagel S. Prenatal ultrasonographic diagnosis of fetal heart echogenic foci: no correlation with Down syndrome. Obstet Gynecol 1997;89:945–8.
12. Degani S, Leibovitz Z, Shapiro I, et al. Cardiac function in fetuses with intracardiac echogenic foci. Ultrasound Obstet Gynecol 2001;18:131–4.
13. Dildy GA, Judd VE, Clark SL. Prospective evaluation of the antenatal incidence and postnatal significance of the fetal echogenic cardiac focus:a case-control study. Am J Obstet Gynecol 1996;175:1008–12.
14. Lehman CD, Nyberg DA, Winter TC, et al. Trisomy 13 syndrome: prenatal US findings in a review of 33 cases. Radiology 1995;194:217–22.
15. Anderson N, Jyoti R. Relationship of isolated fetal intracardiac echogenic focus to trisomy 21 at the mid-trimester sonogram in women younger than 35 years. Ultrasound Obstet Gynecol 2003;21:354–8.
16. Wax JR, Cartin A, Pinette MG, et al. Sonographic grading of fetal intracardiac echogenic foci in a population at low risk of aneuploidy. J Clin Ultrasound 2003;31:31–8.
17. Huggon IC, Cook AC, Simpson JM, et al. Isolated echogenic foci in the fetal heart as marker of chromosomal abnormality. Ultrasound Obstet Gynecol 2001;17:11–6.
18. Lamont RF, Havutcu E, Salgia S, et al. The association between isolated fetal echogenic cardiac foci on

Capítulo 12. Coração e anomalias cromossômicas

second-trimester ultrasound scan and trisomy 21 in low-risk unselected women. Ultrasound Obstet Gynecol 2004;23:346–51.

19. Zapata H, Edwards JE, Titus JL. Aberrant right subclavian artery with left aortic arch:associated cardiac anomalies. Pediatr Cardiol 1993;3:159–61.

20. Borenstein M, Cavoretto P, Allan L, *et al*. Aberrant right subclavian artery at 11+0 to 13+6 weeks of gestation in chromosomally normal and abnormal fetuses. Ultrasound Obstet Gynecol 2008;31:20–4.

21. Zalel Y, Achiron R, Yagel S, Kivilevitch Z. Fetal aberrant right subclavian artery in normal and Down syndrome fetuses. Ultrasound Obstet Gynecol 2008;31:25–9.

22. Achiron R, Gindes L, Gilboa Y, *et al*. Umbilical vein anomaly in fetuses with Down syndrome. Ultrasound Obstet Gynecol 2010;35:297–301.

23. Källén B, Mastroiacovo P, Robert E. Major congenital malformations in Down syndrome. Am J Genet 1996;65:160–6.

24. Cleves MA, Hobbs CA, Cleves PA, *et al*. Congenital defects among liveborn infants with Down syndrome. Birth Defects Res A Clin Mol Teratol 2007;79:657–63.

Coração e trissomia 18

25. Van Praagh S, Truman T, Firpo A, *et al*. Cardiac malformations in trisomy-18:a study of 41 postmortem cases. J Am Coll Cardiol 1989;13:1586–97.

26. Balderston SM, Shaffer EM, Washington RL, Sondheimer HM. Congenital polyvalvular disease in trisomy 18: echocardiographic study. Pediatr Cardiol 1990;11:138–42.

27. Patel CR, Muise KL, Redline RW. Double-outlet right ventricle with intact ventricular septum in a foetus with trisomy 18. Cardiol Young 1999;9:419–22.

28. Moyano D, Huggon IC, Allan LD. Fetal echocardiography in trisomy 18. Arch Dis Child Fetal Neonatal Ed 2005;90:F520–2.

Coração e microdeleção 22q11

29. Picone O, Brisset S, Senat MV, *et al*. Risque d'absence de diagnostic prénatal d'une délétion 22q11.2 associée à une autre anomalie chromosomique dans une malformation cardiaque conotroncale. J Gyn Obstet Biol Reprod 2008;37:299–301.

30. Philp N. Le syndrome de DiGeorge ou microdélétion 22q11. Encyclopédie Orphanet (mars 2002). http://www.orpha.net/data/patho/FR/fr-22q11.html.

31. Botto LD, May K, Fernhoff PM, *et al*. A population-based study of the 22q11.2 deletion:phenotype, incidence, and

contribution to major birth defects in the population. Pediatrics 2003;112:101–7.

32. Shooner KA, Rope AF, Opkin RJ, *et al*. Genetic analyses in two extended families with deletion 22q11 syndrome: importance of extracardiac manifestations. J Pediatr 2005;146:382–7.

33. Iserin L, de Lonlay P, Viot G, *et al*. Prevalence of the microdeletion 22q11 in newborn infants with congenital conotruncal cardiac anomalies. Eur J Pediatr 1998;157:881–4.

34. Lammer EJ, Chak JS, Iovannisci DM, *et al*. Chromosomal abdnormalities among children born with conotruncal cardiac defects. Birth Defects Res A Clin Mol Teratol 2009;85:30–5.

35. Rauch R, Rauch A, Koch A, *et al*. Laterality of the aortic arch and anomalies of the subclavian artery-reliable indicators for 22q11.2 deletion syndromes? Eur J Pediatr 2004;163:642–5.

36. Goldmuntz E, Clark BJ, Mitchell LE, *et al*. Frequency of 22q11 deletions in patients with conotruncal defects. J Am Coll Cardiol 1998;32:492–8.

37. Chaoui R, Kalache KD, Heling KS, *et al*. Absent or hypoplastic thymus on ultrasound: a marker for deletion 22q11.2 in fetal cardiac defects. Ultrasound Obstet Gynecol 2002;20:546–52.

38. Marino B, Digilio MC, Toscano A, *et al*. Anatomic patterns of conotruncal defects associated with deletion 22q11. Genet Med 2001;3:45–8.

39. Ziolkowska L, Kawalec W, Turska-Kmiec A, *et al*. Chromosome 22q11.2 microdeletion in children with conotruncal heart defects:frequency, associated cardiovascular anomalies, and outcome following cardiac surgery. Eur J Pediatr 2008;167:1135–40.

40. Anaclerio S, Marino B, Carotti A, *et al*. Pulmonary atresia with ventricular septal defect: prevalence of deletion 22q11 in the different anatomic patterns. Ital Heart J 2001;2:384–7.

41. Volpe P, Marasini M, Caruso G, *et al*. 22q11 deletions in fetuses with malformations of the outflow tracts or interruption of the aortic arch: impact of additional ultrasound signs. Prenat Diagn 2003;23:752–7.

42. Boudjemline Y, Fermont L, Le Bidois J, *et al*. Can we predict 22q11 status of fetuses with tetralogy of Fallot? Prenat Diagn 2002;22:231–4.

43. Zalel Y, Gamzu R, Mashiach S, Achiron R. The development of the fetal thymus: an in utero sonographic evaluation. Prenat Diagn 2002;22:114–7.

Armadilhas, artefatos e variantes da normalidade

CAPÍTULO **13**

No átrio direito

Persistência de resquícios das valvas do seio venoso

Normalmente, o átrio direito é formado por fusão e incorporação progressiva do seio venoso na parte direita do átrio primitivo, sendo que a primeira recebe as veias cavas e o seio coronário, e a segunda se abre na tricúspide.

Da mesma forma que um defeito maior nesse mecanismo de incorporação, causa de um coração triatrial direito, se revela excepcional, também, uma incorporação incompleta ou a persistência de resquícios das valvas embrionárias do seio venoso parecem relativamente frequentes. Ela pode ser a causa de várias imagens perturbadoras observadas no átrio direito, como pseudoimagem tumoral ou uma rede de Chiari.

Pseudoimagem tumoral

Uma pseudoimagem tumoral, única, pode ser observada na parte posterior do átrio direito na incidência das 4 câmaras (figura 13.1). Esse "tumor" não é encontrado em outros planos de corte. Uma exploração no plano bicaval permite retificar o diagnóstico, mostrando que essa imagem corresponde, na verdade, a um fechamento incompleto contraído entre a borda interna das duas veias cavas e que parece separar o átrio direito em dois. Esse esboço de fechamento só é visível na parte mais posterior da exploração; senão, ele desapareceria totalmente (figura 13.2). O exame em Doppler colorido dos fluxos venosos caval supe-

rior e inferior mostra que estes não estão alterados e se dirigem normalmente ou só são ligeiramente desviados para a tricúspide e/ou o forame oval (figura 13.3), ao contrário do que seria observado, de maneira mais ou menos severa, em um verdadeiro coração triatrial direito.

Durante a vida fetal, o retorno sanguíneo pela veia cava inferior é, na verdade, constituído por dois fluxos distintos aos quais a valva de Eustáquio, situada na entrada no átrio direito, imprime orientações diferentes. O fluxo que vem da extremidade inferior do corpo, de baixa velocidade, é desviado para a valva tricúspide e o ventrículo direito, enquanto que aquele que provém do ducto venoso, mais rápido e transportando o sangue oxigenado do cordão, é dirigido diretamente através do forame oval para o coração esquerdo.

Uma hipertrofia da valva de Eustáquio também pode causar uma pseudoimagem tumoral, de aspecto pediculado e implantada no destino da veia cava inferior [1].

Rede de Chiari

Vestígio embriológico da valva direita do seio venoso coronário, seria encontrada em 1 a 3% dos corações normais após o nascimento. Adquire o aspecto de uma fina membrana filamentosa perfurada, muito móvel e em forma de serpente, ondulando aleatoriamente no fluxo sanguíneo, sem relação com os movimentos da tricúspide.

Uma rede de Chiari pode ser observada em fetos com as mesmas características que a tornam, às vezes,

Manual Prático de Ecocardiografia Fetal

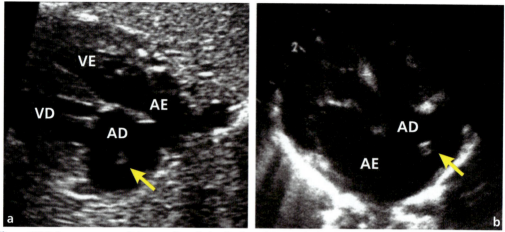

Figura 13.1. Imagem pseudotumoral no átrio direito, observada *in utero* (**a**) e encontrada após o nascimento (**b**).

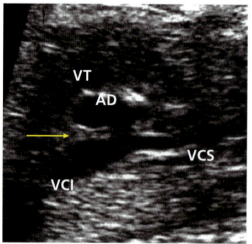

Figura 13.2. Imagem de parede incompleta dividindo o átrio direito.
VCI: veia cava inferior; VCS: veia cava superior.

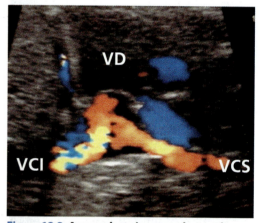

Figura 13.3. Apesar desta imagem de parede, os fluxos venosos cavos não são significativamente alterados.
VCI: veia cava inferior; VCS: veia cava superior.

difícil de distinguir de um fenômeno de eco de contraste espontâneo, relativamente frequente na rede venosa.

Essa estrutura não causa problema no feto. No pós-natal, foi acusada de favorecer a formação de trombos e embolia paradoxal quando o forame oval permanece permeável [2]. A observação de uma rede de Chiari durante uma ecografia pode, certamente, ser omitida aos pais.

Átrio esquerdo

Seio coronário normal

O seio coronário, que drena as veias coronárias, segue um trajeto sensivelmente retilíneo na face inferior do átrio esquerdo, próximo ao anel mitral, para se lançar no átrio direito, próximo ao destino da veia cava inferior, do qual é separado pela valva de Eustáquio (figura 13.4).

Capítulo 13. Armadilhas, artefatos e variantes da normalidade

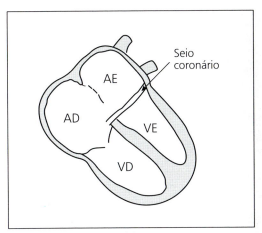

Figura 13.4. Seio coronário.

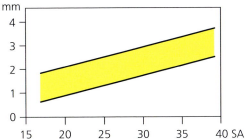

Figura 13.6. Valores normais do diâmetro do seio coronário (incidência das 4 câmaras).
Segundo [3].

Dilatação do seio coronário: causas e consequências

Um seio coronário dilatado facilmente visualizado em duas incidências: a incidência das 4 câmaras (figura 13.7) e a incidência em eixo longo das 5 câmaras, passando pelo átrio esquerdo, pelo aparelho mitral e pelo ventrículo esquerdo. O seio dilatado aparece aí como uma cavidade arredondada formando saliência na borda posterior do átrio esquerdo, em contiguidade com a valva mitral (figura 13.8).

Uma dilatação do seio coronário não é rara. No feto, ela pode ser secundária a uma sobrecarga de pressão ou, mais frequentemente, a uma sobrecarga de volume:

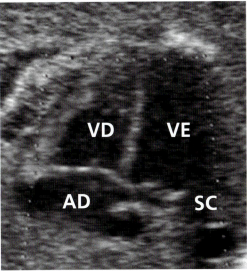

Figura 13.5. Seio coronário normal (incidência das 4 câmaras).

Ele pode ser visualizado em um incidência das 4 câmaras orientada mais para baixo que de costume (figura 13.5). A menos que precise ser procurado, normalmente está bem visível a partir do exame de 22 SA [3].

O seio coronário normalmente tem um diâmetro compreendido entre 1 mm, no mínimo, a 16 SA, e 3,2 mm no máximo, a termo, com crescimento linear [4] (figura 13.6).

- a *sobrecarga de pressão* é, principalmente, secundária a um aumento de pressão no átrio direito e pode ser observada em caso de insuficiência cardíaca, em particular durante uma alteração do ritmo fetal. Uma segunda causa possível, a estenose do *ostium* do seio coronário no átrio direito, é excepcional;
- uma sobrecarga de volume, mais frequente, está muitas vezes ligada à persistência de uma veia cava superior esquerda com destino no seio coronário (Capítulo 6.11.2) [3]. Uma causa muito mais rara, mas que deve ser investigada sistematicamente em razão de suas implicações no manejo neonatal é a existência de um retorno venoso pulmonar anômalo com destino no seio coronário (Capítulo 6.12.2).

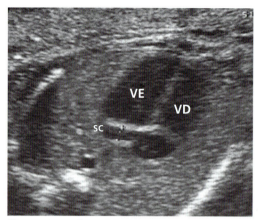

Figura 13.7. Dilatação do seio coronário (SC) (incidência das 4 câmaras).

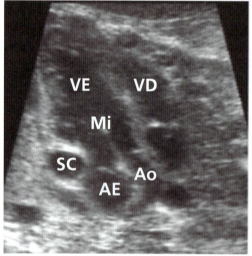

Figura 13.8. Dilatação do seio coronário (SC) (incidência das 5 câmaras).

Seio coronário dilatado: armadilha e diagnóstico diferencial

Na incidência das 4 câmaras, o destino do seio coronário no átrio direito, sem eco, aparece na localização do *septum primum*, parte bastante ecogênica da parede interatrial situado na proximidade imediata das valvas atrioventriculares. O risco é grande de concluir sobre a ausência do *septum primum* e a existência de um defeito de septo atrioventricular (Capítulo 6.3). Em caso de dúvida, é necessário investigar os outros elementos do diagnóstico de seio coronário dilatado:

condução retilínea para trás do átrio esquerdo, cavidade "adicional" na borda posterior desse mesmo átrio, ausente em caso de defeito do septo atrioventricular (salvo associação a uma veia cava superior esquerda, evidentemente, o que não é excepcional...).

No ventrículo esquerdo

Falsos tendões intraventriculares

Os falsos tendões intraventriculares são estruturas fibrosas contraídas entre duas paredes do ventrículo esquerdo ou, mais raramente, direito. São de espessura variável, às vezes tão finas quanto uma corda mitral, às vezes claramente mais espessas (1-2 mm). Bastante frequentes, eles não têm consequência funcional significativa, mesmo que já tenham sido suspeitos pela gênese de certos sopros inocentes da criança.

São facilmente reconhecidos quando estão contraídos entre o septo e o ápice ou a parede lateral, mais dificilmente quando seguem a borda esquerda (ou direita) do septo interventricular, com o qual podem ser confundidos (figura 13.9). São distinguidos pela sua cinética no decorrer do ciclo cardíaco, "amortecida" em comparação à do septo.

No modo TM, aparecem como uma linha de eco densa situada imediatamente sob o septo, ao qual parecem estar colados durante a sístole e do qual se separam durante a diástole, deixando aparecer um espaço livre de eco entre as duas estruturas.

É importante reconhecê-los a fim de não superestimar a espessura do septo, incluindo-os erroneamente entre os dois marcadores, em particular durante o acompanhamento de fetos de mães diabéticas. Esse erro é muito mais fácil de ser cometido porque os falsos tendões são especialmente frequentes e muitas vezes espessos nos corações hipertróficos.

> **Observação**
> Quando estão situados no ápice do ventrículo esquerdo, é preciso diferenciar falsos tendões de trabeculações profundas que poderiam representar uma falha de compactação do miocárdio esquerdo. Normalmente, os falsos tendões são mais finos e estão em número mais limitado (Capítulo 7.4).

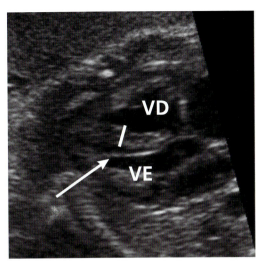

Figura 13.9. Falso tendão ventricular esquerdo.
O falso tendão é assinalado pela seta; a espessura real do septo se limita ao traço reto.

cificação cercado de fibrose miocárdica, sem acometimento dos cordões nem necrose ou inflamação miocárdica [5]. A causa dessas calcificações é desconhecida e independente de qualquer malformação cardíaca [6].

Esses focos se situam, principalmente, no ventrículo esquerdo, mais raramente no ventrículo direito (razão 3/1) ou, simultaneamente, nos dois ventrículos (5% dos casos).

Os aspectos hiperdensos observados ao nível da banda moderadora, do anel tricúspide ou dos coxins endocárdicos não devem ser confundidos com um foco hiperecogênico [7].

Seu significado no feto é discutido no Capítulo 12.2: "Coração e trissomia 21". Esses focos geralmente persistem após o nascimento (no ventrículo esquerdo mais do que no ventrículo direito), mas não têm qualquer consequência hemodinâmica significativa [8].

Origem da aorta ascendente

Dextroposição fisiológica da aorta

A identificação de uma continuidade entre o septo interventricular e a borda anterior da aorta ascendente é um tempo importante do exame do coração fetal, realizado mais bem na incidência das 5 câmaras.

Frequentemente, no coração normal, o septo e a borda anterior da aorta não estão estritamente no mesmo plano. Isso corresponde à dextroposição "fisiológica" da aorta. Além disso, o septo subaórtico é mais fino que a sua parte muscular, e uma perda de ecogenicidade pode levantar a suspeita da presença de uma comunicação interventricular (CIV). O risco é grande de se deixar levar e sugerir erroneamente uma descontinuidade septoaórtica, um dos elementos que orienta para malformação conotruncal (Capítulo 6.6). Na prática, uma exploração cuidadosa geralmente permite afirmar que essas duas estruturas estão em continuidade, mesmo que não seja retilínea, mas descreva um "S".

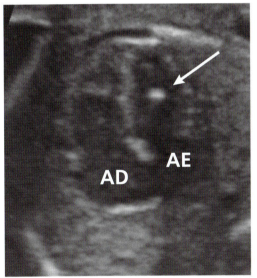

Figura 13.10. Volumoso foco hiperecogênico situado no ventrículo esquerdo.

Focos hiperecogênicos

Um foco hiperecogênico é definido como uma imagem intraventricular cuja ecogenicidade é igual ou superior a das estruturas ósseas vizinhas (figura 13.10). Histologicamente, isto corresponde a um foco de cal-

Falsa CIV subaórtica

O mesmo fenômeno de perda de ecogenicidade localizada pode, falsamente, levar ao diagnóstico de CIV subaórtica. Um exame em *cineloop* em câmera lenta

Manual Prático de Ecocardiografia Fetal

permite retificar o diagnóstico, mostrando que esse defeito possui uma localização aberrante, pois faz comunicar na frente o ventrículo direito e, atrás, não o ventrículo esquerdo, mas a própria aorta, além do plano de fechamento diastólico das valvas aórticas (figura 13.11).

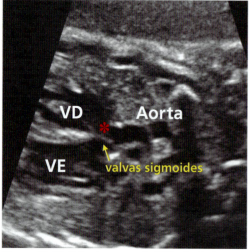

Figura 13.11. Falsa imagem de CIV subaórtica.

Referências

1. Arenas Ramirez A, Fernandez Castro C, Otero Chouza M, *et al.* Persistent and redundant eustachian valve simulating atrial tumor: prenatal diagnosis. Ultrasound Obstet Gynecol 2007;29:704–7.
2. Schneider B, Hofmann T, Justen MH, Meinertz T. Chiari network: normal anatomic variant or risk factor for arterial embolic events? J Am Coll Cardiol 1995;26:203–10.
3. Chaoui R, Heling KS, Kalache KD. Caliber of the coronary sinus in fetuses with cardiac defects with and without left persistent superior vena cava and in grow threstricted fetuses with heart sparing effect. Prenat Diagn 2003;23:552–7.
4. Rein AJ, Nir A, Nadjari M. The coronary sinus in the fetus. Ultrasound Obstet Gynecol 2000;15:468–72.
5. Tennstedt C, Chaoui R, Vogel M, *et al.* Pathologic correlation of sonographic echogenic foci in the fetal heart. Prenat Diagn 2000;20:287–92.
6. Wolman I, Jaffa A, Geva E, *et al.* Intracardiac echogenic focus: no apparent association with structural cardiac abnormality. Fetal Diagn Ther 2000;15:216–8.
7. Winn VD, Sonson J, Filly RA. Echogenic intracardiac focus: potential for misdiagnosis. J Ultrasound 2003;22:1207–14.
8. Wax JR, Donnelly J, Carpenter M, *et al.* Childhood cardiac function after prenatal diagnosis of intracardiac echogenic foci. J Ultrasound Med 2003;22:783–7.

Índice Remissivo

A

Abdome
  corte axial do, 14
    técnica, 14
Agenesia
  das valvas pulmonares, 186
    aspectos gerais, 186
    diagnóstico ecográfico, 187
    fisiopatologia, 187
    genética, 189
    prognóstico, 189
  do ducto venoso, 263
    aspectos gerais, 263
    diagnóstico ecográfico, 264
    formas anatomoclínicas, 263
    frequência, 263
    prognóstico e evolução, 265
Anemia, 371
Aneurisma
  da veia de Galeno, 296
  do canal arterial, 286
  do septo interatrial, 126
  do septo interventricular muscular, 289
  do ventrículo esquerdo, 287, 288
Anomalias
  atriais, 122
    cardíacas e genéticas, 389
      papel do ecografista, 389
      risco de recorrência, 390
      teoria poligênica, 389
  conotruncais, 164
  cromossômicas
    e coração, 389
  da função cardíaca, 105
  da septação ventricular, 220
  da valva mitral, 203
  da valva tricúspide, 138
  das valvas pulmonares, 153
  das veias sistêmicas, 258
  de Uhl, 388
  do canal arterial, 281
  do coração esquerdo, 195

do Doppler venoso, 105
do *situs*, 113
Aorta
  anomalias da, 245
    aspectos gerais, 245
    embriologia, 245
    exame ecográfico, 246
  ascendente
    origem da, 407
  coarctação da, 212
    diagnóstico ecográfico, 213
    embriologia e gênese, 212
    lesões associadas, 216
    risco de recorrência, 219
  descendente, 90
Arco aórtico, 41
  anomalias do, 249
    anatomia, 249
    diagnóstico ecográfico, 251
    frequência e aspectos gerais, 249
  corte do, 29
    técnica, 29
  duplo, 252
    aspectos gerais, 252
    diagnóstico ecográfico, 254
    genética, 253
    malformações associadas, 253
    prognóstico, 255
  interrupção do, 182
    anatomia e embriologia, 183
    aspectos gerais, 182
    ecocardiografia, 183
    prognóstico e tratamento, 186
Armadilhas, artefatos e variantes da normalidade, 403
  no átrio direito, 403
Arritmia
  fisiológica ou patológica, 350
Artéria cerebral média, 88
  artefatos, 89
  fisiologia, 88
  local de exploração, 88
  na patologia, 88

Manual Prático de Ecocardiografia Fetal

Artéria pulmonar esquerda
  alça da, 290
    anatomia e lesões associadas, 290
    aspectos gerais, 290
    diagnóstico, 291
    embriologia, 290
    genética, 292
Artéria subclávia
  direita aberrante, 256
    anomalias associadas, 257
    diagnóstico ecográfico, 256
    embriologia e anatomia, 256
    prognóstico, 257
Artérias pulmonares, 84
  aspecto normal, 84
  na patologia, 84
Artérias umbilicais, 85
  armadilhas, 86
  aspecto normal, 85
  na patologia, 86
Artérias uterinas, 86
  armadilhas, 87
  aspecto normal, 86
  local de exploração, 86
  nas patologia, 87
Arterite calcificante infantil, 337
  aspectos gerais e definições, 337
  diagnóstico ecográfico, 338
  prognóstico, 338
Árvores decisionais, 109
Ascite, 101
Atresia aórtica, 206
  diagnóstico ecográfico, 206
  prognóstico, 206
Atresia mitral, 203
Atresia pulmonar, 158
  aspectos gerais, 158
  com septo aberto, 173
    anatomia, 173
    anomalias associadas, 176
    aspectos gerais, 173
    diagnóstico diferencial, 176
    diagnóstico ecográfico, 174
    embriologia, 173
    prognóstico, 176
  diagnóstico diferencial, 163
  diagnóstico ecográfico, 160
  prognóstico fetal, 163
Atresia tricúspide, 149
  anatomia, 149
  avaliação de gravidade ecográfica, 151
  diagnóstico ecográfico, 150
  evolução, 152
  risco de recorrência, 152

Átrio direito
  dilatação idiopática do, 127
Átrio esquerdo, 404
Átrios hiperecogênicos, 128

B

Bradicardias
  distúrbios condutivos atrioventriculares, 361
    estudos, 361
    possíveis mecanismos e causas, 363

C

Canal arterial, 41, 81
  aneurisma do, 286
  aspecto normal, 81
  atípico, 284
    ausência de, 284
    diminuição do calibre, 285
  corte do, 30
    técnica, 30
  local de exploração, 81
  na patologia, 81
Canal atrioventricular, 129
  aspectos gerais e terminologia, 129
  diagnóstico ecográfico, 131
  embriologia, 130
Cardiomegalia, 105
Cardiomiopatias, 328
  aspectos gerais, 328
  critérios diagnósticos, 329
  etiologias, 330
  prognóstico, 330
Cavidades direitas
  corte das, 21
    técnica, 21
Circulação fetal, 4
  pressões no, 8
Coração, 54
  análise do
    na ecocardiografia 2D, 11
      coração normal, 31
      ecocardiografia fetal, 32
      exame em 2D, 11
        considerações gerais, 11
        de rastreamento, 14
        morfológico cardíaco, 12
      valores normais, 34
      volumétrica, 55
  e anomalias cromossômicas, 389
  e lúpus, 382
  e patologia fetal geral, 371
  e patologias maternas, 381
    diabetes, 381

Índice remissivo

esquerdo
anomalias do, 195
e trissomia 18, 396
e trissomia 21, 392
fetal
estudo segmentar do, 42
triatrial direito, 128
triatrial esquerdo, 128
univentricular, 226
definições e terminologia, 226
diagnóstico ecográfico, 228
embriologia e anatomia, 226
frequência, 226
prognóstico, 232
Corte
sagital, 23
técnica, 23

D

Débito cardíaco
do feto humano, 7
Derrame
pericárdico, 343
do 1º trimestre, 343
do 2º e 3º trimestres, 343
patológico, 343
pleural, 101
Diabetes
coração e, 381
patologia adquirida, 381
patologia malformadora, 381
persistência do canal arterial, 382
Divertículos cardíacos, 287
diagnóstico, 287
prognóstico, 288
Doppler
exame em modo, 49
Ducto venoso, 73
aspecto normal, 74
estudo do fluxo do, 75
na patologia, 75

E

Ebstein
malformação de, 143
aspectos gerais, 143
diagnóstico ecográfico, 145
embriologia, 144
frequência e fatores favorecedores, 143
prognóstico, 148
risco de recorrência, 148
Ecocardiografia fetal
indicações para exame de referência, 32

Ecografia
bidimensional, 34
Doppler, 34
volumétrica
e coração, 55
Ectopia cardíaca, 120
aspectos gerais, 120
diagnóstico ecográfico, 121
formas anatômicas, 120
prognóstico, 122
Edemas, 101
Eixo cardíaco
desvio do, 118
Estenose mitral, 204
Estenose pulmonar, 154
aspectos gerais, 154
diagnóstico diferencial, 156
diagnóstico ecográfico, 154
lesões associadas, 157
risco de recorrência, 158
Estenose valvar aórtica, 207
aspectos gerais, 207
diagnóstico ecográfico, 207
risco de recorrência, 210
Exame cardiográfico
nas malformações cardíacas, 3
Exame de rastreamento, 14
Exame ultrassonográfico
outras técnicas de, 47
ecografia volumétrica e coração, 55
em modo Doppler, 49
princípios gerais, 52
coração, 54
vasos periféricos, 53
relações e consequências, 49
Doppler
colorido, 51
contínuo, 50
pulsado, 50
princípio geral, 49
em modo TM, 47
estudo da função ventricular esquerda, 47
estudo dos distúrbios do ritmo, 48
exploração do volume adquirido, 59

F

Fallot
tetralogia de, 165
Fibroelastose subendocárdica, 339
aspecto ecográfico, 340
causas, **340t**
Fibroma, 327
evolução, 328
na ecografia, 327

Manual Prático de Ecocardiografia Fetal

Fluxo Doppler, 70
  aspectos normais e patológicos, 70
Forame oval
  normal e patológico, 94
    anatomia, 95
    diagnóstico ecográfico, 98
    estudo ecográfico, 95
    restritivo, 97
    valores normais, 34
Função cardíaca fetal
  avaliação da, 70
    por eco-Doppler, 70
Função diastólica
  estudo da, 68
Função sistólica
  estudo da, 67
Função ventricular
  estudo da, 67

G

Gestação de gêmeos
  acompanhamento com Doppler da, 90
    aspectos gerais, 90
    complicações, 91
    formas de, **90t**

H

Hemangioma, 328
  evolução, 328
Hemodinâmica
  normal e patológica, 67
    acompanhamento com Doppler de gestação de
      gêmeos, 90
    estudo da função diastólica, 68
    estudo da função sistólica, 67
    estudo da função ventricular, 67
      diâmetros ventriculares, 67
    função cardíaca fetal
      avaliação da, 70
    forame oval
      normal e patológico, 94
      restritivo, 97
    índice de *performance* miocárdica, 69
    insuficiência cardíaca fetal, 100
      diagnóstico e balanço de, 101
Heterotaxias, 115
  e anomalias cardíacas, 116
  e síndromes, 116
  estágios, 115
  marcadores ecográficos, 116
Hipoplasia
  do ventrículo esquerdo, 197
    anatomia e fisiopatologia, 197
    anomalias associadas, 202

    aspectos gerais e frequência, 197
    diagnóstico ecográfico, 198
    embriologia, 197
    prognóstico, 202
    risco de recorrência, 203

I

Índice de *performance* miocárdica, 69
Insuficiência cardíaca fetal, 100
    diagnóstico e balanço, 101
    fisiopatologia, 100
Insuficiência mitral, 205
Insuficiência pulmonar
  fisiológica, 153
  patológica, 153
Insuficiência tricúspide, 139
    patológica, 140
      avaliação ecográfica, 141
      etiologias, 140
      prognóstico, 142
Istmo aórtico, 81
  aspecto normal, 82
  na patologia, 82

L

Lúpus
  coração e, 382
    aspectos gerais, 382
    bases do tratamento preventivo, 385
    modalidades do acompanhamento sistemático, 383
    prognóstico, 386

M

Malformações cardíacas, 113
  aneurisma do septo interatrial, 126
  anomalias atriais, 122
  anomalias conotruncais, 164
  anomalias da aorta, 245
  anomalias da valva mitral, 203
  anomalias da valva tricúspide, 138
  anomalias das valvas pulmonares, 153
  anomalias de posição, 113
  anomalias do coração esquerdo, 195
  arco aórtico
    interrupção do, 182
  atresia aórtica, 206
  atresia pulmonar, 158
    com septo aberto, 173
  atresia tricúspide, 149
  canal atrioventricular, 129
  coarctação da aorta, 212
  compressão-deslocamento, 119
  desvio do eixo cardíaco, 118

Índice remissivo

diagnóstico ecográfico, 121
dilatação idiopática do átrio direito, 127
ectopia cardíaca, 120
estenose pulmonar, 154
hipoplasia do ventrículo esquerdo, 197
malformação de Ebstein, 143
más posições vasculares, 233
rastreamento das, 1
  aspectos gerais, 1
    anomalias associadas, 2
      frequência das, **2t**
    do exame ecográfico, 3
    frequência e gravidade das, 1
    incidência, **1t**
    risco de recorrência, 3
    risco de ultrassom na gravidez, 4
  noções básicas, 4
    débito cardíaco, 7
    especificidades da circulação fetal, 4
    miocárdio fetal, 6
    pressões no coração fetal, 8
tetralogia de Fallot, 165
tronco arterial comum, 178
túnel aortoventricular, 211
valvas pulmonares
  agenesia das, 186
Marfan
  síndrome de, 376
    diagnóstico diferencial, 377
    prognóstico, 377
    sinais ecográficos, 376
Miocárdio esponjoso, 334
  anatomia, 335
  anomalias associadas, 336
  diagnóstico ecográfico, 335
  embriologia, 335
  frequência, 334
  genética, 335
  prognóstico, 336
Miocárdio fetal, 6
Mixoma, 328

P

Patologia cardíaca fetal
  não malformadora, 323
Plano bicaval, 22
  técnica, 22

R

Rabdomiomas, 324
  evolução, 324
  na ecografia, 324

Retardo do crescimento intrauterino
  acompanhamento por eco-Doppler, 373
    como reconhecer, 374
    definições e terminologia, 373
    evolução, 375
Ritmo cardíaco fetal
  distúrbios do, 347, 352
    métodos de exploração, 347

S

Seio coronário, 35
Shunt portossistêmico, 273
  ausência da veia porta, 273
    prognóstico, 275
    revisão anatômica, 273
    sinais ecográficos, 274
Síndrome
  de Marfan, 376
  da transfusão feto-fetal, 91
Situs
  anomalias do, 113

T

TAPS
  sequência, 92
Tei
  índice de, 69
Teratoma pericárdico, 326
  evolução, 327
  na ecografia, 327
Tetralogia de Fallot, 165
  anomalias associadas, 170
  aspectos gerais, 165
  embriologia e anatomia, 165
  risco de recorrência, 172
  sinais ecográficos diagnósticos, 166
Timo
  perímetro do, 42
Trissomia 18
  e coração, 396
Trissomia 21
  coração e, 392
    anomalias cardíacas maiores, 392
    anomalias menores, 393
Tronco arterial comum, 178
  diagnóstico diferencial, 181
  diagnóstico ecocardiográfico, 179
  embriologia e anatomia, 178
  malformações associadas, 181
  prognóstico, 182
Tumores cardíacos fetais, 323
  aspectos gerais, 323
  diagnóstico diferencial, 324
  frequência, 323

Manual Prático de Ecocardiografia Fetal

Túnel aortoventricular, 211
  anomalias associadas, 211
  aspectos gerais, 211
  diagnóstico ecográfico, 211
  prognóstico, 202

U

Ultrassom
  durante a gravidez, 4
    risco do, 4

V

Valva(s)
  atrioventriculares, 36
    fluxo Doppler das, 78
      aspecto normal, 78
      local de exploração, 78
      na patologia, 78
    mitral
      anomalias da, 203
      straddling da, 205
    pulmonares, 153
      agenesia das, 186
      anomalias das, 153
    tricúspide, 44
      anomalias da, 138
        estimativa, 138
Vasos
  grandes, 39
Veia(s)
  cava superior esquerda, 260
    conduta, 262
    diagnóstico de confirmação, 261
    diagnóstico diferencial, 262
    embriologia e anatomia, 260
    frequência, 260
    sinais significativos, 260
  de Galeno, 296
    anomalias associadas, 301

    aspectos gerais, 296
    diagnóstico ecográfico, 299
    embriologia, 296
    fisiopatologia, 298
    prognóstico, 301
  pulmonares, 35, 77
    aspecto normal, 77
    local de exploração, 77
    na patologia, 78
  sistêmicas
    anomalias das, 258
      aspectos gerais, 258
        embriologia, 258
        ducto venoso, 259
  umbilical, 72
    aspecto normal, 72
    direita
      persistência da, 270
        diagnóstico ecográfico, 272
        embriologia e anatomia, 270
        frequência, 270
        genética, 273
      local de exploração, 72
      na patologia, 72
Ventrículo(s), 38
  direito, 334
    displasia arritmogênica do, 334
  eixo curto dos
    corte do, 26
Vias de ejeção ventricular, 80
  fisiologia, 80
  local de exploração, 80
  na patologia, 80
Volume adquirido
  exploração do, 59
    estudo, 59

Z

Z-escores, 42